中华肌骨超声学

主　编　朱家安　邱　逦

副主编　刘红梅　陈　涛　郑元义

人民卫生出版社
·北京·

图书在版编目（CIP）数据

中华肌骨超声学 / 朱家安, 邱逦主编. —北京：
人民卫生出版社，2023.10
ISBN 978-7-117-35299-4

Ⅰ. ①中… Ⅱ. ①朱…②邱… Ⅲ. ①肌肉骨骼系统
—超声波诊断 Ⅳ. ①R680.4

中国国家版本馆 CIP 数据核字（2023）第 190203 号

人卫智网　www.ipmph.com　　医学教育、学术、考试、健康，
　　　　　　　　　　　　　　　购书智慧智能综合服务平台
人卫官网　www.pmph.com　　人卫官方资讯发布平台

中华肌骨超声学
Zhonghua Jigu Chaoshengxue

主　　编：朱家安　邱　逦
出版发行：人民卫生出版社（中继线 010-59780011）
地　　址：北京市朝阳区潘家园南里 19 号
邮　　编：100021
E - mail：pmph @ pmph.com
购书热线：010-59787592　010-59787584　010-65264830
印　　刷：北京华联印刷有限公司
经　　销：新华书店
开　　本：889×1194　1/16　　印张：27
字　　数：836 千字
版　　次：2023 年 10 月第 1 版
印　　次：2023 年 11 月第 1 次印刷
标准书号：ISBN 978-7-117-35299-4
定　　价：269.00 元

打击盗版举报电话：010-59787491　E-mail：WQ @ pmph.com
质量问题联系电话：010-59787234　E-mail：zhiliang @ pmph.com
数字融合服务电话：4001118166　E-mail：zengzhi @ pmph.com

王　竹	中山大学附属第一医院	张华斌	北京清华长庚医院
王月香	中国人民解放军总医院第一医学中心	陈　征	北京大学人民医院
王晓曼	首都医科大学附属北京儿童医院	陈　涛	首都医科大学附属北京积水潭医院
王家刚	汕头市中心医院	陈定章	空军军医大学第一附属医院
卢　漫	四川省肿瘤医院	陈树强	福建医科大学附属第一医院
朱　强	首都医科大学附属北京同仁医院	金凤山	同济大学附属第十人民医院
朱家安	北京大学人民医院	郑元义	上海交通大学医学院附属第六人民医院
华　兴	陆军军医大学第一附属医院	单　永	安徽医科大学第二附属医院
刘　禧	中国人民解放军空军特色医学中心	郝少云	中山大学孙逸仙纪念医院
刘红梅	广东省第二人民医院	姜　婷	中南大学湘雅医院
刘秉彦	海南省人民医院	夏炳兰	江苏省苏北人民医院
刘雪玲	广西中医药大学第一附属医院	郭瑞君	首都医科大学附属北京朝阳医院
李　嘉	东南大学附属中大医院	席占国	河南省洛阳正骨医院
李振洲	深圳大学第一附属医院	黄伟俊	佛山市第一人民医院
吴意赟	江苏省中医院	崔立刚	北京大学第三医院
邱　逦	四川大学华西医院	傅先水	中国人民解放军总医院第四医学中心
张　超	华中科技大学同济医学院附属同济医院		

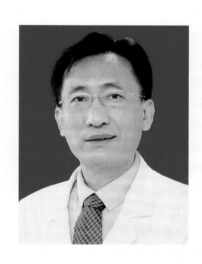

朱家安

  教授,博士生导师,北京大学人民医院超声科主任,兼任中国医师协会超声医师分会副会长、总干事,中国医师协会超声医师分会肌骨超声专业委员会主任委员,中国超声医学工程学会肌骨超声专业委员会主任委员,中国研究型医院学会超声医学专业委员会副主任委员等。

  长期从事肌骨超声的诊断和疼痛的超声介入治疗等基础和临床研究,是国内开展肌骨超声最为全面、技术全面领先的专家,包括运动创伤、周围神经、疼痛康复、肌骨肿瘤、肌骨介入超声、风湿免疫超声和皮肤超声等。开发或者深入开展多项临床适宜性新技术,如运动损伤的超声生物力学评估、类风湿性关节炎结构损伤超声预警技术、强直性脊柱炎超声、周围神经损伤的超声分级诊断技术、微小神经损伤超声评价技术、糖尿病等系统性病变的周围神经损伤早期评估以及疼痛的超声介入个体化治疗技术等。作为专家组组长,牵头制定《中国肌骨超声检查指南》和《中国剪切波弹性成像在肌骨组织中应用的专家共识》等。获中国医师协会超声医师分会"中国杰出超声医师"奖。获评"国之名医"称号。

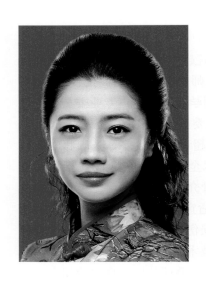

邱 逦

主任医师,教授,博士生导师,四川大学华西医院超声医学科主任。担任中国医师协会超声医师分会委员,中国医师协会超声医师分会分子影像与人工智能专业委员会主任委员,中国医师协会超声医师分会肌骨超声专业委员会副主任委员,中国超声医学工程学会肌骨超声专业委员会副主任委员,中国研究型医院学会肌骨及浅表超声专业委员会副主任委员,四川省医学会副秘书长,四川省医学会超声专委会候任主任委员。四川省学术和技术带头人,四川省卫生计生委学术技术带头人。

从事肌骨超声医疗、教学及科研工作二十余年,培养硕博士生五十余人。获四川省教学成果奖一等奖,四川大学教学成果奖特等奖。主编"十三五"研究生规划教材,发表教学论文十余篇,主持校级及院级教改项目三项,以第一/通讯作者身份发表 SCI 论文 80 余篇(IF>30 共 7 篇,IF:10~30 共 14 篇)。主持各级科研课题 12 项,其中包括国家自然科学基金 5 项。申请国内及国际发明专利 13 项,授权 10 项。获第五届"人民名医·优秀风尚"奖,四川大学"德沃群芳育人文化建设标兵科研团队"。以第一完成人获四川省医学科技奖(青年奖)二等奖。中国医师协会《中国肌骨超声检查指南》编写组副组长,担任多部国内指南及专家共识编写组专家。*Material Express* 杂志副主编,《中国超声医学杂志》《中国医学影像技术》杂志编委。

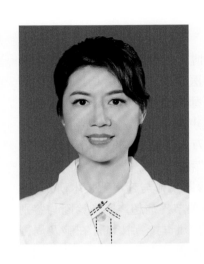

刘红梅

主任医师，教授，博士生导师，广东省第二人民医院副院长、肌骨运动医学超声研究所所长，国家卫健委超声医学专科能力建设专家委员，中国医师协会超声医师分会肌骨超声专业委员会副主任委员，广东省医院协会超声医学学科建设专业委员会主任委员，广东省医学会超声医学分会副主任委员，广东省医师协会超声医师分会副主任委员。

在广东省内率先全面开展成人及小儿肌骨超声，研究方向为肌骨疾病超声诊断及介入微创治疗、肌骨超声人工智能技术的研发及应用。主持国家、省部级课题 15 项，《肩关节病变超声可视化精准诊疗一体化》获广州市特色技术项目。以第一或通讯作者在 *Radiology* 等 SCI 权威期刊发表论文 30 篇，单篇最高影响因子 29.1。出版专著 8 部，参编国家级教材 2 部，授权发明专利 4 项。获广东省科技进步奖二等奖、广东省医学科技奖二等奖，荣获"羊城好医生""岭南名医录"等称号。

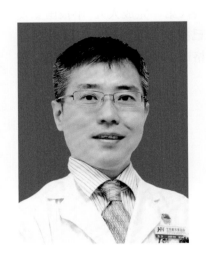

陈 涛

主任医师，教授，首都医科大学附属北京积水潭医院超声诊断科主任。担任中华医学会超声医学分会委员，国家超声诊断专业医疗质量控制中心专家委员会副主任委员，北京医学会超声医学分会副主任委员、秘书长，北京医师协会超声医师分会副主任委员、总干事，中国研究型医院协会肌骨及浅表超声专业委员会副主任委员，中国超声医学工程学会儿科超声专业委员会副主任委员。

依托北京积水潭医院骨科专业平台、全面开展成人肌骨及婴幼儿发育性髋关节发育不良等儿童肌骨疾病超声诊疗工作。主持及参与省部级、局级课题多项。《中国医学影像技术》副主编，《中华超声影像学杂志》编委，《中华医学超声杂志》（电子版）编委。

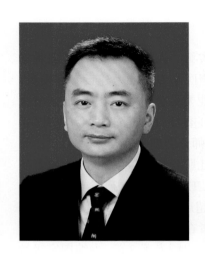

郑元义

上海交通大学特聘教授、主任医师、博士生导师。上海交通大学医学院附属第六人民医院副院长,上海超声医学研究所副所长。担任中华医学会超声医学分会副主任委员,中国医师协会超声医师分会肌骨超声专业委员会副主任委员,上海市医学会超声医学分会副主任委员等学术任职。国家杰出青年基金获得者,入选"万人计划""国家百千万人才工程",被授予"国家有突出贡献中青年专家"称号。

主要从事肌肉、骨骼、神经超声临床诊断工作与超声新技术研发、超声分子影像等基础研究工作。擅长四肢及关节疼痛超声影像诊断与鉴别诊断,如类风湿、痛风、骨关节炎等疾病的诊断与鉴别诊断,在脑及周围神经疾病超声诊断方面有深入研究,是上海市教委高水平地方高校创新团队"神经物理调控与影像监控技术研究团队"负责人。此外也对各种临床疾病的影像诊断与治疗有较强兴趣,善于用最新科学技术去分析解决临床疑难问题,牵头临床研究项目 3 项。获国家重点研发计划、国家自然科学基金重点项目、重点国际合作项目等 14 项基金资助,发表 SCI 论文 100 余篇,获华夏医学科技奖一等奖等省部级奖项 5 项,其中第一完成人 1 项,并获国家科技进步奖二等奖提名(第一完成人)。申报国家发明及实用新型专利 25 项(第一发明人),已授权 8 项,转化 3 项,获医疗器械注册证 1 项、CFDA 医疗器械检测合格证 1 项。撰写计算机程序,获软件著作权 8 项。

"中华超声医学丛书暨中华临床超声病例库"是在凝聚国内优势医疗资源的前提下，通过系统梳理超声医学学科发展脉络、总结学科发展成果和经验教训而编撰出版的超声医学大型系列丛书。

"中华超声医学丛书暨中华临床超声病例库"内容覆盖了心脏超声、肌骨超声、浅表器官超声、产科超声等超声医学的主要学科领域。纸质书与网络平台数据库互相结合、相辅相成。纸质书内容涵盖该领域超声检查技术、正常声像图、解剖基础及切面，以及大型三甲医院超声科所能见到的相关领域所有常见病、多发病以及罕见病的超声检查要点、诊断标准及鉴别诊断等理论知识，并配以典型图片。中华临床超声病例库吸纳了纸质书所包含疾病的具体病例，每个病例的内容包括超声影像（检查图片和动态图）、临床相关信息，以及专家的权威解读。系统、真实呈现了大型三甲医院权威超声专家的临床诊疗经验。

"中华超声医学丛书暨中华临床超声病例库"以"传统纸质出版＋互联网"为指引，以扩容优质医疗资源服务进而落实医改精神为目标。充分利用互联网的载体优势和我国丰富的病例资源优势，努力突出了如下特色：

1. **权威性**　作者队伍由中国医学科学院、北京大学、复旦大学等著名医学院校所属大型三甲医院的权威专家组成，内容具有很强的权威性保障。

2. **科学性**　充分借鉴国内外疾病诊疗的最新指南，全面吸纳相应学科领域的最新进展，最大限度地体现内容的科学性。

3. **系统性**　整套书详细介绍各系统的临床实践和最新研究成果，在学科体系上做到了纵向贯通、横向交叉。

4. **全面性**　充分发挥我国患者基数大、临床可见病种多的优势，全面覆盖与超声影像相关的病种，突出其超声医学"大百科全书"的特色。

5. **创新性**　在常规纸质图书图文结合的基础上，本次编写将不宜放入纸质图书的图片、视频等素材通过二维码关联的形式呈现，实现创新融合的出版形式。同时，为了充分发挥网络平台的载体作用，在出版纸数融合图书的基础上，同步构建中华临床超声病例库。

6. **实用性**　相对于国外的大型丛书，该套丛书的内容以国内的临床资料为主，跟踪国际上本专业的新发展，突出中国专家的临床思路和丰富经验，关注专科医师和住院医师培养的核心需求，具有更强的临床实用性。

前　言

近年来肌骨超声发展迅速，肌骨超声工作者的队伍也在不断壮大，开展此项目的单位越来越多，肌骨超声已成为临床超声医学重要的亚专业之一，其学术水平也在不断提高。周围神经、肌腱、关节和皮肤等超声显像的应用范围不断拓展，在运动损伤、慢性劳损、风湿免疫、康复和疼痛医学等领域日益成为必备的影像学评估工具。为了更好地服务于临床实践，促进我国肌骨超声医学的发展，人民卫生出版社组织国内肌肉骨骼超声领域专家，共同编撰了《中华肌骨超声学》及相应的临床超声病例库。

在编写本书的过程中，全体编委一致认为应遵循以下原则：①以临床应用为核心，体现肌骨超声领域的最高水平；②强调理论与实践相结合，培养读者的创新思维；③参考国内外前沿研究，确保内容的前瞻性和权威性。在内容编排上力求全面、翔实、科学、前沿，主要涵盖肌骨超声的基本原理、检查方法、临床应用和研究进展，同时也关注了肌骨超声在风湿免疫、康复医学和疼痛医学等交叉领域的应用，全面系统总结了当今国内国际肌骨超声医学发展的学术成果和最新动态。

本书的读者对象主要包括肌骨超声领域的专科医师、研究者、临床医生，同时也适用于肌骨超声的初学者和医学生学习参考。

在编写过程中，我们得到了许多专家学者的支持和帮助。在此我们向所有参与编写、审稿和出版工作的同仁表示诚挚的谢意！

尽管我们在编写过程中竭尽全力，但由于知识水平和能力有限，书中难免出现不足之处。我们诚挚地希望广大读者能够批评指正，共同推动肌骨超声领域的发展。本书的成功出版离不开各位读者的关注和支持，希望本书能为肌骨超声的研究和实践提供有益的参考和启示。

朱家安

2023 年 5 月

目　录

第一章　肌骨超声概论

第一节　肌骨超声概述

超声检查作为肌肉骨骼系统的成像方法中不可或缺的一部分，越来越受到临床的关注。肌骨超声涵盖的范围很广，可用于评估皮肤、筋膜、肌肉、肌腱、韧带和周围神经等软组织，以及关节和部分骨骼的病变，能客观提供病变的部位、范围、性质及程度，亦可对病变治疗前后的变化做出客观的评价。目前肌骨超声已经广泛应用于创伤、运动损伤、风湿免疫病变、代谢性病变、康复医学和疼痛医学中，成为较多疾病管理中必不可少的辅助工具。近年来超声引导下新型的麻醉和疼痛介入治疗技术的应用，推动了肌骨疼痛诊疗可视化、精细化的飞速发展。

相对于磁共振（MRI）检查，肌骨超声具备价格低、检查时间及地点灵活可控的优势，且不受患者体内金属内固定的影响，最重要的是在方法学上超声检查也有明显的优势，包括高频探头的良好分辨力、灵敏的彩色血流显像和超声动态检查等。

首先，高频探头和超高频探头具备优秀的纵向分辨率，对于小神经、表浅韧带、肌腱等细小结构的显像优于 MRI，早期骨皮质及软骨的损伤的显像优于 X 线及计算机断层扫描术（computer tomography，CT）。高频探头除可以清晰地显示肌肉、肌腱、韧带等结构及其走行关系外，还可评价其功能状态，确定病变的类型、范围和程度。高频探头的发展极大地提升了超声对浅表结构的显像能力，提供了其他影像学方法无法比拟的信息，对肌骨系统疾病的诊断更加精确。近年来超声设备不断更新进步，以往肌骨超声检查中线阵探头使用的频率一般在 10～18MHz 之间，目前临床使用的支持血流显示的线阵探头的频率最高达 33MHz，对于浅表细微结构的显示率显著提高，因此超声对于皮肤和皮下浅神经等结构的检查具有优势。在临床实践中我们应根据病变位置及结构合理选择探头频率，在满足探测深度的前提下尽可能使用较高频率的线阵探头，从而提高组织结构的显示率。

其次，肌腱病变时新生血管、神经的增生均与疼痛有关，滑膜炎时血管增生与疾病的活动性也密切相关，而高频探头对组织彩色血流显示的高灵敏度，对提高关节、肌肉骨骼病变的诊断能力至关重要，随着能量多普勒（PDUS）、微血管成像技术（SMI、B-FLOW）等的应用，对病变组织的血流供应情况显示更加敏感、直观，对于病变治疗效果的评价也更加客观、准确。

再次，与 MRI 相比，超声成像技术最突出的方法学特点是实时动态检查。肌骨超声具备超声成像的实时性和检查方式的灵活性，能够在被检者自然及运动、张力体位下动静态结合观察肌肉、肌腱、韧带等组织结构的功能状态，动态扫查可发现常规自然体位或静态检查时所不易发现的病变，如肌腱、韧带撕裂等，这是优于其他肌骨影像检查技术的方法学特点。同时医师在检查过程中可进行双侧结构的对比，有助于鉴别解剖变异、发现及客观评价病变，初步判断阳性病变与临床症状、体征的关系。

此外，肌骨超声还可作为病变治疗前后及手术后效果追踪评价的有力评价指标，因其可从病变程度、血流供应情况、组织硬度变化等方面进行定量及半定量的评估，为临床提供可靠的证据。

肌骨超声检查主要应用于诊断与治疗两方面。诊断方面主要对引起患者疼痛和功能障碍病变进行诊断与评估；免疫性病变的结构损伤及炎症活动性评估以及疗效预测、评估；骨与软组织肿块的定位、定性评估；以髋关节发育不良、肌性斜颈和关节滑膜炎等为重点的儿童肌骨超声检查等。治疗方面主要是指肌肉骨骼系统介入性超声，主要包括积液抽吸、滑囊、肌腱及腱鞘等部位的松解及药物注射治疗、肌肉筋膜间隙阻滞技术、神经阻滞和软组织活检等，超声实时引导可明显提高穿刺的成功率，达到精准化、可视化效果。同时，宽景成像、弹性成像、三维超声、超声造影、融合成像等新技术的应用，拓展了肌骨超声的研究和应用领域。

肌骨超声也有较多的局限性。如肌骨超声对于病变显像的整体观不如放射影像，临床医师对于超声图像的理解和识别存在困难，在一定程度上阻碍了超声与临床医师的沟通、交流。对于关节盂唇、关节内软骨、成人骨骼以及膝关节的前交叉韧带和半月板等结构的显示，超声均有一定的局限性。同时骨皮质尚未破坏时，超声难以观察骨骼皮质后方及骨骼内部的病变，故亦无法评估骨髓水肿。因此，临床实践中，应注意扬长避短，根据病变的特点以及疾病的部位、病程，合理应用肌骨超声检查。

第二节　肌骨超声的历史

超声医学的发展源于 20 世纪上半叶。1942 年，奥地利维也纳大学的神经学家 Karl Dussik 首次尝试将超声波作为医疗诊断工具定位脑部肿瘤和脑室结构，被视为超声医学成像领域的里程碑。之后，1958 年，Donald I 教授在《柳叶刀》杂志发表使用工业探伤仪成功鉴别卵巢囊性和实性肿块，成为医学超声的另一重要里程碑。此后，随着超声成像理论的深入研究，超声成像在妇科、产科、心血管领域的应用逐渐广泛，均取得了重要的进展。

肌骨超声基本上与常规医学超声的应用同步发展。1958 年，美国学者 Dussik 等首次报道了超声在肌骨系统的应用，其利用超声脉冲测试设备测量了关节及关节周围不同组织的声衰减系数，包括皮肤、脂肪组织、肌肉、肌腱、关节囊、关节软骨和骨骼等，并首次描述了肌肉各向异性伪像。这项工作确定了关节和周围组织在不同病理过程对声衰减的影响，为肌肉骨骼疾病的临床超声诊断奠定了基础。B 型超声应用于肌骨软组织的报道始于 1966 年，数井和濑户等首先应用 B 型超声诊断骨肿瘤和其他骨疾病。随后，1972 年 McDonald 和 Leopold 在《英国放射学杂志》上发表了第一张膝关节的 B 型超声图像，并描述了超声在鉴别腘窝囊肿和血栓性静脉炎的应用。之后，随着复合线性阵列技术、计算机处理和能量多普勒超声等技术的进步和推动，肌骨超声得到迅速发展，应用日益增多。1977 年 Mayer 应用 B 型超声诊断膝关节疾病，Wedin 应用 B 超诊断髌腱和跟腱的部分断裂，Gershuni 应用 B 超测量下肢筋膜室宽度。1978 年，Cooperberg 等首次应用灰阶超声观察类风湿性关节炎患者的膝关节积液及滑膜增厚。同一时期，奥地利 Graf 教授对婴儿发育性髋关节病变做了大量研究，对于肌骨超声的推广做出了突出的贡献。之后，国外肌骨超声的临床应用越来越多，Crass 等通过手术结果对照，证明了超声在诊断肩袖病变中的有效性。1994 年，Newman 首次将能量多普勒超声应用于关节及周围软组织急性疼痛性疾病的检查，证实能量多普勒超声能反映肌骨疾病急性炎症期软组织充血的病理改变。随后，超声在全身肌腱、肌肉损伤、神经损伤、风湿免疫学病变、康复医学等诸多领域中的应用逐渐扩大并深入。与此同时，放射科医生逐渐开始撰写肌骨超声方面的书籍。1987 年，Fornage 编写了第一本关于肌肉横截面超声解剖的书籍。1991 年，Van Holsbeeck M 及 Fornage B 等分别撰写了第一本关于肌骨超声适应证、超声检查结果的英文版及法文版书籍。他们在书中描述了不同肌骨疾病的异常声像图改变，并与磁共振成像等不同检查方法对照。上述学者引领着肌骨超声的发展，超声逐渐成为肌骨运动系统疾病的影像学检查方法之一。

国内应用肌骨超声的临床报道稍晚于国外。1984 年党渭楞教授首先报道了 B 型超声对腰部椎间盘突出症的诊断，1985 年邹建中等报道骨组织的 B 超图像研究以及骨关节病的超声诊断。王牧等报道了四肢软组织肿瘤的超声诊断。袁珍等报道了骨肿瘤的超声诊断。之后，国内应用超声诊断肌骨系统疾病的报道也日益增多。1996 年党渭楞等编著了国内第一部肌骨超声专业书《骨科超声诊断学》，推动了国内肌骨超声的发展。

相对于经典的腹部、妇产超声，虽然肌骨超声的发展并不晚，且在早期的超声或临床专业得到较好的探索，但是受限于早期高频超声分辨力、彩色血流灵敏度和超声探测技术等限制，在 20 世纪一直未能成为肌骨系统病变影像学检查的主流方法。与放射学检查相比，超声存在整体观较差等缺点，因此肌骨超声的临床广泛认可度不高。

第三节　肌骨超声的现状和发展趋势

进入 21 世纪后，随着医学超声工程学的进步和探测技术的提高，以及临床诊疗的需求，近年来肌骨超声发展的重要性日益得到重视。

肌骨超声发展首先得益于医学超声工程学的进展，包括高频超声、超高频超声等换能器技术的进展,获得的图像分辨力更高;从模拟信号向数字信号分析的转变,显著改善了信噪比;随后波束控制、复合成像技术、全景成像和更敏感的彩色血流技术等均提高了现代超声诊断仪的水平。目前,较多单位已经将中心频率 15MHz 的线阵探头作为常规肌骨超声临床检查的工具,而超高频(20~70MHz)探头也越来越容易获得,可以显示更精细的肢体解剖细节,其图像分辨率在 50~100μm 范围内,使得超声应用的广度和深度均可以不断扩大。在鉴别肌骨系统细微病变方面,超微血流成像比能量多普勒更加敏感,有望成为准确诊断以及监测疾病活动和治疗的重要工具。

在运动损伤领域,肌骨超声对于手指的伸肌腱和附属结构等小结构的损伤可达到精细诊断水平。超声的动态检查优势,使得超声诊断与临床治疗策略更加契合。例如在肩关节中,超声检查已不局限于肩袖病变的评估,对于喙肱韧带、肩锁韧带等非肩袖结构的评估也日趋普及。在周围神经超声领域,创伤性周围神经损伤和神经卡压性病变已经是临床常规诊疗项目,超声不仅可提示神经的连续性,而且可以清楚地显示瘢痕与神经膜和神经束的关系。弹性成像的应用也有助于神经纤维化或瘢痕的诊断。糖尿病周围神经病变的超声早期评估中的探索性应用也越来越多。超声引导下神经阻滞已经在临床常规开展。超高频探头获得更高的分辨力,使得肌骨超声诊疗范围不断增大。比如对于颈浅丛卡压、股外侧皮神经卡压等细小神经病变,超声已从简单的引导下阻滞操作深入到可提供诊断信息。超声在类风湿关节炎的早期诊断、鉴别诊断、疗效随访和远期疗效预测的价值已获肯定,微血管成像已成为准确诊断、监测炎症性关节病患者疾病活动和治疗反应的重要工具。超声在血清阴性脊柱关节病、皮肌炎、硬皮病和红斑狼疮等多个风湿免疫学病变中的应用也日趋增多。痛风性关节炎、血友病关节损伤等超声评估也已列出多个临床指南。在疼痛和康复医学中,超声已不仅仅作为治疗导引工具,超声诊疗一体化的作用日趋受到重视。

欧洲抗风湿病联盟、美国风湿学会和北美修复重建外科协会等发布了一系列超声在风湿免疫性病变、代谢性病变和运动创伤等方面的应用指南或推荐,针对肌骨系统建立了更加客观全面的超声评价方法,包括对关节炎等疾病建立不同的超声评分系统等。肌骨超声的教育也受到特别重视。美国物理医学与康复学会、美国运动医学学会、美国物理医学与康复骨科学院和美国超声医学研究所等组织都制订了教育计划,以支持临床医生的需求。

近些年来,国内肌骨超声蓬勃开展。2007 年 7 月中国超声医学工程学会成立了首届肌肉骨骼超声专业委员会,2015 年 4 月中国医师协会超声医师分会成立了首届肌骨超声专业委员会。2014 年中国医师协会超声医师分会发布了《中国肌骨超声检查指南》,2018 年人民卫生出版社发行了国家卫生健康委员会"十三五"规划教材《肌骨超声诊断学》。中国医师协会超声医师分会也制订了肌骨超声培训计划。这些为推动和规范国内肌骨超声的发展起到巨大的促进作用。

近些年来,弹性成像、超声造影、三维超声、超微血流成像以及融合成像等技术在肌骨领域中也有较多的应用,尤其是弹性成像显示出较好的潜在用途。但是由于肌骨组织结构的特殊性和不同于常规超声的疾病谱,目前这些技术在肌骨领域的应用价值还没有取得广泛一致的意见,需要进一步的临床实践和高质量的科研支持其常规性临床应用。此外,近十年里,计算机辅助诊断系统发展迅速,在 CT、MRI 领域已取得较大进展。虽然超声由于检查切面的多样性及操作者的主观性,发展慢于其他影像学技术,但仍取得了一些显著成果。在此基础上,肌骨超声领域的人工智能(AI)技术也得到快速发展。一系列研究利用 AI 全自动判读 2D 和 3D 髋关节超声图像辅助诊断先天性髋关节发育不良(DDH),有助于快速估计常规参数(如 α 角、髋臼接触角 [ACA]),以提供更高的诊断准确性,并在缩短成像时间的情况下减少观察者间的差异。Bor-Shing 等利用人工智能系统自动识别肱二头肌腱腱鞘积液并进行严重程度分级。随着人工智能技术在检测关节、骨骼、软骨、肌肉及韧带等病变研究的深入,也出现一些挑战,如由于肌肉骨骼结构的复杂性及关节的多样性,即使对于超声专家来说,如果没有对功能解剖学的全面了解,基于二维超声图像的诊断也是具有挑战性的;其次,伪像是另一大挑战,经常会被认为是病理改变。总之,人工智能在肌骨超声方面的挑战与机遇并存。

(朱家安)

参 考 文 献

1. 中国肌骨超声检查指南. 中国医师协会超声医师分会. 北京:人民卫生出版社,2017.

2. Donald I, Macvicar J, Brown TG. Investigation of abdominal

masses by pulsed ultrasound. Lancet，1958，1（7032）：1188-1195.

3. Dussik KT，Fritch DJ，Kyriazidou M，et al. Measurements of articular tissues with ultrasound. Am J Phys Med，1958，37（3）：160-165.

4. McDonald DG，Leopold GR. Ultrasound B-scanning in the differentiation of Baker's cyst and thrombophlebitis. Br J Radiol，1972，45（538）：729-732.

5. Cooperberg PL，Tsang I，Truelove L，et al. Gray scale ultrasound in the evaluation of rheumatoid arthritis of the knee. Radiology，1978，126（3）：759-763.

6. Kane D，Grassi W，Sturrock R，et al. A brief history of musculoskeletal ultrasound: 'From bats and ships to babies and hips'. Rheumatology（Oxford），2004，43（7）：931-933.

7. Primack SJ. Past，Present，and Future Considerations for Musculoskeletal Ultrasound. Phys Med Rehabil Clin N Am，2016，27（3）：749-752.

8. Žiga Snoj，Wu CH，Taljanovic MS，et al. Ultrasound Elastography in Musculoskeletal Radiology：Past，Present，and Future. Semin Musculoskelet Radiol，2020，24（2）：156-166.

9. Shin Y，Yang J，Lee YH，et al. Artificial intelligence in musculoskeletal ultrasound imaging. Ultrasonography，2021，40（1）：30-44.

10. Lin BS，Chen JL，Tu YH，et al. Using Deep Learning in Ultrasound Imaging of Bicipital Peritendinous Effusion to Grade Inflammation Severity. IEEE J Biomed Health Inform，2020，24（4）：1037-1045.

第二章 　肌骨超声检查技术

第一节　适　应　证

近年来,肌骨超声发展迅速,成为创伤骨科、运动医学、免疫性病变、代谢性病变、疼痛和康复医学中不可缺少的影像学评价技术。超声可对肌骨系统的大部分组织成像,包括皮肤、筋膜、肌肉、肌腱、韧带、关节、滑囊和外周神经等。肌骨超声常常能明确组织结构的解剖学变异、较为清晰地显示病变的毗邻关系并对病变定位诊断,高频超声能发现组织结构异常并能显示病变的形态、轮廓和内部结构等,彩色超声能提供病变的血流动力学信息,超声动态检查能发现组织结构的运动异常,可对炎症、退行性变、创伤以及肿瘤等病变进行较为准确的评价。另可借助超声的可视化,针对疼痛和功能障碍的患者,对相应的部位开展穿刺、松解、肌筋膜疼痛点灭活、抽吸或注药等肌骨介入超声的治疗。

肌骨超声的适应证包括但不限于:

(一)皮肤和皮下组织

1. **炎症性皮肤病**　如免疫性、感染性皮肤病等,包括皮肌炎、硬皮病、银屑病、皮肤狼疮、疣以及脓肿、化脓性汗腺炎、脂膜炎、坏死性筋膜炎等。

2. **皮肤肿瘤**　包括良性和恶性肿瘤。

3. **指甲病变**　包括指甲炎性疾病和肿瘤,如甲沟炎、血管球瘤等。

4. **脉管畸形**　分为单纯性和混合性,包括静脉畸形、动静脉畸形、淋巴管畸形等。

5. **异物**。

(二)肌肉

1. **肌肉损伤及其合并症**　如肌肉挫伤和挫裂伤、肌肉血肿、骨化性肌炎、肌疝等。

2. **肌肉炎症性疾病**　包括多发性肌炎、皮肌炎、增生性肌炎、化脓性肌炎、肌肉脓肿等。

3. **缺血性疾病**　如糖尿病性肌肉梗死、横纹肌溶解症。

4. **肿瘤及瘤样病变**　如肌肉内血管瘤、脂肪瘤及脂肪肉瘤、黏液瘤、韧带样纤维瘤、弹力纤维瘤、横纹肌肉瘤、转移瘤等。

5. **其他**　儿童肌性斜颈、神经源性肌肉病变、肌肉解剖学变异和遗传性疾病等。

(三)肌腱

1. **肌腱撕裂**　包括部分断裂和完全断裂。

2. **肌腱退行性变**　如肌腱病。

3. **肌腱炎性疾病**　如创伤性肌腱炎和特异性感染等。

4. **肌腱附属结构病变**　如腱鞘炎、磨损性滑囊炎、滑车损伤等。

5. **肌腱附着点炎**。

6. **肿瘤及瘤样病变**　如腱鞘囊肿、腱鞘巨细胞瘤等。

7. **肌腱不稳定**　如肱二头肌长头腱脱位等。

8. **肌腱的生物力学评估**。

(四)韧带

1. 韧带损伤。

2. 韧带退行性变。

(五)关节

1. **创伤性关节病**。

2. **炎性关节疾病**　如类风湿关节炎、银屑性关节炎等。

3. **感染性关节炎**　如化脓性关节炎等。

4. **退行性关节病**　如骨关节炎。

5. **晶体性关节疾病**　如痛风性关节炎、假性痛风(即焦磷酸钙双水化合物沉积症或软骨钙化症等)。

6. **肿瘤引起的关节病变**　如滑膜肿瘤等。

(六)外周神经

1. **神经卡压综合征**　如腕管综合征、腕尺管综合征、肘管综合征、腓管综合征、踝管综合征、梨状肌综合征等。

2. **创伤性神经损伤**　如神经挫伤、神经断裂等。

3. **医源性神经损伤** 如夹板、手术等引起的神经损伤。

4. **肿瘤及瘤样病变** 如神经鞘瘤、神经纤维瘤、血管瘤、神经内囊肿、淋巴瘤、神经脂肪瘤、神经纤维脂肪错构瘤等。

5. **感染性神经病变** 如麻风病。

6. **系统性病变引起的神经损伤** 如糖尿病周围神经损伤、免疫性病变引起的周围神经损伤等。

7. **解剖变异和位置异常** 如正中神经双束支、尺神经脱位等。

8. **原发性桡神经沙漏样狭窄。**

（七）骨

1. 6月龄以内的婴儿发育性髋关节发育异常。

2. **创伤性病变** 如肋骨骨折、儿童的骨骺滑脱或骺离骨折和青枝骨折等。

3. **炎性病变** 如骨侵蚀、骨髓炎、骨结核等。

4. **肿瘤性病变** 包括良性及恶性肿瘤。

（八）超声引导介入

1. **超声引导下注射、抽吸术** 如关节腔内药物注射、富血小板血浆注射、关节腔积液抽吸、血肿抽吸等。

2. **超声引导下组织活检术** 如软组织肿块和滑膜活检等。

3. **超声引导下肌腱及周围组织疾病治疗** 如肩袖、网球肘的针刺治疗、钙化性肌腱炎、腱鞘炎、扳机指、腱鞘囊肿等。

4. **超声引导下滑囊炎治疗** 如肩峰下滑囊炎、尺骨鹰嘴滑囊炎等治疗。

5. **超声引导下神经解压治疗及神经阻滞术。**

6. **超声引导下异物取出术。**

7. **其他** 如针刀剥离松解技术，冻结肩液压松解术，超声引导下肉毒素注射治疗肌痉挛等。

第二节 设备和探头

一、设备

超声设备：选用高频彩色超声诊断仪，分为台式机和便携机两种，后者也包括更小的掌式超声。一般而言，台式机具有更好的性能，但是假如仅作为超声引导下介入或者特殊情况下的床旁操作或者赛场临时检查，后者也能满足基本的要求。肌腱、韧带等部分肌骨系统的组织是乏血供的，在病理状态下可能出现新生血管，因而用于肌肉骨骼系统检查的超声仪除了要具备较高的灰阶图像分辨率外，还应具备较好的低速血流检测敏感性。另外，针对肌骨系统的特点，建议设备还应具有空间复合成像、高分辨率局部图像放大、宽景成像等功能，推荐配置超声造影、弹性成像和三维容积超声等功能。

二、探头

超声探头种类繁多，根据不同的部位，选用不同的探头，原则上在满足探测深度的前提下，选择更高频率的探头。

肌骨超声检查的探头主要有线阵高频探头和凸阵探头等（图2-2-1）。探头的选择主要取决于检查部位和患者自身条件等因素。目前的高频超声探头往往是宽频特征，因此超声检查关节原则上肩膝等大关节可使用中心频率7～12MHz的高频线阵探头，腕手关节及位置更为表浅的结构，可使用中心频率18～20MHz线阵探头。对于小区域没有足够空间放置普通形状线阵探头的部位，或者接近骨骼隆起部位的软组织、肿胀或变形的小关节，体积较小的术中高频线阵探头是较好选择。凸阵探头适用

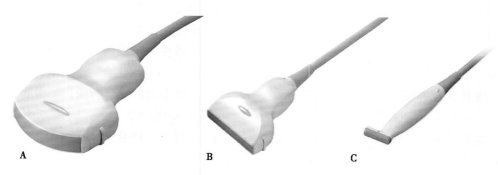

A　　　　B　　　　C

图 2-2-1 用于肌骨超声的各种类型探头

于较深结构的成像,例如臀部、肥胖体型的髋关节、腿深部组织等(图 2-2-2),也可用于较大体积病变的超声检查。在临床实践中,部分区域可能需要不同形状、不同频率的探头联合使用。比如用凸阵探头探查较大区域,再联合线阵探头对更小的区域进行聚焦,以获取更好的细节。

在肌骨超声检查中,探头需在检查区域保持稳定,有时探头需要放在有曲度和不规整的表面,检查中不要大力按压探头和探头下方的组织结构,可用小指、环指及手掌尺侧作为支撑点放在患者身上,拇指、示指及中指握取探头,这样既有利于稳定扫查又可灵活控制,避免对探头过度施压导致图像变形。探头的稳定是获得高质量声像图的基础。对于浅表结构,应多使用耦合剂或使用导声垫,可明显改善图像质量(图 2-2-3)。另外保持探头与检查结构垂直,以尽量减少各向异性伪像。

第三节 超声探测方法

随着生物医学工程技术的进展,超声诊断仪器性能不断提高,多种新技术应运而生。肌肉骨骼疾病是涉及全身及不同组织类型的疾病,目前肌骨疾病的诊断最常用的是 B 型成像、彩色和能量多普勒成像以及频谱多普勒成像,新的技术包括超声造影、弹性成像、三维成像以及一些提高血流检测敏感性的技术等。这些技术的开展使得对肌肉骨骼系统疾病的诊断及评估更精准,下面将对常用的肌骨超声检查技术进行概述。

一、B 型超声成像

B 型超声成像即二维灰阶成像,根据不同组织的声阻抗差异来显示组织解剖结构,是临床上最常

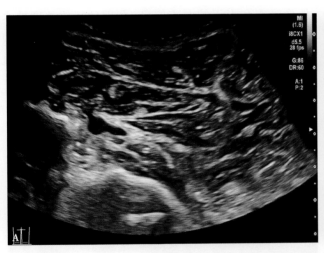
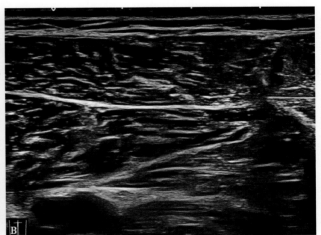

图 2-2-2 采用线阵探头和凸阵探头的声像图区别
A. 凸阵探头发射的声束能延伸至更广、更远区域;B. 高频线阵探头能为浅表组织提供更好的分辨率,但是穿透性有限,检查的深度和宽度不及凸阵探头

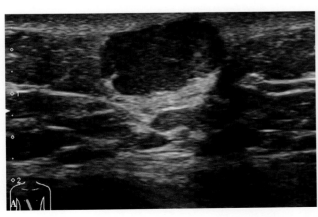
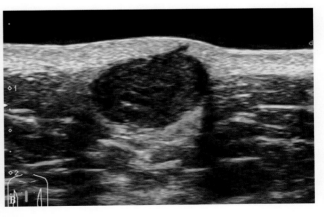

图 2-2-3 超声导声垫可明显改善表浅图像质量
A. 加超声导垫前;B. 加超声导垫后,图像细节显示更清晰

用、最为重要的超声诊断技术,也是各种超声探测技术的基础。随着技术的不断进步,超声探头的频率越来越高,显著提高了浅表组织的图像分辨力,尤其适合肌腱、肌肉、外周神经、皮肤等结构的显示,清晰地反映了病变的结构、形态、回声特征等(图2-3-1)。

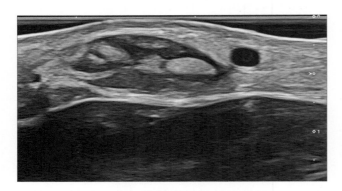

图2-3-1 前臂结节性筋膜炎B型声像图

二、彩色超声成像

常规的彩色超声成像包括彩色多普勒血流成像(color Doppler ultrasonography,CDUS)和能量多普勒血流超声成像(power Doppler ultrasonography,PDUS)。CDUS是一种非侵入性利用血流运动产生的多普勒信号检测血流、并同时可评估血流方向的方法,可获得流动的腔室或血管中的血流动力学信息,然后予以彩色编码显示,一般红色代表朝向探头方向,蓝色代表背离探头方向。PDUS是一类特征性地编码多普勒信号中功率谱密度的幅度,不像常规CDUS中探测平均的多普勒频移。即PDUS编码超声信号的能量,而不是速度和方向,它对任何方向的运动都很敏感,其不受声波与血管夹角的影响,能探测较低速血流,该技术提高了组织内微细血流信号的检出率。因而PDUS比CDUS具有更好的血流检测灵敏度,因此是目前检查肌骨系统血流的首选技术(图2-3-2)。

近年来,多个仪器厂家推出多种提高彩色血流灵敏度的新技术,例如超微血流成像技术(superb micro-vascular imaging,SMI)等。SMI能区分运动伪像噪声和真正的血流信息,利用独特的处理技术抑制伪像,将低速血流信号高敏感、高分辨率、高帧频地显示出来,较传统的PDUS具有更高的彩色血流敏感度(图2-3-3)。

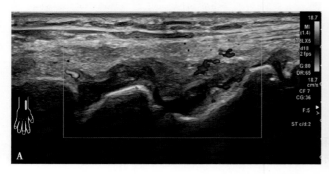
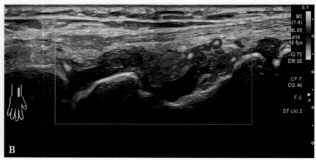

图2-3-2 腕关节滑膜炎CDUS与PDUS声像图比较

A. CDUS技术显示腕关节增厚滑膜内的血流信号;B. PDUS比CDUS可显示更多的滑膜内血流信号

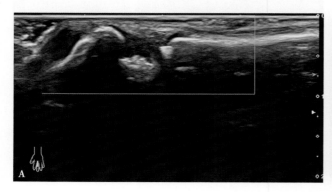
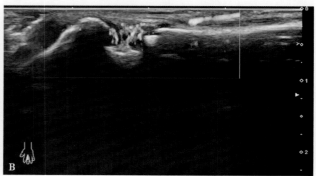

图2-3-3 掌指关节滑膜炎的PDUS与SMI声像图比较

A. PDUS技术显示掌指关节增厚滑膜内的血流信号;B. SMI比PDUS可显示更多的滑膜内血流信号

三、D型超声成像

D型超声成像又称频谱多普勒超声成像，运用声波频移的原理，量化血流信号的信息，可测量血流速度和阻力指数等。通过测量病理状态下组织内新生血管血流量化参数，提示异常血流的血流动力学信息，提供量化指标。一般来说，肌骨系统的炎性病变，尤其是滑膜炎等大多以低阻血流为主。

四、三维超声成像

又称三维容积成像，能够同时显示图像的三个正交平面，横切面、纵切面和冠状面，并可以360°旋转图像全方位查看感兴趣区域。三维超声成像能够立体显示病变组织的形态及结构，正在迅速成为高质量、高表达性的医学成像诊断技术，具有客观、快速、无创性等优点，已较广泛用于产前胎儿诊断、输卵管造影、妇科先天畸形等，目前在肌骨系统也有探索性应用。有研究提示三维超声诊断冈上肌腱撕裂灵敏度及特异度均高于二维超声，而且三维超声可大致估计撕裂的面积，为临床提供更多立体、丰富的影像学信息。高频超声已广泛地应用于新生儿DDH的筛查，但其只能对髋关节单一平面进行成像和测量，不能全方位、多角度观察髋关节形态。应用Graf法时需采集髋关节的标准切面才能准确测量α角和β角，三维超声提供了普通超声检查无法获得的髋关节独特影像和更多空间的信息，更易于观察股骨头与髋臼的吻合情况，也能较快确定标准平面，节省了检查时间（图2-3-4）。

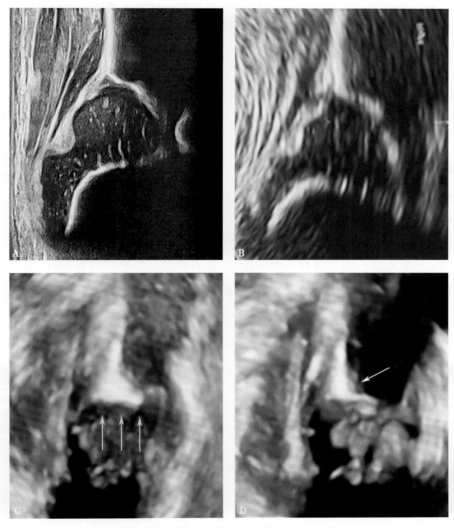

图2-3-4 正常婴儿髋关节的二维及三维超声图像
二维（A）和三维（B）超声图像显示，在人体冠状面，骨缘锐利，软骨顶覆盖股骨头；矢状面（C）髋关节表面成像模式显示，骨顶形态锐利，如弯月形态（箭头）；冠状面（D）髋关节表面成像模式显示骨缘成角（箭头）

五、超声造影成像

尽管 PDUS 是目前评价滑膜血流指数较敏感的方法,但是对于极低速血流,仍有一定的局限性。超声造影成像是可显著提高组织微循环灌注水平的检测技术,且具有无创性、成像效果好、操作简单等优势。微泡造影剂具有较强的散射性,能产生丰富的谐波,充分提高靶目标组织的对比显像,增强了目标区域的对比度和空间分辨率,可用于观察病灶的微血流灌注,如类风湿关节炎中滑膜血管翳的血流分级,已成为超声评价中十分重要并很有前途的研究方向。

在肌骨系统中,成人超声造影成像(contrast-enhanced ultrasound,CEUS)目前较多地应用于检测炎症性关节疾病,对骨骼肌和肌腱灌注进行成像,对骨和皮瓣的术后生存力进行成像以及评估软组织肿块的恶性潜能。小儿骨骼肌相关的 CEUS 已被用于对幼年特发性关节炎和 Legg-Calvé-Perthes 病进行成像,并用于评估先天性髋关节发育不良儿童髋关节置换后的股骨头灌注情况。也有关于跟腱和离体动物指屈肌腱局部注射超声造影剂的研究,狗骨折愈合过程中血流灌注的监测研究,以及区分无菌性和感染性上肢骨不连的研究。

六、超声弹性成像

超声弹性成像(ultrasound elastography,UE)首先由 Ophir 于 1991 年提出,发展至今已有近 30 年的历史,经历了应变成像、一维瞬时弹性成像与单点剪切波弹性成像,到最近应用的二维剪切波弹性成像,是可以评估组织硬度的一种新型超声成像技术。根据施加压力的类型和检测组织位移、产生图像的方法,超声弹性成像可分为应变成像和剪切波弹性成像两类,超声弹性成像在乳腺、甲状腺、肝脏、泌尿、妇产等领域已取得不错的研究成果,目前在肌肉骨骼系统中应用日趋增多,其中以剪切波弹性成像技术应用最为广泛。

剪切波弹性成像是利用动态激励产生平行或垂直方向的剪切波。通过测量剪切波的速度可以定性或定量评估组织的弹性,在硬度比较大的组织中,剪切波传播的速度较快,在较软的组织中,剪切波速则较慢。剪切波弹性成像技术目前已逐渐用于肌肉肌腱的生理及病理评估(图 2-3-5)。弹性成像在肌腱中的应用目前主要集中在跟腱、髌韧带、伸肌总腱、冈上肌腱和喙肱韧带等结构,尤其在跟腱病变中的研究最多。剪切波弹性成像提示肌腱硬度减低可以反映肌腱的退变或脂肪浸润等病理状况。肌腱的弹性与其功能评分、症状及灰阶超声表现等也具有较好的相关性。弹性成像在肌肉中的应用以肌肉减少症、神经相关肌肉病变和系统性病变累及肌肉等方面报道较多。弹性成像提示肌肉损伤后的硬度变化可以反映肌肉出血和纤维化引起的病理变化,也可反映肌肉的负荷、炎症和水肿等情况。肌肉的弹性模量与炎症标记物的相关性研究证明了弹性成像在炎症性肌病中使用的有效性。

除此之外,弹性成像在周围神经中亦有一定的应用,目前主要聚焦在腕管综合征的正中神经改变及糖尿病周围神经病变。剪切波弹性成像通过量化神经硬度,从生物力学角度诊断腕管综合征。在腕管松解术后或注射皮质类固醇后,正中神经的硬度显著降低。另外,弹性成像在辅助诊断神经的纤维化或瘢痕形成具有较好的应用前景。

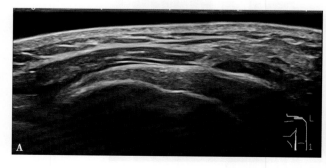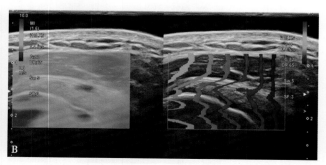

图 2-3-5 正常冈上肌腱的剪切波弹性成像

A. 冈上肌腱二维图像;B. 冈上肌腱的剪切波弹性图像,左侧为剪切波弹性图像,右侧为等时线,显示冈上肌腱近止点处硬度较高

第四节 常见异常声像图及其分析

一、关节滑膜、关节腔积液及骨侵蚀

滑膜炎是各种关节炎的主要病理基础，引起关节滑膜增厚、关节腔积液、骨侵蚀的常见病因包括类风湿关节炎、骨关节炎、痛风性关节炎、感染性关节炎、创伤性关节炎、色素沉着绒毛结节性滑膜炎等。对关节滑膜炎的病因学诊断或鉴别诊断时要考虑到患者的年龄、性别、受累关节部位及是否对称性发病，有无外伤或发热等病史。关节的滑膜增厚在声像图上多表现为关节腔内的低回声，不能被移位和几乎不被压缩。活动性炎时滑膜内新生血管增加，可出现彩色血流信号。关节腔积液声像图上表现为关节腔内的低回声或无回声区，可被压缩或移位，关节腔内可见到浮点状高回声，探头加压多可流动。骨侵蚀表现为关节内骨表面的连续性中断，且在 2 个垂直断面可见。

类风湿关节炎是自身免疫性疾病，多见于 30 岁以上女性，好发于手、腕等小关节，对称性发病，反复发作，根据病程长短和病情轻重，声像图上有不同表现。早期发病、病情轻者声像图上表现为关节滑膜增厚、滑膜血管翳形成，关节周边腱鞘炎，或伴有关节腔少量积液，严重者可见到关节软骨面受累，呈"虫蚀"状，甚至发生骨侵蚀（图 2-4-1），最终导致关节畸形和关节功能障碍。

骨关节炎也称退行性骨关节病，多因肥胖、增龄、创伤、慢性劳损、关节先天性异常或畸形等因素引起。本病好发于中老年人群，以负重关节及活动量较多的关节，如膝关节、脊柱、髋关节、远端指间关节等常见。临床表现为关节疼痛，活动受到限制。病理表现为早期软骨发生纤维样变，中期丢失软骨，致负重关节出现糜烂，晚期特征为软骨下骨质硬化、囊变、反应性增生、骨赘形成，常累及滑膜、韧带。病理改变以关节软骨退化损伤、关节边缘和软骨下骨反应性增生为特点，常累及滑膜、韧带。声像图上除关节滑膜增厚、关节腔积液外，可见到关节软骨面不均匀性变薄或消失，软骨下可见骨反应增生形成的团块状高回声，关节骨皮质面不光滑，呈"虫蚀"状或骨赘形成，表面凹凸不平（图 2-4-2），进而可引起关节间隙变窄、关节活动范围受限。

痛风性关节炎是一种嘌呤代谢紊乱和尿酸排泄异常导致尿酸盐沉积在关节腔、滑囊、软骨、骨质、肌腱和其他组织中的炎性关节病，常伴有高尿酸血症，四肢关节或 / 和软组织内可检测到单钠尿酸盐晶体。好发于 40 岁以上男性，目前也有年轻化发病趋势，饮酒、暴食、过劳、着凉、手术刺激、精神紧张均可成为发作诱因，最多见于足部第一跖趾关节，也可发生于其他较大关节，如踝关节、膝关节等，发病关节局部红、肿、热和压痛，转为慢性关节炎后，可出现关节僵硬畸形、痛风石形成、运动受限。声像图上表现为关节滑膜增厚，表面不光滑，关节腔扩张，内见积液，关节腔及滑膜内可出现点状、团状、云雾状高回声，部分呈"暴雪征"，软骨表面线状高回声沉积，与骨皮质面的高回声界面共同形成"双轨征"，肌腱周围可出现强回声，骨质可出现破坏，萤火虫技术可帮助检出关节内微结晶。（图 2-4-3）。

创伤性关节炎又称外伤性关节炎、损伤性骨关节炎，以青壮年多见，多发于创伤后或负荷活动过

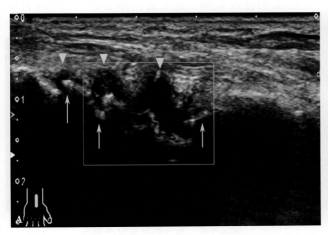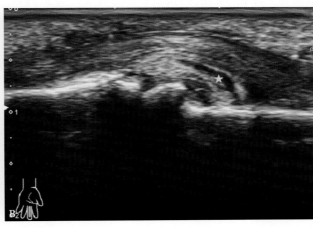

图 2-4-1　类风湿关节炎声像图
A. 腕关节滑膜结节状增生，呈低回声（箭头端），关节骨面受损呈"虫蚀"状改变（箭头）；B. 掌指关节腔内少量积液（星号）

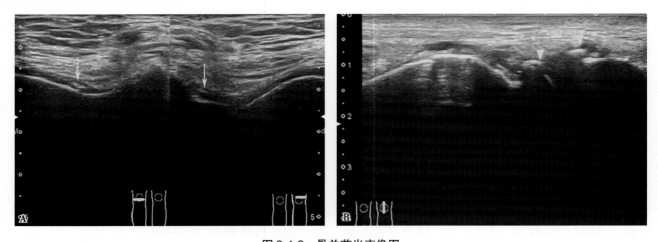

图 2-4-2 骨关节炎声像图
A. 股骨滑车软骨面不均匀性变薄,软骨下骨反应增生(箭头);B. 关节骨皮质面骨赘形成(箭头端)

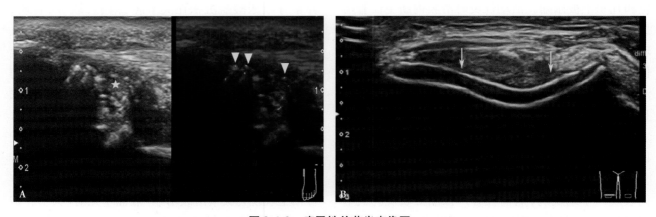

图 2-4-3 痛风性关节炎声像图
A. 踝关节滑膜增厚,内见云雾状高回声(星号),萤火虫技术显示微结晶(箭头端);B. 膝关节滑车软骨表面线状高回声沉积,与骨皮质面的高回声界面共同形成"双轨征"(箭头)

度的关节。主要病理变化是创伤引起关节软骨的退化变性,并继发软骨增生骨化,最终导致关节功能障碍。患者多有慢性积累性关节损伤史或明显的外伤史。急性创伤时可出现受累关节腔积血,合并周围韧带、肌腱等软组织损伤,出现撕脱性骨折时可显示软组织内碎片状或不规则形高回声结构。当大关节发生囊内骨折后,从骨髓腔或撕裂的骨膜处溢出的脂肪组织和血液同时进入关节腔内,由于脂肪密度小于血液,漂浮于关节液之上,从而形成分层现象,即"关节积脂血症"(图 2-4-4)。

感染性关节炎一般由细菌或病毒入侵关节腔引起,患者多为身体抵抗力较弱的儿童及老年人。关节感染最常见的原因是败血症,此外,外伤、手术、关节附近的软组织感染,也是发病的重要原因。声像图见受累关节周围软组织及关节囊肿胀、轮廓不清,关节滑膜增厚,关节腔积液,积液内常伴有密集的点状低回声悬浮物(图 2-4-5),彩色多普勒血流成

像(color Doppler flow imaging, CDFI):关节滑膜及周围软组织内血流增多。实验室检查可出现白细胞计数增多,血沉增快及 C 反应蛋白增高等。

色素沉着绒毛结节性滑膜炎是由滑膜异常增生形成的良性疾病,多由染色体易位引起,具有炎

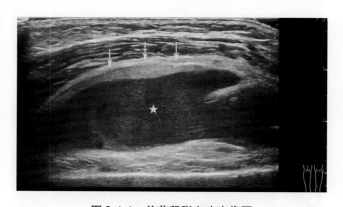

图 2-4-4 关节积脂血症声像图
膝关节外伤后髌上囊肿胀,关节腔内见积液,呈分层改变,底层呈低回声(星号),上层呈高回声(箭头)

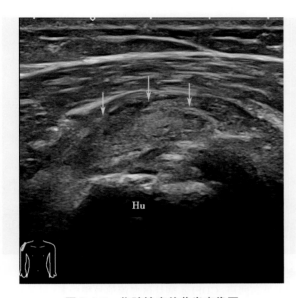

图2-4-5　化脓性肩关节炎声像图
老年男性患者，右肩关节囊（箭头）肿胀，轮廓不清（箭头），关节腔显著扩张，关节滑膜增厚，内伴有密集点状低回声悬浮物。Hu：肱骨头

症和肿瘤双重特征。好发于青壮年，通常累及单个关节，其中80%为膝关节，也有多关节受累的病例报道，组织病理学上为滑膜结节状或绒毛状增生，伴含铁血黄素沉积，因而关节液可呈血性。声像图上可见到病变关节滑膜呈结节状、乳头状、绒毛状增生，表面不平，突向关节腔内，常常合并关节腔积液（图2-4-6），滑膜内可探及星点状或短杆状血流信号。穿刺抽出咖啡色液体可帮助诊断。

二、肌腱增厚

声像图表现为肌腱增厚、变粗，横截面积增大，回声减低或结构紊乱，肌腱纤维结构不清晰。肌腱增厚多由于肌腱的急性水肿充血或慢性退行性变引

起，可为创伤、慢性劳损或摩擦、年龄、感染性原因、全身性疾病等原因所致。

既往，常把疼痛性肌腱病称为"肌腱炎"，但这个术语并非合适。事实上，这些肌腱的病理学特点多是退行性、非炎症性过程，因此称为"肌腱病"更为恰当。超声表现为病变肌腱较健侧明显增厚，回声减低，局部纤维结构不清晰，病灶区血流信号增多。有腱鞘的肌腱还可引起腱鞘炎，表现为腱鞘增厚或积液，无腱鞘的肌腱则主要引起腱周炎，如跟腱腱周炎，表现为腱周组织增厚、水肿，肌腱与周围组织间界限模糊，血流信号增多。

肌腱病发生于肌腱起止点时，称为"肌腱末端病"或"附着点炎"，可由于退行性或自身免疫性病变所致。声像图上可见肌腱附着端局部增厚，纤维结构不清晰，腱体内可见到不规则的钙化高回声，附着处的骨面常不光滑，骨赘形成或骨侵蚀，病变区域血流增多（图2-4-7），肌腱旁滑囊可有积液。

感染性原因、类风湿关节炎、痛风性关节炎等病情发展到一定阶段时，由于炎症波及关节周围软组织，常可出现肌腱炎，结合病变关节的一些特征性声像以及临床表现、实验室检查常可帮助诊断和鉴别诊断。

三、腱鞘增厚或腱鞘积液

腱鞘增厚的病理基础为腱鞘滑膜增生，超声表现为腱鞘局限性的不规则增厚，呈低回声或回声不均，肌腱可受压水肿、增粗，探头局部压痛明显，动态观察肌腱运动不顺畅。增厚的腱鞘有时回声极低，需与腱鞘积液相鉴别，腱鞘增厚时，探头加压其形态改变不大，而腱鞘积液则多可被推挤，根据积液内的成分有时可见到点状高回声或碎屑样回声，

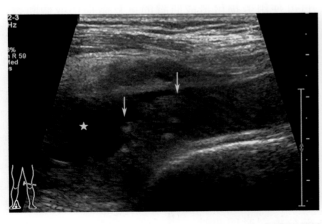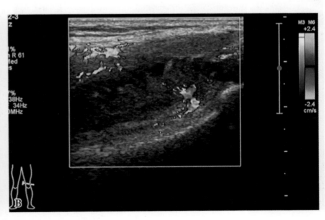

图2-4-6　色素沉着绒毛结节性滑膜炎声像图
A. 膝关节髌上囊内积液（星号），滑膜呈乳头状增生（箭头）；B. 增生滑膜内见丰富的血流信号

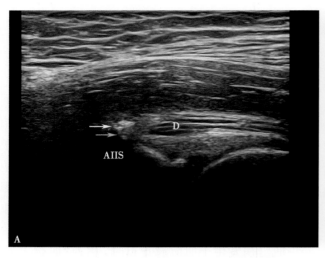
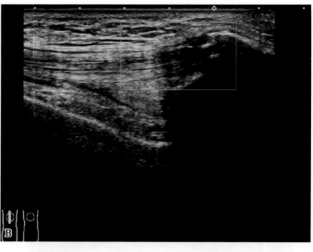

图 2-4-7 肌腱附着点炎声像图

A. 股直肌肌腱附着处可见高回声（箭头）；B. 股四头肌腱附着处可见高回声，CDFI 示病灶区血流信号稍增多（星号）

彩色超声可显示增厚的腱鞘上血流信号增多，积液内则探测不到血流信号。腱鞘增厚或腱鞘积液可为创伤、慢性劳损或摩擦、类风湿关节炎、痛风性关节炎等原因引起。临床表现为局部疼痛，可触及痛性结节，运动时加重。

狭窄性腱鞘炎好发于手腕关节，以桡骨茎突狭窄性腱鞘炎最为常见，A1 滑车也是常见病变部位，起病缓慢，逐渐加重，桡骨茎突处压痛明显，当腕关节过度尺偏时疼痛加重，严重时患者出现弹响指。其病理机制是由于肌腱的反复过度摩擦，腱鞘发生炎症、增厚形成狭窄环，造成肌腱在鞘管内卡压、水肿，滑动困难。声像图于桡骨茎突水平可见到腕关节背侧第一腔室的拇长展肌腱、拇短伸肌腱腱鞘不规则增厚，回声减低，局部肌腱增粗，腱纹理不清，腱鞘和肌腱内血流信号均明显增多（图 2-4-8）。

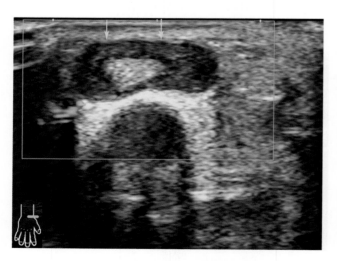

图 2-4-8 桡骨茎突狭窄性腱鞘炎声像图

腱鞘增厚，呈低回声（箭头），内部血流信号增多

急性创伤、感染、其他全身性疾病，如类风湿关节炎、痛风性关节炎等，也可引起腱鞘炎或腱鞘积液，结合病史、发病部位及临床特点、实验室检查可协助鉴别诊断。

四、肌腱或韧带的撕裂

肌腱连接肌肉和骨骼，主要由 I 型胶原纤维组成，具有较强的张力，肌腱过度牵拉时瞬间应力超过其承受极限可致断裂。韧带属于致密结缔组织，质坚韧，有弹性，能把骨骼连接在一起。运动创伤是肌腱或韧带撕裂的常见病因，慢性劳损、肌腱的退行性变也可导致肌腱撕裂。运动创伤所致的肌腱或韧带撕裂好发于其与骨的连接处，可伴有骨质碎片的撕脱，如跟腱断裂合并跟骨的撕脱性骨折，踝关节扭伤所致的距腓前韧带撕裂合并距骨的撕脱性骨折；另外肌腱撕裂也常发生于肌肉-肌腱结合部，如小腿三头肌肌腱-肌肉结合部。一些部位肌腱的过度使用劳损可造成肌腱的重复微损伤或微断裂，如冈上肌腱、肱二头肌长头肌腱、肘关节伸肌总腱、髌腱等。某些全身性疾病，如糖尿病、痛风、系统性红斑狼疮、慢性肾功能衰竭（图 2-4-9），以及高龄等原因均可损害肌腱强度，导致肌腱退变，易出现肌腱撕裂。

肌腱或韧带撕裂多有外伤史，受累区疼痛、肿胀，运动受限；肌腱退变所致的肌腱撕裂，患者可无明确的外伤史，多因局部疼痛和功能障碍就诊。肌腱或韧带撕裂均可分为部分撕裂和完全撕裂。肌腱部分撕裂时因肌腱胶原纤维结构的部分缺失表现为肌腱内无回声区；肌腱完全撕裂时，其连续性完

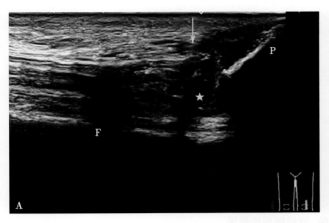

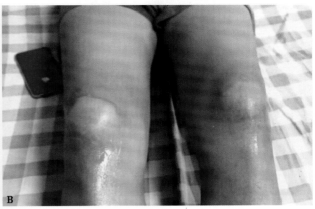

图 2-4-9　慢性肾功能衰竭合并股四头肌肌腱断裂
A. 左侧股四头肌肌腱断裂（箭头），局部无回声血肿（星号）形成；B. 大体图

全中断，断端两侧肌腱增粗、回缩呈马尾状，断口区为低至无回声积血充填（图 2-4-10）。韧带部分撕裂时，韧带肿胀、回声减低，局部可出现未累及全层的无回声间隙；完全撕裂时，韧带出现全层厚度的裂隙，两个断端间出现血肿，伴随关节囊破损时可致关节腔积液外溢至局部软组织内（图 2-4-11）。动态

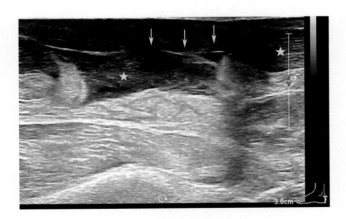

图 2-4-10　跟腱完全断裂声像图
跟腱完全断裂，两断端回缩（星号），断口区为低至无回声积血（箭头）

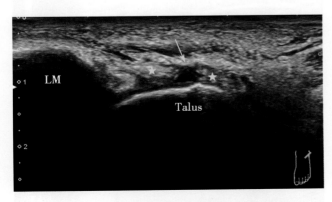

图 2-4-11　踝关节距腓前韧带完全断裂声像图
距腓前韧带完全断裂，两断端回缩（星号），断口区为低至无回声积血（箭头）；LM：外踝；Talus：距骨

扫查，有助于鉴别肌腱或韧带的部分撕裂和完全撕裂，屈伸相应部位肢体或关节，如受损肌腱间出现明显裂隙或裂隙增大则考虑完全撕裂，如无明显裂隙，则考虑部分撕裂。

五、滑囊病变

滑囊一般位于关节附近的骨突与肌腱、肌肉或皮肤之间，在摩擦力或压力较大的地方都存在。根据是否与关节腔相通，滑囊分为相通性和非相通性两类，也可根据其与肌腱或韧带的相对位置关系分为皮下浅囊或深部滑囊。

滑囊病变好发于四肢关节，尤其是膝关节最为多见，如腘窝囊肿（Baker cyst）（图 2-4-12）。患者可无症状，也可有局部不适感，囊肿体积较大或位置较表浅时可触及包块，质地较软，当囊肿破裂时可出现小腿疼痛不适，关节活动不同程度受限。声像图可见膝关节旁囊性无回声病变，常与关节腔相通，形态不规则或类圆形，边界清，囊壁厚且不光滑，囊腔内可见到分隔带，囊壁上可探及血流信号。囊肿破裂时关节液向周围软组织内扩散，声像图可表现为向上破裂，积液聚集在半膜肌深方软组织间隙内；向下破裂，积液聚集在腓肠肌与比目鱼肌之间，或腓肠肌与皮下脂肪层之间。

滑囊病变种类较多，以积液、囊肿、炎症等常见。创伤、劳损、反复摩擦、增龄、组织退变、类风湿性关节炎、痛风等原因均可引起滑囊炎。临床表现为局部疼痛，关节附近滑囊炎常伴有不同程度的关节运动障碍。滑囊炎病理基础为滑囊内滑膜增生，声像图表现为滑囊肿大，囊壁不规则增厚，甚至局部呈乳头状，囊腔内可见积液无回声（图 2-4-13）。滑囊炎根据病程可分为急性滑囊炎和慢性滑囊炎。

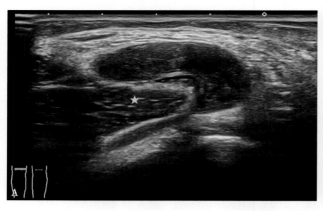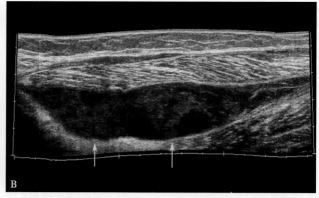

图 2-4-12　腘窝囊肿、囊肿破裂声像图

A. 腘窝内侧可显示"逗号"状包绕腓肠肌内侧头（星号）的囊性病变，壁完整；B. 囊肿向下破裂，可见积液（箭头）聚集在腓肠肌与比目鱼肌之间

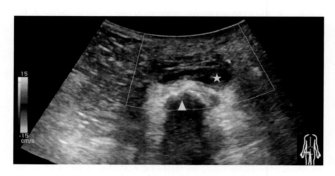

图 2-4-13　坐骨结节滑囊炎声像图

坐骨结节（箭头）浅面滑囊肿大，囊壁增厚、毛糙，囊腔内可见无回声积液（星号）

急性滑囊炎时滑囊壁上可探及丰富血流信号，慢性滑囊炎时滑囊内常见到网状分隔带，囊壁上探及程度不等的血流信号。

六、局灶性高回声病变

关节内及其周边、肌腱或韧带内及周边、肌肉内、皮下软组织内常可出现局灶性高回声病变，超声表现为相应部位出现团块状、结节状或类圆形高回声结构，后方可伴有声影。关节内游离体、痛风性关节炎、撕脱性骨折、变异的籽骨、骨软骨瘤、钙化性肌腱炎、骨化性肌炎等均可表现为相应部位的局灶性高回声病变。患者的发病年龄、病史、病变部位、周围结构声像表现及实验室检查均可为上述疾病的诊断及鉴别诊断提供有效帮助。以下举三个高回声病变的例子。

1. 关节内游离体　多种原因引起，如骨关节炎、滑膜软骨瘤病等。滑膜软骨瘤病是一种滑膜增生和滑膜内结缔组织向软骨和骨组织化生的一种疾病，病因尚不清楚，有外伤、感染及胚胎发育异常等学说。

临床上以关节疼痛、肿胀、弹响、活动受限为主要表现，部分可触及移动肿物。该病最常见于膝关节，其次为髋关节、肩关节及肘关节。病变初期，超声表现为关节滑膜不均匀增厚，表面可有不规则结节形成，但未见明显的悬垂体或游离体形成，部分增厚的滑膜内可见钙化高回声灶。随着病程的延长，超声显示关节滑膜内或表面类圆形结节，结节脱到关节腔形成游离体，游离体的出现为本病典型超声表现，可随探头加压而移动，游离体钙化或骨化明显时呈现为团块状或结节状高回声（图 2-4-14）。

2. 高回声籽骨　是一种常见的变异结构，位于肌肉止点处腱与骨之间，是由肌腱骨化形成的。人体中最大的籽骨是髌骨，其他部位的籽骨是不恒定的，手腕部小关节附近存在大量籽骨，声像图显示籽骨表面呈光滑弧形高回声，多位于肌腱内，这是与骨质破坏、骨赘、撕脱性骨折鉴别的要点。

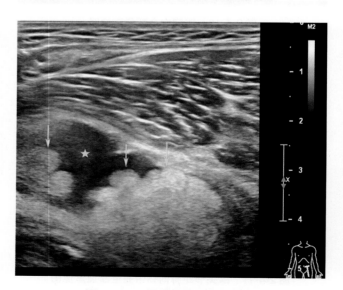

图 2-4-14　滑膜软骨瘤病声像图

髋关节腔积液（星号），内见多个团块状或结节状高回声（箭头）

3. **骨化性肌炎** 常因外伤性原因所致,病理组织以纤维组织增生为特征,伴有大量的新骨形成,同时还可以有软骨形成,病理实质是一种异位性骨化,是人体修复的一种特殊形式,经历创伤、炎症、肉芽组织和异位骨化四个阶段。常见于儿童或青壮年,好发于肩、肘、腿和臀部。肌肉内血肿、暴力推拿、长期固定均可形成骨化性肌炎。早期局部肿胀、活动受限,后期局部症状消失,但活动范围更加受限,可触及质硬肿物。超声早期表现为肌层内不均匀低回声肿块,之后从肿块周边出现蛋壳状高回声,后期表现为不规则片状强回声,表面光滑或凹凸不平,其后方可见声影(图2-4-15)。

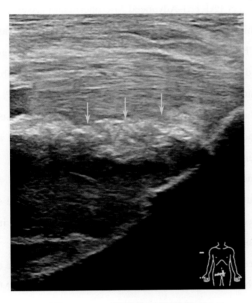

图2-4-15 骨化性肌炎声像图
大腿内收肌内见条带状强回声,表面凹凸不平(箭头),其后方可见声影

第五节 肌骨超声的比较影像学

一、X线

随着人们对运动的重视程度越来越高,人体肌肉骨骼的损伤也越来越常见。肌肉骨骼损伤传统方法主要应用X线进行首要诊断。X线在观察基本骨质效果最好,有利于病灶整体的认识。因此外伤疑骨质结构病变时X线是首选影像学检查方法。但该方法具有放射性,对软组织分辨率低,无法直接显示滑膜、关节软骨、关节周围肌腱、韧带、肌肉等软组织结构的病理改变,应用有所限制。

二、CT

CT具有良好的密度分辨率,对骨改变分辨率高于X线,有利于对病灶细节的认识。但其显示整体结构不如平片,对软组织的显示不如MRI。该检查方法对人体的辐射远远大于X线平片。

三、MRI

由于X线、CT对肌肉等软组织结构显示欠佳,且具有辐射性,相比之下,MRI更适合肌肉骨骼相关病变的评价。虽然MRI显示正常骨结构较差,在观察病变中的钙化成分方面远不如X线和CT,但骨质有病变时灵敏性很高。MRI对肌骨系统诊断的主要缺陷是不能在运动状态下对肌腱、肌肉等结构进行检查。且该检查有一定的检查禁忌证,如体内有金属异物者、早孕(妊娠3个月内)患者、需生命支持及抢救的危重患者均不适于采用MRI检查,幽闭恐惧症患者或者不能配合检查的小儿,需在给予适量镇静剂后方可进行检查。

四、超声

超声具有无射线损害、安全、价廉、短期内可重复检查、实时成像及软组织分辨率高等优势,可任意方向及角度观察病变与周围组织的关系,获取病变的全方位信息,检查中还可以配合肌肉、肌腱活动,观察其动态变化。此外,超声能够同时检查多个关节,观察范围广,并可与对侧比较,同屏显示,便于发现微小病变,目前超声逐渐被广泛应用于肌骨,能清晰显示肌肉、肌腱、韧带、神经、皮肤、皮下组织、关节等病变。

超声是评估肌腱的最佳的成像方式之一。肌腱连接肌肉与骨骼,是肌肉骨骼系统的重要组成部分,超声在运动医学中最常用于评估肌腱和肌腱病,高频超声可清晰显示肌腱的细微结构改变,并可以动态观察肌腱活动情况。

滑囊病变在X线平片上不易显示,虽然CT、MRI能显示滑膜囊积液,但对于滑膜病变的观察却远不如超声准确、便捷。滑膜炎时,囊内液体渗出增多,使增生的滑膜易于清楚显示,高频超声可显示增厚的滑膜不光滑,向腔内呈大小不等的绒毛状或结节状突起及关节腔内有无游离体等,必要时还可在超声引导下穿刺抽液,以明确诊断及注射药物治疗,故认为高频超声是关节滑膜炎诊断及观察随访的首选影像学方法。

高分辨率超声，可清晰显示周围神经主干，甚至主干分支的细微结构，帮助诊断外周神经损伤的部位和程度，也可以协助判断导致外周神经损伤的原因，包括神经源性肿瘤、异常运动、脱位、卡压、血肿、瘢痕、周围病变侵犯和其他术后变化以及异物，且对外周神经吻合后的再生情况作出较准确的诊断，为神经损伤的临床诊断提供较为直观的影像学信息。此外，应用多普勒成像，可以在一些外周神经病变中看到增加的血流信号。超声可动态扫查周围组织对神经的动态影响，可视化精准引导神经阻滞。

由于超声可实时显示注射针与靶目标，因此对大部分外周关节腔、肌腱和神经进行注射时，超声是一种理想的引导方式。无论是注射还是抽吸，超声引导均可以提高进针点的准确性，避免损伤血管、神经以及其他周围重要器官。

然而，任何一项技术均存在一定局限性，肌骨超声也不例外。首先，对于关节内部的结构，如膝关节半月板、交叉韧带、关节盂唇、关节面软骨的完整显示存在一定困难，而且图像缺乏整体观，这些方面都不及MRI。超声诊断膝关节半月板损伤时，应注意结合病史及体检，对于半月板内缘的撕脱、放射状的撕裂、无明显分离的撕裂以及距离太大的桶柄状撕裂，超声难以显示，可能出现假阴性结果，因而对怀疑合并有上述部位损伤，应进行MRI检查。另外，超声不能像MRI一样显示骨髓水肿。另外，超声诊断结果对检查医师的依赖性较强，由于体位、探头分辨力、超声检查者的技术水平等因素，可出现假阳性结果，这就需要超声医师熟悉关节的复杂解剖、掌握规范的检查手法和正确的体位，并要熟悉运动医学和临床骨科知识。随着超声仪器的不断升级以及肌肉骨骼系统超声诊断技术的不断提高和完善，高频超声作为一种无创的检查方法，将在肌肉骨骼疾病的诊断和治疗中发挥更加重要的作用。

（刘红梅 刘雪玲）

参 考 文 献

1. Ntoulia A，Barnewolt CE，Doria AS，et al. Contrast-enhanced ultrasound for musculoskeletal indications in children. Pediatr Radiol，2021，51（12）：2303-2323.

2. Macrì F，Angileri V，Russo T，et al. Evaluation of Bone Healing Using Contrast-Enhanced Ultrasonography in Non-Operative Treatment of Tibial Fracture in a Puppy Dog. Animals（Basel），2021，23，11（2）：284.

3. Doll J，Streblow J，Weber MA，et al. The AMANDUS Project PART II-Advanced Microperfusion Assessed Non-Union Diagnostics with Contrast-Enhanced Ultrasound（CEUS）：A Reliable Diagnostic Tool for the Management and Pre-operative Detection of Infected Upper-Limb Non-unions. Ultrasound Med Biol，2021，47（3）：478-487.

4. Klauser AS，Miyamoto H，Tamegger M，et al. Achilles tendon assessed with sonoelastography：histologic agreement. Radiology，2013，267（3）：837-842.

5. Prado-Costa R，Rebelo J，Monteiro-Barroso J，et al. Ultrasound elastography：compression elastography and shear-wave elastography in the assessment of tendon injury. Insights Imaging，2018，9（5）：791-814.

6. Wee TC，Simon NG. Ultrasound elastography for the evaluation of peripheral nerves：A systematic review. Muscle Nerve，2019，60（5）：501-512.

7. Harmon B，Wells M，Park D，et al. Ultrasound elastography in neuromuscular and movement disorders. Clin Imaging，2019，53：35-42.

第三章　肌骨超声常见伪像

第一节　概　　述

超声伪像（artifact）是指所获取的声像图与相应的解剖结构或其他真实信息不一致的现象。这种不一致源于超声传播过程中的固有物理效应、超声设备的技术特性以及操作者扫查过程中的手法差异等，表现为声像图中某些结构回声的增添、减少以及在位置、大小、形态、灰度等方面的失真。

超声成像技术基于一些基本假设：

1. 声波在人体所有组织中的传播速度相同（1 540m/s）。

2. 声束在人体内沿直线传播，反射体的方位取决于声束的初始发射方位。

3. 声波的衰减是均匀的，不同组织的声衰减系数相同。

4. 探头接收的全部回波都源自探头的发射声波。

5. 回波返回探头所需时间和反射界面到探头的距离直接相关。

事实上这些假设并不完全符合实际，进而可能导致伪像的形成。超声伪像多数情况下对真实结构的判断是干扰性的，但在某些情况下可以用来辅助识别一些特定结构，可对潜在的异常提供临床线索。超声医师应深入理解这些伪像的物理基础，正确地识别伪像，进而扬长避短，从声像图中获取更多有价值的诊断信息。在实际的超声检查中，几乎任何声像图上都存在一定的伪像，并非所有的伪像都会在肌肉骨骼系统检查中出现，本章介绍常见的肌骨超声伪像。

第二节　常见的肌骨超声伪像

一、灰阶超声伪像

超声伪像多种多样，肌骨超声检查中常见的灰阶声像图伪像包括各向异性伪像、混响伪像、振铃伪像、声影、侧边声影与回声失落伪像、后方回声增强、软骨界面征、镜面伪像、旁瓣伪像、声速伪像等。

（一）各向异性

各向异性伪像（anisotropy）是肌肉骨骼超声中最常见和最主要的伪像。顾名思义，这是一种与声束方向相关的伪像。当入射声束与感兴趣区组织相垂直时，返回到探头的声波最多，当入射声束与感兴趣区组织不垂直时（即入射角大于0°），有部分声波不能返回到探头，因而会出现该处组织的回声缺失或减低，即各向异性。肌腱、韧带由于其强反射性和单一的纤维排列方向而易于产生各向异性伪像，当肌腱走行弯曲或肌腱与皮肤不平行时，声束与肌腱不垂直，肌腱的回声可发生明显的改变，肌腱回声减低，类似肌腱病、肌腱撕裂等病理改变（图3-2-1）。其他组织如肌肉、神经等也具有一定程度的各向异性。在介入操作中，与人体组织声阻抗差异显著的穿刺针也会受到各向异性的影响。

各向异性可以通过调整探头角度、改变体位以及动态扫查等方法来识别或克服。例如短轴切面可采用原位摆动探头的方法调整声束入射角度，长轴切面上弯曲结构的显示也可采用倾斜探头的方法，即探头一端加压，另一端轻抬的方法，改变声束方向，尽可能使入射声束与扫查结构垂直（图3-2-2）。

某些情况下，尤其是当周围组织以高回声为主时，可以利用该伪像所形成的低回声对肌腱、韧带等结构进行识别。一旦确认目标结构进入超声评估环节，则要尽量避免各向异性伪像，以免造成误诊。更为重要的是，检查者应充分意识到正确识别该伪像的重要性，以及其在肌肉骨骼超声检查中的普遍性，在操作中只评估与超声束垂直的结构部分，而不要试图同时对其他相邻部分做评估。

（二）混响伪像

混响伪像（reverberation artifact）的产生是由于

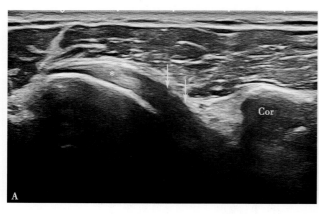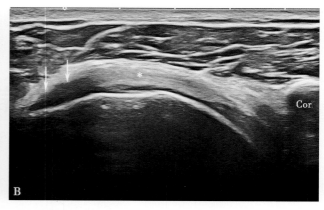

图 3-2-1 肩胛下肌腱的各向异性伪像

正常肩胛下肌腱长轴声像图；A. 肩关节中立位；B. 肩关节外旋位；当肌腱与声束方向不垂直时，肌腱呈低回声（箭）；当肌腱与声束方向垂直时，肌腱呈高回声（＊）；Cor：喙突

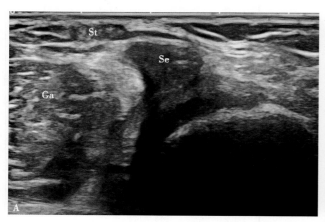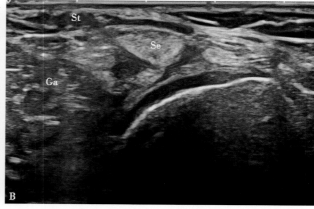

图 3-2-2 半膜肌腱的各向异性伪像

正常半膜肌腱腘窝偏内侧横切面；A. 声束方向与半膜肌腱不垂直时，肌腱呈低回声；B. 摆动探头调整声束方向直至与半膜肌腱垂直时，肌腱呈高回声；St：半腱肌腱；Se：半膜肌腱；Ga：腓肠肌内侧头

超声波在探头与靠近探头的高反射界面之间来回反射（外部混响），或在某一高反射结构内部多次反射（内部混响），声像图上呈多条等距离的模糊高回声线，回声强度依深度递减。在肌肉骨骼超声中，最容易出现混响伪像的是穿刺引导针和关节假体等金属植入物，识别时要特别注意伪像会使金属结构表现得比实际上更厚、更深（图 3-2-3）。

"彗星尾"征（comet-tail sign）是混响伪像的一种特殊类型，多出现在无回声区内的高反射性小结构后方，如痛风结晶、腱鞘囊肿内的浓缩胶质、异物等，表现为这些结构后方密集排列的彗尾样回声（图 3-2-4）。

在检查过程中，通过侧动探头，使声束适当倾斜入射穿刺引导针或金属植入物可减弱这种伪像。探头加压探测，可见多次反射的间距缩小，减压探测，又可见间距加大，这些反射的变化有助于识别外部混响。检查时通过涂以充足的耦合剂，使探头与皮肤紧密接触，表浅部位可用导声垫，可以减少混响伪像。某些情况下，利用内部混响可以敏感地发现金属、玻璃等软组织异物。

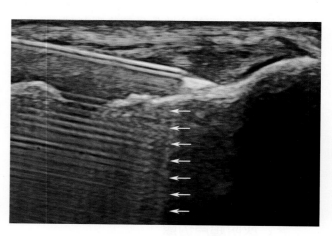

图 3-2-3 穿刺针的混响伪像

针体后方出现等距离的高回声混响伪像（箭）

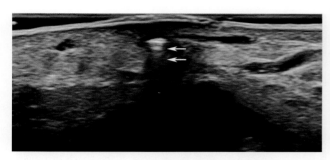

图 3-2-4 异物的混响伪像
右手环指异物后方出现"彗星尾"征（箭）

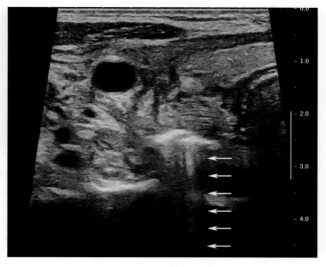

图 3-2-5 振铃伪像声像图
右颈部软组织感染并局部积气，箭头示气体后方的振铃伪像

（三）振铃伪像

振铃伪像（ring-down artifact）表现与"彗星尾"征类似，其发生机制与组织内的微气泡有关。超声波通过微气泡包裹的少许液体时，可能与这些气泡产生共振，形成独立声源，进而持续发射声波并被探头接收，在声像图上产生很长的激光样强回声干扰，可延伸至屏幕底部，且无明显衰减。振铃伪像有助于识别一些含气软组织感染（图 3-2-5），在肺部超声中也有很重要的应用，称作 B 线，是肺间质综合征的超声征象。

（四）声影

声影（acoustic shadow）是一种衰减伪像，声波在传播过程中因反射、折射和能量吸收等各种原因导致声束不能向深方传播，尤其是遇到声衰减系数很高的物质，如骨骼、钙化、结石、瘢痕、某些异物等，声束部分或全部不能进入其深部组织，在其后方出现条带状无回声区（图 3-2-6）。骨皮质、金属假体等表面较为光滑或者曲率半径较大的结构后方可产生模糊的声影（dirty shadow）（图 3-2-7），骨折后的骨痂等表面较为粗糙或曲率半径小的结构后方可产生清晰的声影（clear shadow）（图 3-2-8）。

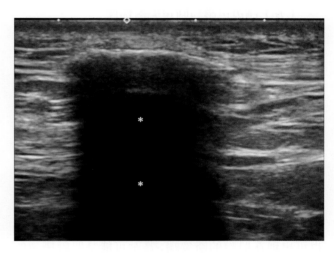

图 3-2-6 臀部钙化性肉芽肿的后方声影（＊）

声影在肌骨超声中非常多见，这也是为什么超声不能以任意切面深入关节内部的主要原因，这在一定程度上决定了肌骨超声的探查方法学特点，需

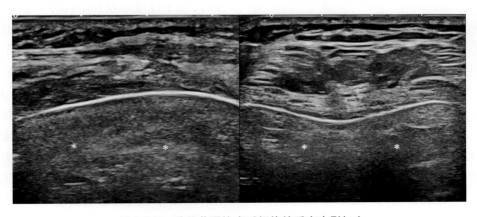

图 3-2-7 膝关节置换术后假体的后方声影（＊）

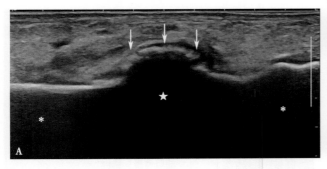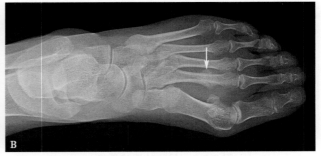

图 3-2-8 左足第 2 跖骨疲劳骨折

A. 左足第 2 跖骨长轴声像图；B. 左足 X 线正位片；箭：骨痂；★：骨痂后方的清晰声影；*：相邻正常骨皮质后方的模糊声影

要变换体位和探头位置来寻找声窗。软组织内的声影有助于识别钙化、瘢痕、异物等结构，而骨表面的局部声影缺失或回声改变有助于发现一些骨皮质或骨内病变，如骨肿瘤造成的潜在骨质破坏。

（五）侧边声影与回声失落伪像

当声速与大界面垂直时，回声反射最强，透过界面进入第二介质的声能也较多。声束与界面轻度倾斜时，回声减少，透射也减少。当声束与界面进一步倾斜达到或超过临界角时，会发生全反射，此时透射进入第二介质的声能为零。当超声波遇到声阻抗不同的结构边缘，尤其是弧形或圆滑的界面，超声波发生折射甚至全反射，回声无法返回探头，从而形成侧边声影（lateral shadowing）或"回声失落（echo drop-out artifact）"，多见于有包膜的囊性或实性肿物、跟腱、异物等圆滑结构的边缘（图 3-2-9），也可出现在肌腱的断裂端，甚至可能是肌腱撕裂的唯一超声征象。

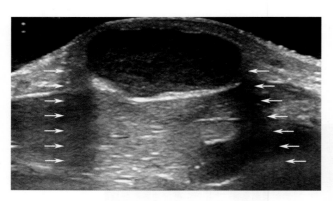

图 3-2-9 侧边声影

左手掌鱼际区神经鞘瘤的侧边声影（箭）

骨假性缺损（bone pseudo defect）可以理解为一种特殊类型的"回声失落"。当声束以半相切方式接触骨表面时，反射回波的方向与正常回波不同，并不会被探头接收到，导致该区域结构无法在声像图

上显示，看起来像骨皮质的断裂和缺损，这种情况需与各种病理性骨皮质缺损相区分。骨假性缺损伪像在评估肘前部的冠状窝区域时较为多见（图 3-2-10）。倾斜探头，使入射声束尽量与局部骨表面垂直可以消除这种伪像。

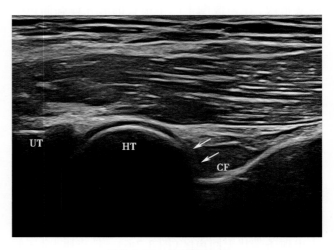

图 3-2-10 骨假性缺损

肘前部纵切面冠状窝区域肱骨假性缺损（箭）；UT：尺骨滑车；HT：肱骨滑车；CF：冠状窝

（六）后方回声增强

当声束通过囊肿、静脉等衰减甚少的器官或病变时，由于深度增益补偿（depth gain compensation，DGC）对于几无衰减的液体仍在起作用，造成其后方回声超过邻近的组织回声。如果产生伪像的结构可以被压缩或压闭，例如静脉，探头加压可以减少或消除这种伪像。某些情况下，后方回声增强（posterior acoustic enhancement）使深层结构显示得更为清晰，可以为临床诊断提供线索，例如显著的后方回声增强可用来鉴别囊性与实性病变。一些实性软组织肿瘤，如神经鞘瘤和腱鞘巨细胞瘤，由于声束相对于周围组织衰减较少，也可出现后方回声增强（图 3-2-11）。

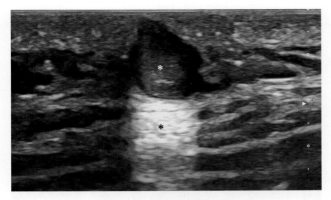

图 3-2-11　后方回声增强
颈后部表皮样囊肿（白色＊）及后方回声增强（黑色＊）

（七）传导介质不足

　　超声波在空气中不能很好地传导。超声检查时需要在探头和皮肤之间填充足够的传导介质，一方面隔绝空气，另一方面可降低探头与皮肤之间的声阻抗差，声波在此界面以最小能量损失入射人体组织并产生回波，从而形成清晰稳定的图像。常规使用医用耦合剂作为传导介质，当耦合剂填充不足时，声像图相应部分表现为片状无回声区。在使用高频线阵探头扫查肩、踝等体表为曲面的部位或对神经、肌肉等做动态连续追踪扫查时，容易出现探头部分区域与体表贴合不紧密的"黑边"图像。通过增加耦合剂用量，必要时使用水囊或导声垫，可以减低或避免传导介质不足的影响，最大程度提高图像的质量（图 3-2-12）。传导介质不足（inadequate conduction medium）在肌骨超声扫查技术不熟练的初学者中较为多见，应予以重视，可以理解为一种操作不当，并非严格意义上的超声伪像。

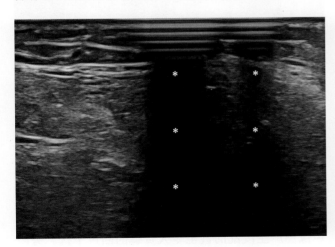

图 3-2-12　传导介质不足对声像图的影响
右小腿后方横切面自上而下动态扫查过程中，声像图两侧的组织在耦合剂下方清晰可见，声像图中部由于耦合剂填充不足，超声波无法向组织深方有效传导，从而呈现黑色区域（＊），严重影响了图像质量

（八）软骨界面征

　　当关节腔内有少量积液时，积液与软骨的界面会形成一条线样强回声，称为"软骨界面征（cartilage interface sign）"。此征象有助于区分积液与关节软骨，也是冈上肌腱全层撕裂的重要征象（图 3-2-13），但需要与尿酸盐结晶沉积于软骨表面形成的"双轨征"相鉴别。

　　"软骨界面征"，其强回声纤细、光滑，且与超声入射角度相关，当声束垂直于界面时最明显，声束倾斜时可减弱，声束平行于界面时几乎消失（图 3-2-14）。

　　"双轨征"，其关节软骨表面的强回声较粗糙、不光滑，且与超声入射角度无关，变换角度和多切面扫查仍可见强回声存在（图 3-2-15）。

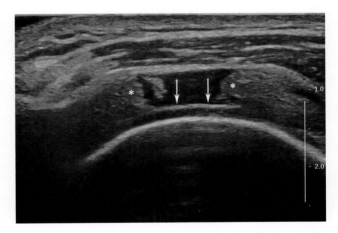

图 3-2-13　右侧冈上肌腱全层撕裂声像图
箭：软骨界面征；＊：撕裂的冈上肌腱残端

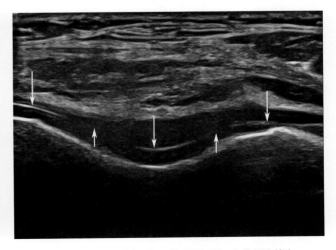

图 3-2-14　股骨滑车处软骨界面征声像图（箭）
长箭：在垂直于声束的界面处，"软骨界面征"较为显著；短箭：在倾斜于声束的界面处，"软骨界面征"明显减弱

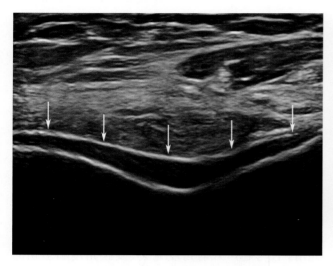

图 3-2-15 股骨滑车处软骨表面尿酸盐结晶沉积声像图
股骨滑车处软骨表面尿酸盐结晶沉积形成较为粗糙的线样强回声（箭），并与深方骨皮质的强回声共同形成"双轨征"

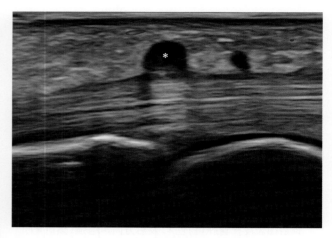

图 3-2-16 微小腱鞘囊肿声像图
右手环指屈肌腱旁微小腱鞘囊肿，由于相邻组织的回声叠加，囊肿内部表现为低回声（*）

（九）声束宽度伪像与切片厚度伪像

空间分辨力是超声图像上能区分两个细小目标的能力，即这两个目标的最小距离。依方向不同，可分为轴向分辨力（沿声束方向，也称纵向分辨力）、侧向分辨力（沿扫查平面与声束垂直方向）和切片厚度分辨力（垂直于扫查平面且与声束垂直方向）。侧向分辨率主要由超声束宽决定，声束在聚焦范围内可以变得较窄，但在非聚焦区内（近场和远场）可以很宽。当声束相对于所显示的结构较宽时，可出现声束宽度伪像（beam width artifact），典型表现为无回声结构边缘的虚假回声或病灶边缘的对比度降低，可通过调整聚焦位置改善。

切片厚度伪像（slice thickness artifact）类似于声束宽度伪像，但是两者方向不同。超声束在垂直于扫描平面的方向也有一定延伸，切片厚度分辨力主要取决于在此方向上的超声束宽度，即切片厚度。超声扫描所获声像图代表一定厚度范围内体层容积中回声信息在厚度方向上的叠加。受限于声束在该方向的聚焦能力，超声成像系统的切片厚度分辨力低于侧向分辨力。

当探测目标小于超声束宽和/或切片厚度时，声像图上便会呈现目标结构与周围组织的回声重叠。声束越宽，体层越厚，这种回声信息的混合叠加越明显，这种现象在一些文献中也被称为部分容积效应（partial volume effect），在 CT、MRI 中亦有此概念。当成像小的液性病灶如囊肿或含液管道结构时，切片厚度的影响最为明显，其内部可呈低回声，不能单纯依据低回声判断内容物的性质（图 3-2-16）。

（十）镜面伪像

当声束遇到深方平滑高反射界面时，反射回波遇到一个较浅的界面，即同一结构的另一侧，继而返回深反射界面，然后似一镜面返回探头，从而产生虚像，即相同结构对称出现在高反射界面的两侧。在声像图上，伪像总是位于实像的深方。出现在骨骼轮廓深方的额外线条可以是镜面伪像（mirror image artifact），或者是混响伪像（图 3-2-17）。

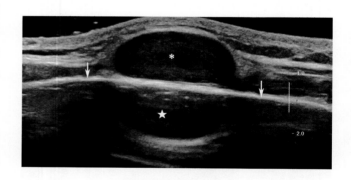

图 3-2-17 镜面伪像
右侧肋骨旁神经鞘瘤，肋骨骨皮质（箭）的近侧为实像（*），远侧为虚像（★）

（十一）旁瓣伪像

探头发射的声束除了声轴方向的主瓣，还有周围的旁瓣。超声设备利用主瓣回声进行成像，旁瓣通常很弱，但也能产生回声并与主瓣回声叠加，使声像图产生凌乱的甚至令人费解的回声干扰。旁瓣伪像（side lobe artifact）会影响图像的清晰度，常见于曲面、无回声结构的近场区（图 3-2-18）。通过适当降低增益、改变探头位置、调整聚焦以及利用组织谐波技术，可以降低旁瓣伪像的干扰。

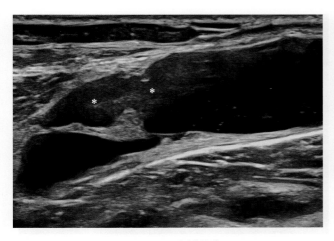

图 3-2-18　旁瓣伪像
线阵探头扫查,在近场区较大的腘窝囊肿边缘,呈假性低回声(*)

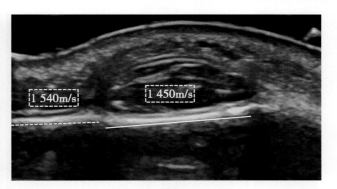

图 3-2-19　声速伪像
额部帽状腱膜下脂肪瘤,相较于正常软组织下方的骨皮质(虚线),瘤体下方显示的骨皮质(实线)明显向深方移位

(十二)声速伪像

声速伪像(speed of sound artifact)是由于组织声速差别过大所致的失真伪像。超声图像的处理是基于声波以 1540m/s 的恒定速度在人体组织内传播的假设,即人体平均软组织声速。实际上不同组织中的声速并不相同,在含有脂肪或空气的组织中,实际声速比假设的要低,因此回声返回探头的时间会更长,相应结构在声像图上的显示深度比实际的更深。富含脂肪成分的占位或囊肿可以出现此类伪像,如大的脂肪瘤,可表现为前后径测量过大,以及深部界面的位移和形变(图 3-2-19),也可能出现在肥胖患者四肢的肌肉 - 脂肪界面。在有针对性的局部深层结构注射时,应该充分重视可能存在的声速伪像。

二、多普勒超声伪像

肌骨超声检查中常见的多普勒超声伪像包括镜面伪像、快闪伪像、随机噪点、开花伪像、过度施压等。

(一)多普勒镜面伪像

多普勒镜面伪像(mirror Doppler artifact)的产生条件与灰阶超声镜面伪像相同,即高反射界面的存在。在肌骨超声中,高反射界面通常是骨表面,因此多普勒镜面伪像也多见于骨骼周围,声像图上表现为骨面两侧对称出现的多普勒血流信号(图 3-2-20)。当实像、镜面、虚像三者都存在时,较易识别该伪像,但有时图像上只显示镜像信号。对于一些自身免疫性疾病,尤其是在活动性骨侵蚀的评估中,还需要与穿入骨皮质的血管翳相鉴别(图 3-2-21)。

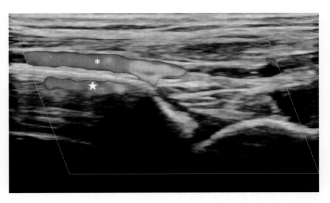

图 3-2-20　多普勒镜面伪像
踝前部纵切面,胫前动脉远段血流信号在骨皮质深方出现镜像信号;*:真实多普勒信号;★:镜像多普勒信号

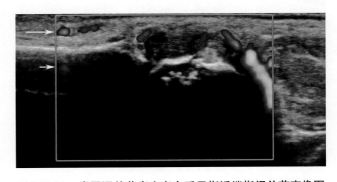

图 3-2-21　类风湿关节炎患者右手示指近端指间关节声像图
长箭:真实多普勒信号;短箭:镜像多普勒信号

(二)快闪伪像

快闪伪像(twinkling artifact)表现为强反射面深方类似湍流信号且快速变化的彩色马赛克,这种现象可能源于超声系统多普勒电路中的相位抖动引起的窄带噪声。多见于表面不光滑的强反射界面后方,如钙化、骨骼、异物、尿路结石等,快闪伪像对识别这些结构可能有一定帮助(图 3-2-22)。

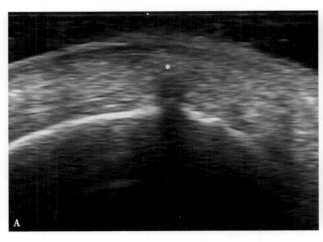
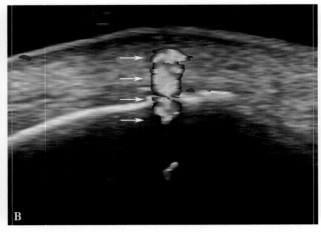

图 3-2-22　快闪伪像（箭）

左足跟部软组织异物（*），后方伴弱声影，CDFI 显示异物表面深方类似湍流信号且快速变化的彩色马赛克（箭）

（三）随机噪点

随机噪点（random noise point）：多普勒增益决定了仪器对血流信号的敏感度，当多普勒增益设置过高时，图像中可能随机出现彩色噪点，位置不固定，并外溢至血管壁以外，或在骨面下方出现（图 3-2-23）。设置多普勒增益的最佳方法是首先开大增益，直到骨面后方出现彩色噪点，然后逐渐调低增益直到这些噪点完全消失。

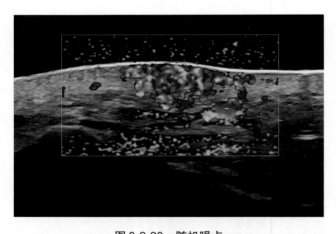

图 3-2-23　随机噪点

多普勒增益过高时，彩色多普勒取样框内出现随机彩色噪点

（四）开花伪像

开花伪像（blooming artifact）：在增益过高的情况下，彩色血流信号的显示范围超出了血管壁边缘，看起来比实际的管径大得多（图 3-2-24）。适当降低增益可改善此现象，但会相应降低对低速血流探测的敏感度。

（五）过度施压（excessive pressure）

在探查浅表结构时探头过度挤压组织可能会阻断血流，导致本来存在的多普勒信号减少，甚至消失。因此，在评估浅表结构的血流信号时应避免过度用力按压探头。遇到凸起或凹陷的表面时，应尝试填充适量耦合剂，避免接触时过度加压（图 3-2-25）。在探查髋关节、肱二头肌远端肌腱等深部结构时，适度加压有利于目标结构的显示。在关节扫查中，动态加压也有助于鉴别积液和滑膜增生，积液受压会产生明显的形变，而滑膜增生则不会。

准确的超声检查需要超声医生将坚实的临床背景、详细的解剖和成像原理知识以及熟练的扫查技术几个要素结合。超声伪像的识别更需要丰富的超声成像基础知识作为前提。多数情况下伪像会对图

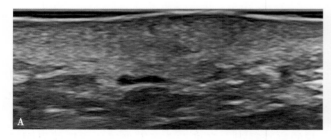
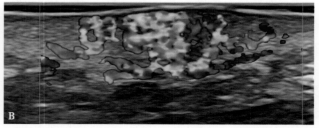

图 3-2-24　开花伪像

颌面部皮肤血管瘤，当多普勒增益设置过高时，彩色血流信号的显示范围超出了血管壁边缘；A. 灰阶声像图；B. 彩色多普勒声像图

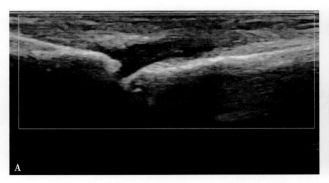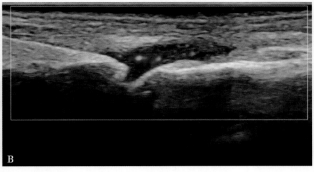

图 3-2-25　过度施压

类风湿关节炎患者，左手环指近端指间关节活动性滑膜炎；A. 探头施压造成滑膜血流信号显示缺失；B. 轻放探头且探头与体表之间填充适量耦合剂，滑膜呈现 1 级血流信号

像的判读造成干扰，例如各向异性伪像、旁瓣伪像、镜面伪像等，介入操作时尤其应注意部分容积效应和声速伪像。但有时候伪像可以作为一种征象，作为辅助诊断，例如后方回声增强、声影、彗星尾征、振铃伪像、快闪伪像等，这些征象是获取有价值的诊断信息的重要来源。同一种伪像，在不同的条件下也会产生不同的作用。以肌骨超声中最为多见的各向异性伪像为例，虽然多数情况下会降低图像的诊断信息，但是有经验的医生会合理利用超声动态扫查的优势，通过改变探头方向、调整声束角度造成回声强弱的变化，从而有助于目标结构的识别。正确理解并识别伪像，合理规避或利用伪像，才能更好地开展超声诊疗工作。

（陈　征　朱家安）

参 考 文 献

1. Hung A, Galeotti J. Good and bad boundaries in ultrasound compounding: preserving anatomic boundaries while suppressing artifacts. Int J Comput Assist Radiol Surg, 2021, 16 (11): 1957-1968.

2. Ricci V, Soylu AR, Özçakar L. Artifacts and Artistic Facts: A Visual Simulation for Ultrasound Training. Am J Phys Med Rehabil, 2019, 98 (6): 521-525.

3. Baad M, Lu ZF, Reiser I, et al. Clinical Significance of US Artifacts. Radiographics, 2017, 37 (5): 1408-1423.

4. Kerr DM, Middleton WD. Reflections on the Ultrasound Mirror Image Artifact. Ultrasound Q, 2020, 36 (4): 287-299.

5. Feldman MK, Katyal S, Blackwood MS. US artifacts. Radiographics, 2009, 29 (4): 1179-1189.

6. Patel S, Fessell DP, Jacobson JA, et al. Artifacts, anatomic variants, and pitfalls in sonography of the foot and ankle. AJR Am J Roentgenol, 2002, 178 (5): 1247-1254.

7. Rubin JM, Adler RS, Bude RO, et al. Clean and dirty shadowing at US: a reappraisal. Radiology, 1991, 181 (1): 231-236.

第四章　超声新技术在肌骨超声中的应用

第一节　前　言

自从 20 世纪 70 年代实时超声开始能应用于临床开始，就有研究者将其应用于肌肉骨骼的检查。但是一直到 2000 年前后，肌肉骨骼超声检查才逐步被临床医师和影像医师所广泛接受，这是由于一些超声新技术的逐步发展应用使得超声检查提供的诊断信息越来越可靠，越来越能够为临床医师提充分的诊断信息。

这些新技术的推出和发展拓宽了超声医学应用和研究范围，同样对肌肉骨骼超声检查的发展起到了至关重要的推动作用。我们下面就介绍几种对肌肉骨骼超声检查具有重要意义的超声技术。

第二节　超声检查新技术

一、超高频超声成像

我们知道，诊断超声的发射频率越高，其图像分辨率就越高，但是穿透力会降低。在肌肉骨骼超声检查中，有很多结构是非常表浅的，对于这些表浅结构的检查不需要过高的穿透力，这就使得采用更高的频率获得更高的分辨率有了用武之地。

肌肉骨骼超声检查中常用的超声检查频率为 10MHz 左右。而对于手指、足趾等更为表浅的结构，我们通常可以选择 15MHz 以上的频率检查，可以分辨出细微至 1mm 以下病变。在对皮肤等更为表浅的结构进行扫查的时候，甚至可以使用 20MHz 以上，甚至 40MHz 以上的超高频进行扫查。采用这样的超高频探头可以清晰显示皮肤的各层次，对于皮肤表浅病变的识别几乎接近于低倍显微镜的水平（图 4-2-1）。

二、声束倾斜技术与空间复合成像技术

通过对线阵探头的晶片发射时间上按照一定的

程序做延迟，根据惠更斯原理，声束就会发生倾斜（图 4-2-2）。

声束倾斜技术在肌肉骨骼超声的检查中具有特殊意义。肌肉骨骼超声检查时，由于很多结构（比如肌腱、神经、韧带等）都具有方向性，这些结构在声像图上具有明显的各向异性。这些方向性的线性结构在超声入射角度发生变化时就会发生回声的变化，此为各向异性伪像。采用声束倾斜结束，可以通过改变声束的入射方向来判断某些结构内的回声变化是各向异性伪像还是真正的病变导致的回声变化（图 4-2-3）。

超声空间复合成像（compound imaging），是用不同角度的声束来探查目标，将不同声束反射回来的回声整合成一幅图像。也就是说，图像上的每一个像素的信号是多条不同角度声束的回声信号合成的。复合成像技术能够更清晰显示与探头表面不平行的界面，同时减少噪声及斑点伪像，可以一定程度上显示被声影遮挡或声衰减区的结构。但另一方

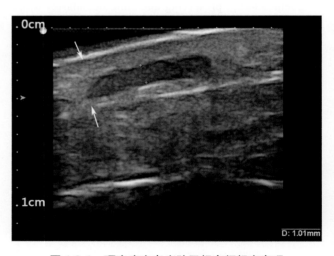

图 4-2-1　硬皮病患者皮肤层超高频超声表现
利用 40MHz 超高频检查硬皮病患者的局部，显示真皮层内的微小静脉内的栓塞。箭头所示为放大的真皮层。光标间所示为栓塞的微小静脉，内径仅有 1mm

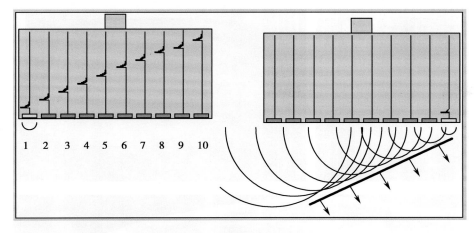

图 4-2-2 声束倾斜技术示意图

探头中的一组晶片 1~10 按照一定的时间延迟发射，其形成的总体声束就会向一定的方向倾斜一定的角度

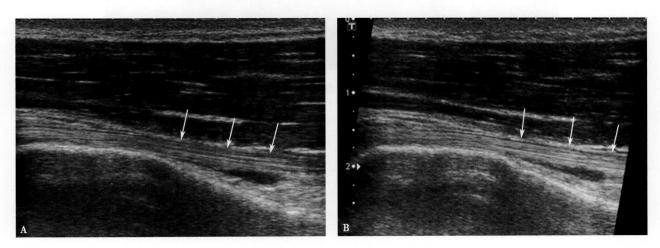

图 4-2-3 声束倾斜技术与肌腱的回声变化

肱二头肌腱长轴扫查，A. 显示进行声束倾斜时箭头所示部位的肌腱回声略低；B. 显示声束倾斜后，声束与肌腱纤维更垂直，即将回升变高

面，使用复合成像技术使得侧边声影等具有诊断意义的征象减弱甚至消失，因此实际工作中要不时在常规成像和复合成像技术间来回切换。多角度偏转扫描，采集不同偏转角度多幅图像实时复合成一幅图像。

超声空间复合成像能够提高对比分辨率、细微分辨率和空间分辨率；增强组织及病变界面回声连续性，减少各种伪像（镜面反射、斑点、散射、衰减、对比度差）。

三、超声全景（宽景）成像技术

常规的超声扫查视野有限，在遇到较大范围的病变时，有限的超声扫查视野使检查者不能充分掌握病变的范围以及与邻近结构的位置关系，从而影响对病变的准确分析。

超声全景（宽景）成像技术就能够极大地弥补常规超声检查的这一缺陷。超声全景（宽景）成像技术是一种不需要增加和改变仪器硬件系统，仅仅依靠计算机的软件技术就可以实现的一种成像技术。超声全景（宽景）成像技术实质上是一种图像分析和融合技术，它是通过分析探头的平稳移动过程中获得的相邻图像间的差异，将图像相同部分融合，不同部分扩展的方式来实现的（图 4-2-4）。理想的超声全景（宽景）成像软件能够计算出探头移动的速度、方向等，使最后完成的全景图像更真实、不扭曲。

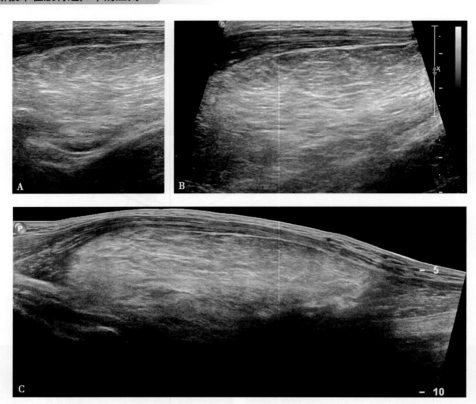

图 4-2-4　大腿股内侧肌肌间巨大脂肪瘤
A. 常规成像，仅能够显示病变的局部，病变与周围结构的关系无法显示；B. 图像的梯形
拓展，显示的范围略大，但是仍然不能显示病变的全貌及病变与周围结构的位置关系；
C. 全景成像，能够清晰显示病变的全貌以及病变与周围结构的位置关系

四、三维成像技术

三维超声成像技术可以分为三维重建技术及实时三维技术两大类。三维重建是静态成像，实时三维成像是直接的三维动态成像，它是近几年来的新技术。

三维成像数据的采集方法分为两类：①自由臂式（free-hand），检查者手持探头，获得一系列的二维超声图像，再通过计算机的运算和图像的图像处理，重建三维结构。这种方法对操作者要求很高，对计算机算法的要求也比较高，有时候需要利用磁导航定位系统的辅助。②采用容积探头，通过机械或电子学方法获得三维图像信息，这种方法便于操作及应用。

三维超声的显示方法分为：①表面成像：主要显示感兴趣结构的立体形态、表面特征及空间关系的显示；②透明成像：主要显示实质脏器的内部结构的三维成像，如血流分布情况等；③冠状面重建：常规超声检查可以获得病变或组织结构的纵断面和横断面，但是病变的冠状面是无法直接获得的，冠状面必须通过三维重建的方式获得。

三维成像在肌肉骨骼超声检查过程中可以赋予检查者更为直观的空间信息，对于医师更全面地理解病变的空间位置关系颇有好处。

五、超声弹性成像技术

由于不同组织和病变的硬度不同，在物理学上就会表现出不同的弹性特征，弹性成像就是利用各种技术手段获取组织的弹性特征，并将这些特征与医学影像结合起来的新的医学成像技术。基于超声成像的弹性成像至少包括以下几种。

（一）准静态弹性成像/应变成像

准静态弹性成像/应变成像（quasistatic elastography/strain imaging）是通过外力（应力）对组织进行了外部压缩，并比较压缩前后的组织的形变（通常用"应变"来表示）从而获得不同部位的弹性值。较硬的组织形变较小，较软的组织则形变较大。

（二）声辐射力脉冲成像

声辐射力脉冲成像（acoustic radiation force impulse imaging，ARFI）利用聚焦超声波的声波辐射力脉冲，在组织内部制造一个"推力"。声束轴线上的组织在"超声波推力"下被推开的量（距离），反映

了组织的硬度。较软的组织更容易被推开。ARFI成像显示的是在超声波推力轴向上的一个可定量定性的硬度值。通过在许多条声束在较大范围进行推挤，就形成了一幅组织硬度的分布图。

（三）剪切波弹性成像

与 ARFI 类似，在剪切波弹性成像（shear wave elasticity imaging，SWEI）中，"推力"是由声辐射力脉冲引起的。由这一推动产生的扰动会导致组织在声束方向上的振动，这种振动作为振源，带动周围组织振动，垂直以声束方向以横波的形式传播，这就是剪切波。通过各种技术手段来观察剪切波到达不同波阵面的速度，可以推断出相关组织的硬度。剪切波在较硬的组织中的传播速度较快，在较软的组织中传播较慢。剪切波弹性成像就是通过测量组织中不同位置剪切波的传播速度来反映组织硬度。与 ARFI 反映的是组织在声束轴向上的硬度不同，SWEI 反映的是组织在横向上的硬度。

（四）瞬态弹性成像

瞬态弹性成像实际上是在一维上的弹性定量技术。它本质也是通过测量剪切波的传播速度来定量一条声束上某一点的弹性。由于技术实现简单，测值稳定性好，目前较多应用在肝硬化和肝纤维化的定量分析中。

在肌肉骨骼超声检查中，可以通过弹性成像获得相应的组织结构硬度值来对病变做出进一步的判定。另外，在肌肉组织的康复过程中，也可以通过肌肉弹性数值改变来定量判断康复治疗的效果。还有学者通过分析剪切波弹性成像时的各向异性特征来分析肌腱、神经的病变程度等。

六、融合成像技术

将 CT、MRI 图像等与超声图像数据进行融合成像，已经在肝脏肿瘤消融、肺脏病变的穿刺引导方面得到充分的应用。超声图像的实时性和 CT、MRI 图像的全面性的优势在融合成像模式下得以充分发挥。

融合成像的基本原理是将 CT 或 MRI 检查中获得的体数据，与超声图像经过位置配比、比对后相互融合，使超声图像和相应的 CT 图像和 MRI 图像一一对应。融合成像过程中需要对超声探头的空间位置进行定位，目前采用的定位方式主要有磁导航定位法、视频定位法、红外线定位法等，其中磁导航定位法是比较精确的一种定位方法。

融合成像技术在肌肉骨骼超声领域近年来也取得一定的应用和进展，主要集中在利用融合成像技术引导穿刺被骨声影遮挡的结构和病变，比如：腹腔神经节的阻滞、腰部脊神经根的阻滞等（图4-2-5）。

七、超微血流成像技术

常规的多普勒超声成像技术对于低速血流的显示和分辨能力有限，对于脏器和病变的微灌注状态缺乏评估能力。近年来，不同供应商推出了几种超微血流成像技术，能够有效显示低速血流，根据最新的研究，某些版本的技术能够显示低至 0.2cm/s 的低速血流，这为评估脏器和病变的微灌注状态提供了可能。

绝大部分的超微血流成像技术仍然是基于多普勒原理，通过编码技术提高了信号的分辨能力，从而

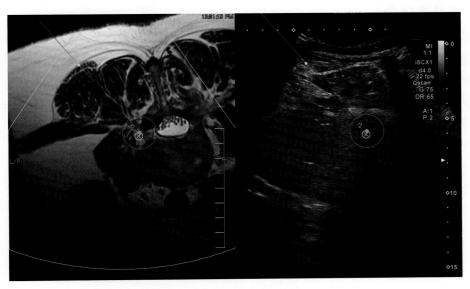

图4-2-5　超声与 MRI 图像融合下引导实施腰 5 神经根阻滞

提高了速度分辨率和空间分辨率，使低速血流的成像成为可能。超微血流成像技术在肌肉骨骼领域提供了极大的便利，对于评估关节滑膜血流的多少和变化、分析和评估类风湿性关节早期病变的活动性方面具有特别重要的意义，此外在评估浅表肿瘤的血流灌注等方面也具有重要的实用价值（图4-2-6）。

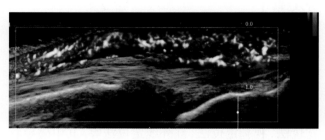

图 4-2-6　利用超微血流成像技术显示手指指腹的正常血流灌注

八、光声成像

光声成像是利用激光照射组织，组织吸收光能引起热弹性膨胀。这种膨胀可以产生超声波，该超声波被换能器检测到并产生组织内的光吸收对比图像。

组织吸收光能产生超声波称为光声效应。研究者用纳秒脉冲激光照射组织，像血红蛋白和红细胞这样的散射体会吸收光线，从而导致局部发热和热弹性膨胀。利用超高频传感器发射和检测这些信号进一步被处理成高分辨率、共同配准的光声图像。理论上光声成像可以实现实时成像深度低至2cm的体内组织，分辨率低至45μm。因此，光声成像有望在皮肤和皮下组织病变的应用中取得进展。

九、声矢量成像技术

超声矢量成像技术最初应用于心脏和血管的超声成像，能够通过室壁和血管壁的运动方向、速度和大小进行分析评估。在肌肉骨骼超声领域，研究者通过分析肌肉收缩时不同肌束的运动方向、速度和大小的变化来细致研究肌肉的运动功能的变化。

超声新技术在肌肉骨骼超声中具有重要的价值，这些技术一方面提高了图像的质量，另一方面提供了很多功能学方面的信息，为进一步评估和分析肌肉骨骼病变的病因、机制等核心问题提供了可信的研究手段。

（张华斌　刘　禧）

参 考 文 献

1. Chapin R，Hant FN. Imaging of scleroderma. Rheum Dis Clin North Am，2013，39（3）：515-546.

2. Valera-Calero JA，Ojedo-Martín C，Fernández-de-Las-Peñas C，et al. Reliability and Validity of Panoramic Ultrasound Imaging for Evaluating Muscular Quality and Morphology：A Systematic Review. Ultrasound Med Biol，2021，47（2）：185-200.

3. Iommi D，Valladares A，Figl M，et al. 3D ultrasound guided navigation system with hybrid image fusion. Sci Rep，2021，11（1）：8838.

4. Hanquinet S，Habre C，Laurent M，et al. Acoustic radiation force impulse imaging：normal values of spleen stiffness in healthy children. Pediatr Radiol，2021，51（10）：1873-1878.

5. Woo JH，Ko EY，Han BK. Comparison of 2 shear wave elastography systems in reproducibility and accuracy using an elasticity phantom. Medicine（Baltimore），2021，100（15）：e24921.

6. Steinberg I，Huland DM，Vermesh O，et al. Photoacoustic clinical imaging. Photoacoustics，2019，14：77-98.

7. Lim AKP，Satchithananda K，Dick EA，et al. Microflow imaging：New Doppler technology to detect low-grade inflammation in patients with arthritis. Eur Radiol，2018，28（3）：1046-1053.

8. Alis D，Erol BC，Akbas S，et al. Superb Microvascular Imaging Compared With Power Doppler Ultrasound in Assessing Synovitis of the Knee in Juvenile Idiopathic Arthritis：A Preliminary Study. J Ultrasound Med，2020，39（1）：99-106.

第五章　皮肤及皮下组织病变超声检查

第一节　概　述

皮肤及皮下组织病变种类繁杂，病理改变多样而复杂，以往临床主要依靠询问病史及体格检查进行诊断，但要判断病变累及的解剖层次、大小、血供情况、与周围组织的毗邻关系等，需要借助影像学检查，如共聚焦激光显微镜、MRI、高频超声等。共聚焦激光显微镜具有高分辨率、实时动态成像等特点，其可以在生理状态下、在细胞水平上观察皮肤的正常结构及异常改变，但不能显示深部病变全貌及血供情况；MRI 软组织分辨率高，可显示病变全貌，还可多序列、多方位及三维后处理成像，但其检查时间长、费用昂贵。高频超声具有简便快捷、安全无创、价格低廉等优势，可以清晰显示深部病变全貌、病变内部微细结构和血供情况，是皮肤及皮下组织病变常用的检查方法。

随着超声诊断仪器不断进步及完善，如高频超声探头频率的提升，如 20～75MHz 频率，使其拥有更高的分辨率和更适合皮肤组织的穿透深度，皮肤病变超声诊断水平也不断提高。在采用超声检查皮肤及皮下组织病变时，在保证足够穿透深度的同时，应尽量提高探头频率。对于皮肤及皮下组织的占位性病变，如囊肿、瘢痕、血管瘤、脉管畸形、脂肪瘤、软纤维瘤、色素痣、基底细胞癌、鳞状细胞癌、黑色素瘤等，超声可以做出一定的鉴别诊断，并提供肿瘤累及解剖层次或浸润深度、肿瘤大小、血供情况等，有助于临床手术方案的确定、术后疗效随访；而对于一些皮肤炎性病变，超声可以对其治疗前后疾病的发展转归提供客观参考价值。正确理解和掌握超声在不同疾病中的表现特点，才能使其在临床诊疗过程中得到更好的应用。

近年来越来越多超声新技术应用于皮肤病变超声诊断，为临床提供更多重要参考信息，这些新技术包括：超声弹性成像、超声造影、三维超声、超声人工智能、超微血流成像、组织谐波成像等。

第二节　超声检查技术

一、超声应用解剖

皮肤覆盖在人体表面，正常皮肤包括表皮层、真皮层和皮下组织层。皮肤厚度一般为 0.5～4mm，不同部位皮肤厚度变化较大，眼睑部皮肤最薄，只有 0.4～1mm，臀部、背部较厚，可达数毫米。

表皮层位于皮肤最表层，厚约 0.6mm，是复层鳞状上皮，由角蛋白细胞、黑色素细胞、朗格汉斯细胞等组成，不含血管、淋巴管和神经末梢。

真皮层位于表皮层深面，含有成纤维细胞、胶原蛋白、弹力纤维血管、淋巴管、神经纤维等，还包含汗腺、毛囊等皮肤附属器等。人体不同部位真皮层厚度不同，受性别、年龄等因素影响，如面部、手背部等部位较薄，而臀部、背部等部位较厚。

皮下组织层由脂肪、血管、神经、筋膜等组织成分构成，皮下组织层的厚度是指真皮层与其深侧肌肉骨骼之间的疏松结缔组织厚度，因年龄、性别、部位、营养、内分泌、体重等因素存在很大差异。

二、适应证

1. **皮肤肿瘤性病变**　如脂肪瘤、表皮样囊肿、原位癌、黑色素瘤等。

2. **皮肤炎性病变**　如血肿、脓肿、水肿、脂膜炎等。

3. **其他病变**　硬皮病。

三、超声检查方法与声像图

（一）检查前准备

皮肤超声检查前，应仔细观察病变区域，表皮有过度角化或皮屑，需先用无菌生理盐水纱布湿敷并进行清洗,病变部位毛发较浓密,有时需要去除毛发。检查前先触诊病变,明确定位,将足量的耦合剂涂在皮肤表面或使用导声垫,使浅表的病灶位于焦点区域,将探头轻柔放置其上,保持探头接触良好,避免用力过大,特别在观察浅表病变血流时,应对病灶不施加任何压力。

(二)检查仪器

1. **常规彩色多普勒超声诊断仪** 一般选取高频线阵探头,频率5～20MHz,中心频率>10MHz,观察灰阶、彩色多普勒、能量多普勒等多种模式图像。

2. **超高频超声或超声生物显微镜** 一般指频率≥20MHz的成像系统,临床常用20～50MHz频率的探头,其中20MHz、50MHz较为适用,分辨率更高,细节观察更清楚,但探测深度受限制。

(三)检查目的

1. 判断病变来源皮肤还是其他组织。

2. 观察皮肤病变的深度、大小、血供及周围组织累及情况。

3. 鉴别皮肤病变的良恶性、推测病理分类和分型。

4. 超声引导下穿刺活检。

5. 恶性肿瘤术前分期、确定手术安全边界。

6. 治疗后的疗效评估与疾病随访。

(四)检查内容

1. **病变位置** 观察病变位于表皮层、真皮层还是皮下组织层,是否累及周边邻近组织。

2. **大小和深度** 测量病变纵径(mm)、横径(mm)、厚径(mm)和距离体表垂直深度(mm)。

3. **表面** 病变表面平滑或粗糙、隆起、凹陷或凹凸不平等。

4. **形态和边界** 圆形、椭圆形、规则形、不规则形、分叶状等;边界清晰或不清晰、光滑或不光滑,

有无包膜,是否浸润性生长及移动度等。

5. **回声** 无、低、等、高或混合回声,囊性、实性或囊实性,均匀或不均匀,有无钙化,后方回声增强、衰减、无变化等。

6. **血供** 病变内部和周边血供情况。

(五)正常声像图

超声声像图在皮肤各层的差异主要取决于角质、胶原蛋白、含水量的不同,如皮肤含水量越高、回声越低,而胶原蛋白含量越高、回声越高。表皮层超声表现为平滑、连续、整齐的线样高回声,毛发明显者可表现为稍不平整或稍扭曲状,而手掌足底表皮层较厚则表现为两条线样高回声及其中间线样低回声即"两高一低"回声表现。真皮层超声表现为均匀、带状中等-稍高回声,低于表皮层,与表皮层及皮下组织层分界清晰。皮下组织层因脂肪小叶的存在,超声多表现为低回声,内可见高回声纤维间隔(图5-2-1)。

四、超声检查注意事项

皮肤超声检查前,首先应视诊、触诊等体格检查,观察皮肤病变部位、大小、数量、外观、边界、表面、质地及活动度等。

对病变及邻近周围组织进行超声扫查,手法应轻柔,应保证探头与病变充分的耦合,大量使用耦合剂填充在探头与病变之间或使用医用超声导声垫可以显著提高图像清晰度及血流信号显示。

皮肤表面有破损、切口时应使用无菌耦合剂和无菌探头保护套,对于开放性、感染性或体液污染的病灶,检查时一定要做好探头保护,杜绝探头污损,检查后及时清洗、消毒探头,最大限度避免交叉感染。

皮肤超声诊断探头配备的频率应不低于20MHz,低于上述标准可能难以准确显示皮肤的精细结构,

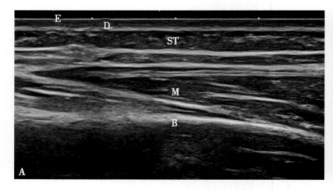
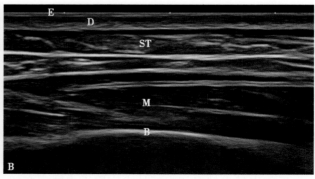

图5-2-1 正常皮肤声像图
A. 前臂皮肤声像图(18MHz);B. 前臂皮肤声像图(24MHz)
E:表皮层,D:真皮层,ST:皮下组织层,M:肌肉,B:骨骼

使用 50MHz 及以上的探头,可对表皮层进行更精细的观察。如病变较大或深度较深时,为明确肿物边界及范围,需使用中频或低频探头观察,并根据探查深度调节焦点,多切面观察,有时仅用高频探头容易漏诊深部病变。

超声报告中超声诊断应根据分类或良恶性程度级别,使用"倾向于、可能、可能性大、考虑为、符合"等用词,建议其他相关影像学检查、实验室检查、超声引导下穿刺活检、随访等。

第三节 皮肤及皮下组织常见病变诊断与鉴别诊断

一、皮肤及皮下组织肿瘤

(一)良性肿瘤

1. 脂肪瘤 脂肪瘤是皮下组织良性肿瘤中最为常见的一种,多发于 40～60 岁成年人,儿童少见,主要发生于背部、肩部、腹壁、四肢皮下组织,也可位于深筋膜层、肌肉层、肌间隙,可单发或多发,呈圆形、椭圆形或分叶状。临床表现为缓慢生长的无痛性肿物,质地柔软,可推动,边界清晰,无压痛。部分患者由于脂肪瘤牵拉肌筋膜会有轻度不适感。

(1)超声表现:圆形或椭圆形实性肿物,长轴多与皮肤平行。回声因病理类型变化大,纤维脂肪瘤多为低回声,内可见条索样高回声,边界清晰,有包膜;而血管脂肪瘤多为高回声,边界模糊、不清晰,无包膜,内部一般无血流信号或散在点、条状血流信号(图 5-3-1)。

(2)鉴别诊断:脂肪瘤需与血管瘤、表皮样囊肿、脂肪肉瘤等鉴别。血管瘤特征性表现为多普勒示病变内部丰富血流信号。表皮样囊肿由表皮碎片异位发生,或外伤所致表皮组织植入真皮或皮下组织生长而形成,典型者内部呈"洋葱皮"征或散在不规则裂隙样无回声。脂肪肉瘤临床症状与脂肪瘤相似,但体积较大、形态不规则、边界不清晰,短期生长迅速,彩色多普勒示病变内部血流信号丰富。结合超声检查和临床表现,脂肪瘤不难鉴别。

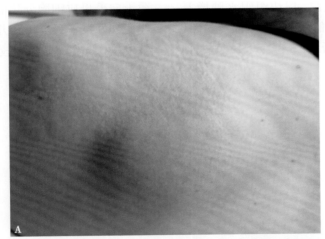
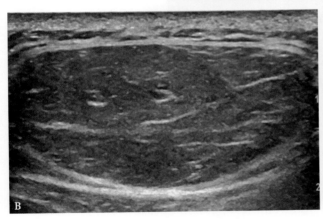
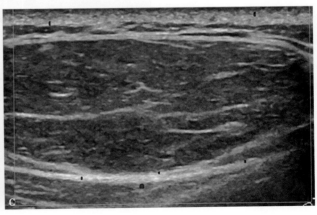

图 5-3-1 脂肪瘤
A. 示左侧背部无痛性肿物;B. 灰阶超声示病变位于皮下组织层,呈低回声,形态规则,边界清晰;C. 彩色多普勒示病变内部无血流信号

（3）临床意义：脂肪瘤是最常见的皮下组织良性肿瘤，生长缓慢，很少恶变，可手术切除。超声表现为良性肿瘤特征，如形态规则，边界清晰，超声是诊断脂肪瘤最常用的检查手段。

2. 表皮样囊肿 表皮样囊肿好发于易受外伤或摩擦的部位，如臀部、肘部、胫前、注射部位等，是由表皮碎片异位发生，或外伤所致表皮组织植入真皮或皮下组织生长而形成。病因可为先天性、外伤性或与病变部位手术史相关。表皮样囊肿可位于皮下，也可突出表皮，囊内为干酪样黏稠角化物，内衬以复层鳞状上皮细胞，外壁由纤维组织构成。表皮样囊肿不具有皮脂腺，因此不应被称为"皮脂腺囊肿"。

（1）超声表现：圆形或椭圆形肿物，呈低回声，位于真皮层及皮下组织层，边界清晰，后方回声增强，典型者内部呈"洋葱皮"征或散在不规则裂隙样无回声，病变内部多无血流信号。当表皮样囊肿发生破裂或感染时，角化物进入周围组织引起异物炎性肉芽肿反应，肿物可短期内迅速增大并伴有疼痛感，超声表现为形态不规则，边界模糊，部分内部可见无回声及等回声光点漂浮，周边组织水肿增厚，病变内部及周边可见血流信号，此时声像图与恶性肿瘤相似，应注意鉴别诊断（图5-3-2）。

（2）鉴别诊断：表皮样囊肿除了"洋葱皮"征或散在不规则裂隙样无回声这一典型的超声表现外，最常见的是圆形或椭圆形的低回声结节，边界清晰，后方回声增强，因此需与皮样囊肿、毛根鞘囊肿、脂肪瘤相鉴别。根鞘囊肿好发于中年人，多发生于毛发生长茂盛区域，以头皮多见，超声表现为皮肤及皮下层不均质低回声结节，内部多有无回声及钙化样强回声。皮样囊肿，多于青春期前发病，最常见于眶周及人体中线部位，深面可与骨膜粘连，不易推动，超声显示囊肿位于皮下，以规则椭圆形的均匀等回声结节多见，部分囊壁较厚，深面骨皮质局部凹陷。脂肪瘤好发皮下脂肪层、肌层等，多呈高回声或低回声，内部可见条索样高回声。

（3）临床意义：表皮样囊肿"洋葱皮"征或散在不规则裂隙样无回声是其超声特征样表现，有助于明确诊断。表皮样囊肿生长缓慢，可发生于全身多个部位，肉眼观为隆起的半圆形结节，伴发感染破溃后流出豆腐渣样内容物亦可帮助诊断，目前以手术治疗为主。

3. 钙化上皮瘤 钙化上皮瘤又称毛母质瘤，来源于向毛母质细胞分化的原始上皮胚芽细胞，罕见恶变。好发于青少年和儿童，以面颈部、上肢多见，常单发，偶多发。病程较长，生长缓慢，质硬，多与

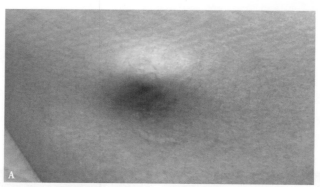
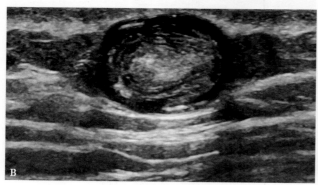
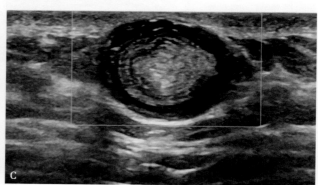

图5-3-2 表皮样囊肿
A. 示腋窝无痛性肿物，暗黑色，质略硬；B. 灰阶超声示病变位于真皮层及皮下组织层，呈低回声，形态规则，边界清晰，呈"洋葱皮"征；C. 彩色多普勒示病变内部无血流信号

皮肤粘连,一般无自觉症状,触诊多无疼痛感,少数有压痛感,患者多为无意中发现肿物就诊。肿物外观为蓝红色或暗红色结节,部分肿物颜色与正常皮肤一致。

(1)超声表现:皮下组织内的实性肿物,圆形或椭圆形,边界清晰,多数直径小于3cm,早期表现为均匀的低回声,之后大多数病变内部可见钙化灶,呈点状、斑片状强回声,到后期可完全被钙化占据,后方伴声影,早期病变内部可见较丰富血流信号(图5-3-3)。

(2)鉴别诊断:钙化上皮瘤的病灶发生部位、好发人群及内部回声具有一定特征性,可根据病史、临床表现、超声特征等进行综合判断。钙化上皮瘤钙化不明显时需与表皮样囊肿相鉴别,表皮样囊肿好发于臀部、肘部、胫前、注射部位,触诊多呈囊性感、内部多无血流信号、后方回声常增强,而钙化上皮瘤好发于面颈部及上肢、触诊质硬、早期钙化不明显时常伴较丰富血流信号。钙化上皮瘤伴钙化时需与静脉畸形伴静脉石相鉴别。静脉畸形伴静脉石边界不清、探头加压易发生形变,内部血流更加丰富,而钙化上皮瘤大部分边界清晰,钙化明显时多无明显血流信号。

(3)临床意义:钙化上皮瘤多数内部可见点状、斑片状钙化,具有特征性的超声表现,超声为首选的影像学检查方法。治疗以手术切除为主,包膜破损易导致术后复发。

4. 皮肤脉管病变　皮肤脉管病变分为血管瘤和脉管畸形两大类。血管瘤好发于婴幼儿,常发生在真皮层及皮下组织层并延伸至皮肤表面,有增殖期和消退期。

(1)超声表现

1)血管瘤:因不同阶段血管内皮细胞含量不同,回声也有所不同。增殖期表现为实性低回声肿物,病变内部可见丰富血流信号(图5-3-4);消退期表现为以高回声为主的混杂回声,病变内部可见少量血流信号或无明显血流信号。

2)脉管畸形:分为毛细血管畸形、淋巴管畸形、静脉畸形、动静脉畸形、动静脉瘘及各类混合性脉管畸形。脉管畸形超声表现由脉管畸形类型决定,静脉畸形超声表现为无明显边界的蜂窝状或迁曲的管道样无回声,探头加压可压扁,部分静脉畸形管腔内可见低回声或强回声团,低回声团是管腔内形成的静脉血栓,强回声团为静脉血栓机化后形成的静脉石。动静脉畸形超声表现为无明显边界的蜂窝状或密集迂曲的无回声,内少见血栓及静脉石,探头加压部分可被压扁,管腔内可见丰富的彩色血流信号,呈"火海征",可探及高速动脉频谱,伴有动静脉瘘时,动脉阻力指数减低,静脉内出现搏动性频谱或震颤的涡流(图5-3-5)。淋巴管畸形超声表现为囊样无回声,内可见分隔,探头加压可变扁,典型

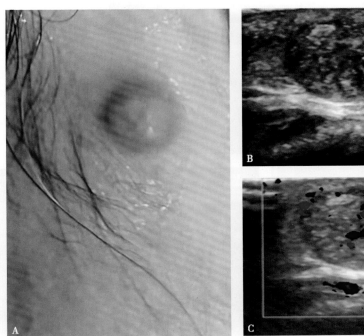
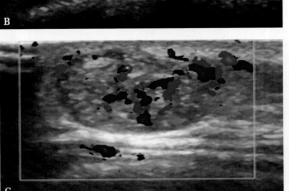

图 5-3-3　钙化上皮瘤

A. 示耳前肿物,暗红色,质硬;B. 灰阶超声示病变位于皮下组织层,呈低回声,形态规则,边界清晰,
内见点状强回声;C. 彩色多普勒示病变内部较丰富血流信号

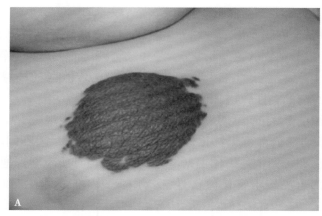

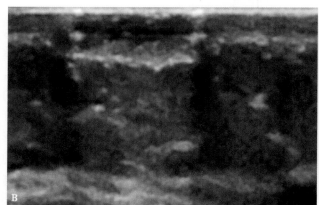
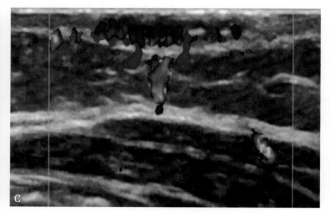

图 5-3-4　血管瘤

A. 示胸前红色皮疹,略高于皮肤表面;B. 灰阶超声示病变位于真皮层及皮下组织层,呈低回声,边界不清晰,形态规则;
C. 彩色多普勒示病变内部较丰富血流信号

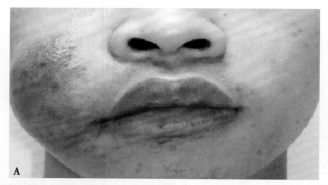

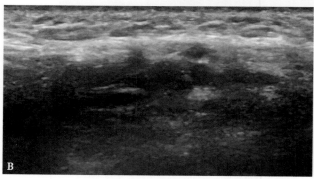
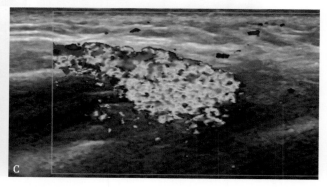

图 5-3-5　动静脉畸形

A. 示面部肿胀、暗红色皮疹;B. 灰阶超声示病变位于皮下组织层,呈低回声,边界不清晰,形态不规则,内可见蜂窝样无回
声;C. 彩色多普勒示病变内部丰富血流信号

者隔上常可见点线状血流信号；伴出血者无回声内常可见点状回声漂浮。

（2）鉴别诊断：血管瘤和脉管畸形需要互相鉴别，主要从内部回声、边界、形态、内部血流信号等鉴别，如血管瘤多为实性团块，边界清晰，增殖期以低回声为主，血供丰富，可探及高速动脉频谱，消退期以高回声为主，血流信号减少或消失，而脉管畸形多以蜂窝状回声为主，边界不清，形态不规则，内部血流情况与脉管畸形的类型有关，静脉畸形伴血栓及静脉石时较容易诊断。

（3）临床意义：随着对血管瘤和脉管畸形研究的深入，超声检查不仅能提供病变累及解剖层次、病变大小、边界、形态、血供情况、与周围组织毗邻关系等信息，还能进一步综合病史、临床表现及超声表现作出定性诊断，为临床提供有用的参考信息，有助于临床治疗方案的确定，如保守治疗、无创治疗（激光或经皮注射药物硬化治疗）和有创治疗（栓塞治疗）等。最后，超声还可随访病变进展及治疗效果。

5. 黑色素细胞痣 黑色素细胞痣是由痣细胞构成的皮肤良性肿瘤，是黑素细胞由神经嵴向表皮移动时受到外界因素影响导致黑素细胞聚集形成，通常越成熟的色素痣发生恶变的概率越低。肉眼观初起为黑素或深褐色的斑疹，后可隆起形成丘疹、乳头状或疣状。临床上较为常见，各部位均可发病，各年龄段均可发生，随年龄增长病灶数目逐渐增加，女性

较男性多发。组织学上根据痣细胞位置不同，分为交界痣、复合痣和皮内痣三种。交界痣好发于掌跖及外阴，一般表面平滑，痣细胞位于表皮层与真皮层交界。皮内痣位于表皮下方，真皮浅层，外观呈半球形。复合痣是痣细胞进入真皮的过程中，同时有皮内痣和残留的交界痣，为上述两种痣的混合形式。

（1）超声表现：表皮层及真皮层低回声圆形肿物，表面隆起或外突，形态规则或不规则，内部回声不均匀，边界清晰，病变内部可见少量血流信号（图 5-3-6）。

（2）鉴别诊断：黑色素细胞痣需与恶性黑色素瘤和脂溢性角化病进行鉴别。恶性黑色素瘤表现为形态不规则、边界不清晰、内部回声不均匀，若黑色素细胞痣短期生长迅速、色素不均匀或较前加深、外形不规整应警惕恶变。根据病灶进展时间、临床特征变化及超声表现等有助二者的诊断与鉴别诊断。脂溢性角化病表现为表皮层低回声，形态规则，表面见异常角化，彩色多普勒病变内部血流信号较丰富，而黑色素细胞痣表面无异常角化，彩色多普勒病变内部可有少量血流信号。

（3）临床意义：高频超声可以明确黑色素细胞痣病变基底部累及的范围和层次，为临床进一步诊断和治疗提供重要的参考信息。

6. 藏毛囊肿 藏毛囊肿是一种少见的，以内藏毛发为特征的一种慢性窦道或囊肿，最常见于骶尾

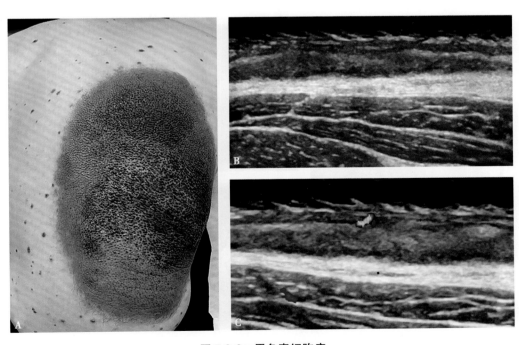

图 5-3-6 黑色素细胞痣
A. 示背部黑色皮疹，表面不平，有毛；B. 灰阶超声示病变位于真皮层，呈低回声，形态规则，边界清晰，使用导声垫可以清楚显示表皮层；C. 彩色多普勒示病变内部少量血流信号

部臀间裂，也可累及脐部、指（趾）间等其他部位。好发年龄 16～25 岁，男性多见，性别、肥胖、家族史等是本病发病危险因素。发病机制尚不明确，先天患病学说认为是胚胎发育过程中，内外胚层不完全分离引起；后天患病说认为是毛发刺入皮肤后引起的异物炎性反应。毛发刺入的主要要素包括松动的毛发、导致毛发进入的吸力、皮肤易受损性等。藏毛囊肿无继发感染时通常无症状，仅表现为局部突起，继发感染时表现为局部疼痛和肿胀，发生急性脓肿时局部有红、肿、热、痛感，穿破后形成慢性窦道，可反复发作。

（1）超声表现：皮肤皮下的低回声或无回声肿物，圆形或椭圆形，边界清晰，内部可见毛发样线状强回声，病变内部多无血流信号，如伴感染边界不清，形态不规则，内部及周边可见血流信号（图 5-3-7）。

（2）鉴别诊断：藏毛囊肿需要与肛周脓肿、肛瘘、表皮样囊肿等鉴别。肛周脓肿是一种感染性疾病，伴有红肿热痛，局部可有波动感，这与急性发作期的藏毛囊肿相似，藏毛囊肿常有毛发样线状强回声存在，是重要鉴别点；肛瘘为肛管直肠瘘，是肛管或直肠与肛周皮肤之间存在相通的窦道，由内口、窦道及肛周外口三部分组成，超声检查可鉴别；表皮样囊肿表现为圆形或椭圆形低回声结节，典型者内部呈"洋葱皮"征或散在不规则裂隙样无回声，内部无毛发样线状强回声是重要鉴别点。

（3）临床意义：藏毛囊肿目前最有效的治疗手段是手术治疗，超声检查是藏毛囊肿术前诊断的重要手段，可以评估病变位置、范围、累及深度和有无窦道存在。治疗往往需要根据病情做大范围的组织切除，随着非中线缝合的手术效果被广泛认可，皮瓣成形技术在藏毛疾病治疗中的作用越发重要。

7. 结节性筋膜炎 结节性筋膜炎好发于四肢、躯干、颈部皮下组织，尤其上肢前臂屈侧，临床表现为病史短、迅速生长和体积较小的孤立性肿物，可有压痛，为自限性疾病。

（1）超声表现：皮下低回声肿物，可位于皮下脂肪层、筋膜层或肌肉间隙，边界多清晰，部分可见因推挤周围筋膜及纤维隔而形成的"包膜"样高回声，形态多不规则，可因沿浅筋膜和皮下脂肪小叶间隔浸润性生长而表现为边缘呈不规则"星状"突起，肿物较大时内部可有血流信号（图 5-3-8）。

（2）鉴别诊断：结节性筋膜炎临床多表现为迅速生长的肿块、多数伴有疼痛、体积较小，主要与脂膜炎、皮下神经纤维瘤及血管平滑肌瘤等鉴别。脂膜炎多表现为皮下脂肪层的高回声区，边界不清晰，可有外伤史；皮下神经纤维瘤一般为多发，结节性筋膜炎常为单发；血管平滑肌瘤超声表现为低回声、边界清晰、内部回声均匀及内部血流信号较多，与结节性筋膜炎较容易鉴别。

（3）临床意义：有文献报道，不同解剖层次的结

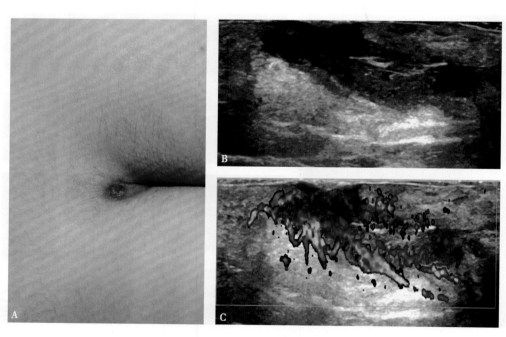

图 5-3-7 藏毛囊肿
A. 示骶尾部红色皮损；B. 灰阶超声示病变位于皮下组织层，呈低回声，形态不规则，边界尚清晰，内部可见毛发样线状强回声；C. 彩色多普勒示病变内部丰富血流信号

节性筋膜炎具有不同的诊断准确度，浅筋膜层结节性筋膜炎的超声诊断准确度明显高于肌层内结节性筋膜炎，结合超声造影表现有助于肌层内结节性筋膜炎的诊断。

8. 血管球瘤 血管球瘤是一种少见的软组织肿瘤，好发于指（趾）甲床下或掌侧指尖，但也可以发生于其他部位。血管球瘤起源于小动 - 静脉吻合处的神经肌动脉球即血管球组织，此处有丰富的神经末梢并起着温度调节功能，因此血管球瘤典型临床症状为受压或冷刺激后阵发性烧灼样疼痛且定位精确。血管球瘤大多体积较小，直径在 2～5mm，色深红或暗紫，治疗为手术切除。

（1）超声表现：甲床下低回声结节，体积较小，平均大小约数毫米，边界清晰，椭圆形，内部回声均匀，深方骨皮质可能受压变形或破坏，病变内部血流信号丰富（图 5-3-9）。

（2）鉴别诊断：血管球瘤声像图典型者，超声容易诊断。血管球瘤发生于甲床外，需与血管平滑肌瘤鉴别，若疼痛及血供不明显者还需与腱鞘巨细胞瘤、表皮样囊肿等鉴别。血管平滑肌瘤是一种皮肤

痛性小结节，位于皮下或真皮层，常见于下肢，女性多见，超声表现多可见探头加压放松后血流信号增多，有助鉴别。此外，血管球瘤较小或回声接近甲床回声时超声不容易鉴别。

（3）临床意义：血管球瘤临床表现具有特征性，为甲下深红或暗紫色结节样改变，多伴有明显触痛"三联症"。彩色多普勒超声对血管球瘤的诊断敏感性较高，呈"彩球状"，结合病史不难诊断，且有利于病变的术前定位，在血管球瘤的诊断和治疗中具有较高价值。

9. 皮肤疣 皮肤疣好发于手部及足部，为角质细胞感染人乳头状病毒所形成体表赘生物。病变初期较小，皮肤出现表皮增厚与角化过度，可长期无变化，但受外界刺激例如挤压、挑、刺、擦伤后，会在短期内迅速增大。疣是常见的皮肤病变，任何年龄均可发生，青少年常见。疣可长期存在，无明显炎症表现，可自愈。病变直径小于 3mm 并且累及深度小于 1mm 时可做液氮冰冻治疗，病变过大或者深度大于 1mm 时需行激光切除。

（1）超声表现：皮肤层及皮下组织层的低回声

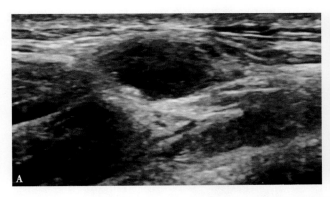
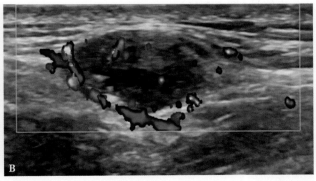

图 5-3-8 结节性筋膜炎

A. 灰阶超声示病变位于前臂筋膜层，实性低回声，边界清晰，形态欠规则，周边可见包膜样强回声，内部回声不均匀；B. 彩色多普勒示病变内部及周边点、条状血流信号

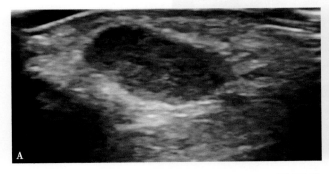
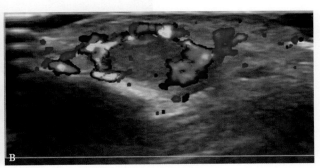

图 5-3-9 血管球瘤

A. 灰阶超声示病变位于甲床下，呈低回声，形态规则，边界清晰，深方骨皮质受压变形；B. 彩色多普勒示病变内部较丰富血流信号

肿物，边界不清晰，形态不规则，部分表面可见角质层的强回声，基底部往皮下组织层浸润生长，病变内部血流信号丰富（图5-3-10）。

（2）鉴别诊断：皮肤疣需要与脂溢性角化病鉴别。脂溢性角化病是表皮一种良性疣状增生，多发手背、面额及躯干等处，淡褐到深褐乃至黑色，稍高出皮肤，亦可呈乳头状，表面常附有油脂性鳞屑，触之柔软，无痛无痒。两者超声表现均为低回声且血流信号丰富，但脂溢性角化病内部还可见点状或条状强回声。

（3）临床意义：高频超声是皮肤疣的常用检查手段，可对病变的部位、大小、深度进行评价，结合临床表现及超声图像不难诊断该病，超声可为临床进行针对治疗提供参考依据。

10. 软纤维瘤　软纤维瘤又称皮赘，是纤维组织增生的赘生物，多见于中老年人，尤其是更年期妇女，可多发或单发。肿瘤表现为皮肤表面的息肉样凸起，多呈类圆形，有一细蒂与体表相连，触诊柔软。

（1）超声表现：表皮层及真皮层的局限性等回声隆起，边界清晰，表面光滑，内部回声均匀，有时可见有蒂穿过真皮层与皮下组织层相连，病变内部无血流信号（图5-3-11）。

（2）鉴别诊断：软纤维瘤需与皮肤纤维瘤、脂溢

性角化病及基底细胞癌等鉴别诊断。皮肤纤维瘤好发于四肢和肩背部，单发为主，生长较慢，超声表现为皮肤层低回声，一般较小，边界清晰，形态规则，内未见明显血流信号。脂溢性角化病是常见的良性皮肤肿瘤，好发于中老年人，好发于面头部、背部及手背等部位，超声表现为皮肤层内低回声结节，边界较清楚，形态较规则，内均可见较丰富的血流信号。基底细胞癌是最常见的皮肤恶性肿瘤，好发于中老年患者，以头面部最常见，部分皮肤表面可见溃疡，超声表现为皮肤层低回声，边界欠清，形态欠规则，内可见较丰富的血流信号。

（3）临床意义：软纤维瘤超声表现具有一定特征性，即形态规则的等回声结节，有蒂穿过真皮层与皮下组织层相连，病变内部无血流信号。

（二）恶性肿瘤

1. 原位癌　原位癌又称鲍温病，来源于表皮，是表皮内鳞状细胞癌，属角化不良的癌前病变。发病原因可能与化学试剂、病毒感染、外界刺激、免疫抑制、遗传因素等有关，好发于中老年，男性多于女性，可发生于任何部位，以躯干及臀部多见。主要表现为皮肤失去正常形态，表面角化过度或角化不全，皮损为暗红色、褐色斑疹，后逐渐发展，相互融合，有灰黄色或黑褐色厚痂，或表浅糜烂形成溃疡。

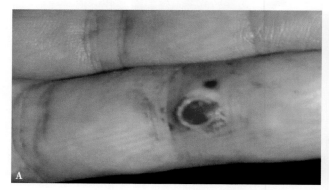

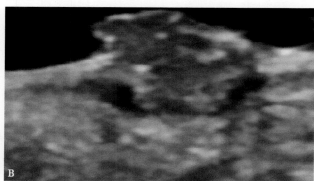

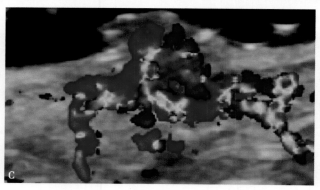

图5-3-10　皮肤疣

A. 示手指红色皮损；B. 灰阶超声示病变位于真皮层及皮下组织层，呈低回声，边界不清晰，形态不规则，内回声不均匀；
C. 彩色多普勒示病变内部丰富血流信号

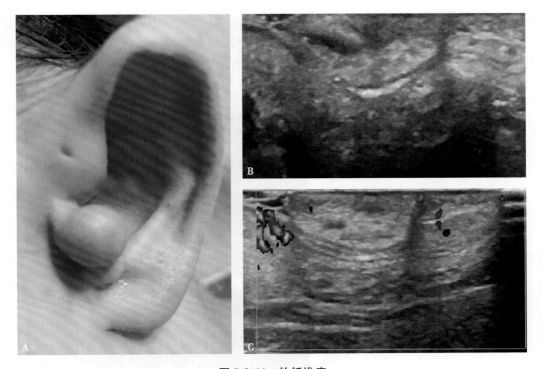

图 5-3-11　软纤维瘤

A. 示耳前肿物，局限性隆起；B. 灰阶超声示病变位于表皮层及真皮层，类脂肪样回声，边界清晰，
形态规则；C. 彩色多普勒示病变内部无血流信号

（1）超声表现：为表皮层低回声肿物，形态不规则，与周围组织分界清楚，内未见明显血流信号（图 5-3-12）。

（2）鉴别诊断：原位癌需要与基底细胞癌、鳞状细胞癌等鉴别。三者均好发于中老年男性，超声表现均为低回声肿物，形态多不规则，原位癌常发生于躯干及臀部，基底细胞癌常发生于头面部如鼻及鼻周，鳞状细胞癌常发生于头面部及颈部，基底细胞癌、鳞状细胞癌血流信号丰富，原位癌血流信号不丰富是主要鉴别点。鳞状细胞癌肿瘤细胞异型性明显，破坏基底膜，呈不规则的团块状或束条状，向真皮内浸润性生长，而鲍温病肿瘤细胞一般局限在表皮内，偶见累及毛囊等皮肤附属器，不破坏基底层。

（3）临床意义：原位癌病程较长、进展缓慢，可迁延数年至数十年，病变局限于表皮层，不累及真皮层。高频超声可以清晰观察原位癌位于表皮层，且与真皮层分界清晰，对于微小原位癌还可以借助导声垫观察，提高图像质量。

2. 恶性黑色素瘤　黑色素瘤是起源于皮肤黑色素细胞的恶性肿瘤，病因尚未完全清楚，可能有多方面的因素，如日光照射、家族史、免疫功能减退等。好发于成人，儿童少见，其发病率有明显种族差异，白种人发病率最高，黄种人和黑种人发病率较低。

黑色素瘤是一种恶性程度极高的肿瘤，易早期通过淋巴及血液远处转移，是人体中进展最快、预后最差的恶性肿瘤之一，虽然发病率不高，约占皮肤癌发病率的 5%，死亡率却占皮肤癌死亡率的 50%。外科手术是治疗黑色素瘤原发灶和转移灶的最主要方法，大多数早期黑色素瘤患者在及早发现、及时外科干预和有效的辅助治疗下有较良好的预后。

（1）超声表现：表皮层及真皮层低回声肿物，形态不规则，水平生长者与正常真皮层分界清楚，垂直生长者呈浸润生长，边缘不光滑，病变内部见较丰富血流信号（图 5-3-13）。

（2）鉴别诊断：黑色素瘤需要与鳞状细胞癌进行鉴别。两者均为表皮层及真皮层低回声肿物，形态不规则，内部回声不均匀，呈浸润性生长，彩色多普勒可见丰富血流信号，鳞状细胞癌常见不同程度角化过度，确诊通常需要借助病理活检。

（3）临床意义：由于黑色素瘤容易早期通过淋巴及血液远处转移，故可通过超声检查初步筛查全身有无其他病灶，及早发现其他病灶，并早期给予干预措施。

3. 基底细胞癌　基底细胞癌是最常见的皮肤恶性肿瘤，来源于表皮或皮肤附属器的基底细胞，为低度恶性肿瘤。好发于老年男性，与日光照射有密切关系,常发生于头面部如鼻及鼻周,多呈隐匿性发病,临床症状较轻。皮损表现多样性,可呈坚硬结节状,表面有痂皮,部分呈溃疡,部分硬化似凹陷瘢痕,临床工作中容易误诊。基底细胞癌病情进展缓慢,局部浸润生长,很少转移,手术切除为主要治疗方法。

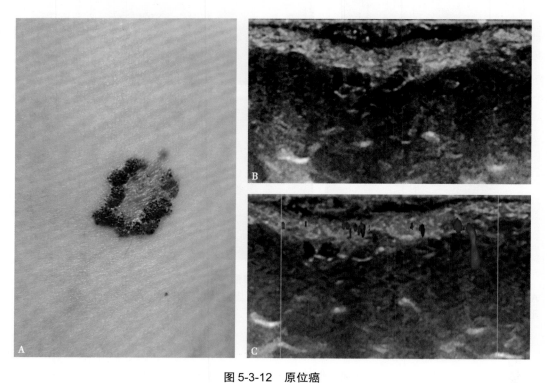

图 5-3-12 原位癌

A. 示大腿褐色皮疹,略高于皮肤表面;B. 灰阶超声示病变位于表皮层,呈低回声,边界清晰,形态不规则;C. 彩色多普勒示病变内部无血流信号

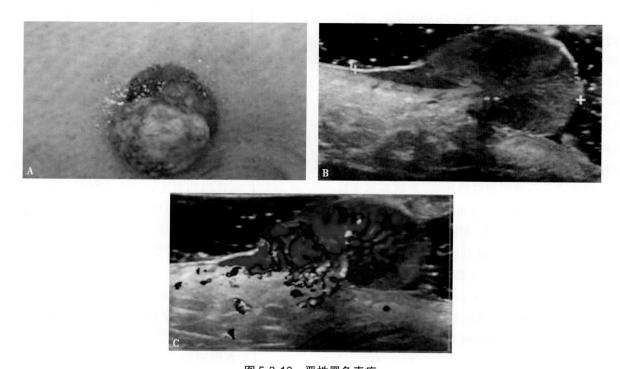

图 5-3-13 恶性黑色素瘤

A. 示外阴黑色肿物,表面溃烂;B. 灰阶超声示表皮、真皮及皮下组织层内实性低回声肿物,边界清晰,形态不规则;C. 彩色多普勒超声示病变内部及周边丰富血流信号

（1）超声表现：表皮层及真皮层实性低回声或混杂回声，形态不规则，边界欠清楚，内部散在高回声点，严重者突出皮肤表面，深部呈浸润性改变，病变内部见较丰富血流信号（图5-3-14）。

（2）鉴别诊断：基底细胞癌需要与鳞状细胞癌相鉴别，两者均好发于老年男性、日光暴露部位的皮肤层，超声表现为低回声，形态多不规则，表皮层多增厚，其鉴别点在于基底细胞癌易累及皮下组织、病灶更大、内部血流更丰富，而鳞状细胞癌的表皮层增厚更明显，表面常见角化过度。

（3）临床意义：高频超声可对基底细胞癌大小、形态、内部回声、所在层次深度及血流情况进行评估，随着超声新技术的发展，剪切波弹性成像可对其硬度进行测定，有助于提高诊断的准确性，为临床手术范围划定、预后的判定、疗效的评价等提供有力的影像学依据。

4. 鳞状细胞癌　鳞状细胞癌是来源于鳞状细胞的恶性肿瘤，与局部长期受某些刺激有关。发病年龄与基底细胞癌相仿，多见于50岁以上男性，好发于头面部及颈部，恶性程度较基底细胞癌高，增长较快，容易发生区域淋巴结转移。初为坚硬结节，多呈红色，表面粗糙呈菜花样，破溃后形成溃疡，有恶臭。

（1）超声表现：表皮层及真皮层低回声肿物，向外突出，形态不规则，内部回声不均匀，浸润性生长，常有深层组织及淋巴结受累，血流信号较丰富（图5-3-15）。

（2）鉴别诊断：鳞状细胞癌需要与基底细胞癌相鉴别，鳞状细胞癌易形成中央溃疡，边缘可呈菜花状不规则隆起，表面可出现异常角化，基底细胞癌一般无异常角化。超声表现为低回声，形态多不规则，表皮层多增厚，其鉴别点在于基底细胞癌易累及皮下组织、病灶更大、内部血流更丰富，而鳞状细胞癌的表皮层增厚更明显。

（3）临床意义：目前高频超声对皮肤疾病的诊治具有重要价值，超声生物显微镜联合灰阶超声检查可实时观察皮肤病变的内部情况、判断病变的范围和深度、实时显示血流，有助于明确疾病分类或分型及鉴别病灶良恶性。

5. 隆突性皮肤纤维肉瘤　隆突性皮肤纤维肉瘤源于真皮层，具有局部生长潜力，肿瘤边界清晰，生长缓慢，常数年体积无变化，可短期变大。临床表现为单发无痛性皮下结节，肿瘤隆起于皮肤，表面皮肤为青紫色或者淡红色，呈局部浸润性生长，深方可向脂肪甚至骨质侵犯。本病罕见，占恶性肿瘤发生率的0.1%，多见于20～50岁的成人，男性发病率略高于女性，好发于躯干、头颈部和四肢，低度恶性，具有一定侵袭性，但少有远处转移和淋巴结转移。

（1）超声表现：真皮层及皮下组织层实性低回声肿物，边界清晰，形态规则，内部回声不均匀，局部表皮层明显变薄、消失，病变内部见丰富血流信号（图5-3-16）。

（2）鉴别诊断：隆突性皮肤纤维肉瘤需要与表

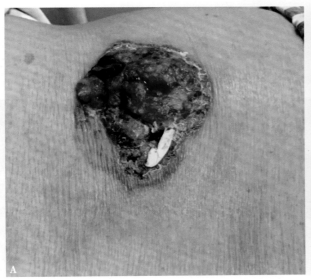
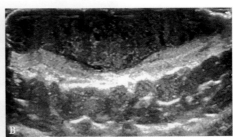
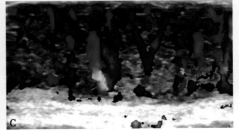

图5-3-14　基底细胞癌
A. 示背部肿物，中心溃疡状，局部隆起；B. 灰阶超声示病变位于表皮层及真皮层，累及皮下组织层，呈实性低回声，边界欠清晰；C. 彩色多普勒示病变内部丰富血流信号

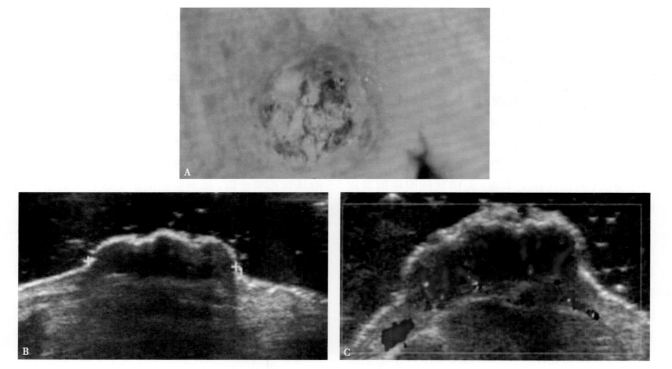

图 5-3-15 鳞状细胞癌

A. 示右手背肿物,溃烂样改变;B. 灰阶超声示表皮、真皮及皮下组织层内实性低回声肿物,表面凹凸不平,形态不规则,边界不清;C. 彩色多普勒示病变内部丰富条状血流

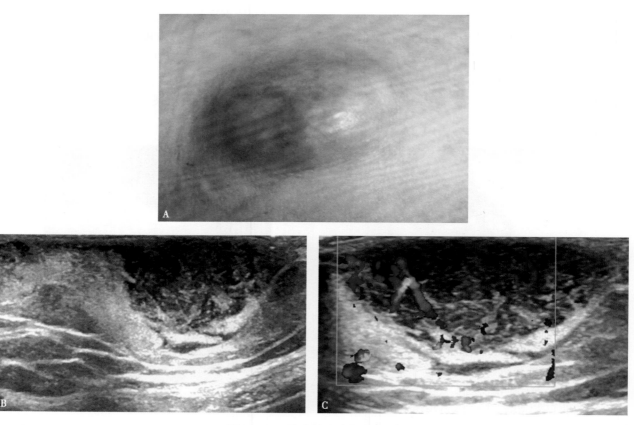

图 5-3-16 隆突性皮肤纤维肉瘤

A. 示腹壁暗红色无痛性肿物;B. 灰阶超声示病变位于真皮层及皮下组织层,实性低回声,形态规则,边界清晰,内部回声不均匀;C. 彩色多普勒示病变内部丰富血流信号

皮样囊肿、脂肪瘤、钙化上皮瘤等鉴别。表皮样囊肿的囊壁由角化上皮组成，囊内为层状角化物，典型者内部回声不均，内呈"洋葱皮"样改变或见散在裂隙样无回声，通常内部无血流信号。脂肪瘤为最常见的软组织肿瘤，常见于皮下脂肪层，通常表现为轮廓清晰的椭圆形包块，内见条索样高回声平行排列，一般无血流信号。钙化上皮瘤好发于面颈部，典型者病灶内部呈低回声，边界清晰，可见高回声钙化灶。

（3）临床意义：隆突性皮肤纤维肉瘤病因不明，病情进展缓慢，手术切除是目前首选的治疗方式，但手术切除复发率较高。早期肿瘤较小，生长缓慢，边界清晰，形态规则，超声容易误诊为良性肿瘤。熟悉本病的超声表现，提高对疾病的认识，有助于提高超声对本病的诊断准确率。

6. 脂肪肉瘤 脂肪肉瘤起源于间叶组织，是常见的软组织恶性肿瘤之一，好发于腹膜后、四肢、臀部、躯干，尤其四肢肌肉间隙，位置深在。好发于50～70岁男性，儿童极少见，临床表现为无痛性肿块，生长较快，体积较大，晚期出现疼痛及功能障碍。大多数脂肪肉瘤呈局部浸润生长，局部切除复发率高。

（1）超声表现：体积较大低回声肿物，呈椭圆形或分叶状，部分边界清晰，内部回声不均匀，可伴出血或坏死区，病变内部血流信号多较丰富（图5-3-17）。

（2）鉴别诊断：脂肪肉瘤需要与脂肪瘤、其他间叶组织肉瘤如横纹肌肉瘤、平滑肌肉瘤等相鉴别。脂肪瘤主要发生于背部、肩部、腹壁、四肢皮下组织及深部肌肉间隙，而脂肪肉瘤主要发生于腹膜后及四肢肌肉间隙深部；超声表现上脂肪肉瘤体积更大，且血流信号更丰富。间叶组织肉瘤，超声表现多样，且无特异性，因此确诊主要依靠病理。

（3）临床意义：脂肪肉瘤是一种少见的恶性肿瘤，并有较多的组织亚型，超声可以对肿瘤精确定位，辨明解剖层次和邻近组织结构关系，对于术前确定手术方式及切除范围有指导意义。

7. 纤维肉瘤 纤维肉瘤是来源于成纤维细胞的恶性肿瘤，可发生转移和复发。本病可发生于任何年龄，多见于成年人，临床表现为生长缓慢的孤立性肿物，质地较软，多侵犯肌肉，可深至骨骼，肿块较大时可引起压迫症状。最常见发病部位为大腿和膝部，其次是躯干、小腿远端和前臂。

（1）超声表现：低回声肿物，边界清晰，内部回声均匀，有时侵犯骨质，可见局部骨质连续性破坏，病变内部有血流信号（图5-3-18）。

（2）鉴别诊断：纤维肉瘤应与结节性筋膜炎及其他肉瘤鉴别。结节性筋膜炎临床多表现为迅速生长的肿块，多数伴有疼痛，体积较小，超声表现为边界清晰，形态欠规则，周边可见包膜样强回声，内部回声不均匀，有时见条索样高回声，肿物较大时内部可有血流信号。

（3）临床意义：间叶组织肉瘤超声表现多样，且无特异性，超声诊断定性诊断困难，但超声可以对肿瘤精确定位，辨明解剖层次和邻近组织结构关系，对于术前确定手术方式及切除范围有指导意义。

8. 皮肤淋巴瘤 原发性皮肤淋巴瘤是一类有

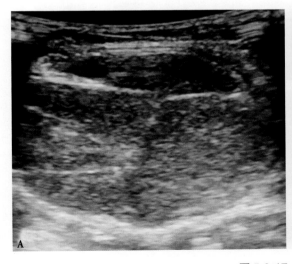
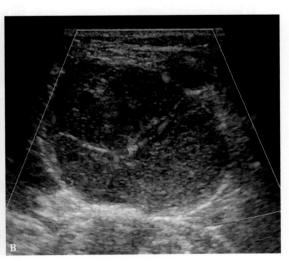

图 5-3-17 脂肪肉瘤

A. 灰阶超声示病变位于小腿皮下组织层，实性低回声，边界清晰，形态不规则，内部回声不均匀；B. 彩色多普勒示病变内部点、条状血流信号

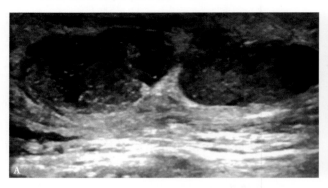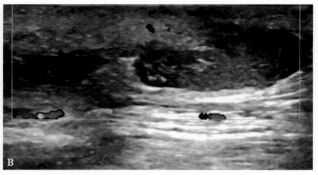

图 5-3-18　纤维肉瘤

A. 灰阶超声示病变位于背部皮下组织层,实性低回声,形态规则,边界清晰;B. 彩色多普勒示病变内部少量血流信号

独特生物学行为的结外淋巴瘤,其定义为病变发生并局限于皮肤,至少在诊断后 6 个月内无皮肤外组织病变出现。原发性皮肤淋巴瘤在我国的发生率很低,是临床上较为少见且较难诊断的恶性肿瘤,其皮损表现多种多样,病程长短不一。皮肤淋巴瘤的诊断有赖于完整的病史、详细的体格检查以及组织病理、免疫组化等多种检测手段。

（1）超声表现:表皮层及真皮层低回声肿物,边界不清晰,可累及皮下组织层,深方可见高低相间回声,呈"栅栏"样改变,病变内部见较丰富血流信号（图 5-3-19）。

（2）鉴别诊断:皮肤淋巴瘤需要与淋巴结转移性肿瘤、结核性淋巴结炎相鉴别。淋巴结转移性肿瘤多为原发癌周边区域引流淋巴结肿大,超声表现为低回声,内部回声不均匀以边缘型血供和混合型血供为主。结核性淋巴结炎主要位于颈后三角区,多呈串珠样分布,若形成寒性脓肿病灶时探头挤压可见脓液流动,边缘型血供为主。皮肤淋巴瘤主要位于表皮层及真皮层,超声表现高低相间回声,呈"栅栏"样改变,病变内部见较丰富血流信号。

（3）临床意义:因原发性皮肤淋巴瘤是罕见并较难诊断的恶性肿瘤,其发生率很低,超声定性诊断困难,但超声可以对肿瘤精确定位,辨明解剖层次和邻近组织结构关系,也可随访观察治疗效果。

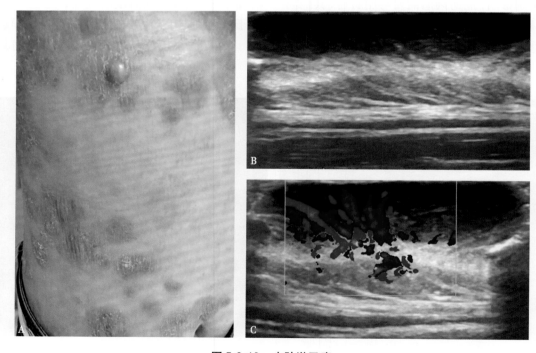

图 5-3-19　皮肤淋巴瘤

A. 示躯干多发暗红色皮疹;B. 灰阶超声示病变位于表皮层及真皮层,呈低回声,边界不清晰,内部回声不均匀;C. 彩色多普勒示病变内部较丰富血流信号

二、皮肤炎性病变

（一）血肿

血肿多由创伤所致，部分血液病患者，如血友病、镰状细胞性贫血等患者也可有此表现。临床表现为患处皮肤青紫、肿胀、疼痛，可伴有功能障碍。超声可用于动态评估血肿大小及随访。

1. 超声表现 皮下组织内形态规则或不规则的无回声，在血肿形成的不同时期，超声表现也会不同。急性出血期表现为边界欠清晰或模糊，形态欠规则的团状高回声间杂有低-无回声团块，随着时间的延长，血肿液化，血肿声像图无回声成分逐渐增多，在几天到数周后血肿无回声成分逐渐被吸收，变为低回声或不均质回声，随着时间的推移血肿会慢慢变小，直至吸收（图5-3-20）。

2. 鉴别诊断 因血肿形成的不同时期，其超声表现也会不同，在鉴别诊断时需要详细询问患者病史，并与术后皮下积液、表皮样囊肿、脓肿鉴别。术后皮下积液往往有明确的手术史和无红肿热痛临床表现；表皮样囊肿与血肿的鉴别点是，表皮样囊肿可见清晰光滑的囊壁回声，触诊为囊性感；血肿与脓肿可根据病史和临床表现鉴别，血肿触诊有张力感，而脓肿触诊有波动感。

3. 临床意义 软组织血肿的超声图像因血肿形成的不同时期而呈多样性，诊断时需要结合有红肿热痛的病史，高频超声动态评估血肿的大小及随访，为临床提供影像学参考。

（二）脓肿

脓肿是因病变组织坏死、液化而出现的局限性脓液积聚，常见的致病菌为金黄色葡萄球菌。常继发于各种化脓性感染，如蜂窝织炎、化脓性淋巴结炎、异物创伤后、表皮样囊肿破裂等，亦可见于牙源性面部脓肿。通常出现局部红、肿、热、痛等典型症状，继而出现波动感。

1. 超声表现 不均匀低回声、无回声或混合回声，边界不清晰，形态多不规则，探头加压时病变可出现变形，并可观察到其内脓液流动，彩色多普勒示病变内部无血流信号，周边可见丰富血流信号（图5-3-21）。

2. 鉴别诊断 脓肿需要与术后皮下积液、表皮样囊肿伴破裂感染、血肿鉴别。术后皮下积液往往有明确的手术史和无红肿热痛临床表现；表皮样囊肿破裂感染时与脓肿的主要鉴别点是结合病史；脓肿与血肿可根据病史和临床表现鉴别，脓肿触诊有波动感，而血肿触诊有张力感。

3. 临床意义 高频超声可提示脓肿的范围，可

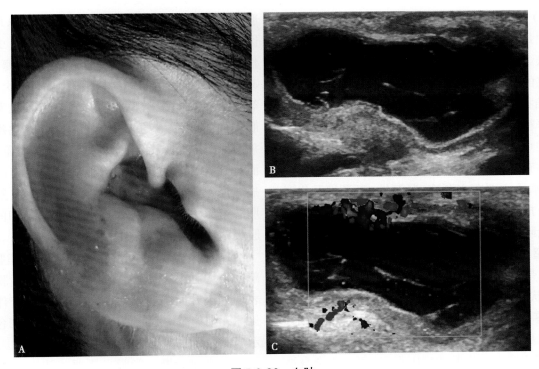

图 5-3-20 血肿

A. 示耳部外伤后红肿；B. 灰阶超声示皮下组织层内无回声肿物，呈椭圆形，边界清晰，内见点状回声及絮状回声；C. 彩色多普勒示病变内部无血流信号

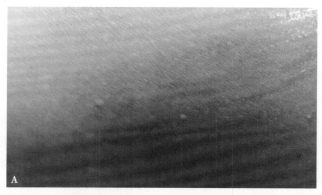

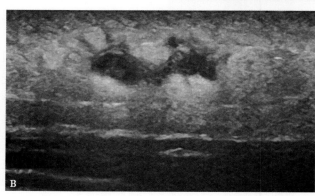
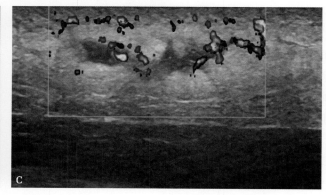

图 5-3-21 脓肿

A. 示上臂红肿热痛；B. 灰阶超声示病变位于皮下组织，呈低回声，形态不规则，边界不清晰，周围组织水肿增厚；C. 彩色多普勒示病变周边较丰富血流信号

通过超声引导下脓液抽吸术查找病原体，协助临床根据病原菌培养、药物敏感试验制订针对性的治疗方案。

（三）水肿

水肿是指在人体组织间隙有过多的液体滞留使组织肿胀。血液的流体静力压及组织液的胶体渗透压和血浆的胶体渗透压及组织液的流体静力压是两组互相拮抗的压力，在生理状态下，这两组压力保持动态平衡。当上述平衡状态失调时，就会出现水肿。水肿可表现为局部性或全身性，全身性水肿时往往合并有浆膜腔积液，如腹水、胸腔积液、心包腔积液等，病因主要有心源性、肾源性、肝源性及代谢性疾病。局部水肿常见于创伤、肢体静脉及淋巴管道回流受阻或炎症性疾病等。

1. **超声表现** 皮下组织肿胀增厚、回声增高，内可见条带状、裂隙状的低回声水肿带，呈"龟背状"或"网格状"，病变内部血流信号较丰富（图 5-3-22）。

2. **鉴别诊断** 水肿需要与血肿、脓肿相鉴别，结合病史及触诊是重要的鉴别要点。

3. **临床意义** 水肿的病因很多，可分为全身性及局部性，超声检查有助于发现引起水肿的原因，为临床针对性治疗提供影像学参考。

（四）脂膜炎

脂膜炎指皮下脂肪组织的异质性炎症性疾病，全身脂肪组织均可受累，尤以浅表皮下脂肪层多见。脂膜炎可以是原发的炎症性病变，也可以是各种原因引起的皮下脂肪组织损伤、变性坏死，引起继发性反应性炎症性病变，局部因素如外伤、寒冷、注射某些药物，全身因素如结核感染、扁桃腺炎、胰腺炎等。大多数类型脂膜炎的共同临床表现为局部皮肤表面的红色、紫色或色斑状病灶，自觉疼痛和压痛，可于表面触及结节，多见于下肢、臀部和前臂，而且这种结节可能会导致脂肪液化流出而留下瘢痕。脂膜炎在组织学上根据炎症病变发生在皮下脂肪组织中的部位，分为小叶性脂膜炎和间隔性脂膜炎两种。

1. **超声表现** 小叶性脂膜炎为皮下脂肪组织局部回声增强，边缘模糊不清，而间隔性脂膜炎超声表现为小叶间隔明显增厚，回声减低，若伴脂肪液化坏死则伴有中心的低回声或无回声。彩色多普勒示病变内部血流信号增多（图 5-3-23）。

2. **鉴别诊断** 脂膜炎需要与浅表血栓性静脉炎、皮下水肿等进行鉴别。浅表血栓性静脉炎皮下组织内迂曲条索状低回声，管壁结构增厚、不光整，

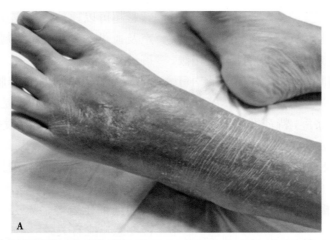

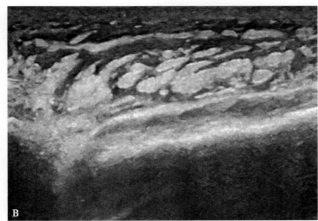
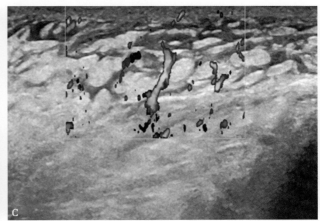

图 5-3-22　水肿
A. 示左足背红肿热痛；B. 灰阶超声示皮下组织肿胀增厚、回声增高，内可见条带状、裂隙状的低回声水肿带，呈"网格状"；
C. 彩色多普勒示病变内部血流信号较丰富

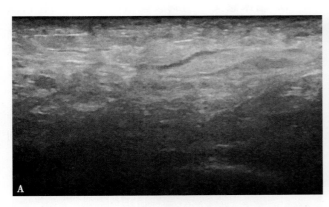
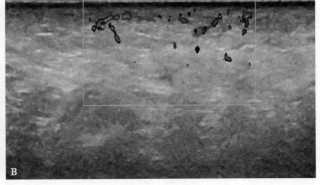

图 5-3-23　脂膜炎
A. 灰阶超声示胸前疼痛处脂肪小叶回声增强，边缘模糊不清；B. 彩色多普勒示病变内部血流信号增多

回声减低，追踪可见条索状低回声两端与皮下浅静脉相连续，病变内部无血流信号；皮下水肿为组织肿胀增厚、回声增高，内可见条带状、裂隙状的低回声水肿带，呈"龟背状"或"网格状"，病变内部血流信号较丰富。

3. 临床意义　临床上脂膜炎常表现为软组织肿块，超声检查根据脂膜炎典型声像图特征容易诊断，可助临床排除其他类型的占位性病变，从而有助临床采取相应的治疗措施。

（五）自身免疫相关皮肤炎性病变
自身免疫性结缔组织病常累及皮肤，如银屑病、硬皮病、皮肤型红斑狼疮等。

1. 超声表现

（1）银屑病：又称牛皮癣，是一种由环境因素刺激、多基因遗传控制、免疫介导的皮肤病，有遗传倾向，临床上呈慢性过程，间断性加重，任何年龄均可发病，无性别差异。皮肤损害为全身性的，好发于四肢伸侧、头部、腰背部和脐周，特征性皮损为红色丘疹或斑丘疹，逐渐扩大融合成红色斑片，皮损表面覆有多层银白色鳞屑。超声表现为表皮层、真皮层增厚，结构紊乱，与正常皮肤界限清晰或不清晰，表皮、真皮间见无回声或极低回声带，进展期真皮层可见血流信号。

（2）硬皮病：是以皮肤及内脏器官结缔组织局限性或弥漫性纤维化及硬化为特点的疾病，分为局限性及系统性。早期皮损可为椭圆形红斑或线性斑块，很少有皮肤的硬化改变，后皮肤变硬增厚，皮损为局部的硬化斑块，可呈现出不同程度的炎症后色素沉着和萎缩，可伴有皮下脂肪组织减少或消失。超声表现早期为真皮层增厚，回声减低、不均匀，皮下脂肪组织回声增高，病变处皮肤组织内血流信号增加（图5-3-24），后期真皮层及皮下组织变薄、皮下组织可完全萎缩或消失。

（3）红斑狼疮：是一种多发于青年女性的累及多脏器的自身免疫性的炎症性结缔组织病，仅累及皮肤者称为皮肤型红斑狼疮。典型皮损表现为境界清楚的红斑、斑块，表面附有黏着性鳞屑，可伴有毛囊角栓及瘢痕性脱发。超声表现为真皮层增厚、回声减低，皮下组织回声增强。

2. 鉴别诊断　自身免疫相关皮肤炎性病变在早期阶段超声诊断较为困难，通常需要结合临床表现及实验室检查进行综合判断及鉴别诊断。

3. 临床意义　自身免疫性疾病的治疗都需要用免疫抑制剂来抑制针对自身机体的免疫反应。高频彩超可以评估皮损皮肤层及皮下脂肪层厚度、回声及血供的变化，有助判断皮损活动性，动态观察可进行疗效观察。

（六）浅表血栓性静脉炎

浅表血栓性静脉炎是皮下浅表静脉因血栓形成而致的静脉内膜炎症，发病年龄主要在20～40岁，女性多于男性，多数患者因发现胸腹壁条索状物伴自发性疼痛或活动时牵扯痛就诊。浅表血栓性静脉炎的病因不明，可能病因为外伤、乳房手术、脓肿切开和局部压迫等，或与结核病、感冒和肝炎等感染性变态反应有关。

1. 超声表现　皮下组织内迂曲条索状低回声，管壁结构增厚、不光整，回声减低，追踪可见条索状低回声两端与皮下浅静脉相连续，病变内部无血流信号（图5-3-25）。

2. 鉴别诊断　浅表血栓性静脉炎需与皮下水肿、脂膜炎等进行鉴别，可根据病灶部位进行鉴别，浅表血栓性静脉炎常见于胸腹壁，皮下水肿常见于四肢，脂膜炎常见于下肢、臀部和前臂。浅表血栓性静脉炎在皮下组织可见迂曲条索状低回声，其两端与皮下浅静脉相连续，内部无血流信号是重要的鉴别要点。皮下水肿在超声上可见特征性的"龟背状"或"网格状"改变，内部血流信号不丰富。脂膜炎常见于皮下脂肪层，脂肪小叶回声增强，边缘模糊不清，病变内部血流信号增多。

3. 临床意义　当胸腹壁出现条索状物伴自发性疼痛时可借助超声明确诊断浅表血栓性静脉炎，本病具有自限性，可自行消失，复发者少，症状严重者用局部热敷或抗生素对症治疗，或加用局部理疗。

（七）软组织异物

软组织异物是急诊中较常见的疾病，多由于各种意外伤害刺入皮肤未及时取出而残留其中，特别

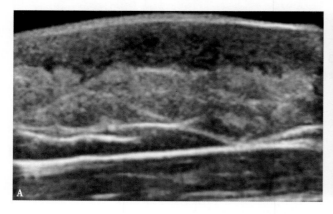
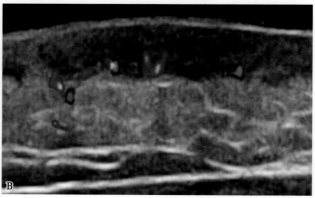

图5-3-24　硬皮病
A. 灰阶超声示胸壁真皮层增厚，回声减低，皮下组织回声增强；B. 彩色多普勒示病变处真皮层内血流增多

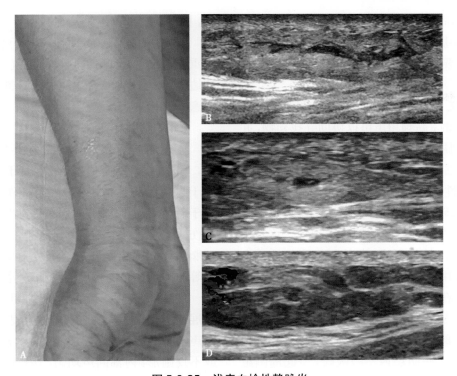

图 5-3-25 浅表血栓性静脉炎
A. 示前臂红肿不适；B. 灰阶超声示皮下组织条索状低回声；C. 横切面示管壁增厚、
不光整；D. 彩色多普勒示病变内部无血流信号

是开放式伤口中，由于异物过小或者位置过深，临床上体格检查常无法发现，因此需借助影像学检查来协助寻找异物。大部分软组织异物常引起一系列的急慢性并发症，包括局部疼痛、软组织感染化脓、肉芽肿形成及肌腱、神经或血管损伤等。随着超声诊断技术的发展，特别是高频超声的应用，对各种异物的探查阳性率达到 96% 以上，尤其对于继发化脓感染和炎性肉芽肿包裹的异物，超声显示更为清晰，因此超声已经作为软组织异物检查的首选影像学检查方法。

1. **超声表现**　金属、玻璃及石子等异物超声表现为条状、点状或团块状高回声，后方常可出现明亮的彗星尾征。木材、塑料、生物硬刺等异物回声略低，呈条状，后方伴或不伴声影。当异物周边合并有出血渗液、软组织炎症、脓肿或异物肉芽肿时，异物周围可出现低或无回声区包绕。当异物合并周围软组织炎症时，彩色多普勒示病变内部及周边丰富血流信号；如无合并感染时，则病变内部无血流信号（图 5-3-26）。

2. **鉴别诊断**　软组织异物，结合病史，超声容

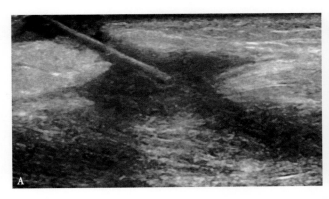
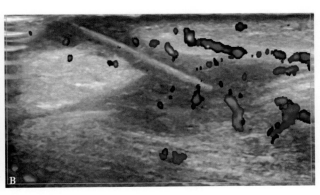

图 5-3-26 软组织异物伴周围软组织炎症
A. 灰阶超声示病变位于小腿真皮层及皮下组织层，内可见长条形强回声，周围见不规则低回声包绕；B. 彩色多普勒示病变内部及周边较丰富血流信号

易诊断。当异物周边合并有出血渗液、软组织炎症、脓肿或异物肉芽肿时，异物周围可出现低或无回声区包绕，此时需要与血肿、脓肿鉴别，寻找异物是鉴别要点。

3. 临床意义　当软组织异物残留，并在临床体格检查无法发现时，高频超声可以协助寻找异物，并提供异物的解剖层次、周边毗邻关系及是否合并炎症等情况，对于临床进一步对症处理具有重要意义。

（八）油脂性肉芽肿

随着近年来辅助生殖技术的发展，育龄妇女注射黄体酮后出现臀部硬结的病例越来越多。这是由于黄体酮注射液的特性所致，黄体酮为脂溶性化合物，一般的注射用黄体酮都是油剂，水剂不容易吸收，油剂型药物在肌肉中易于吸收，而在脂肪组织中吸收较差而容易沉积。如果注射部位深度不够或注射部位偏差，部分药物被注射到皮下脂肪层内，药物长时间沉积在脂肪层内不被吸收，引起周围组织纤维化增生包裹，形成局部油脂性肉芽肿。为避免油脂性肉芽肿的发生，注射时应注意选择深部肌肉内注射，注药要缓慢。

1. 超声表现　臀部注射部位皮下脂肪层内出现大小不等的低回声或无回声结节，呈圆形或椭圆形，边界清晰，后方回声多无明显变化，彩色多普勒显示病变内部无血流信号（图5-3-27）。

2. 鉴别诊断　油脂性肉芽肿需要与表皮样囊肿、坐骨结节囊肿鉴别，结合病史有助于诊断与鉴别诊断。表皮样囊肿为圆形或椭圆形肿物，呈低回声，位于真皮层及皮下组织层，边界清晰，后方回声增强，"洋葱皮"征或散在不规则裂隙样无回声是特征性表现，病变内部多无血流信号。坐骨结节囊肿位于坐骨结节、臀大肌之间，邻近坐骨结节，多为单

侧，根据病灶部位不难鉴别。

3. 临床意义　高频超声对于鉴别臀部肿物具有重要意义，术前测量肿物的位置、大小，观察肿物的边界、形态，再结合病史做出诊断，对临床具有重要意义。

（九）脂肪坏死

皮下脂肪坏死是一种特殊类型的脂肪液化坏死，可发生于任何部位。最常见于女性乳腺区，多发于自体脂肪移植术后、乳房外伤或手术后；亦可见于新生儿，其病因与发病机制尚不清楚，可能与产伤、窒息、难产、受冷、母亲患糖尿病等有关。皮下脂肪坏死临床主要表现为皮下单发或多发、大小不等的硬结伴不同程度的疼痛不适感。

1. 超声表现　脂肪坏死的超声表现随着病程进展而有所不同。病变早期，可表现为低回声、等回声及稍高回声肿物，边界欠清，无包膜，呈椭圆形或不规则形，内部回声均匀；病程中晚期，病变脂肪组织坏死液化，病变内部回声不均匀，可见无回声区，彩色多普勒示病变内部无血流信号（图5-3-28）。

2. 鉴别诊断　乳腺脂肪坏死需与乳腺癌鉴别。超声检查时明确病灶同脂肪层和腺体层的关系，熟悉不同位置病灶声像图的典型表现，详细了解手术史及外伤史，有助于鉴别诊断。

3. 临床意义　脂肪坏死的超声表现及临床表现多样，应用高频超声观察不同位置病灶的声像图特征，结合相关病史，特别是外伤史、手术史等重要信息，有助于术前正确诊断脂肪坏死。

（十）痛风石

痛风石是痛风患者特征性病理表现，是尿酸盐结晶长期沉积形成，可在关节、软骨、肌腱、韧带广泛分布，好发于第一跖趾关节，也可沉积在皮下组

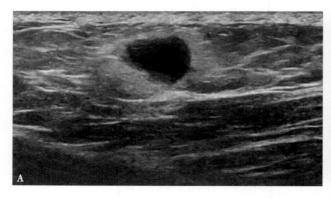
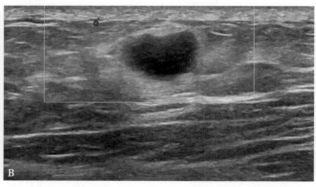

图 5-3-27　油脂性肉芽肿

A. 臀部黄体酮注射史，灰阶超声示病变位于皮下脂肪层，呈无回声，形态规则，边界清晰，后方回声增强；B. 彩色多普勒示病变内部无血流信号

织，有时还可突破皮肤，表现为白色或黄白色结节。痛风石除了造成所在部位的疼痛外，可不同程度造成运动功能障碍，也可导致骨侵蚀，形成局部残疾。部分痛风石经内科治疗是可逆的，部分内科治疗无效又严重影响运动功能的需要微创手术清理。

1. **超声表现** 皮下组织层实性肿物，多呈高回声，边界欠清晰，形态不规则，内部回声不均匀，常伴高回声钙化，部分呈低回声，系尿酸盐沉积伴明显炎症反应所致。炎症活动时病变内部及周边血流信号丰富（图 5-3-29）。

2. **鉴别诊断** 痛风石需要与羟磷灰石沉积症、肿瘤性钙盐沉积等相鉴别。三者超声表现均可为高回声团，周边可见异物炎性反应，但痛风患者血尿酸高，以弥漫砂砾样强回声堆积为主，而羟磷灰石沉积症则更常见团块状钙化和细密点状回声流动并存，肿瘤样钙盐沉积症则以团块状钙化为主。

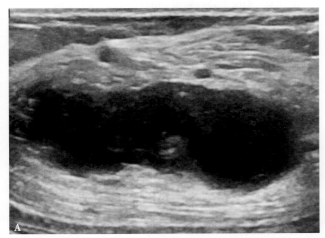

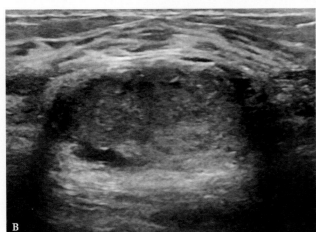

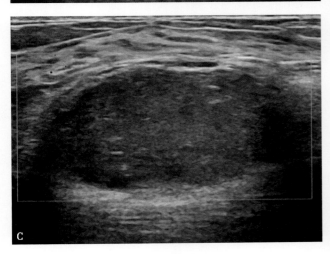

图 5-3-28 脂肪坏死
A. 乳腺自体脂肪移植术后，灰阶超声示乳腺腺体后方无回声肿物，形态欠规则，边界清晰；B. 灰阶超声示乳腺腺体后方低回声肿物，边界清晰，呈椭圆形，内部回声均匀；C. 彩色多普勒示病变内部无血流信号

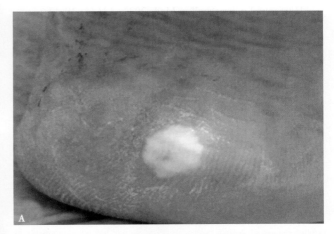

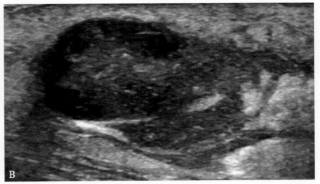

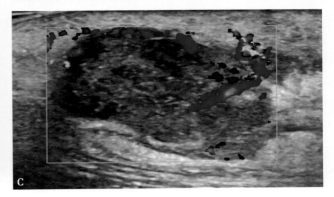

图 5-3-29 痛风石
A. 示踝部外侧黄白色肿物；B. 灰阶超声示病变位于皮下组织层，呈低回声，边界欠清晰，形态不规则，内可见点状强回声；C. 彩色多普勒示病变内部及周边较丰富血流信号

3. 临床意义 超声有助于痛风石的分布观察和协助临床判断病情、评估治疗效果及疾病追踪随访。

（黄伟俊 朱 强）

参 考 文 献

1. Wortsman X. Ultrasound in dermatology: why, how, and when? Semin Ultrasound CT MR, 2013, 34(3): 177-195.

2. Wortsman X. Common applications of dermatologic sonography. J Ultrasound Med, 2012, 31(1): 97-111.

3. Alfageme F, Wortsman X, Catalano O, et al. European Federation of Societies for Ultrasound in Medicine and Biology (EFSUMB) Position Statement on Dermatologic Ultrasound. Ultraschall in Med, 2021, 42(1): 39-47.

4. 冉梦龙, 李航, 卢漫. 常见皮肤病高频皮肤超声诊断专家共识. 中国医学前沿杂志 (电子版), 2019, 11(8): 23-28.

5. 王栋华, 杜联芳, 陈红燕. 超声在浅表软组织异物诊断及治疗中的应用进展 [J/CD]. 中华医学超声杂志: 电子版, 2015, 12(4): 260-262.

6. 中国医师协会超声医师分会. 中国肌骨超声检查指南. 北京: 人民卫生出版社, 2017: 141-149.

7. 付俊豪, 祁志勇, 刘博, 等. 骶尾部藏毛窦病因及临床诊断研究. 中国实验诊断学, 2021, 25(4): 622-625.

8. 李婉迪, 栾杰, 穆大力. 手术治疗骶尾部藏毛疾病的现状与进展. 中华整形外科杂志, 2020, 36(9): 1062-1066.

9. 刘勋, 陈霞, 陈敬一, 等. 软组织内不同解剖层次结节性筋膜炎超声诊断价值对比分析. 中国超声医学杂志, 2021, 37(3): 333-335.

10. 朱晓玲, 邱逦. 皮肤基底细胞癌与鳞状细胞癌的临床及超声特征分析. 中国超声医学杂志, 2018, 34(11): 1045-1048.

第六章　周围神经病变超声检查

第一节　概　　述

人体神经系统分为中枢神经系统和周围神经系统两大部分，中枢神经系统包括脑和脊髓，周围神经系统包括脑神经、脊神经以及自主神经。周围神经系统病变包括外伤、神经卡压、医源性损伤、系统性病变和肿瘤样病变等，涉及运动医学、创伤医学、免疫及代谢性病变、康复医学和疼痛医学等多学科领域。

周围神经损伤后会出现相应的运动、感觉或自主神经功能障碍，以及比较特有的症状和体征。传统上，周围神经病变的诊断主要依赖病史、临床症状和体征，并辅以神经电生理检查。神经电生理检查可以提示病变部位、程度以及神经再生等信息，但也存在较明显的局限，如皮温、年龄、身高、损伤病程和神经走行变异等均可能会影响检查结果。更为重要的是，作为一种功能性评估手段，神经电生理检查不能提供病变神经及其周围结构的形态学信息。

随着医学工程学和超声探测方法的不断进步，超声在周围神经病变中的应用日益广泛。由于神经的解剖学特点和高频超声分辨力的优势，周围神经超声检查甚至可以直接显示皮神经内的神经束水平的损伤，应用范围从最初的神经源性肿瘤和腕管综合征的超声检查等，到如今的创伤性周围神经损伤以及系统性病变的超声评估。

第二节　超声检查技术

一、超声应用解剖

周围神经系统是指脑和脊髓以外的所有神经，包括与脑相连的脑神经和与脊髓相连的脊神经以及自主神经系统等。神经纤维是周围神经的基本组成单位，由神经元的轴突和外包的胶质细胞（施万细胞，Schwann cell）组成。许许多多的神经纤维集合成大小不一的神经束，若干神经束组成神经干。在神经干内，围绕 Schwann 细胞外的薄膜叫神经内膜，神经束膜包绕神经束，神经干最外层的疏松结缔组织是神经外膜。神经纤维内没有血管结构，但是在神经干内有丰富的纵行吻合的血管网，主要分布在神经内膜，神经束膜、神经外膜和神经束膜间等。

周围神经走行过程中，其周围的毗邻结构，如伴行血管、肌肉或者骨性标志等均可为超声探查提供重要的定位和识别信息。这些结构往往位置相对固定，且超声易于识别，均可作为超声探查周围神经的解剖标志。例如肌间沟段臂丛神经可利于前、中斜角肌定位识别，上臂段正中神经可利用与其伴行的肱动脉定位识别，腓深神经可利于与其伴行的足背动脉定位识别。

二、适应证

1. **外伤性周围神经损伤**
2. **周围神经卡压性病变**
3. **周围神经占位性病变**
4. **医源性神经损伤**
5. **周围神经感染性病变**
6. **周围神经解剖变异**
7. **周围神经不稳定等**

三、超声检查方法与声像图

超声探头的频率越高，空间分辨率越高，但是声衰减也越大，穿透力越差。周围神经超声探查与其他浅表组织类似，应在满足探测深度的前提下，尽可能使用高频探头。常规使用 10MHz 或以上频率的探头，对于浅表的细小神经的探查，使用 18MHz 或以上频率的探头更佳，可获得更好的空间分辨率。较深的部位，如臀部的坐骨神经，根据需要可使用 5MHz 以上频率的探头。

在超声探查过程中，首先要定位神经，推荐在相对固定和易于识别的解剖位置识别神经后，探头由定位区向病变区移动，做连续的横断面扫查，在病变区域，做神经的长轴检查。正常周围神经的短轴声像图呈"筛网样"结构，内部多个圆形、类圆形的低回声为神经束，周围的神经束膜和最外层的神经外膜表现为高回声（图 6-2-1A）。神经的长轴声像图表现为多个基本平行排列的低回声（即神经束结构），之间为高回声的神经束膜结构，最外层的高回声是神经外膜（图 6-2-1B）。由于解剖位置和超声探头方向等因素的影响，肌间沟以及其近段的臂丛神经内部呈均匀一致的低回声结构，从锁骨上区段臂丛开始，声像图才呈现"筛网样"表现。本节简述主要的周围神经超声探查方法。

（一）臂丛神经

臂丛神经由 $C_5 \sim C_8$ 和 T_1 的前支组成，其中 C_5 和 C_6 汇成上干，C_7 自成中干，C_8 和 T_1 组成下干。每条神经干在锁骨稍上水平分为前、后二股，这些股分别形成外侧束、内侧束和后束。超声可在椎旁区、肌间沟区、锁骨上区、锁骨下区和腋窝区等部位分别检查。首先利于毗邻的解剖结构识别神经的短轴，然后进行长轴检查。

1. 椎旁区　椎旁区臂丛神经根包括 C_5、C_6、C_7、C_8 和 T_1 神经。超声常规检查 $C_5 \sim C_8$ 神经根，T_1 神经根由于位置较深一般不作为常规检查内容。定位神经根比较容易的方法是根据相应颈椎横突的形态，解剖标志为椎体的前、后结节。探头可横切

放置在一侧颈部，首先观察颈椎的前、后结节，C_5 和 C_6 颈椎的横突均有前结节和后结节，神经根位于前、后结节之间，C_7 颈椎的横突无前结节，仅有后结节。根据此特征可首先确定第 7 颈椎和相应的 C_7 神经根（图 6-2-2），其他神经根可依次向上、向下而确定（图 6-2-3）。

2. 肌间沟区臂丛　超声主要识别标志为前、中斜角肌。检查时受检者仰卧位，头偏向对侧，探头斜横切放在颈部外侧，在颈内静脉外侧，锁骨中线上方约 2cm 处，于前、中斜角肌之间可见臂丛神经的低回声结构（图 6-2-4），其浅侧为胸锁乳突肌的后缘。

3. 锁骨上区　超声主要识别标志为锁骨下动脉。受检者头中位或者稍偏对侧，上臂外展 20°～30°，首先寻找锁骨下动脉的横切面，在其外上方可清晰显示锁骨上区臂丛（图 6-2-5），呈椭圆形的"筛网样"结构，其深方可见第 1 肋骨强回声，后方伴声影。

4. 锁骨下区　超声主要识别标志为腋动脉、腋静脉。探头位于锁骨下旁矢状纵切面，相当于喙突下约 2cm 处，显示腋动脉和腋静脉的横切面，血管周围可见臂丛神经的三个束。其中外侧束位于腋动脉的外侧（头侧），内侧束位于腋动脉与腋静脉之间，后束位于腋动脉的深方（图 6-2-6）。

5. 腋窝区　超声主要识别标志为腋动脉、腋静脉。上臂外展 90°，探头置于腋窝，首先寻找腋动脉和腋静脉短轴切面。正中神经位于腋动脉的外上方，尺神经位于腋动脉与腋静脉之间，桡神经位于腋动脉的后方（图 6-2-7）。

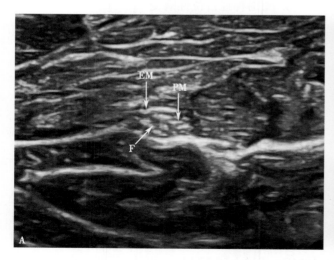
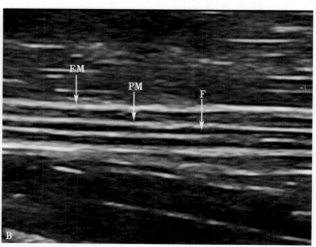

图 6-2-1　前臂段正中神经声像图

A. 前臂段正中神经横切面声像图；B. 前臂段正中神经纵切面声像图；EM：神经外膜；PM：神经束膜；F：神经束

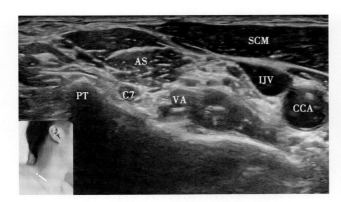

图 6-2-2　臂丛神经 C₇ 短轴声像图

PT：后结节；CCA：颈总动脉；IJV：颈内静脉；VA：椎动脉；
AS：前斜角肌；SCM：胸锁乳突肌

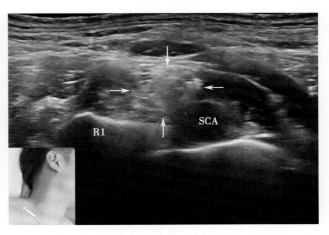

图 6-2-5　锁骨上区臂丛神经声像图（箭）

SCA：锁骨下动脉；R1：第 1 肋骨

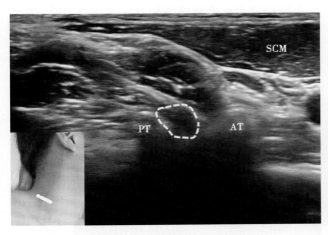

图 6-2-3　臂丛神经 C₆ 短轴声像图

AT：前结节；PT：后结节；SCM：胸锁乳突肌

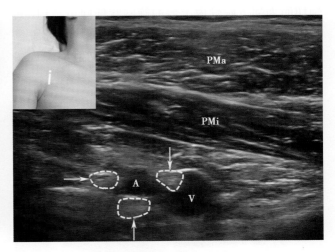

图 6-2-6　锁骨下区臂丛神经声像图（箭）

PMa：胸大肌；PMi：胸小肌；A：腋动脉；V：腋静脉

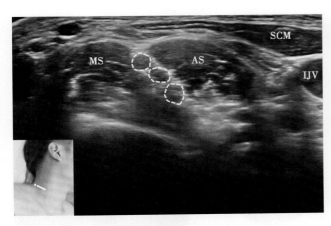

图 6-2-4　斜角肌间隙臂丛神经声像图

圈：斜角肌间隙臂丛神经；AS：前斜角肌；MS：中斜角肌；
IJV：颈内静脉；SCM：胸锁乳突肌

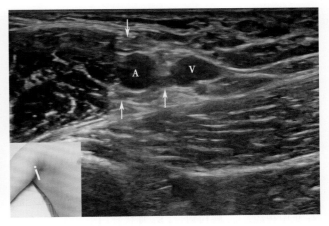

图 6-2-7　腋窝区臂丛神经声像图（箭）

A：腋动脉；V：腋静脉

（二）正中神经超声检查

正中神经由臂丛的外侧束与内侧束共同形成。超声检查时，可在其不同的走行水平依据解剖标志分别进行定位和识别。例如，上臂段正中神经与肱动脉伴行（图6-2-8），前臂段正中神经走行于前臂指浅屈肌与指深屈肌之间，腕管内的正中神经位于腕横韧带深方、第二和第三指屈肌腱的浅侧、拇长屈肌腱的内侧（图6-2-9）。

（三）尺神经超声检查

尺神经发自臂丛内侧束，沿肱动脉内侧下行，至三角肌止点以下转至臂后，继而行至尺神经沟内，再向下穿尺侧腕屈肌至前臂掌面内侧，于尺侧腕屈肌和指深屈肌之间、尺动脉的内侧继续下降至腕部。尺神经最重要的检查部位是肘管，探头横切放置在肘内侧肱骨内上髁与尺骨鹰嘴之间，显示尺神经短轴切面为邻近肱骨内上髁的筛网状低回声结构，其浅侧为肘管支持带（图6-2-10）。怀疑尺神经脱位时，可让患者做屈肘和伸肘动作，横切面动态观察尺神经有无脱位。肘管处检查后，探头应向上、向下追踪探查。在前臂的中远段以及腕尺管处，可在尺动脉旁发现尺神经。

（四）桡神经超声检查

桡神经发自臂丛神经的后束。桡神经主干检查时，一般先观察桡神经沟处。患者侧卧位，探头横切放在上臂中段后外侧，首先显示肱骨横切面，呈弧形强回声。在肱骨的浅侧可见桡神经的短轴呈圆形或椭圆形"筛网样"结构，其旁可见肱深动、静脉（图6-2-11）。向下追踪探查可见桡神经穿过外侧肌间隔进入上臂前部，并走行在肱肌与肱桡肌之间，继而分为桡神经深支和浅支（图6-2-12）。

（五）坐骨神经及其分支超声检查

坐骨神经是人体最粗大的神经，起始于腰、骶丛。坐骨神经梨状肌下孔出骨盆到臀部。在臀部，探头横切放置在坐骨结节和股骨大转子之间，可见坐骨神经横切面呈筛网状椭圆形结构（图6-2-13），自此可分别向上和向下追踪探查。在腘窝处探头横

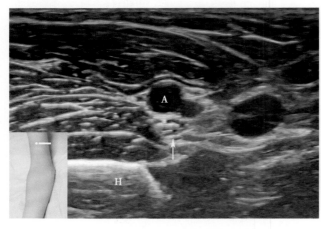

图6-2-8 正中神经上臂段声像图（箭）
A：肱动脉；H：肱骨

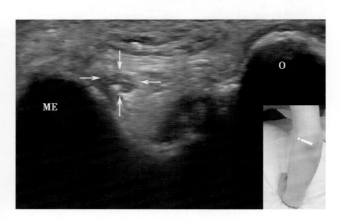

图6-2-10 肘管处尺神经短轴声像图（箭）
ME：肱骨内上髁；O：尺骨鹰嘴

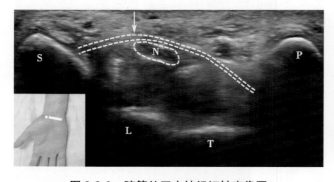

图6-2-9 腕管处正中神经短轴声像图
N：正中神经；箭：腕横韧带；S：舟状骨；L：月骨；T：三角骨；P：豌豆骨

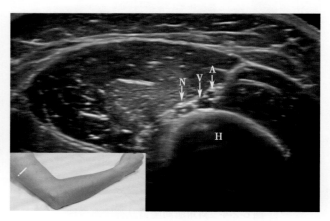

图6-2-11 上臂桡神经短轴声像图
N：桡神经；A：肱深动脉；V：肱深静脉；H：肱骨

切首先显示腘动脉短轴切面,其旁的筛网状结构即为胫神经,其外侧的较小的筛网状结构是腓总神经(图6-2-14),探头向上横断追踪可见胫神经与腓总神经汇合处。

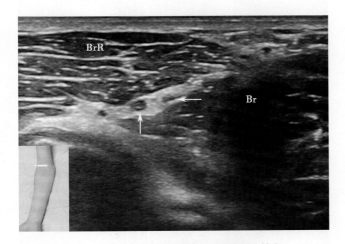

图6-2-12 上臂远段桡神经声像图(箭)
Br:肱肌;BrR:肱桡肌;横箭头:桡神经浅支;竖箭头:桡神经深支

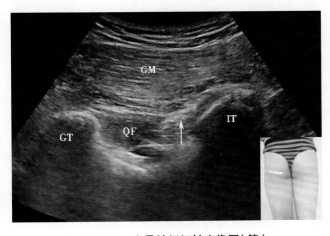

图6-2-13 坐骨神经短轴声像图(箭)
GT:股骨大转子;IT:坐骨结节;GM:臀大肌;QF:股方肌

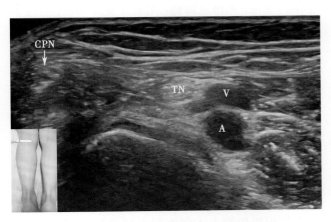

图6-2-14 腘窝处胫神经和腓总神经声像图
A:腘动脉;V:腘静脉;TN:胫神经;CPN:腓总神经

四、超声检查注意事项

超声检查周围神经时,不建议直接观察病变区,应首先在相对固定且易于识别的解剖位置探查,然后横切面移动探头由目标区向病变区移行。

多数情况下,也不建议将神经周围的肌肉作为首选的识别标志。因为相对于骨性标志、伴行血管等,外伤后的肌肉等软组织结构可能会受到严重损伤,组织层次及形态轮廓可能难以分辨,很容易对神经的识别造成严重干扰。

在追踪神经时,探头一般应沿着神经的短轴检查,长轴追踪检查容易丢失或误认目标,尤其对于细小的神经更是如此。

(王　竹　朱家安)

第三节　周围神经常见病变诊断与鉴别诊断

一、周围神经卡压综合征

周围神经卡压综合征(peripheral entrapment syndrome):指周围神经在解剖学的通路上,某一段或某一点由于周围的狭窄坚韧的组织结构对神经产生机械性压迫,引发一种特殊类型的周围神经损伤性疾病。周围神经在解剖通路上的鞘管、裂隙、环及孔等部位是卡压的常见部位,这与所在解剖结构的容积大小、内容物的多少和神经本身的耐压程度有关。

周围神经卡压综合征是周围神经损伤的常见类型。神经受压后局部缺血导致微循环障碍,神经纤维与神经束间结缔组织增生,神经外膜及束膜增厚,最终出现比较广泛的瓦勒变性。临床表现:上肢主要为颈肩部不适、手部麻痛、上肢无力,逐渐出现手及上肢肌肉萎缩。下肢主要为腰腿疼痛、不适、无力、脚麻木。

(一)臂丛神经

胸廓出口综合征(thoracic outlet syndrome, TOS)是指臂丛神经及锁骨下动、静脉在胸廓出口受压而产生的一系列症状群。胸廓出口的上界为锁骨,下界为第一肋骨,前面为肋锁韧带,后面为斜角肌。任何使胸廓出口的宽度以及深度减小的因素,均有可能导致臂丛神经及锁骨下动、静脉受压。这种压迫诱使患者产生相对应的临床症状。

造成该病的病因较多。在臂丛神经及锁骨下

动、静脉走行的过程中，任何骨性及肌性结构均存在造成臂丛神经与锁骨下动、静脉卡压的可能性。造成压迫的骨性异常结构可能有第七颈椎横突过长，颈肋，变异的第一肋骨，第一肋骨及锁骨骨折后形成的骨痂，这些可由下而上压迫臂丛神经下干，从而引起神经下干损伤。造成压迫的软组织变异有很多种，包括异常的纤维束带，如前斜角肌肥大，前中斜角肌表面腱性组织增厚形成压迫；前、中、小斜角肌的起止点交叉或过于靠近，肌腹痉挛、肥厚及增大，胸小肌止点处腱性组织异常增厚；C_7 横突过长引起周围小斜角肌纤维化，形成纤维化束带等，以上因素均可导致间隙狭窄从而压迫臂丛神经。

胸廓出口综合征临床分型包括：①神经型，占 90%～95%，臂丛神经下干最常见，其次为臂丛上干受压和全臂丛受压；②血管型，占 4%～8%，主要为锁骨下动脉和静脉卡压，临床少见；③非典型，占 1%～2%，包括假性心绞痛型，椎动脉受压型及交感神经刺激型等。常见临床征象主要为患侧手及上肢酸痛、麻木、乏力、肌肉萎缩，颈肩部疼痛不适表现，睡眠时有固定姿势，否则因疼痛无法入睡，前臂内侧皮肤痛觉减退等。

根据不同的病因，声像图表现各异。主要图像显示臂丛神经下干水肿增粗，肌间沟水平横断面积增大。斜角肌肥大时可显示肌肉增厚，肌外膜回声增强，压迫臂丛神经。如有颈肋时可显示锁骨上方臂丛神经旁异常强回声，与 C_7 横突或第 1 肋相连（图 6-3-1～图 6-3-3）。

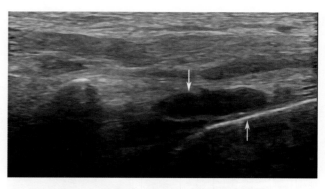

图 6-3-2　胸廓出口综合征臂丛神经下干损伤长轴

黄色箭头为第一肋，白色箭头处为臂丛神经下干局限性增粗、回声减低，束状结构消失

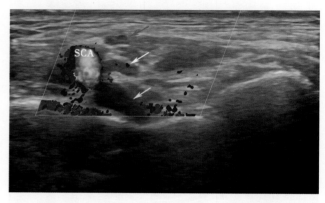

图 6-3-3　胸廓出口综合征臂丛神经下干损伤短轴

SCA 为锁骨下动脉，黄色箭头处显示臂丛下干局限性增粗、回声减低，红色箭头为上干，白色箭头为中干

鉴别诊断：

1. 颈椎病　鉴别点：年龄：颈椎病多见 40 岁以上的男性；麻痛：颈椎病以颈肩背部疼痛为主；无血管受压体征；神经症状多呈节段性；颈椎病少有鱼际肌、小鱼际肌萎缩；影像学有一定参考价值。

2. 运动神经元疾病（进行性肌萎缩）　主要鉴别点：肌萎缩呈进行性，由手部渐及整个上肢；有"肉跳"现象，无感觉障碍；无血管受压体征；男性多于女性；肌电图检查有巨大电位，但神经传导速度正常；颈部局部封闭无效。

（二）正中神经

腕管综合征（carpal tunnel syndrome，CTS）是神经卡压综合征中最常见的一种，发病率 1.1% 左右，由于正中神经在腕部受到压迫而造成鱼际肌无力和手部正中神经支配区的疼痛、麻木及进行性的鱼际萎缩。引起腕管综合征的常见病因有腕横韧带增厚、腕管内腱鞘囊肿、滑膜增厚、脂肪瘤、血管瘤、腕部的骨折脱位等。本病多发于行经期、妊娠期或哺乳期的女性，可能与内分泌失调、滑膜增厚有关。

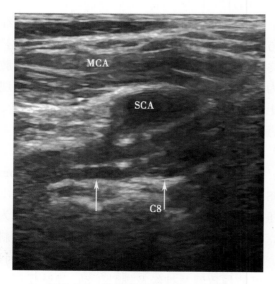

图 6-3-1　胸廓出口综合征 C_8 损伤

MCA 为前斜角肌，SCA 为锁骨下动脉，箭头处显示臂丛 C8 神经干水肿增粗、回声减低

声像图显示正中神经卡压处厚度减小，卡压两端神经增粗、面积增大，或者神经呈弥漫性或局限性增大，肿胀处回声减低或者增强，神经束膜回声减低，"筛网状"结构模糊，神经外膜回声增强增厚，常常还能发现导致腕管综合征的原因，如肌腱炎、腱鞘炎等（图6-3-4～图6-3-7）。

关于腕管综合征诊断参数一直以来存在争议，其中横截面积（cross-sectional area，CSA）是迄今为止研究最多也较为公认的诊断指标。McDonagh等总结发现应用腕管入口（即豌豆骨水平）作为正中神经 CSA 的测量点，但其最佳临界值一致性较低，范围在 $8.5 \sim 15.0 mm^2$ 之间，诊断 CTS 的敏感度（62.0%～97.9%）和特异度（63%～100%）的差异也较大。El Miedany 等研究了不同切面测量正中神经 CSA 的诊断价值，豌豆骨水平 CSA 临界值为 $10 mm^2$ 时，其诊断 CTS 的敏感度和特异度最高，分别为 97.9%、100.0%；腕管中点水平 CSA 临界值为 $9 mm^2$ 时，敏感度为 80.0%，特异度为 77.5%；腕管出

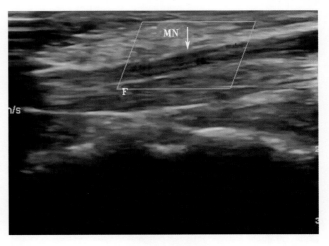

图 6-3-6　腕管综合征彩色多普勒显像
F 为指屈肌腱，MN 为正中神经，显示正中神经血流丰富

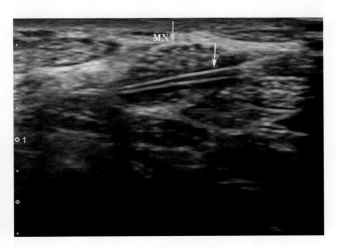

图 6-3-7　腕管综合征异物卡压
MN 为正中神经，白色箭头处显示异物穿过正中神经致正中神经受损

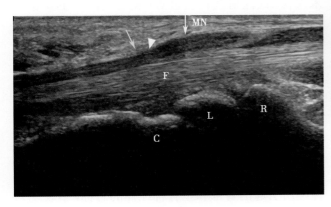

图 6-3-4　腕管综合征长轴
F 为指屈肌腱，R 为桡骨，L 为月骨，C 为头骨，MN 为增粗的正中神经，白色三角箭头为神经受压处变细（切迹征），黄色箭头为腕横韧带

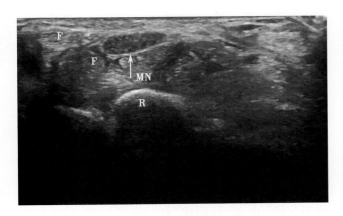

图 6-3-5　腕管综合征短轴
MN 为正中神经，F 为指屈肌腱，R 为桡骨，箭头处为腕管处正中神经增粗

口水平（即钩骨钩水平）CSA 临界值为 $9 mm^2$ 时，敏感度为 62.1%，特异度为 100.0%。但也有研究者对于正中神经 CSA 的诊断价值持怀疑态度，Mhoon 等认为正中神经（median nerve，MN）粗细程度与神经电生理（electrodiagnostic testing，EDT）分级有中度相关性，但未达到有临床意义的标准，故他们认为正中神经超声检查仅是筛查工作，不能作为决定疾病严重性的指标。

（三）尺神经

肘管综合征是肘部尺神经卡压综合征。常见病因有：①肘关节骨折肘外翻畸形愈合，尺神经受牵拉；肱骨内上髁骨折、骨折复位不良或骨质增生，肘管内骨质不平，尺神经受磨损；②局部炎症，如骨性关节炎，类风湿性关节炎；③尺神经沟经常触及硬物、摩擦；④肘管内的血管瘤、腱鞘囊肿等占位病变；⑤频繁过度屈伸肘关节，三角韧带可压迫尺神

经；⑥习惯性尺神经脱位；⑦全身性疾患如糖尿病、麻风等都可以并发肘管综合征。表现为手掌尺侧一到两个半手指感觉减退，严重者出现"爪行手"。

声像图表现为尺神经局部变细，变细处回声减低，近心端或两端神经增粗回声减低，外膜明显增厚，回声增强，与周围组织界限模糊，神经束状回声消失，走行基本正常，部分形成神经瘤（图6-3-8～6-3-11）。

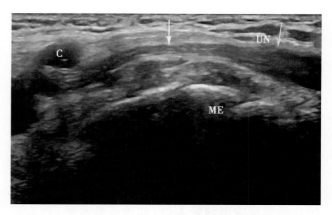

图 6-3-11　肘管综合征（尺神经瘢痕并远端囊肿形成）

UN 为尺神经，黄色箭头处显示尺神经增粗，回声减低及瘢痕形成，白色箭头显示尺神经变细，C 为囊肿，ME 为肱骨内上髁

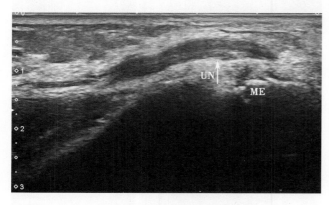

图 6-3-8　肘管综合征长轴

ME 为肱骨内上髁，UN 为尺神经，显示尺神经增粗，回声减低，束状结构消失

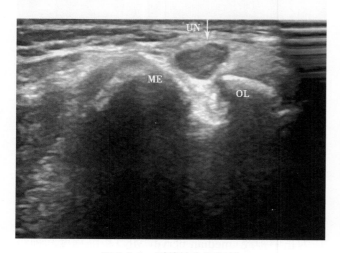

图 6-3-9　肘管综合征短轴

ME 为肱骨内上髁，OL 为尺骨鹰嘴，UN 为尺神经增粗短轴切面

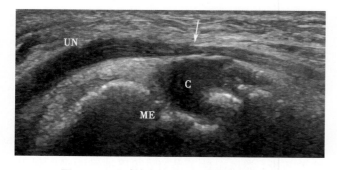

图 6-3-10　肘管综合征（尺神经囊肿卡压）

UN 为尺神经，C 为囊肿，ME 为肱骨内上髁，白色箭头处显示尺神经卡压变细

（四）桡神经

桡管综合征是指桡神经在上臂桡神经管内遭卡压所致的综合征。常见病因：解剖变异；上肢剧烈运动后，局部水肿压迫桡神经，有人称为奋力综合征；压迫因素，如长时间昏睡、昏迷时压迫患肢；手术误伤，或注射药物伤害等；炎症刺激。主要表现为垂腕或伸腕无力，手背桡侧感觉功能减退或缺失。

声像图能准确显示卡压部位，卡压神经部位扁平，但相连的神经有肿胀现象。长轴束状结构不连续，多有中断现象，横截面的直径增粗，面积扩大（图6-3-12～图6-3-15）。

（五）坐骨神经及其分支

梨状肌综合征（piriformis syndrome，PS）是由梨状肌的充血、炎症、水肿、肥厚等原因刺激压迫坐骨神经所引起的臀部和坐骨神经痛的总称，多表现为患侧臀部疼痛、酸胀，常常伴有大腿后侧或者小腿后外侧的放射性疼痛，严重者甚至导致患侧下肢活动受限和功能障碍。久坐、臀部受凉、两腿不等长以及过度地外展外旋等情况均易损伤梨状肌，故 PS 常在冬季好发。以往 PS 患者以中老年人及体力劳动者居多，随着社会的发展，不良的生活习惯导致久坐的脑力劳动者中 PS 的患病率逐年增长，且患病年龄逐渐趋向年轻化。发生梨状肌综合征可致患者下肢不能伸直，出现跛行，时间长者甚至会导致臀大肌、臀中肌萎缩，极大地影响患者的生活和工作。

声像图显示梨状肌及肌外膜均增厚，横断面积增大，内部回声减低并紊乱，肌纹理显示不清晰，梨状肌形态异常，出口变窄，坐骨神经根部受压水肿，边界欠清，内部"筛网状"结构显示模糊，但走行连续。不过，部分患者会有坐骨神经变异或显示不清（图6-3-16～图6-3-17）。

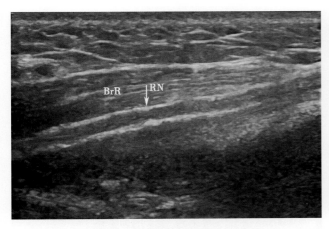

图 6-3-12 桡管综合征（桡神经损伤）

BrR 为肱桡肌，RN 为桡神经，箭头处为桡神经卡压，回声不均匀

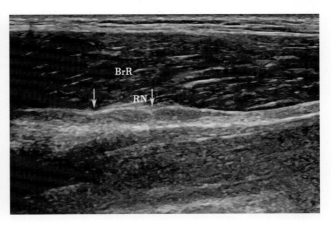

图 6-3-14 桡管综合征（桡神经多发缩窄）

RN 为桡神经，可见桡神经增粗，回声减低，束状结构消失，BrR 为肱桡肌，箭头处为桡神经多处缩窄

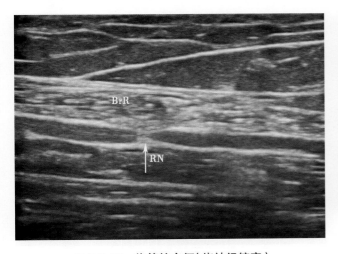

图 6-3-13 桡管综合征（桡神经缩窄）

RN 为桡神经，箭头处为桡神经缩窄，可见缩窄两端桡神经回声减低，束状结构消失，BrR 为肱桡肌

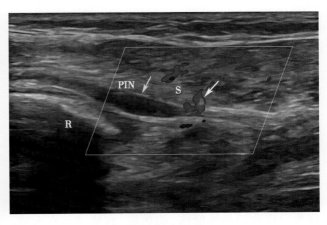

图 6-3-15 骨间背神经损伤

PIN 为骨间背神经，黄色箭头可见神经局部增粗，回声减低，S 为旋后肌，R 为桡骨，白色箭头处为血管骑跨骨间背神经致神经卡压

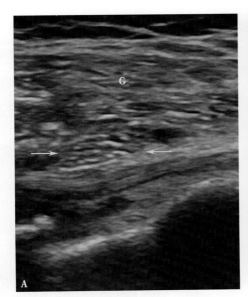

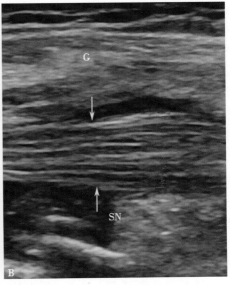

图 6-3-16 梨状肌综合征

A. 箭头处为正常坐骨神经短轴；B. 箭头处为坐骨神经长轴，显示神经水肿增粗。G 为臀大肌，SN 为坐骨神经

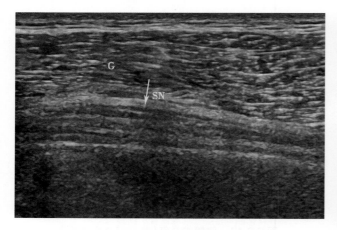

图 6-3-17 坐骨神经损伤
G 为臀大肌,SN 为坐骨神经长轴,显示神经肿胀增粗

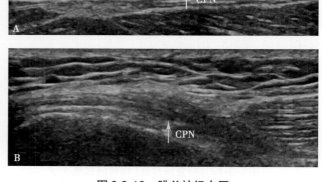

图 6-3-18 腓总神经卡压
CPN 为腓总神经,A. 白色箭头处为腓总神经卡压处,显示神经变细;B. 黄色箭头处为腓总神经卡压下方神经增粗

腓总神经走行腘窝外侧沟后,在腓骨头的后外侧下行至腓管,当腓管的容积减少或内压增高,将引起腓总神经一系列麻痹症状,称为腓管综合征。主要原因有长期卧床、外力冲击、骨折、囊肿等。超声检查可显示腓总神经走行的连续性及回声异常的改变(图 6-3-18)。

踝管综合征是由胫神经或其终末支(足底内侧或外侧神经)在小腿或踝关节处卡压引起。主要表现为足底弥漫的放射痛、灼热痛、刺痛或是麻木感。长期有症状性神经卡压可致足内在肌无力和萎缩,大多数情况下会形成高弓足和/或爪状趾(图 6-3-19)。

二、周围神经创伤性病变

(一)臂丛神经

声像图显示:早期臂丛神经节后损伤的横断面较正常侧臂丛神经明显肿胀、增粗,呈低回声,可与周围组织粘连,纵切面神经束状回声消失模糊。臂丛神经节前损伤于臂丛神经根发出处变细,连续性中断或消失,椎间孔外远端神经增粗,椎管旁可伴有脑脊液外漏形成的囊肿。早期臂丛神经节后损伤的横断面较正常侧臂丛神经明显水肿、增粗,呈低回声,并与周围组织有粘连,纵切面神经束状回声消失模糊(图 6-3-20~图 6-3-23)。

(二)正中神经

正中神经损伤在腕部多见,常因刀刺伤、砍伤、挤压引起正中神经扭曲或部分中断,致手功能障碍。声像图显示神经的连续性中断或部分中断,损伤处神经明显增粗,内回声减低,神经损伤的两端部分可形成神经瘤(图 6-3-24~图 6-3-26)。

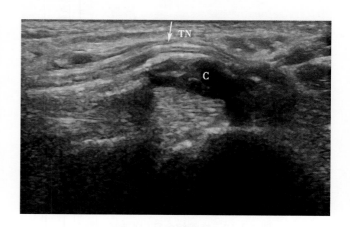

图 6-3-19 踝管综合征
TN 为胫神经,C 为囊肿,箭头所指为胫神经因囊肿卡压致神经变细

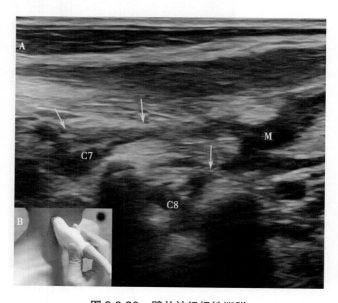

图 6-3-20 臂丛神经根性撕脱
A. 箭头处显示臂丛神经根性撕脱;B. 为扫查示意图

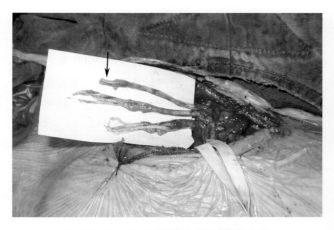

图 6-3-21 术中探查显示臂丛根性撕脱
箭头为臂丛神经断裂

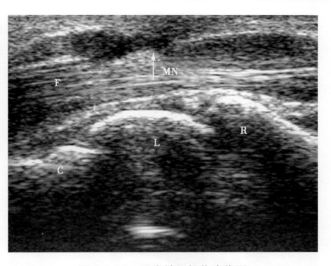

图 6-3-24 正中神经损伤声像图
F 为指屈肌腱,R 为桡骨,L 为月骨,C 为头骨,MN 为正中神经,箭头处为正中神经连续性中断,局部回声减低,两端神经瘤形成

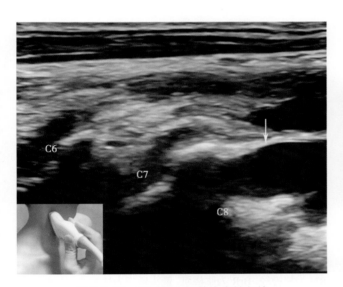

图 6-3-22 超声显示椎管旁囊性包块
白色箭头处为 C$_8$ 神经根断裂后椎旁形成的脑脊液囊肿

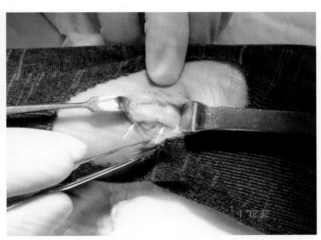

图 6-3-25 正中神经损伤术中图
白色箭头示正中神经损伤后两端瘤样膨大

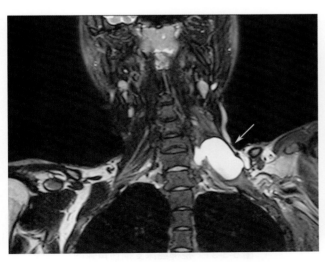

图 6-3-23 磁共振显示 C$_8$ 神经根处囊性包块
箭头处高信号为脑脊液囊肿

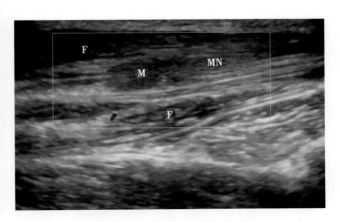

图 6-3-26 前臂正中神经损伤
MN 为正中神经,M 为神经损伤并神经瘤形成,F 为指浅屈肌及指深屈肌

（三）尺神经

声像图显示神经连续性完全或部分中断，中断区表现为紊乱的无回声或低回声结构（图6-3-27～6-3-29）。

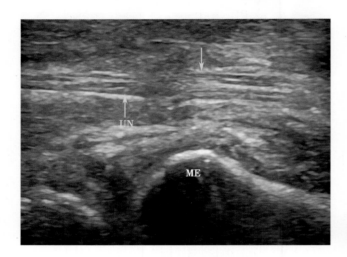

图 6-3-27　尺神经损伤声像图
UN 为尺神经，ME 为肱骨内上髁，箭头处为尺神经损伤瘢痕形成并周围组织粘连

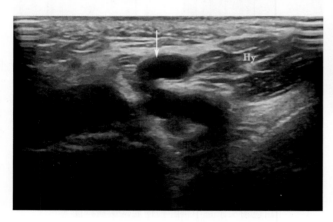

图 6-3-28　尺神经深支囊肿声像图
Hy 为小鱼际肌，箭头处为尺神经深支囊肿

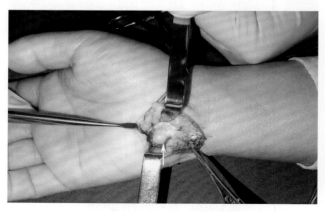

图 6-3-29　尺神经深支囊肿术中图
箭头处为尺神经深支囊肿

（四）桡神经

桡神经于桡神经沟处走行紧贴于肱骨上段，当创伤、刀砍伤或医源性原因可能将桡神经牵拉或断裂，致不同程度损伤。超声检查可以早期发现断裂水平并评估术后神经在吻合处的连续性。桡神经完全中断时，超声上显示神经的连续性中断，局部未见明确神经结构，神经断端可回缩增粗，有时可见神经瘤形成。但当神经局部完全被瘢痕组织包裹后，受瘢痕组织的挤压，神经可继发水肿、变性而导致神经结构难以分辨，此时超声常难以判断神经是否连续（图6-3-30、图6-3-31）。

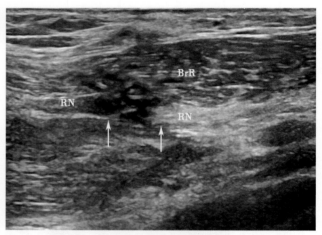

图 6-3-30　桡神经损伤声像图
RN 为桡神经，BrR 为肱桡肌，箭头所指为桡神经损伤断端声像图

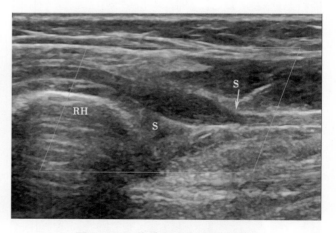

图 6-3-31　桡神经深支损伤声像图
RH 为桡骨颈，S 为旋后肌，箭头所指为桡神经深支（骨间背神经）变细，上方神经增粗

（五）坐骨神经及其分支

髋部外伤史是引起坐骨神经损伤的一个重要原因，可分为外伤直接损伤或手术损伤。臀部的坐骨神经是超声检查的重点，尤其当患者既往有髋臼骨折或股骨头后脱位、髋关节或股骨手术等病史时，除应观察神经本身的连续性、管径粗细、内部回声有无异常外，还需观察神经周围有无瘢痕组织、异常骨折片、骨痂、骨内固定位等。

声像图显示神经外膜增厚、回声增强，完全中断时显示神经走行连续性中断，内部线性回声不均并逐渐消失，神经走行弯曲（图6-3-32～图6-3-36）。

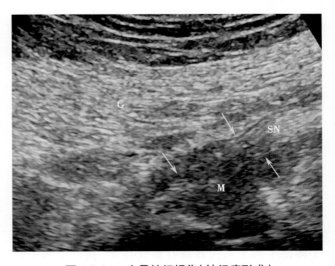

图6-3-34 坐骨神经损伤（神经瘤形成）
G为臀大肌，SN为坐骨神经，箭头所指可见坐骨神经增粗，回声减低，M为神经瘤

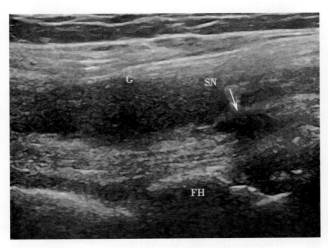

图6-3-32 坐骨神经完全断裂声像图
FH为股骨颈，G为臀大肌，SN为坐骨神经断裂处

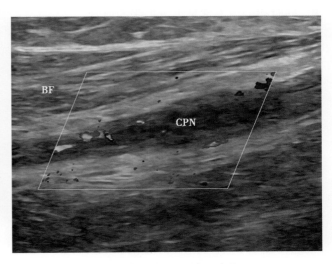

图6-3-35 腓总神经损伤声像图
BF为股二头肌，CPN为腓总神经，显示腓总神经增粗，回声减低，束状结构消失，彩色多普勒显示血流信号增多

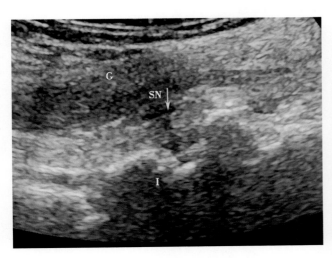

图6-3-33 坐骨神经不完全断裂声像图
G为臀大肌，I为髂骨，SN为坐骨神经，箭头所指为坐骨神经断裂处

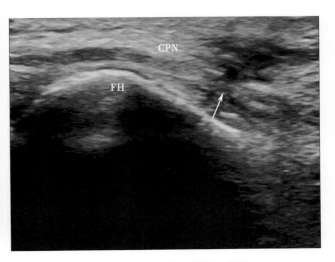

图6-3-36 腓总神经断裂声像图
CPN为腓总神经，FH为腓骨头，箭头所指为腓总神经断裂

三、周围神经占位性病变

（一）神经纤维瘤

分为两型，较常见的是Ⅰ型，主要累及周围神经，称为外周围型神经纤维瘤病，Ⅱ型较少见，又称为双侧听神经纤维瘤。神经纤维瘤病是一种累及多系统的常染色体显性遗传疾病。

神经纤维瘤病病理组织学上分多发结节型、丛状型和弥漫型。多发结节型可以发生在大的神经干，也可发生于小的皮神经，肿瘤为实性，出血和囊性变少见；丛状型好发于躯干部及上肢，常累及较大神经干的大范围并蔓延至其分支，形成大量沿神经走行的大小不一的不规则梭形膨大结节；弥漫型以头颈部多见，表现为神经组织在皮肤及皮下软组织内沿结缔组织间隙弥漫型生长并包绕正常组织结构，同时病变内部常见大量扩张的血管。

超声表现：孤立性神经纤维瘤声像图表现分为两种类型：①皮肤结节型：表现为皮下椭圆形均匀性低回声结节，境界清晰，其内部血流信号丰富；②神经干融入型：表现为外形规则低回声，两端显示低回声神经干，且神经干融入其至穿行于低回声之间。瘤体内部见较丰富血流信号。

Ⅰ型神经纤维病声像图表现分为多发结节型、丛状型和弥漫型3种类型：多发结节型：表现为皮下多发性低回声结节，境界清晰，呈圆形、卵圆形，彩色血流检查各个结节内部血流信号稀少；丛状型：一般累及较大范围神经干，声像图表现为肿胀增生的神经纤维扭曲变形，呈"串珠样"排列的低回声结节，中间有神经干相连，彩色血流检查显示结节内部血流信号均较丰富；弥漫型：表现为病变区皮肤及皮下脂肪层明显增厚，回声弥漫型增高，典型表现为高低回声间杂有序的"羽毛状"排列或欠规整的"鱼鳞状"排列。彩色血流检查病变区域可见丰富血流信号伴局部血管瘤样扩张（图6-3-37～图6-3-42）。

鉴别诊断：

1. 神经鞘瘤 与神经纤维瘤都是来源于神经鞘膜的良性肿瘤，清晰地显示瘤体和神经干的关系是重要的鉴别点。瘤体与神经干相邻并于瘤体两端将神经外膜撑起形成高回声三角是神经鞘瘤典型声像，神经鞘瘤边界清晰，外形规则，容易合并囊性变，手术容易剥离而不伤及神经干的连续性。而结节性神经纤维瘤神经干融入瘤体内部极少发生囊性变，手术会截断神经干，合并典型的皮肤牛奶咖啡斑是临床特征性表现。丛状型和弥漫型神经纤维瘤病表现特异性强，易与神经鞘瘤鉴别。

2. 皮脂腺囊肿 为潴留性囊肿并非真正的肿瘤。表面皮肤稍隆起，皮肤表面见小黑点是其特征性临床表现。彩色血流检查囊内无血流信号显示。神经纤维瘤表现为实性低回声伴丰富血供，皮肤表现多为牛奶咖啡斑容易鉴别。

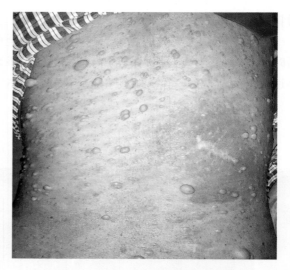

图 6-3-37 全身多发神经纤维瘤病体表外观图

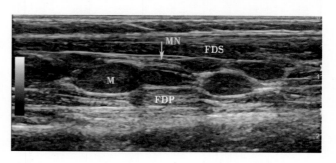

图 6-3-38 全身多发神经纤维瘤病声像图（累及正中神经）
FDS 为指浅屈肌，FDP 为指深屈肌，MN 为正中神经，M 为多发神经纤维瘤

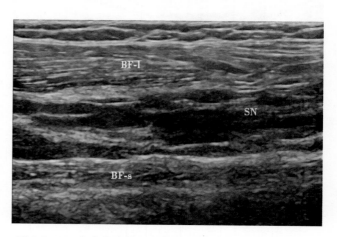

图 6-3-39 全身多发神经纤维瘤病声像图（累及坐骨神经）
BF-l 为股二头肌长头，BF-s 为股二头肌短头，SN 为坐骨神经，游标卡尺为坐骨神经增粗，多发神经纤维瘤

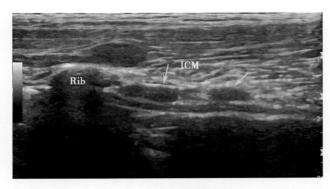

图 6-3-40　全身多发神经纤维瘤病声像图(累及肋间神经)
Rib 为肋骨,ICM 为肋间肌,箭头所指为肋间多发神经纤维瘤

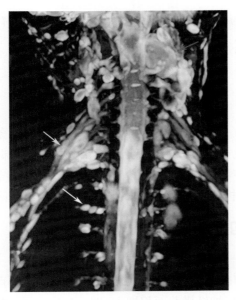

图 6-3-41　全身多发神经纤维瘤病 MRI 影像图
红色箭头所指为颈部迷走神经多发神经纤维瘤,黄色箭头所指为臂丛神经束水平多发神经纤维瘤,白色箭头所指为肋间神经多发神经纤维瘤

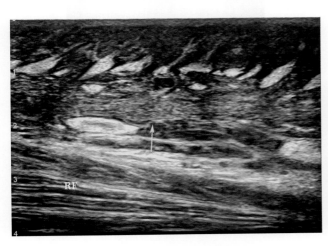

图 6-3-42　弥漫型神经纤维瘤病
RF 为股直肌,箭头所指为皮下型神经纤维瘤病

(二)神经鞘瘤

神经鞘瘤又称施万细胞瘤,是源于施万细胞的良性肿瘤,可单发或多发于身体任何部位神经干或神经根,是周围神经最常见的肿瘤之一。肉眼观有完整的包膜,常压迫邻近组织与其发生的神经粘连在一起,有时伴有出血或囊性变。临床上神经鞘瘤多发生于头、颈及肢体的神经主干,其次是四肢屈侧,尤其靠近肘、腕和膝关节处。神经鞘瘤生长缓慢,常表现为无痛性软组织肿块,压迫神经时可引起相应的症状和体征。

超声表现椭圆形肿物、边界清晰光滑、内部为低回声(部分伴有囊性变)、后方回声增强;CDFI 示:瘤内可见血流信号。这些表现不具有特征性,只有在肿物一端或两端发现与神经相连时,方能与其他软组织肿物进行鉴别。因此,超声检查发现沿神经走行分布,有明显包膜的低回声肿物,并与其他软组织肿物进行鉴别排除后,应想到神经源性肿瘤,此时应在肿物两端尽可能仔细扫查,寻找与肿物相连的神经干,确定肿物与神经或血管的关系。一旦发现肿瘤两端有明确神经走行即可确诊(图 6-3-43~图 6-3-45)。

鉴别诊断:神经纤维瘤详见上述;皮下脂肪瘤,为皮下脂肪层内团块,无包膜,一般呈高回声和等回声,体积较大时可表现为低回声,加压时可轻度压扁。

(三)创伤性神经瘤

1. 神经离断性神经瘤　神经外膜的条状强回声及神经束线性强回声连续性完全中断、损伤区为紊乱的无回声或低回声结构,神经近端直径增粗、分布欠均匀,正常神经的线性回声消失(图 6-3-46)。

2. 残端神经瘤　神经的末端局部膨出,呈梭状低回声与周围组织粘连(图 6-3-47)。

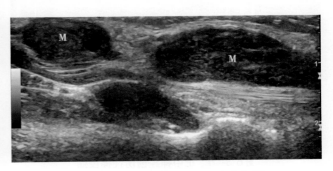

图 6-3-43　上肢多发神经鞘瘤声像图
M 为神经鞘瘤

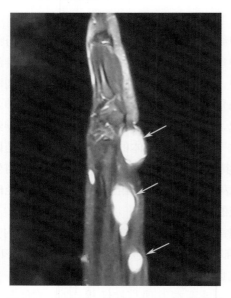

图 6-3-44　上肢多发神经鞘瘤 MRI 影像图
黄色箭头所指为神经鞘瘤

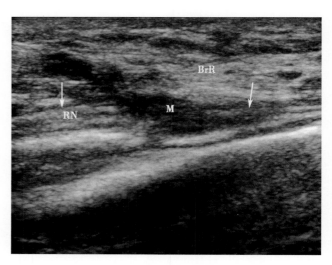

图 6-3-47　残端神经瘤
RN 为桡神经，BrR 为肱桡肌，M 示神经末端呈瘤样膨出

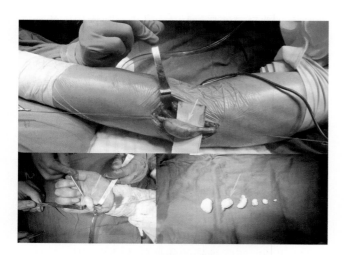

图 6-3-45　上肢多发神经鞘瘤术中图
黄色箭头所指为神经鞘瘤

3. 不完全创伤性神经瘤　神经外膜的条状强回声及神经束线性回声连续或部分中断，内部点、线性回声不清，伴有不规则低回声，损伤的近端部分膨出，呈梭状低回声，不均匀，与周围软组织有粘连。

四、其他

（一）神经纤维脂肪瘤

声像图显示神经纤维增粗，呈强回声，点状回声模糊，神经横截面积增大（图 6-3-48～图 6-3-49）。

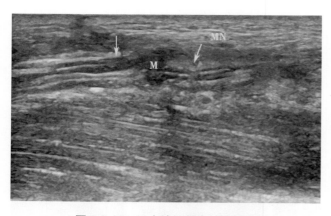

图 6-3-46　正中神经创伤性神经瘤
MN 为正中神经，箭头为两端正中神经增粗，M 示神经损伤形成神经瘤

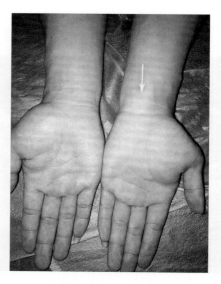

图 6-3-48　正中神经神经纤维脂肪瘤病体表外观图
箭头所指为体表患处

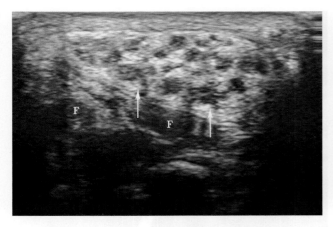

图 6-3-49　正中神经神经纤维脂肪瘤病声像图
F 为指屈肌腱，箭头所指为正中神经纤维脂肪浸润

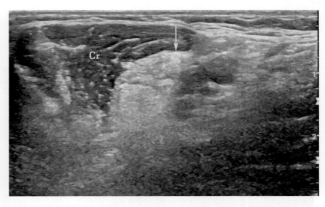

图 6-3-51　上肢肌皮神经神经纤维脂肪浸润短轴声像图
Cr 为喙肱肌，黄色箭头所指为神经纤维脂肪浸润异常回声

（二）神经局部脂肪浸润

超声表现为神经外膜可见强回声包绕，无明显包膜，彩色多普勒未见明显血流显示（图 6-3-50～图 6-3-54）。

（三）黑色素性神经鞘瘤

超声表现为神经明显增粗，回声减低，横截面积增大，束状结构消失，部分呈瘤样改变（图 6-3-55～图 6-3-58）。

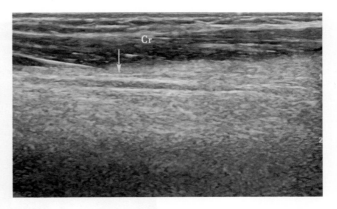

图 6-3-52　上肢肌皮神经神经纤维脂肪浸润长轴声像图
Cr 为喙肱肌，黄色箭头所指为神经纤维脂肪浸润异常回声

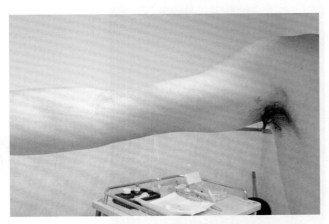

图 6-3-50　上肢肌皮神经神经纤维脂肪浸润体表外观图
黄色箭头所指处为上臂肌肉萎缩

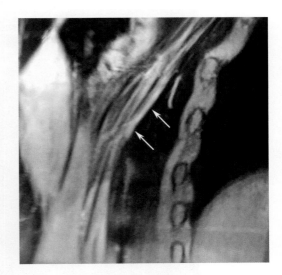

图 6-3-53　上肢肌皮神经神经纤维脂肪浸润 MRI 影像图
箭头所指为神经纤维脂肪浸润

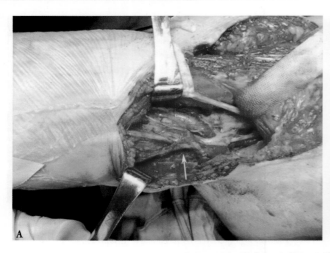
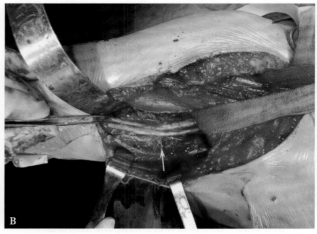

图 6-3-54　腋窝处上肢肌皮神经神经纤维脂肪浸润术中图
A. 为神经纤维脂肪浸润清理前；B. 为清理后，箭头示脂肪清理后露出的神经

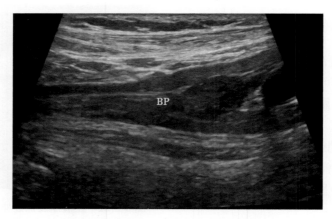

图 6-3-55　臂丛神经黑色素性神经鞘瘤长轴声像图
BP 为臂丛神经，显示神经明显增粗，回声减低

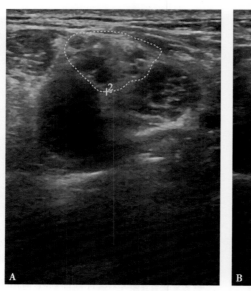
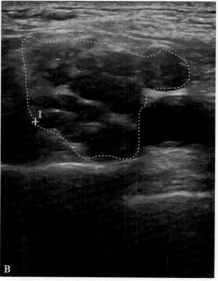

图 6-3-56　臂丛神经黑色素性神经鞘瘤短轴声像图
A. 为正常臂丛神经横截面积；B. 为病变侧，显示神经横截面积增大

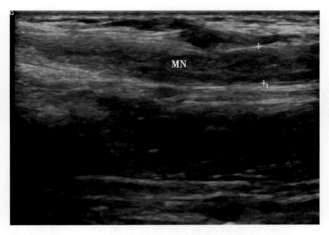

图 6-3-57 正中神经黑色素性神经鞘瘤长轴声像图
MN 为正中神经，显示神经增粗，回声减低

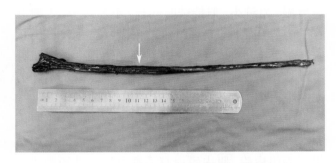

图 6-3-58 正中神经黑色素性神经鞘瘤术中图
箭头所指处为切除的正中神经

第四节 临床意义

以往临床上诊断周围神经病变主要依靠其临床表现、物理检查、神经 - 电生理检查及 X 线检查，通过这些检查可基本判定病变的神经，因此这些方法被认为是诊断周围神经病变的基础。其中神经 - 电生理检查被认为是诊断外周神经病变的"金标准"。尤以肌电图（electromyogram，EMG）中对神经传导速度的测定最具有临床意义。因神经 - 电生理检查有创及部分患者疼痛难忍而不能反复检查，且不能反映神经病变的详细信息（神经与周围组织的关系、神经周围的毗邻结构、神经自身形态的变化等），因此不能为临床提供更翔实的信息。X 线检查只能显示神经周围有无骨折、骨质有无增生及关节有无脱

位等，不能直接显示神经的形态和走行及周围软组织的情况，对神经病变的诊断也有一定的局限性。而超声作为周围神经疾病诊断的新方法，可以观察神经的形态连续性、粗细、水肿、周围粘连、有无病变等，恰能弥补传统检查方法的不足，并能对传统检查方法做出补充和验证。从而减少了临床医生治疗的盲目性及患者的痛苦和负担。

以前的学者认为对椎间孔内神经节前损伤，超声无法显示椎间孔内的情况，神经根型颈椎病时，超声常无法显示神经受压的部位，但经过长时间的探索及临床检验，现在超声显示椎间孔内的病变已成为可能，因此超声检查结果对操作者的经验依赖度高，检查者应熟悉周围神经的走行和局部解剖关系。但由于超声分辨力的限制、无法突破骨骼遮挡的局限性，在显示臂丛神经时，T_1 受到骨骼遮挡无法显示。

（陈定章）

参 考 文 献

1. Povlsen S，Povlsen B. Diagnosing Thoracic Outlet Syndrome：Current Approaches and Future Directions. Diagnostics（Basel），2018，8（1）：21.

2. Probst D，Stout A，Hunt D. Piriformis Syndrome：A Narrative Review of the Anatomy，Diagnosis，and Treatment. PM R，2019，11 Suppl 1：S54-S63.

3. 陈定章，郑敏娟，丛锐，等. 高频超声在臂丛椎间孔内神经根损伤及病变诊断中的应用. 中华超声影像学杂志，2011（08）：699-702.

4. 陈定章，丛锐，周晓东，等. 高频超声在上肢外周神经损伤中的诊断价值. 中国超声医学杂志，2005（09）：705-706.

5. 陈定章，周晓东，丛锐，等. 高频超声在正常臂丛神经检查中的应用. 中华超声影像学杂志，2006（04）：307-308.

6. 郝纪锟，张航，陈定章，等. 超声联合电生理检查在胫与腓总神经损伤诊断中的应用. 中国超声医学杂志，2017，33（07）：635-638.

7. Gong W，Wang J，Huang L，et al. Diagnosis of cervical plexus tumours by high-frequency ultrasonography. BMC Med Imaging，2021，21（1）：148.

第七章　肌肉病变超声检查

第一节　概　述

骨骼肌又称横纹肌、随意肌，是人体最大的器官，其位置相对表浅，易于使用高频超声检查。随着超声仪器分辨力的提高和高频超声探头技术的改进，超声在肌肉骨骼系统疾病中的临床应用越来越广泛，是目前评价肌肉疾病首选的影像学检查方法。

高频超声能够显示肌束、肌肉内纤维脂肪隔、肌肉内腱膜等细微结构。另外超声成像可在多角度、多平面内获取，并可在肌肉运动过程中实时成像。彩色多普勒血流显像、超声造影及超声弹性成像技术的综合应用，可以获得肌肉体积、回声、羽状角、彩色多普勒血流信息分布、肌肉血流灌注以及肌肉弹性等多个参数，有利于评价肌肉的功能状态，为肌肉的急慢性病理改变提供有用的实时反馈。但是，超声成像存在成像范围局限的弊端，尽管全景成像技术能够部分改善这一弊端，但大部分情况下，超声仍无法提供肌肉的整体影像，不利于临床医师的直观理解和沟通。MRI 能够提供多角度、多层面的系列整体图像，有利于临床医师直观理解病变位置和范围。另外，超声检查对早期肌肉水肿的诊断敏感性低于 MRI。MRI 的不足在于耗时、费用较高，部分患者存在幽闭恐惧症无法进行检查。

第二节　超声检查技术

一、超声应用解剖

骨骼肌（skeletal muscle）为横纹肌，分布于身体各部，约占体重的 30%～45%。每一个肌肉都具有一定的形态、结构和辅助装置。不同肌的形态大小各异，可大概分为长肌、短肌、阔肌和轮匝肌。虽然不同肌肉形态差异明显，但是每一块肌肉都由肌纤维和间质结缔组织组成。

肌纤维即肌细胞，根据肌纤维的收缩速度，人体的骨骼肌主要分为两大类：Ⅰ型纤维（慢收缩纤维）和Ⅱ型纤维（快收缩纤维）。Ⅰ型纤维较细，收缩速度慢，力量小，但持续时间长，不易疲劳，主要存在于姿势性肌肉。Ⅱ型纤维较粗，收缩速度快，力量大，易疲劳。人体内的骨骼肌都是由不同类型肌纤维混合组成的，但不同个体、不同年龄以及不同的肌肉中，两种类型肌纤维的比例有所不同。

肌肉的细胞外结缔组织由内到外依次为：肌内膜、肌束膜和肌外膜。肌纤维外面包裹的纤维结缔组织为肌内膜，肌内膜内有毛细血管和神经构成的广泛联络。若干肌纤维聚集排列呈束状，称为肌束，被纤维脂肪性分隔（即肌束膜）包裹，其主要成分为结缔组织、血管、神经和脂肪。若干肌束聚集在一起，形成单块肌肉，由肌外膜包裹，肌外膜为致密结缔组织，将其与其他肌肉区分开。肌纤维、肌束膜、肌外膜可以汇聚延续成强韧的腱膜组织或直接与肌腱相连，进而与骨相连，完成力的传导。

二、适应证

适应证包括：肌肉解剖变异；肌肉创伤及合并症评估；肌肉弥漫性病变，如炎症性病变，神经源性肌肉病变；肌肉肿瘤及瘤样病变。

三、超声检查方法与声像图

（一）仪器与体位

根据患者体型、检查部位、肌肉位置深度选择相应探头，表浅者选用 12MHz 及以上频率探头。肌肉发达、肌肉位置深在时，需选择 5～7MHz 探头，甚至 2～5MHz 的凸阵探头。

（二）超声检查规范及正常声像图

肌肉的超声检查时应充分暴露扫查区域，采用连续短轴和长轴切面完整评估，观察肌束与肌腱、腱膜的连续性。通过双侧对比扫查、探头加压扫查、肌肉松弛与收缩状态下对比扫查等多种方法，进一步明确肌肉是否存在形态、结构、回声的异常。

正常肌肉整体呈现为中 - 低水平回声，肌肉外周的肌外膜与深筋膜呈连续的薄层高回声包绕在肌肉周边。肌内的多条高回声分隔对应于肌束与肌束间的纤维脂肪隔，而低回声部分对应不同大小的肌束。肌肉肌腱连接处的形态及长短，不同的肌肉有所变化。长轴切面，低回声肌束与高回声纤维脂肪隔依次略呈平行状排列，逐渐融合或汇聚至腱膜、肌腱处（图 7-2-1）。短轴切面，肌肉外形依据不同的部位呈圆形、椭圆形、凸透镜状或不规则形，低回声的肌束之间被短棒样高回声分隔，排列有序。

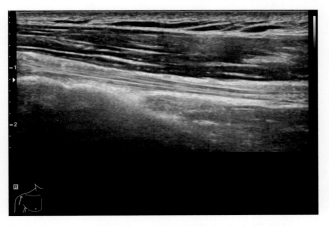

图 7-2-2 正常肱二头肌长头肌腱长轴切面声像图
显示肌腱由纤细高回声线紧密排列构成

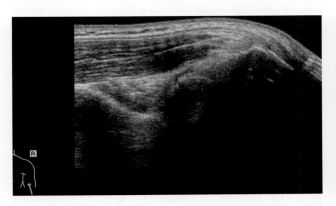

图 7-2-1 正常肱三头肌长轴切面声像图
显示肌肉由低回声肌束与高回声肌间隔组成，肌肉周边为高回声肌外膜及深筋膜，肌肉向远端与肌腱相延续，肌腱呈高回声附着于骨表面

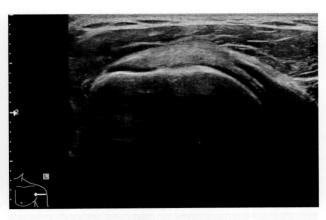

图 7-2-3 肩胛下肌腱长轴切面声像图
显示肩胛下肌腱于肱骨小结节附着处回声减低，为各向异性伪像所致，不要误认为肌腱末端病

肌肉的形态、回声与患者的年龄、性别、运动状态关系密切。常年运动者，肌肉体积饱满，肌束增粗，肌肉整体回声偏低。老年人，肌肉体积缩小，肌肉内脂肪组织的沉积等因素使得肌肉回声有所增强。

与肌肉相比，肌腱呈高回声。肌腱的长轴切面由纤细的线状高回声紧密排列而成，高回声线之间夹杂少许低回声。短轴切面肌腱呈多发点状高回声。肌腱的声像图形态与其解剖特征一致。有腱鞘包绕的肌腱，肌腱周围可能显示少许正常腱鞘内液体，一般厚度在 1～2mm（图 7-2-2）。

四、超声检查注意事项

注意肌肉的收缩和舒张状态，特别在病变超声随访过程中，要保持肌肉状态前后一致。

肌肉、肌腱均存在各向异性伪像，肌腱更为明显，在肌腱走行方向改变处如肌腱附着区一般回声明显减低（图 7-2-3）。超声检查时应随时调整探头

声束与所扫查肌肉、肌腱之间的角度，避免因各向异性伪像带来错误诊断。

发现病变时，特别注意进行双侧对比、肌肉肌腱主动及被动活动下动态观察。

位置表浅的细小肌肉与肌腱应涂抹多量耦合剂或加用导声垫。

第三节 肌肉常见病变的诊断与鉴别诊断

一、肌肉损伤

1. 病因及病理 根据创伤的发生机制分为直接损伤和间接损伤。直接损伤见于接触性运动、车祸、枪弹伤或锐器伤，其中接触性、钝性闭合损伤最常见，损伤部位位于直接接触处，通常导致肌肉挫伤和血肿。间接损伤大部分为牵拉伤，最常见的原

因是肌肉收缩和拉伸，大多数与运动相关，常发生于短跑运动或是从事需要快速奔跑的运动项目的人，如橄榄球、足球、篮球运动员等。此类损伤易发生于跨越两个关节的肌肉，下肢最常受累，如腘绳肌、股直肌、腓肠肌内侧头等较为多见，并且多累及近端。间接损伤最常见的损伤部位是肌肉 - 肌腱/腱膜连接处，该部位是肌肉收缩产生的力传递向肌腱的主要部位。另外一个常见的部位是肌肉 - 筋膜连接部（肌纤维与肌束膜或筋膜之间的连接），故而在半羽肌的边缘或羽状肌及环羽肌的中心可以见到，导致肌肉在筋膜下回缩。有些肌肉有内在腱膜（如股直肌），损伤可发生在肌腹的中间部分。

2. 临床表现 肌肉损伤时首先表现为局部疼痛，同时出现肌肉功能不同程度的丧失。完全断裂者，肌肉失去收缩功能。出血后，受到重力作用影响，皮肤瘀斑的位置常常低于损伤区域。

3. 超声表现 肌肉损伤的超声表现取决于病变的严重程度和发展阶段。

（1）肌肉挫伤：受累肌肉肿胀，由于出血和水肿，局部肌肉回声不均匀增强，边界不清。但肌束走行基本清晰，无断裂表现（图7-3-1），彩色多普勒血流显像（CDFI）可见局部血流信号增多。

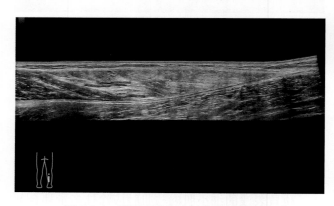

图 7-3-1　踢踏所致肌肉挫伤表现声像图
腓肠肌内侧头长轴切面声像图显示局部明显肿胀，肌肉内片状回声增强，边界不清晰

（2）肌肉牵拉损伤与撕裂：根据损伤及撕裂的严重程度和声像图表现可以分为4级。0级，患者损伤疼痛处，声像图未能发现异常。Ⅰ级撕裂，肌纤维结构轻微破坏，声像图显示细微异常，包括肌肉局灶低回声或高回声区，腱膜肿胀。Ⅱ级撕裂，肌肉部分撕裂，肌纤维连续性中断伴局部血肿形成。Ⅲ级撕裂为完全撕裂，声像图显示局部肌肉的正常结构消失，肌纤维连续性中断，肌腹挛缩（图7-3-2）。撕裂范围较大时，肌肉内可见撕裂的肌肉断端，断裂

间隙为低至无回声血肿填充，探头加压扫查时可见肌肉断端在血肿区域自由漂浮，称作"垂铃征"。完全撕裂时，肌肉断端回缩类似软组织肿块（图7-3-3）。

横断面测量肌肉损伤的面积范围有一定的判断预后价值，范围大者康复恢复时间更长。

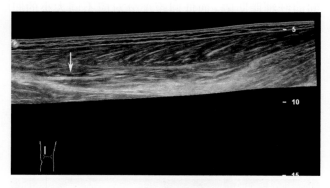

图 7-3-2　肌肉部分撕裂声像图
股二头肌长轴切面声像图显示股二头肌部分撕裂，局部肌束 - 肌外膜连接处连续性中断，可见低回声区（↓）

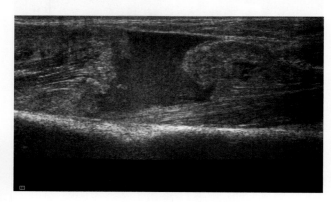

图 7-3-3　肌肉完全撕裂声像图
肱二头肌长轴切面声像图显示肌肉完全撕裂，局部肌肉挛缩呈肿块样，断端填充点状中低回声为新鲜出血

（3）血肿：是肌肉损伤后常见的并发症，特别是肌肉撕裂时几乎都伴有血肿，其大小与损伤的程度有关。血肿的声像图随时间而变化，新鲜大量出血，局部为液性无回声。出血与组织混杂分布，呈强回声，边界不清。数小时后凝血块形成，表现为均匀的低回声，边界逐渐清晰（图7-3-4）。4～6天后血肿液化变为均匀的无回声，内无明显血流信号。随着时间发展，血肿逐渐吸收，体积缩小甚至消失。

4. 鉴别诊断及临床意义 肌肉损伤的超声诊断并不困难，结合病史多能获得明确诊断。值得注意，小腿腓肠肌内侧头的牵拉损伤，临床表现与急性小腿深静脉血栓形成、腘窝囊肿破裂后表现相似。三者又可能具有相同的运动病史，容易漏诊和误诊。因此，超声扫查时应注意双侧对比，并对患者疼痛处重点扫查。

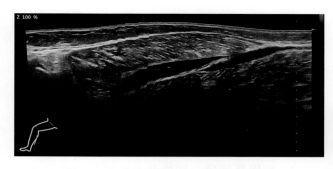

图 7-3-4　腓肠肌内侧头长轴切面声像图
显示腓肠肌内侧头与比目鱼肌之间低回声血肿形成，血肿内可见条索样强回声

超声检查可以敏感地发现肌肉有无损伤及程度如何，但相较 MRI 容易低估损伤的范围。对于肌肉完全撕裂后，临床表现为软组织肿块的患者，可以有效地进行鉴别。如果肌肉撕裂后血肿较多，还可以在超声引导下进行抽吸治疗。血肿吸收后超声随访显示腔隙消失，局部为强回声的结缔组织瘢痕替代，提示患者可以逐渐恢复运动。

二、骨化性肌炎

1. 病因及病理　是发生于肌肉内的异位骨化，可发生在任何部位的肌肉中，四肢肌肉尤其是股四头肌最常受累。骨化性肌炎是一个良性、自限性疾病，其发生机制目前仍不清楚，可能来源于肌肉挫裂伤或者慢性微损伤，但在高达 50% 的病例中没有确切的创伤史。挫伤之后，可在 4～5 日至数周时触及包块。早期症状包括持续疼痛和肿胀，疼痛可随活动而加重，2～3 周后逐渐降低。骨化性肌炎完全发展成熟通常需要 6～12 个月。

2. 临床表现　多发生于青少年，尤其是爱好体育运动者，男性多见。80% 病例发生于四肢的肌肉内，特别是下肢的股四头肌、臀部肌肉和上肢的屈肌。临床上表现为局部肿块，可有疼痛感，60%～70% 病例有外伤病史。临床上分为 IV 期，即炎症反应期、活跃期、成熟期、恢复期。炎症反应期表现为软组织肿物明显增大，肿胀；活跃期表现为局部皮温升高，压痛明显，肿块质硬；成熟期病灶周边出现骨壳，触之坚硬，不可推动，可导致关节功能受限；恢复期病灶多停止生长并逐渐缩小，甚至可完全消失，具有一定的自限性。

3. 超声表现　早期表现为肌肉内的卵圆形低回声包块，中心部呈稍高回声区。随着病变的成熟，形成典型的区带样结构，周边为一薄的低回声带，包绕较大的稍高回声区，稍高回声区中心内又可见

低回声，内部和周边可见血流信号。病变逐渐成熟，低回声带逐渐骨化而回声不断增高，形成蛋壳样强回声。随着骨化的不断进展，成熟期可见多发密集强回声团（图 7-3-5），后伴有明显声影。

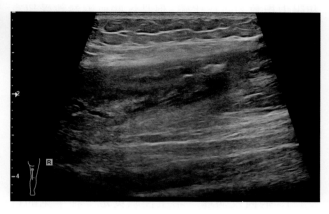

图 7-3-5　骨化性肌炎声像图
大腿后方肌肉拉伤，长轴切面显示半腱肌纤维结构模糊，呈低回声，内见片状强回声

4. 鉴别诊断与临床意义　早期骨化性肌炎超声表现缺乏特异性，容易误诊，需要与软组织肉瘤进行鉴别，如将病变误认为肿瘤而手术可造成不必要的治疗，诊断时需要密切结合患者的病史和影像学资料，必要时进行密切随访。中晚期骨化性肌炎需与含钙化或骨化的软组织肿瘤进行鉴别，但有时与骨外骨肉瘤鉴别困难，可行 MRI 检查或穿刺活检进一步明确诊断。

三、肌肉炎性病变

（一）特发性炎症性肌病

1. 病因及病理　特发性炎症性肌病是累及骨骼肌为主的自身免疫性疾病，为非化脓性炎性疾病。根据临床表现、组织病理学特征，特发性炎症性肌病可分为三种主要类型：多发性肌炎、皮肌炎和散发性包涵体肌炎。此类疾病的诊断具有重要的临床意义，因为可以通过应用糖皮质激素、免疫抑制药、静脉注射免疫球蛋白而得到治疗。

2. 临床表现　多发性肌炎女性好发，临床表现为肢体近端对称性肌无力，特征为中、重度肌肉无力和肌肉内自身免疫反应。诊断主要依据为肢体近端对称性肌无力、伴或不伴疼痛、血清肌酸激酶增高、肌电图异常，组织学检查显示肌纤维坏死、变性，伴有单核细胞浸润、伴或不伴周边肌纤维萎缩。皮肌炎患者同时合并皮疹，典型皮疹分布在面部、胸壁和四肢伸侧。包涵体肌炎多见于老年人，为进展缓慢的肌肉无力和萎缩，多累及四肢肌肉。

3. 超声表现　炎症性肌病时，受累肌肉回声增强，但无特异性（图7-3-6）。肌肉内的血流信号能够反映肌肉炎性活动程度，可进行病情随访。早期使用能量多普勒进行定量分析，还可进行血流速度和阻力指数的随访比较，但是这些血流参数受超声设备和扫查切面影响，超声造影定量分析可能更有帮助。

4. 鉴别诊断与临床意义　特发性炎症性肌病的超声表现无特异性，根据受累肌肉数量较多且结合病史，可以做出提示诊断。超声检查的临床意义在于随访病情变化。超声弹性成像和超声造影血流灌注评估肌肉的功能状态值得深入研究。

（二）增生性肌炎

1. 病因及病理　增生性肌炎是一种罕见的自限性肌内炎性病变，以肌肉内结节状成纤维细胞和肌成纤维细胞性增生为特征。大体病理呈肌肉内瘢痕样硬结，镜下可见肌束间大量增生的细胞，这些细胞很像神经节细胞或横纹肌母细胞。

2. 临床表现　好发于中老年人，容易累及躯干肩胛带的扁平肌，特别是胸大肌、背阔肌和前锯肌。主要表现为肌肉内快速增长的肿块，部分可有疼痛和触痛。

3. 超声表现　受累肌肉内混合回声团块，典型者长轴切面显示团块内为多发肿胀肌束，回声增强，周边为低回声包绕，短轴切面呈地图状外观（图7-3-7），内可探及血流信号。

4. 鉴别诊断与临床意义　增生性肌炎临床表现酷似肿瘤，但本病具有自限的特点。声像图具有一定的特征性，可避免不必要的手术，但需要与边界不清的肌内脂肪瘤进行鉴别，肌内脂肪瘤发病时间长，病变逐渐长大，无明显疼痛，病变内部无明显血流信号，鉴别困难者可行MRI或超声引导下穿刺活检明确诊断。

（三）脓性肌炎和肌肉脓肿

1. 病因及病理　脓性肌炎主要是由化脓性细菌感染所致，可发生于任何肌肉，但好发于下肢肌肉，特别是股四头肌、臀肌、髂腰肌。该病好发于热带区域，易感因素包括吸毒、免疫缺陷患者、糖尿病，也可继发于肌肉创伤和局部血肿，常见致病菌为金黄色葡萄球菌、大肠埃希菌、化脓性链球菌和结核分枝杆菌。

2. 临床表现　好发于儿童和年轻人，大多数感染局限在单一筋膜腔室。感染初期受累肌肉钝痛，触诊变硬，局部压痛明显，伴或不伴发热，脓肿形成后可触及波动，周围局部淋巴结肿大。

3. 超声表现　感染早期（炎症期）肌肉肿胀，超声表现与正常肌肉表现正好相反，肌纤维回声增高，而纤维脂肪分隔因炎性渗出回声相对较低，内部血流信号丰富。随着时间发展，早期脓肿形成时，可见病变内部小片的无回声。脓肿逐渐扩大，伴有坏死和脓性液体的积聚，低回声液体内透声差，可见碎片漂浮，有时可见液液平面（图7-3-8）。如果是产气杆菌引起感染，脓肿内可见气体样强回声。脓肿周边及分隔上可见较丰富血流信号。

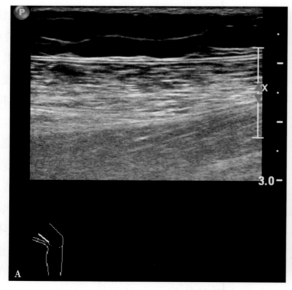
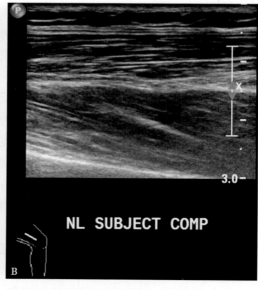

图7-3-6　多发性肌炎患者股内侧肌长轴切面声像图
A. 显示患者的股内侧肌回声弥漫性增强，肌束纹理隐约可见；B. 为正常志愿者同一块肌肉的对比显示

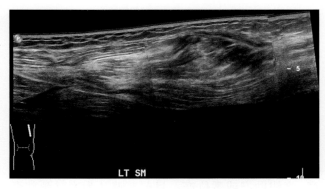

图 7-3-7 增生性肌炎声像图
左侧（LT）半膜肌（SM）增生性肌炎，长轴切面显示肌肉局部肿胀，回声减低，肌束结构存在

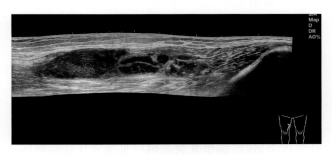

图 7-3-8 肌肉脓肿声像图
男性，糖尿病患者，右下肢疼痛两周。股内侧肌内可见大片状低 - 无回声区，边界欠清，内透声差，可见碎片漂浮，探头加压可见液体流动

4. 鉴别诊断及临床意义 肌肉脓肿需要和血肿进行鉴别。感染时筋膜结构和纤维间隔的破坏较为常见，而在创伤和肿瘤中相对少见，再结合临床症状，如发热、寒战、白细胞增高、淋巴结肿大、血沉增快等，可协助进行正确的诊断。脓性肌炎所致的脓肿还应与骨髓炎继发所致的脓肿进行鉴别，脓性肌炎所致的脓肿多在肌肉中心，而骨髓炎导致的脓肿沿着骨皮质表面分布，除此之外，超声还可以观察到骨膜抬高，液体将骨膜和皮质分开。当脓肿形成时，超声引导下穿刺抽液细菌培养可明确诊断。

四、骨筋膜室综合征

1. 病因及病理 骨筋膜室指骨、骨间膜、肌肉间隔和深筋膜围成的区域。各种原因引起骨筋膜室内压力增高而致其内肌肉和神经急性缺血、缺氧而导致的一系列症状和体征称为骨筋膜室综合征（osteofascial compartment syndrome）。常见病因有内容物体积增加如肌肉损伤所致水肿，或者骨筋膜室容积骤减如敷料包扎过紧、局部严重压迫等。其病理变化主要是骨筋膜室内压力增加超过动脉压后，造成血液循环阻断，进而引起组织缺血水肿，压力进一步增加，形成缺血 - 水肿的恶性循环。

2. 临床表现 早期以局部症状为主，表现为持续性剧烈疼痛，进行性加剧。患处皮肤红肿，皮温增高，触痛明显。虽然肢体远端动脉搏动仍可触及，但并不说明肌肉内血运良好。一旦诊断明确应及时进行筋膜切开减压术，恢复血液循环，防止肌肉坏死。

3. 超声表现 患侧肌肉体积增大，肌外膜隆起，明显突出。位于纤维脂肪隔旁的肌束回声可正常，其余的肌纤维回声增强。双侧对比检查，可估计患侧肌肉的肿胀程度。当肌肉由缺血向坏死进展时，肌肉失去正常结构，肌内出现渗液表现为不规则无回声。随病情进展，无回声区域内由于肌肉溶解坏死可出现高回声碎屑。

4. 鉴别诊断与临床意义 骨筋膜室综合征没有特征性的声像图表现，诊断需结合病史和临床症状。超声检查的价值在于除外其他需要与骨筋膜室综合征进行鉴别的疾病，如肌肉内巨大血肿、急性深静脉血栓及腘窝囊肿破裂等。

五、横纹肌溶解症

1. 病因及病理 横纹肌溶解症（rhabdomyolysis）是以肌肉坏死和肌细胞内容物释放进入循环系统为特征的综合征。常见的原因有创伤、缺氧（包括骨筋膜室综合征），较少见的如感染、药物、毒素及其他因素均可引起横纹肌溶解。创伤见于运动员、新兵等劳累性横纹肌溶解和肌肉挤压损伤。缺氧多由急性外周动脉阻塞所致。药物成瘾者，特别是吸毒者中严重的横纹肌溶解症显著增加。

2. 临床表现 横纹肌溶解症患者主诉的典型三联征为肌肉疼痛、无力和深色尿，但 1/2 以上的患者可能没有肌肉症状，偶尔也有患者发生剧痛，近端肌群（如大腿和肩部）以及腰部和小腿的肌肉疼痛通常最为显著。由于横纹肌溶解会导致急性肾功能衰竭、继发高钾血症及弥散性血管内凝血，因此及时诊断非常重要。诊断主要基于临床和生化指标，肌酸激酶（creatine kinase，CK）水平通常显著升高，并可能存在肌肉疼痛及肌红蛋白尿。病情轻则为无症状的血清肌酶升高，病情重则出现肌酸激酶极度升高、电解质紊乱和急性肾损伤并危及生命。

3. 超声表现 横纹肌溶解症的声像图表现为病变肌肉弥漫性肿大，回声增强，呈"云雾状"。肌束结构可模糊、不清晰，肌间出现多发低或高回声区（图 7-3-9）。在药物成瘾者及癫痫患者中，臀肌最常受累。

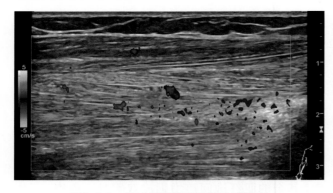

图 7-3-9　运动性横纹肌溶解症声像图

右前臂长轴切面声像图，显示屈肌群明显肿大，肌束结构欠清晰，回声增强，CDFI 显示血流信号增多

4. 鉴别诊断及临床意义　横纹肌溶解症的声像图表现可类似脓肿，后者多伴发热和白细胞增高，结合临床病史有助于鉴别。横纹肌溶解合并感染也可引起发热，当诊断不明确时应尽早对病变进行穿刺抽吸，无并发症的横纹肌溶解症，抽吸物为清澈的浆液性液体。外伤后血肿的表现也可类似横纹肌溶解，但血肿通常与肌红蛋白尿和血清中肌酶水平增高无关。外伤后动态观察血肿声像图的短期变化可明确诊断。

六、肌疝

1. 病因及病理　肌疝（myocele）指肌肉组织经过筋膜的缺损或薄弱处向外突出形成的一种疝。慢性骨筋膜室综合征被认为是最常见的原因之一，由于骨筋膜室内压力增高，肌肉从筋膜的薄弱区域疝出。肌疝也可由创伤、外科手术或先天因素引起。

2. 临床表现　常见于下肢，多无明显症状，患者常诉局部软组织膨出，在肌肉收缩时明显。当疝出的肌肉缺血或刺激邻近的神经时可引起疼痛、肌肉痉挛或局部压痛。临床上，肌疝常常只在剧烈运动时发生，休息后恢复。

3. 超声表现　超声可以显示肌筋膜的缺损以及肌肉疝出的范围。大部分情况下，超声显示肌外膜局限性膨出，局部肌束走行偏离，轻者探头加压可恢复正常（7-3-10）。如果肌疝突然形成，由于疝出的肌肉纤维脂肪隔聚集而表现为高回声。如果肌疝嵌顿，受累的肌肉发生水肿坏死，将表现为低回声，但这种情况很少发生。

4. 鉴别诊断及临床意义　肌疝较小时，疝出的少许肌肉可能与周围低回声的脂肪组织相似，此时超声诊断的关键是发现肌外膜缺损，缺损一般显示为筋膜高回声连续性中断。怀疑存在肌疝时，超声

检查探头不要施加太大的压力，加压有可能使肌疝复位而得到假阴性结果。另外，受累肌肉用力收缩可以使肌疝更加明显。超声检查还可以明确局部有无软组织肿物。

七、先天性肌性斜颈

1. 病因及病理　本病较常见，据报道发生率为0.3%～1.9%。确切病因并非清楚，常见诱因包括难产、产钳助产或臀位产。目前普遍认为产时颈部牵拉及压迫创伤可能引起胸锁乳突肌的损伤，肌内小静脉闭塞，肌肉部分坏死，继发肌纤维变性和纤维化。

2. 临床表现　患儿表现为颈部歪斜，下颌偏转，侧颈部触及质硬肿物。以单侧、右侧多见。常见于生后 2～6 周婴儿，多数患儿在 4～8 个月内逐渐自愈。

3. 超声表现　患侧胸锁乳突肌呈弥漫性梭形增粗或局限性增粗，局限型者酷似肿物。内部回声多均匀，肌束结构不清晰，病变周边可见薄层低回声包绕（图 7-3-11），CDFI：局部血流信号常增多。纤维化明显时，胸锁乳突肌内可见条索状高回声区。

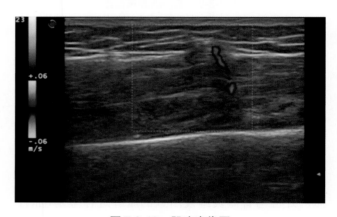

图 7-3-10　肌疝声像图

自述左小腿后方，站立后局部肿物。超声显示腓肠肌局部外膜稍隆起，深方肌束走行方向略偏转。CDFI：显示局部肌肉血管穿行肌外膜。提示该处为肌外膜薄弱区

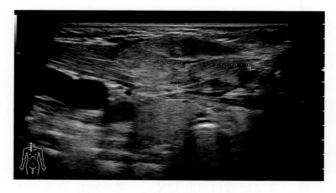

图 7-3-11　先天性肌性斜颈声像图

患儿 40 天，家长发现右侧颈前肿物；胸锁乳突肌长轴切面声像图显示肌肉局部梭形增厚，回声稍增强，肌束结构不清晰（+）

4. **鉴别诊断及临床意义** 婴幼儿颈部肿物包括肿大淋巴结、鳃裂囊肿、来自甲状腺及颌下腺等腺体的病变等。超声检查能够判断病变的来源，帮助明确病变性质。对于先天性肌性斜颈的患儿，通过双侧对比扫查，能够确定诊断并可进行随访观察。

八、常见肌肉肿瘤及肿瘤样病变

（一）脂肪瘤

1. **病因及病理** 脂肪瘤是最常见的软组织良性肿瘤，根据发生部位大致可分为浅表脂肪瘤和深部脂肪瘤。浅表脂肪瘤较为常见，通常位于皮下脂肪层内，而深部脂肪瘤较浅表脂肪瘤少见，如位于肌肉间隙则为肌间脂肪瘤，如位于肌肉内部则为肌内脂肪瘤，肌内脂肪瘤比肌间脂肪瘤更常见，好发于四肢较大肌肉，如股四头肌等。肌内脂肪瘤按生长方式可分为边界清晰型和浸润型。边界清晰型表现为脂肪组织挤压肌纤维呈膨胀性生长，边界较清晰；而浸润型则表现为黄色的脂肪组织夹杂于红色的肌肉组织之间，瘤体外形不规则，边界不清晰。

2. **临床表现** 肌间及肌内脂肪瘤主要表现为缓慢性生长的无痛性肿块，多在体积较大时方被发现，在肌肉收缩时肿块更为明显。

3. **超声表现** 边界清晰型肌内脂肪瘤和肌间脂肪瘤表现为肌肉内或肌间的卵圆形肿物，边界清晰，其内部回声多略高于周围肌肉组织，亦可与周围肌肉组织回声接近。受累肌肉收缩时，肿瘤与肌肉间的分界表现得更为分明，典型者内部可见多条线状高回声纤维分隔（图7-3-12）。浸润型肌内脂肪瘤因脂肪组织与肌纤维交织在一起，故其超声上表现为局部肌肉组织的梭形膨大，内部回声明显不均匀，可见厚薄不一的高低回声带交织排布，两端亦

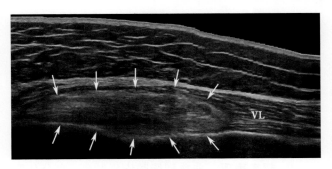

图 7-3-12 边界清晰型肌内脂肪瘤声像图
59岁女性，右大腿肿物两年。右股外侧肌（VL）内稍高回声包块（↓），边界清晰，内可见条索样高回声

与周围正常肌肉组织分界不清（图7-3-13）。大多数脂肪瘤的瘤体内部无明显血流信号。

4. **鉴别诊断及临床意义** 边界清晰型脂肪瘤除了需要与肌内黏液瘤、血管瘤、弹力纤维瘤鉴别外，还需要与脂肪肉瘤进行鉴别，但是单纯从内部回声方面很难与脂肪肉瘤鉴别，脂肪肉瘤多数生长较快，瘤体较大，病变内多有较丰富的血流信号，如出现上述情况应进行穿刺活检明确诊断。浸润型肌内脂肪瘤需要与增生性肌炎进行鉴别，增生性肌炎多起病较迅速，常伴有局部疼痛等症状，病变内常可见血流信号，且该病为自限性疾病，多数可逐渐自行恢复至正常。当超声诊断困难时，可进行MRI检查，MRI可敏感地显示肿瘤的脂肪组织。

（二）脂肪肉瘤

1. **病因及病理** 脂肪肉瘤在所有软组织肉瘤中居第二位，约占软组织肉瘤的20%。根据组织病理学改变，可分为非典型脂肪瘤样肿瘤/高分化脂肪肉瘤、黏液样脂肪肉瘤、去分化脂肪肉瘤、多形性脂肪肉瘤和非特指性脂肪肉瘤。不同组织学亚型在流行病学、遗传学和生物学行为上都有各自特点，

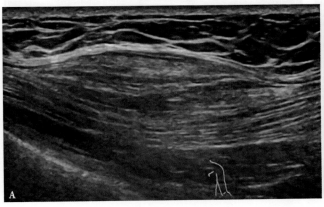
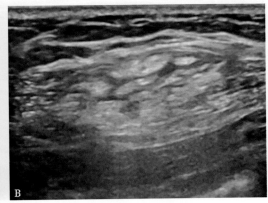

图 7-3-13 浸润型肌内脂肪瘤声像图
67岁女性，左胸壁肿物4年，逐渐增大。A. 长轴切面显示局部肌肉梭形增大，内部回声不均，高低回声交织分布。
B. 短轴切面显示肿大肌肉呈"龟背样"改变，高回声为脂肪组织，低回声为肌肉组织

其中非典型脂肪瘤样肿瘤/高分化脂肪肉瘤最常见，恶性程度最低。

2. 临床表现　常见于中老年人，极少发生于儿童，好发于下肢，特别是大腿，前期多表现为缓慢生长的无痛性肿块，后期生长速度会加快。瘤体较小时一般不引起临床症状，只有增大到对周围脏器产生推挤或侵犯时，才会产生相应的临床症状。

3. 超声表现　非典型脂肪瘤样肿瘤/高分化脂肪肉瘤内回声与脂肪瘤较为相似，但体积较大，呈椭圆形或分叶状，多数边界较清晰，部分局部边界不清晰，内部为不均匀的高回声，并散在小片状低回声区及多发强回声分隔，内部可见少许血流信号（图7-3-14）；黏液性脂肪肉瘤因肿瘤内含有较多的黏液组织，多表现为均匀或不均匀的低至无回声，如瘤内成分以黏液组织为主，可表现为呈无回声的

假囊肿表现，内部血流信号较丰富（图7-3-15）；去分化脂肪肉瘤瘤体内可见多种回声，以高回声及低回声为主，各种回声之间分界清楚，低回声内血流信号较丰富；多形性和非特指性脂肪肉瘤内部回声均缺乏特征性，与其他亚型的脂肪肉瘤及其他病理类型的恶性肿瘤均很难鉴别。

4. 鉴别诊断及临床意义　脂肪肉瘤需与脂肪瘤、肌内黏液瘤、神经源性肿瘤、其他软组织肉瘤进行鉴别。脂肪肉瘤的超声表现缺乏特异性，不同病理亚型的声像图差异很大，与脂肪瘤及其他软组织肿瘤在鉴别诊断方面均存在不同程度的困难，明确诊断需依靠病理学检查。

（三）肌内黏液瘤

1. 病因及病理　肌内黏液瘤是一种罕见的间叶细胞来源肌肉内良性软组织肿瘤。肿块位于肌

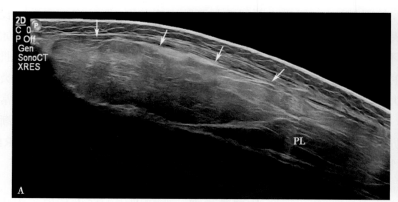
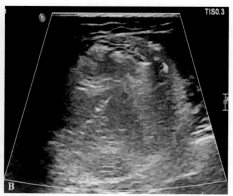

图7-3-14　非典型脂肪瘤样肿瘤/高分化脂肪肉瘤声像图

右小腿外侧肿块3个月，增大明显。A 长轴切面显示腓骨长肌（PL）内可见稍高回声（↓）肿块，边界尚清，内部回声与脂肪瘤鉴别困难，但 B 短轴切面显示肿块内血流信号较丰富

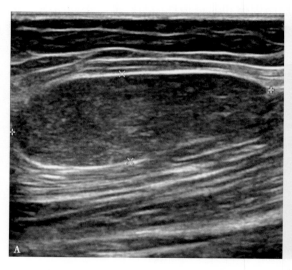
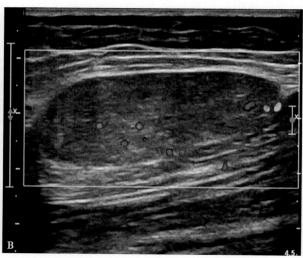

图7-3-15　黏液性脂肪肉瘤声像图

64岁女性，左大腿包块2个月，A. 长轴切面显示股内侧肌内低回声结节（+），边界清晰，回声均匀。B. 彩色多普勒超声显示结节内可见较丰富血流信号

肉组织内，呈卵圆形或球形，边界相对清晰，但无包膜，肿块可累及邻近的肌肉组织，相邻肌肉可有轻度萎缩、水肿及脂肪组织浸润，切面呈白色，胶冻样，部分病例可见小的囊腔。镜下表现为细胞和血管成分较少，内含有大量黏液样基质。

2. 临床表现 好发于40～70岁成年人，多见于女性，常发生于四肢肌肉内，尤其好发于大腿，多数表现为孤立性的无痛性肿块。

3. 超声表现 肌肉内低回声，边界清晰，形态规则，后方回声增强，内部回声不均，可见片状无回声区，因病变周边相邻肌肉组织可有轻度萎缩、水肿及脂肪组织浸润，表现为病变周边高回声的环状回声，称为"亮环征"，但此环状征象多不完整。病变上下极周围肌间隙也可有脂肪组织浸润及水肿，表现为病变上下极三角形高回声，称为"亮帽征"（图7-3-16）。"亮环征"及"亮帽征"为肌肉内黏液瘤较为特异的超声表现，彩色多普勒超声显示病变内部多无明显血流信号或仅有少量血流信号。

4. 鉴别诊断及临床意义 肌内黏液瘤需与肌内脂肪瘤、肌内血管瘤、神经鞘瘤、韧带样纤维瘤进行鉴别。肌内黏液瘤为良性病变，手术切除即可治愈，但术中切除不完整可能复发，但比较少见。

（四）肌内血管瘤

1. 病因及病理 肌内血管瘤是较为常见的良性软组织肿瘤，在所有血管瘤中比例小于1%。血管瘤的准确说法应该是"脉管异常"，一般包含血管肿瘤和脉管畸形两大类。血管肿瘤是指存在血管内皮细胞增殖的肿瘤，分良性、恶性及局部侵袭性或交界性三大类，每大类下又有多种分型。脉管畸形并不是真正的肿瘤，病变内无血管内皮细胞的增殖，属于先天性脉管系统发育异常，可分为单纯型（一种脉管畸形）和混合型（含两种或两种以上脉管畸形）。单纯型包括毛细血管畸形、淋巴管畸形、静脉畸形、动静脉畸形和动静脉瘘畸形，混合型则为上述各型的排列组合。静脉畸形是肌内血管瘤最常见的类型，习惯上常依据其形态学特点称为海绵状血管瘤，主要由充满血液的血窦和薄壁静脉构成，多数病变质地柔软，可压缩，瘤体内可形成血栓，血栓机化后导致钙质沉着形成静脉石。动静脉畸形瘤体内见多发较粗大迂曲的管状无回声区，有搏动感，内血流信号丰富，以动脉血流为主。肌内血管瘤内除含血管成分外，还可包含血栓、钙化、含铁血黄素、脂肪、平滑肌和纤维组织，不同病变的组织成分变化导致其影像学表现有所差异。

2. 临床表现 肌内血管瘤多见于青年人，生长缓慢，病灶随年龄逐步增大，青春期、妊娠、外伤时病灶体积可迅速增大。血管瘤可发生在任何部位的肌肉内，但多见于四肢，下肢尤为多见。肌内血管瘤多表现为局部肿块，边界欠清，质地较软，相对其他部位，肌内血管瘤更常出现疼痛，运动后加重，因为血管异常导致缺氧明显进而疼痛。肿瘤在肢体下垂后体积可增大。

3. 超声表现 静脉畸形（海绵状血管瘤）表现为肌肉组织内病变边界不清的不均匀回声，内部因高回声、低回声、无回声混杂排布而形成"蜂窝样"结构，部分管腔内可见实性血栓或代表静脉石的团块状强回声伴声影（图7-3-17）。病变体积在重力位时可增大，在探头加压后可缩小（图7-3-18）。部分

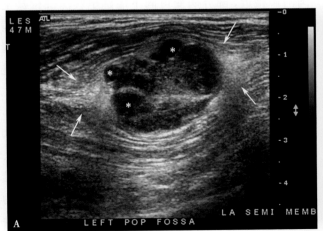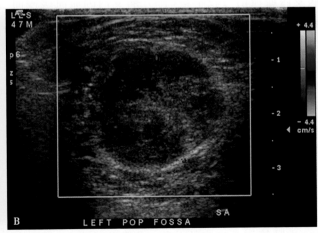

图7-3-16 肌内黏液瘤声像图

左侧腘窝肿物。A. 长轴切面显示肌肉内低回声结节，边界尚清，形态欠规则，内可见多发小无回声（*），结节上下极可见三角形高回声，为"亮帽征"（↓）。B. 显示结节内可探及极少量血流信号

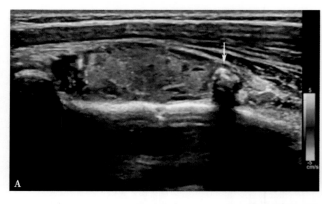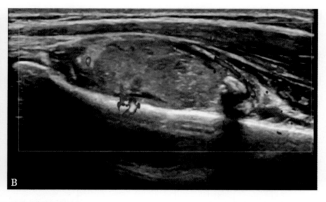

图 7-3-17　肌内血管瘤声像图

19 岁女性,右肘肿物伴疼痛。A. 长轴切面显示旋后肌内不均匀回声结节,边界尚清,内可见多发小无回声区,可压缩,内可见静脉石(↓);B. 显示结节内可探及少量血流信号

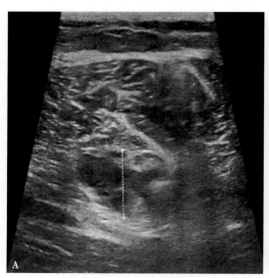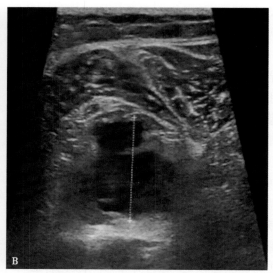

图 7-3-18　肌内血管瘤声像图

29 岁男性,大腿后侧包块。A. 为平卧位,半膜肌内可见混合回声包块,体积较小(+);B. 为站立位,肌肉内病变体积明显增大(+)

病变内血流信号较丰富,部分病变内因血流缓慢而表现为血流信号稀疏,探头加压时,瘤体的无回声区内可见彩色血流信号。此时亦可将探头进行有节律的加压及放松,使无回声区内的血液出现往复流动,在彩色多普勒模式下,则呈现同一区域内红、蓝两色交替的特征性表现。动静脉畸形在瘤体内见多发较粗大迂曲的管状无回声区,有搏动感,内血流信号丰富,以动脉血流为主,如有动静脉瘘可探及高速湍流样血流频谱。脂肪血管瘤由于瘤体内含有脂肪组织,肿块回声偏高。

4. 鉴别诊断及临床意义　肌内血管瘤(脉管异常)为脉管相关疾病的总称,病理类型繁多,超声有时并不能准确诊断其病理类型,诊断应密切结合病史及临床表现。部分肌内病变内部回声可与周围肌

肉回声接近,部分病变可向下蔓延至较深部位甚至被骨骼遮挡,这些均可能导致超声不能准确判断病变范围,应注意结合 MRI 等其他影像学检查。当病变质硬、内部实性成分较多、近期生长迅速时,应进行穿刺活检除外恶性。

(五)韧带样纤维瘤

1. 病因及病理　韧带样纤维瘤又称纤维瘤病、侵袭性纤维瘤病或硬纤维瘤,是一种发生于筋膜、肌肉腱膜或深部软组织,由成纤维细胞和肌成纤维细胞过度增生而形成的纤维性肿瘤,其生物学行为介于良恶性肿瘤之间,2020 版 WHO 软组织肿瘤分类标准中将其归类为中间性软组织肿瘤。其发病原因尚未明确,与创伤(妊娠、手术或外伤等)、遗传(好发于家族性腺瘤性息肉病患者)和内分泌因素等

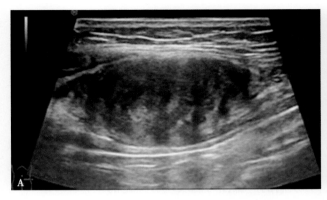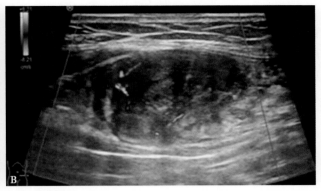

图 7-3-19 肌内韧带样纤维瘤声像图

38 岁女性，发现左下腹壁肿物 1 个月。A. 显示腹直肌内低回声包块，边界不清，形态不规则。B. 显示包块内较丰富血流信号

有关。一般生长缓慢，常向邻近的肌肉组织或脂肪组织内浸润性生长，有时还可侵犯邻近的重要结构或实质脏器，术后易局部复发，但不发生远处转移。韧带样纤维瘤根据发生部位可分为：腹外型（约占 60%）、腹壁型（约占 25%）、腹内型（约占 15%）。

2. 临床表现 腹外型好发部位为肩颈部、胸背部和四肢，可发生于儿童，但以青春期至 40 岁最为多见；腹壁型好发部位为腹直肌和腹内斜肌，常见于育龄期女性，多发生于分娩后数年内。上述两型临床上均表现为生长缓慢的无痛性肿块，质韧，活动性差。腹内型好发于肠系膜、盆腔及腹膜后，常伴有 Gardner 综合征（家族性腺瘤样息肉病）。

3. 超声表现 病变沿筋膜或肌肉腱膜生长，长轴与肌束平行，内部为均匀或不均匀的低回声，无明显出血、坏死及钙化。浸润性生长者呈结节状、条索状或爪状生长，与周围肌肉组织分界不清，无完整包膜（图 7-3-19）；膨胀性生长者呈梭形、椭圆形或类圆形，边界尚清，部分边缘可见假包膜。多数病变内可见血流信号，自少量至较丰富不等。

4. 鉴别诊断及临床意义 韧带样纤维瘤需要与结节性筋膜炎、肌内血管瘤、子宫内膜异位症进行鉴别。韧带样纤维瘤多呈浸润性生长，术前超声有助于明确其浸润范围，应重点观察肿瘤对邻近骨骼、血管、神经等结构有无压迫及侵犯，以帮助临床评估其可切除性。韧带样纤维瘤有术后复发倾向，超声可在术后随访监测中发挥重要作用。

（六）弹力纤维瘤

1. 病因及病理 弹力纤维瘤是一种少见的良性增生性疾病，多见于背部肩胛骨下角区，相当于第 6～8 肋骨水平，位于背阔肌、前锯肌和菱形肌深部，肋骨和肋间肌的浅方，与胸壁紧密相连。其发病机制目前尚不清楚，可能系肩胛骨与胸壁之间反复摩擦或反复创伤造成组织退变及增生所致。少数也可发生于肩胛外的部位如胸壁、坐骨结节、股骨大转子、尺骨鹰嘴等。

2. 临床表现 好发于 50～70 岁中老年，女性多见，且多见于重体力劳动者。常发生于背部肩胛骨下角区，大多数为单发，约 25% 为双侧发生，少数可多部位发生。临床表现为缓慢生长的质韧肿块，多无明显症状，少数伴局部疼痛或活动受限。发生于肩背部者在做两臂胸前平屈交叉、含胸低头动作时，常可见肿物于肩胛下角内缘突出至皮下。

3. 超声表现 多数病变位于肩胛下角区的背阔肌、前锯肌和菱形肌深方，肋骨和肋间肌的浅方，为边界不清的扁圆形实性包块，无包膜，内部回声不均匀，呈条索样高、低回声相间排布，此为弹力纤维瘤的特征性表现，高回声为灶状分布的脂肪组织，穿行其中的低回声为粗大的弹力纤维（图 7-3-20）。一般病变内的增生程度越重，低回声结构越多。病灶内无明显血流信号。

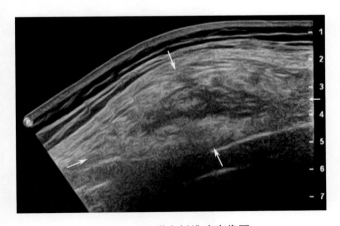

图 7-3-20 弹力纤维瘤声像图

74 岁女性，左侧肩背部肿物 2 个月。显示肌肉深方不均匀回声包块（↓），呈条索样高、低回声相间排布

4. 鉴别诊断及临床意义　弹力纤维瘤需与肩背部脂肪瘤、韧带样纤维瘤、肌疝等进行鉴别。超声检查时应注意询问患者是否有长期从事肩背部负重劳动病史。嘱患者摆含胸、弓背体位，瘤体多显示更为清晰，从而有助于超声检查。

（崔立刚）

第四节　超声评价神经肌肉病变

超声诊断肌肉外伤或肿块的价值已被肯定。然而，评价神经肌肉病变的应用还不广泛。近些年来，肌肉超声已经显示在部分特定情况下取代现有穿刺活检等诊断模式的潜力，具有良好的应用前景。

一、神经肌肉病变超声检查方法

对于神经肌肉病变，超声可通过灰阶、彩色多普勒和弹性成像等方法评价肌肉和附属物等结构的病理变化。灰阶超声可观察肌肉回声强弱的变化、肌束走向、筋膜回声等。肌肉回声的强弱变化可通过双侧对照或与浅筋膜的脂肪组织对照分析。超声可通过双侧对照、测量肌肉的厚度和截面积等反映肌肉的萎缩或增厚等情况。彩色多普勒、能量多普勒或超声造影等技术可用于评价肌肉内血流信号的增加或减少。剪切波弹性成像可量化肌肉组织的硬度变化。肌肉动态检查可反映肌肉整体运动的协调性以及发现肌肉纤颤等。斑点追踪技术可用于观察肌肉的收缩模式。

二、神经肌肉病变声像图表现

神经肌肉病变种类较多，例如神经源性肌肉疾病、肌营养不良、先天性肌病、肌原纤维性肌病、炎症性肌病和代谢性肌病等，其病理表现有共性的一面，也有一定的区别。不同的神经肌肉疾病可能导致不同类型的肌肉组织病理改变，目前总体上声像图特异性不高，声像图表现也与病变程度有关，部分疾病的声像图可能表现有一定的差异。

神经肌肉病变声像图与病变的病理相关。肌营养不良患者随着病变的进展，健康的肌肉可能会出现纤维化和脂肪浸润，病变的肌肉由于组织结构变化导致反射和散射的增多，肌肉声像图通常表现为肌肉回声增高，结构较为紊乱，甚至失去正常肌束线状排列的特征（图7-4-1）。随着疾病的发展，肌肉内广泛的脂肪浸润和纤维化导致声像图可呈现明显的弥漫性高回声，呈"毛玻璃"样表现，严重者肌肉深部的骨皮质回声减弱甚至消失（图7-4-2）。超声结合受累肌肉的范围也有助于诊断，例如面肩肱型肌营养不良症患者的肌肉萎缩更多见于斜方肌和股直肌，而年轻的杜氏肌营养不良患者肌肉的萎缩则少见。但是在3岁以下儿童或肌肉轻度病变时，由于结构改变可能轻微，肌肉超声作为一种筛查工具的敏感性较低。

炎症性肌病较常见于皮肌炎和多发性肌炎中。早期可见肌肉内局限性回声增高（图7-4-3），急性期的肌束膜回声模糊，使得肌肉整体回声减低（图7-4-4）。

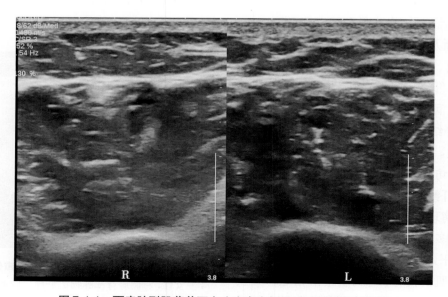

图7-4-1　面肩肱型肌营养不良症患者右侧肱三头肌短轴声像图

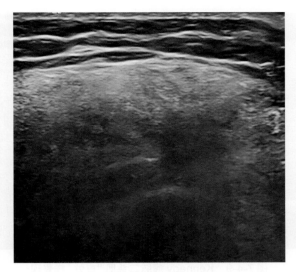

图 7-4-2　肌营养不良症患者左侧股四头肌声像图

后期肌肉可萎缩，整体回声增高（图 7-4-5），但是一般肌纤维结构隐约可见。在青少年皮肌炎患者中，超声更容易检测到皮下或肌肉内钙化灶（图 7-4-6）。在嗜酸性筋膜炎中，可以看到筋膜不规则增厚，界限模糊（图 7-4-7）。常见于老年患者的包涵体肌炎主要累及股四头肌和指深屈肌，超声可依据指深屈肌与邻近肌肉的回声对比而提示。

神经源性疾病的肌肉超声声像图的表现取决于病程和轴突丧失的严重程度，以及是否发生了神经再支配等。轴突轻度损伤的患者，肌肉超声大多无异常声像图表现。长期失神经支配的肌肉声像图多表现为片状至弥漫性回声增高（图 7-4-8）或者相对特异性的"虫蚀"样表现（图 7-4-9）。后者一般提示不可逆性的严重失神经肌肉表现，呈现为肌肉内局灶性极低回声而周边肌肉表现为高回声。

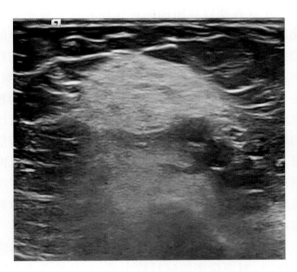

图 7-4-3　皮肌炎患者左侧肱三头肌声像图

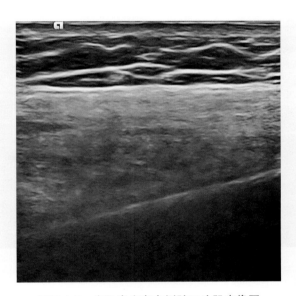

图 7-4-5　皮肌炎患者右侧肱三头肌声像图

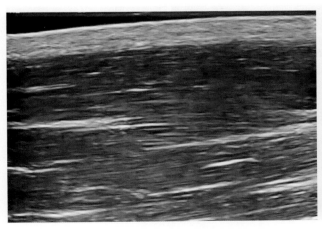

图 7-4-4　皮肌炎患者右侧肱二头肌声像图

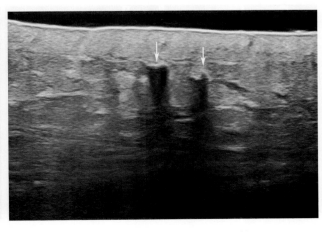

图 7-4-6　皮肌炎患者皮下钙化灶

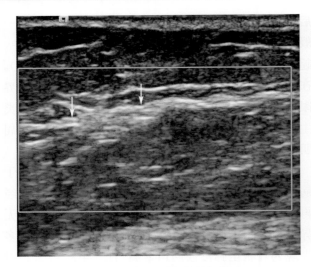

图 7-4-7　嗜酸性筋膜炎声像图

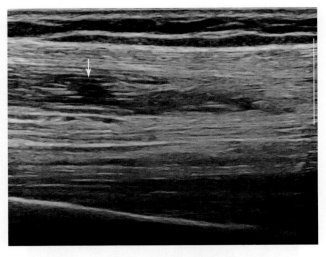

图 7-4-9　Kennedy 病肱二头肌"虫蚀"样表现

三、半定量、定量超声评价神经肌肉病变

在青春期以前肌肉的声像图表现一般不会变化，但是在 50 岁以上的成年人中，存在肌肉减少的趋势。皮下脂肪层的厚度也可能影响深部肌肉的回声。肌肉声像图的评价也受到观察者经验的影响。鉴于此，Heckmatt 量表较多用于肌肉超声图像的视觉或半定量评估中。该量表通过与皮下脂肪层对比的肌肉回声以及肌肉深部的骨皮质回声的变化等信息，将肌肉声像图分为四类：Ⅰ正常声像图；Ⅱ肌肉回声增强，骨皮质强回声显示清晰；Ⅲ肌肉回声明显增强，骨皮质强回声显示欠清晰；Ⅳ肌肉回声异常增强，骨皮质强回声几乎不显示（图 7-4-10）。

使用 Heckmatt 分级量表有助于识别肌肉异常声像图，对声像图的解释较容易，但是肌肉声像图灰度级别的视觉评价会受到背景效应影响。当具有相同灰度级别的区域随着背景级别的变化变得越来

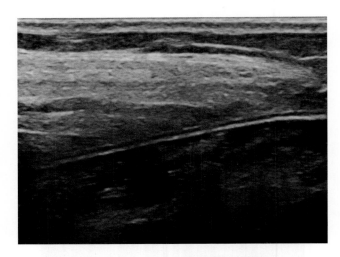

图 7-4-8　Kennedy 病腓肠肌声像图

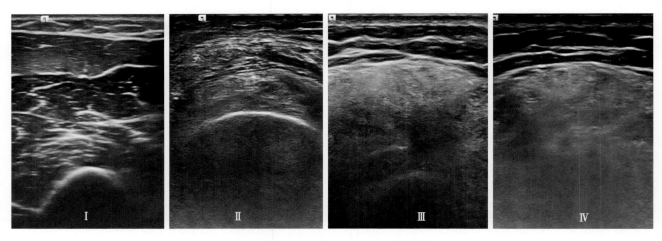

图 7-4-10　肌肉回声的 Heckmatt 量表分类方法

越明显或越来越不明显时,这种光学错觉就会发生,带来区分正常肌肉和肌肉轻微异常的困难。因此Heckmatt分级量表更适合评估肌肉病变的严重程度或患者的疗效随访。

使用平均回声度或校准背向散射技术定量肌肉超声回声分析是目前区分和量化健康和病变肌肉最敏感的方法。前者通过计算声像图中感兴趣区域内的总体平均灰度水平,并将其与根据年龄、长度、性别和体重的影响进行校正的特定肌肉的参考值进行比较。肌肉声像图的背向散射分析技术,主要分析和提取背向散射的信号量,并建立超声灰度级和背向散射值之间的关系,以此可靠地量化骨骼肌的超声信号。考虑到声像图的特异问题,量化肌肉超声更适合作为监测疾病严重程度和进展的生物标志物。近年来,基于像素的肌肉纹理分析技术由于可反映肌肉的微观结构,在区分神经源性疾病和肌源性疾病中被认为很有前景。

由于神经肌肉疾病的纤维化和脂肪变性可能会影响肌肉组织的弹性、黏性和硬度,因此应变弹性成像、剪切波弹性成像和黏弹性成像等超声技术有望成为反映神经肌肉病变疗效随访的生物标志物(图7-4-11)。但是由于肌肉各向异性、弹性成像技术在肌骨组织中应用的局限性等问题,目前的临床应用仍不成熟。

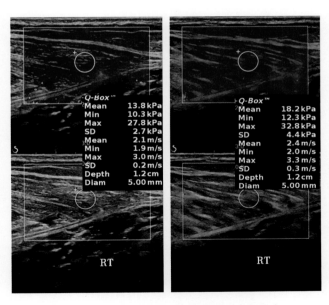

图7-4-11 右侧腓肠肌剪切波弹性动态随访

四、神经肌肉病变超声应用展望

尽管肌肉超声在神经肌肉病变中已经显示有益的价值和可靠性。然而,其在神经肌肉疾病患者的诊疗体系中的潜力仍需深入研究。深度学习等人工智能技术有可能区分不同的神经肌肉病变的声像图,可以克服由于医生缺乏经验而造成的视觉图像解读的局限性。不同的神经肌肉病变,其声像图的训练样本量也需要增加,以获取更多关于特定神经肌肉疾病、疾病分期和预期异常声像图之间的关系等信息。研究的目标在于增加声像图特异性信息,使得肌肉超声成为一种可能的生物标志物。

(朱家安)

参 考 文 献

1. 中国医师协会超声医师分会. 中国肌骨超声检查指南. 北京:人民卫生出版社,2017.

2. Weber MA,Krix M,Jappe U,et al. Pathologic skeletal muscle perfusion in patients with myositis: detection with quantitative contrast-enhanced US. Initial results. Radiology,2005,238:640-649.

3. Chason DP,Fleckenstein JL,Burns DK,et al. Diabetic muscle infarction: radiologic evaluation. Skeletal Radiol,1996,25:127-132.

4. Walker FO,Cartwright MS,Wiesler ER,et al. Ultrasound of nerve and muscle. ClinNeurophysiol,2004,115:495-507.

5. Robbin MR,Murphey MD,Temple T. Imaging of musculoskeletal fibromatosis. RadioGraphics,2001,21:585-600.

6. Morley N,Omar I. Imaging evaluation of musculoskeletal tumors. Cancer Treat Res,2014,162:9-29.

7. Pillen S,Boon A,Van Alfen N. Muscle ultrasound. Handb Clin Neurol,2016,136:843-853.

8. Wijntjes J,van Alfen N. Muscle ultrasound: Present state and future opportunities. Muscle Nerve,2021,63(4):455-466.

9. Pillen S,van Alfen N. Skeletal muscle ultrasound. Neurol Res,2011,33:1016-1024.

10. Fodor D,Rodriguez-Garcia SC,Cantisani V,et al. The EFSUMB Guidelines and Recommendations for Musculoskeletal Ultrasound - Part I: Extraarticular Pathologies. Ultraschall in der Medizin - European Journal of Ultrasound,2022,43(1):34-57.

11. Wijntjes J,van Alfen N. Muscle ultrasound: Present state and future opportunities. Muscle Nerve,2021,63(4):455-466.

12. Albayda J,van Alfen N. Diagnostic Value of Muscle Ultrasound for Myopathies and Myositis. Curr Rheumatol Rep,2020,22(11):82.

13. Hobson-Webb LD，Simmons Z. Ultrasound in the diagnosis and monitoring of amyotrophic lateral sclerosis：a review. Muscle Nerve，2019，60：114-123.

14. Blicharz G，Rymarczyk M，Rogulski M，et al. Methods of Masseter and Temporal Muscle Thickness and Elasticity Measurements by Ultrasound Imaging：A Literature Review. Curr Med Imaging，2021，17（6）：707-713.

第八章　骨与软骨病变超声检查

第一节　概　　述

骨由骨膜、骨质、骨髓构成。骨膜是一层菲薄且坚韧的结缔组织，覆盖在骨皮质的表面，骨膜内含有较丰富的血管、神经及成骨细胞，骨膜的主要作用是对骨提供营养支持，骨膜上有丰富的神经对感觉有重要作用。骨膜按照解剖结构分为内、外两层结构，内层疏松有成骨细胞和破骨细胞，主要有产生新骨和破坏骨质的作用；外层较内层致密，含有许多胶原纤维束穿入骨质。骨质分为骨密质和骨松质，骨密质分布于骨的表面，质地坚硬、致密起保护作用；骨松质位于骨的内部由骨小梁交织而成。骨髓分为红骨髓和黄骨髓，填充在骨髓腔及骨松质的间隙内。红骨髓具有造血功能，主要位于长骨骨干的髓腔内，在婴幼儿时期承担造血功能，成年后，长骨骨干内的红骨髓逐渐由脂肪组织替代，被称为黄骨髓，黄骨髓逐渐失去了造血功能。软骨是由软骨组织及软骨膜构成，软骨组织由软骨细胞、基质及纤维构成。软骨基质中含有水、胶原蛋白和蛋白多糖，水含量较多，约占软骨体积的 65%～80%。根据软骨基质内所含纤维的不同，将软骨分为透明软骨、纤维软骨、弹性软骨 3 种，其中透明软骨分布较广，最常见的关节软骨如：膝关节股骨滑车软骨、肋软骨、鼻软骨等均为透明软骨；纤维软骨如：髋臼前盂唇、关节盘、椎间盘、耻骨联合软骨及一些肌腱、韧带附着于骨的部位；弹性软骨具有较强的弹性，主要包括耳廓软骨、外耳道软骨、会厌软骨等。关节盘是指位于关节面之间的纤维软骨板，周边附着于关节囊内面，将关节腔分为 2 个部分，如膝关节内的关节盘又称半月板，内侧半月板呈 C 形，外侧半月板呈 O 形。关节唇是指附着在关节窝周边的环形纤维软骨，如肩关节的盂肱关节盂唇和髋关节的髋臼盂唇，主要作用是加深关节窝，增加关节的面积，使关节更稳定。

第二节　超声检查技术

一、肌骨超声的应用

随着超声诊断技术的不断提高，超声可以扫查到越来越微小的病变，如骨侵蚀、骨皮质损伤、微小骨裂、隐匿性骨折等。彩色多普勒、能量多普勒及弹性成像的应用使超声在诊断骨骼系统占位、损伤等方面与临床诊断的相关性、准确性、敏感性越来越密不可分。欧洲肌骨放射学会（European Society of Musculoskeletal Radiology，ESSR）制定了肌骨骨骼系统、关节等超声成像技术指南，并提出了全面的、循证的、专家共识的框架，以促进肌骨超声成像技术的推广应用。

肌骨超声诊断骨骼的优势包括可以清晰地显示骨骼表面，骨骼周边的毗邻关系，并不受金属回声的影响，可以早于 X 线、CT 发现骨痂形成；缺点是不能显示骨髓腔内的病变。骨关节炎最基本的病变是透明软骨的损伤退变，也是引起疼痛的主要原因，临床上常用 X 线平片评价骨关节炎，但对于早期的膝关节骨关节炎并不是很灵敏。MRI 尤其是 MRI 造影，诊断软骨损伤所致的早期关节炎优势较明显，但价格高、操作复杂、资源少，限制了其广泛应用。关节镜检查是诊断骨关节炎的"金标准"，因属于有创操作、且价格昂贵、适应证严格，不能作为常规检查。高频超声能够清晰地显示透明软骨、纤维软骨及弹性软骨，在检查过程中可以通过静态观察及动态观察相结合的方法观察软骨的形态、回声、有无损伤、撕裂及撕裂的深度、范围以及与周围结构的毗邻关系，详细评估软骨结构，且操作相对便捷，缺点是部分切面受到骨骼影响，显示不够完全。

二、适应证

1. X 线检查阴性骨折。

2．儿童骨骺骨折。

3．骨折愈合评估。

4．急、慢性骨髓炎。

5．骨肿瘤和肿瘤样病变。

6．先天性骨组织异常。

7．超声引导下穿刺。

8．其他。

三、超声检查方法与声像图

肌骨超声检查前患者一般不需特殊准备。检查部位充分涂抹耦合剂，皮肤有破损患者在检查时应注意避让损伤部位并在检查后及时进行清洗和消毒，表面凹凸不平或过于浅表的部位，可使用水囊或超声专用导声垫。注意骨皮质的完整性有无破坏、缺损或变薄，骨膜有无增厚，骨膜下及骨膜周围有无异常回声，相邻的关节结构和软组织内有无异常。

超声检查肢体长骨，通常先环绕长骨行纵切面连续扫查，然后环绕长骨进行连续横断面扫查，对解剖结构复杂的细小骨骼部位，建议与对侧对照扫查。检查时须尽可能使声束与骨表面垂直，避免伪像。

实时肌骨超声检查增加了扫查的灵活性，便于多切面、多角度成像，而且多普勒血流灵敏度的提高使得各种炎症（如骨髓炎）、骨肿瘤、骨化性肌炎、骨折及骨痂形成等血流信号的变化得以清晰的显示，与 X 线、CT、MRI 对比，有一定的诊断优势，在双侧对比检查及动态观察方面有明显优势。仪器设备选择高频线阵探头，肌骨骨骼系统超声检查首选 5～15MHz，对于深部软组织、骨及关节（如腰椎横突、髋关节）可选用 3.0～5.0MHz 凸阵探头，病变部位较浅表时，如（指骨、掌板、滑车）可选择 18MHz 或更高频率，必要时使用超声耦合剂、导声垫来减少近场伪像。

（一）骨骼的超声成像

正常骨骼声像图表现为界面光滑的、均匀一致的线状高回声（图 8-2-1），后方伴有声影，与周围软组织分界清晰。正常长骨纵切面声像图显示为完整、平直、光滑的线状高回声，后方伴声影，横切声像图显示为弧形或半月形高回声，后方伴声影。特别需注意婴幼儿及儿童期未骨化的骨骺及骺板为软骨成分，超声显示为均匀低回声，中央往往存在大小不等的骨化中心（图 8-2-2），呈不规则片状高回声伴声影，不要误认为病变。

骨膜为一薄层致密的结缔组织膜，通过穿通纤维紧密固定于骨皮质表面。由于其较薄且与邻近软

组织的回声差异不明显，在正常情况下超声难以显示骨膜结构（图 8-2-3）。

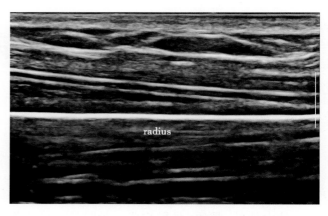

图 8-2-1 正常长骨声像图
radius：桡骨

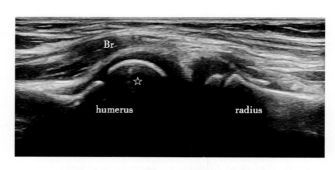

图 8-2-2 8 岁男孩肱骨骨化中心声像图
radius：桡骨；星：骨骺与干骺端骨皮质光滑

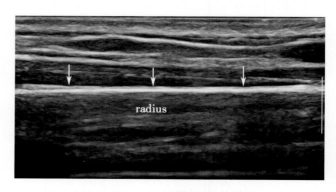

图 8-2-3 正常长骨骨膜声像图

（二）软骨的超声成像

1．**透明软骨** 关节软骨为透明软骨，超声表现为覆盖在关节面上厚薄均匀的条形无回声带，其浅层为透明软骨与软组织之间的界面回声，超声显示为边界清晰、光滑锐利的细线样强回声；深方为软骨下骨，超声显示为软骨下骨呈光滑的、连续性完整的线样强回声，后方可伴有弱声影（图 8-2-4～图 8-2-6）。

2．**纤维软骨** 纤维软骨内纤维成分较多，超声显示呈稍高回声，如膝关节半月板、髋臼前盂唇等。

膝关节内侧半月板位于股骨与胫骨之间，高频超声检查可以采用膝关节轻度外翻位检查，关节间隙打开，利于超声声束垂直半月板，使其更好的显示。长轴切面上内侧半月板呈三角形的稍高回声，三角形的尖部朝向关节内，底部紧邻关节囊（图8-2-7）。超声检查髋臼前盂唇时，超声探头于股骨头长轴方向平行，先显示髋臼下缘然后探头向外稍移动，探头尾端轻加压，以清晰显示呈三角形稍高回声的髋臼前上盂唇（图8-2-8）。

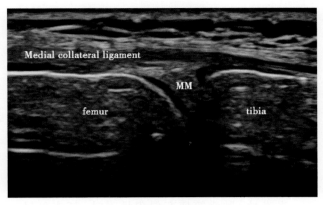

图 8-2-7　正常膝关节内侧半月板声像图
Medial collateral ligament：内侧副韧带；femur：股骨；MM：内侧半月板；tibia：胫骨

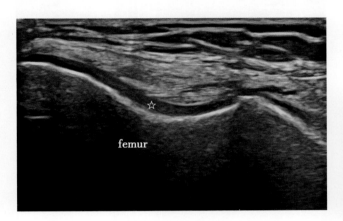

图 8-2-4　正常膝关节股骨滑车软骨，关节软骨（☆）
femur：股骨

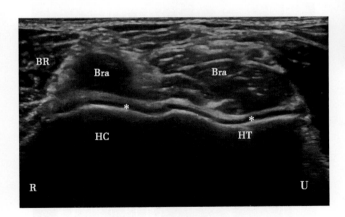

图 8-2-5　正常肱骨小头及肱骨滑车软骨，关节软骨（＊）
BR：肱肌；Bra：肱二头肌；HC：肱骨小头；HT：肱骨滑车；R：桡侧；U：尺侧

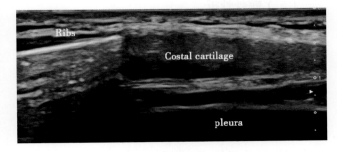

图 8-2-6　正常肋软骨
Ribs：肋骨；Costal cartilage：肋软骨；pleura：胸膜

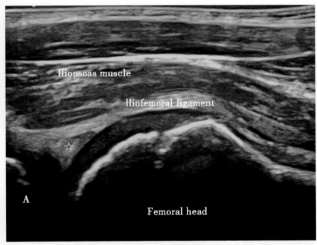

图 8-2-8　正常髋臼前盂唇声像图
髋臼前盂唇（☆）；lliopsoas muscle：髂腰肌；lliofemoral ligament：髂股韧带；Femoral head：股骨头；A：髂骨

四、超声检查注意事项

肌肉骨骼超声检查前应熟悉解剖结构，应遵照扫查顺序长轴切面与短轴切面联合连续扫查，要求多切面观察病变结构，声束尽量垂直骨表面，避免回声失落伪像。重点强调健侧与患侧对比检查、动态观察，扫查浅表结构时避免探头过度加压，扫查内容包括骨与软骨的连续性、完整性及回声、骨膜有无增厚、骨膜下及骨膜周围有无异常回声，动态观察时主动、被动活动关节观察相应结构的变化及连续性，还应观察病变周围结构是否受累、累及范围等。

骨与软骨超声扫查过程中应注意使声束与观察区垂直。当声束不能与骨呈垂直而呈倾斜角时，骨回声减低，厚度增加，甚至出现回声失落伪像。

第三节 骨与软骨病变的超声诊断与鉴别诊断

肌骨超声在骨与软骨病变中具有较高的影像学诊断价值，一方面已作为特殊人群（如妊娠期、体内金属置入术后、幽闭恐惧症及不接受电离辐射检查患者）的首选检查方式；另一方面也是隐匿性骨折、应力性骨折、骨骺骨折等病变的首选检查方法。

当炎性、肿瘤等病变侵犯骨膜时，超声可显示骨膜增厚、从骨皮质表面被顶起。恶性骨肿瘤多可见骨质破坏、不规则骨缺损及软组织肿物等。

一、骨折

在很多情况下骨折断端无明显移位（图 8-3-1），X 线检查呈"阴性"（图 8-3-2），超声可以清晰地显示微小骨折，如肋骨骨裂、足踝部撕脱骨折、骺板损伤、髋臼前上盂唇损伤等。在骨折愈合过程超声检查早于 X 线检查检测到骨痂形成。

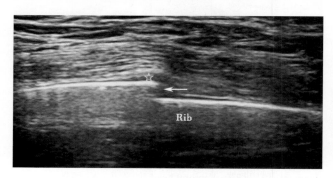

图 8-3-1 右侧肋骨骨折声像图
骨皮质连续中断（箭），骨膜下血肿（☆）

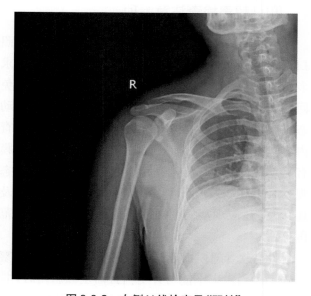

图 8-3-2 右侧 X 线检查呈"阴性"

（一）锁骨骨折

急性锁骨骨折的特征性表现为骨皮质高回声连续性中断，断端可见错位或成角（图 8-3-3），骨膜下可见"梭形"血肿形成，骨膜可见增厚、毛糙、细线状结构消失；无错位骨折的骨膜下少量血肿形成，可通过骨膜下积液明确骨折的存在。X 线检查显示锁骨骨折（图 8-3-4），CT 三维成像明确骨折（图 8-3-5）。

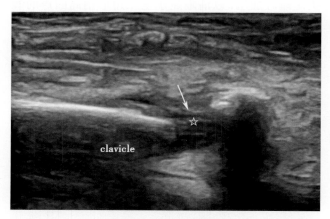

图 8-3-3 锁骨骨折声像图
箭：骨皮质连续中断，断端移位，断端处血肿（☆）

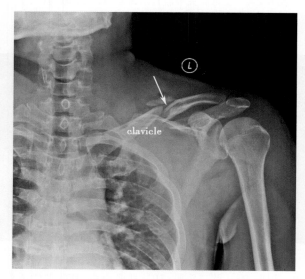

图 8-3-4 锁骨骨折 X 线检查

（二）髌骨骨折

髌骨是人体最大的籽骨，从 3～5 岁开始骨化，一直持续到 9～10 岁。呈扁粟状，位于皮下，位置较表浅，易触及，上宽为底，尖向下，前面粗糙后面光滑，对膝关节起保护作用。髌骨骨折是临床上常见的骨折类型，约占全部骨折类型的 10%。

超声表现为髌骨连续性中断，断端分离，可伴有不同程度的移位，断端间可见局限性低回声及不均质回声血肿形成（图 8-3-6、图 8-3-7）；髌骨骨折时

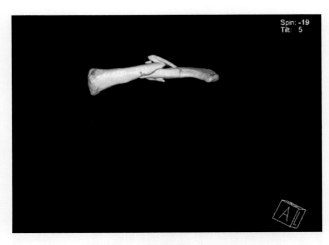

图 8-3-5 锁骨骨折 CT 三维成像

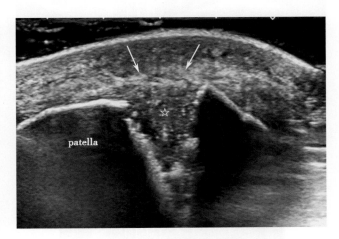

图 8-3-6 髌骨骨折声像图
箭：髌骨连续中断、血肿（☆），patella：髌骨

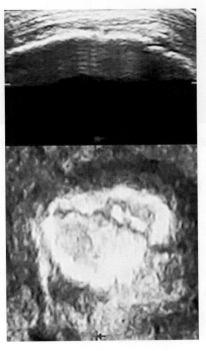

图 8-3-7 髌骨骨折超声三维成像

部分患者可伴有髌骨表面纤维带撕裂，超声表现为纤维带增厚、水肿、回声减低，结构层次紊乱，浅层、中层及深层连续性中断，断端分离；髌骨骨折同时伴有髌内、外支持带损伤，超声表现为髌内、外侧支持带增厚、水肿，回声强弱不等，内可见裂隙状无回声。彩色多普勒图显示：骨折端血肿内无明显血流信号。

髌骨骨折临床检查：膝关节肿胀，髌骨前方皮肤组织破损，皮下可见瘀斑，髌前区局部压痛、叩击痛阳性，浮髌试验阳性；无骨摩擦感，无反常运动，主动、被动活动受限。

X 线检查：膝关节平片显示髌骨骨折，骨折端可见分离移位，髌股间隙增宽，周围软组织肿胀（图 8-3-8）。

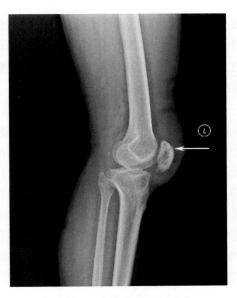

图 8-3-8 髌骨骨折 X 线检查
箭：髌骨骨折

髌骨骨折需和二分髌骨或多分髌骨相鉴别。大部分儿童髌骨仅有一个骨化中心，约 23% 的儿童有 2～3 个骨化中心，约半数人群在儿童及青少年时期完成髌骨融合，而其余人群外上侧的副骨化中心无法与主髌骨融合，最终导致二分或多分髌骨。二分髌骨通常没有症状，但却是造成青少年和年轻运动员膝前疼痛的原因之一。根据副髌骨位置不同，二分髌骨可分为 3 型（图 8-3-9）：Ⅰ型：副髌骨位于髌骨下极，约占 5%；Ⅱ型：副髌骨位于髌骨外侧，约占 20%；Ⅲ型：最常见，副髌骨位于髌骨外上角，约占 75%。髌骨位置较表浅，利用超声检查可以鉴别髌骨骨折与二分髌骨：①髌骨骨折的患者多数有外伤史，关节肿胀、畸形，膝关节活动受限；②超声表现

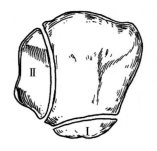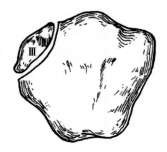

图 8-3-9　二分髌骨手绘示意图

直接征象：可见髌骨骨皮质连续性中断，骨膜下积液，急性期表现为断端骨皮质毛糙、不光滑，骨膜下积液较多，探头加压时积液可见流动感，骨折端软组织可见压缩感；③间接征象：高频超声可以清晰显示骨折处周围结构是否伴有损伤，通过伴或不伴有髌骨周围软组织的损伤，来进一步印证；④二分髌骨或多分髌骨常无明显外伤病史，根据副髌骨位置不同进行超声检查，副髌骨超声声像图表现为骨皮质的连续性不佳，断端整齐、无明显错位，髌骨及副骨周围软组织无明显损伤。

（三）撕脱骨折

撕脱骨折是肌腱或韧带的过度牵拉致其附着处的骨皮质撕脱、骨膜增厚及骨膜下血肿形成。超声显示肌腱或韧带骨附着端可见高回声骨片分离（图 8-3-10），随肌腱或韧带的牵拉，会造成骨片分离位置改变，骨片后方伴不同程度声影，周围软组织常见血肿回声。肱骨远端撕脱骨折超声声像图表现：肱骨远端局部骨皮质分离，表面见斑块状高回声，形态不规则，边缘参差不齐，局部可见血肿形成（图 8-3-11）。超声能够清晰显示撕脱性骨折并且可显示局部软组织肿胀、积液或者积血等改变，可作为重要检查手段。撕脱骨折超声诊断率高于 X 线检查，MRI 检查诊断撕脱骨折较 X 线检查清晰，不仅

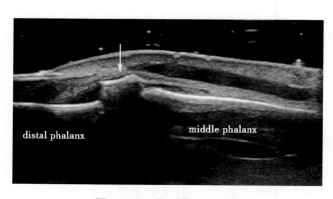

图 8-3-10　撕脱骨折声像图
末节指骨基底部撕脱骨折（箭）；middle phalanx：中节指骨；distal phalanx：末节指骨

可以显示骨皮质撕脱骨折、韧带损伤、血肿形成，还可以判断是否合并骨髓水肿（图 8-3-12）。

因部分撕脱骨折较小，X 线检查常常难以显示，而在超声上，撕脱骨折表现为形态不规则，边缘参差不齐的骨块，并可显示骨折周围软组织肿胀及积血等改变，根据上述特点，要作出诊断并不困难。诊断撕脱骨折还需要与籽骨、副骨、钙化等鉴别。

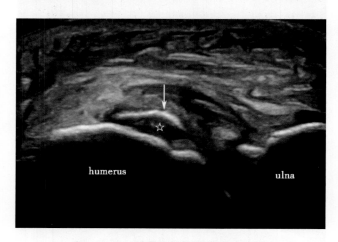

图 8-3-11　肱骨远端撕脱骨折声像图
撕脱骨片（箭）；血肿（☆）；humerus：肱骨；ulna：尺骨

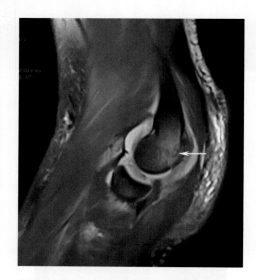

图 8-3-12　MRI 检查肱骨远端骨皮质损伤

（四）隐匿性骨折

隐匿性骨折指常规 X 线平片不能发现而实际却存在的骨折，是一种假阴性现象，多见于急性创伤或慢性损伤。隐匿性骨折按发病机制及临床治疗分为四种亚型：疲劳骨折、衰竭骨折、隐性创伤骨折、隐性骨内骨折。隐性创伤性骨折和隐性骨内骨折为单次暴力引起，受累骨质为正常或异常骨质，仅骨小梁骨折而未累及骨皮质。疲劳骨折和衰竭骨折合称应力骨折，由反复阈值损伤引起，一般在症状出

现2～4周后X线片才呈阳性，部分患者伤后4周仍为阴性。衰竭骨折发生于骨矿物质含量减少或弹性降低的异常骨质，为正常重复应力引起，老年人多见，年轻患者更易漏诊。

1. **疲劳骨折** 疲劳骨折是应力性骨折的最常见亚型，通常发生于体育运动或军事训练中。由于长期反复集中的应力作用在骨骼特定部位，出现隐性或显性骨折，多好发于胫、腓骨，常见于部队官兵、运动员、青少年体育生等，是多次、反复的轻微损伤引起的骨的应力作用，造成骨质局部骨小梁累积性的微损伤（图8-3-13）。患者无明显外伤史，临床诊断缺乏特异性，早期X线、CT检查多为阴性（图8-3-14），仅靠症状和体征判断，易造成漏诊、误诊。

疲劳骨折的超声表现为：局部骨膜增厚、水肿，骨膜与骨皮质之间可见带状无回声，骨膜呈不均匀性增厚或抬高、骨皮质毛糙，伴或不伴有骨皮质连续性中断，随着损伤时间延长，部分可有骨痂形成。骨皮质损伤处周围软组织水肿，可伴有血流信号增多（图8-3-15、图8-3-16）。肌骨超声对细微结构分辨率高，能够较好地显示骨皮质、骨膜及微量积液，可为临床提供较为准确的影像学诊断依据。

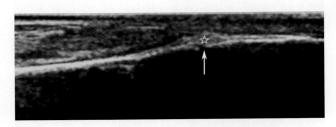

图 8-3-13 应力性骨折声像图
箭：骨皮质连续中断；骨膜增厚、抬高（☆）

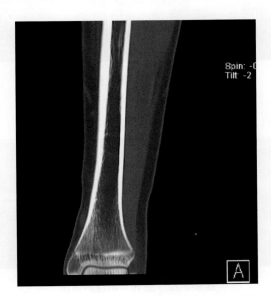

图 8-3-14 CT检查左侧胫骨远端未见明显骨折

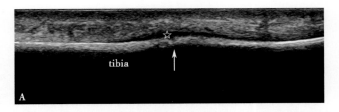

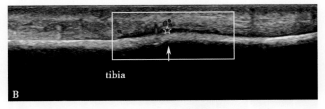

图 8-3-15 应力骨折声像图及彩色血流图
A. 应力性骨折声像图长轴切面，箭：骨皮质毛糙；骨膜增厚、抬高（☆）；B. 应力性骨折彩色血流图，箭：骨皮质毛糙；骨膜增厚、抬高；血流信号增多（☆）

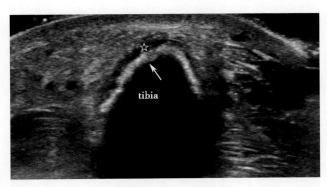

图 8-3-16 应力性骨折短轴切面声像图
箭：骨皮质毛糙；骨膜增厚、抬高（☆）

2. **衰竭骨折** 衰竭骨折是应力骨折的一种，属于隐匿性骨折，在正常重复应力刺激下发生，常发生于异常骨质，容易漏诊。衰竭骨折发生于骨矿物质含量减少或弹性降低的异常骨质，为正常重复应力引起，老年患者多见，年轻患者更易漏诊。临床表现：患者骨折后随着时间延长骨折处疼痛明显加重，出现走路负重后加重，休息后疼痛减轻。好发部位为骶骨和耻骨支。超声表现为骨皮质局部毛糙、凹凸不平，骨皮质裂隙样回声，骨膜增厚、回声增强，骨膜下血肿形成。

3. **隐性创伤骨折** 是单次暴力损伤引起骨小梁骨折，好发于骨质疏松部位，特别是老年性髋关节。骨皮质无明显断裂和错位，多有凹陷。超声显示骨膜下血肿，骨皮质凹陷，无明显连续性中断。

4. **隐性骨内骨折** 隐性骨内骨折为隐性创伤骨折的一种特殊类型，因创伤性外力强度弱，骨折面无明显移位、骨折线细微可伴有微量骨膜下积液，常规X线检查很难确诊。超声检查具有局部细微分辨率高的特点，可以清晰显示骨皮质是否累及，骨膜下是否有少量积液来判断是否存在隐性骨折。

（五）软骨下压缩骨折

关节在外力作用下脱位或损伤，关节面受撞击导致软骨下骨损伤。肩关节脱位导致的肱骨头骨皮质损伤最常见。

超声显示关节面软骨下骨凹陷或缺损，缺损处可见积液或滑膜充填（图8-3-17、图8-3-18）。

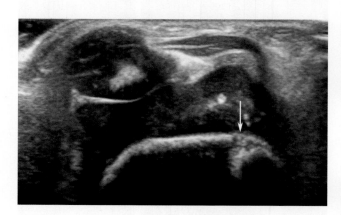

图8-3-17 肱骨外侧髁软骨下骨折
箭：示骨皮质不连续

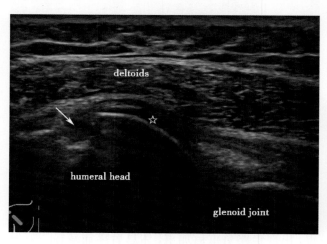

图8-3-18 肱骨近端软骨下压缩骨折
箭：示骨皮质不连续；肱骨头软骨（☆）

（六）骨折愈合监测

骨折愈合分为血肿机化期、原始骨痂形成期和骨痂改造塑形期。超声显示骨折周围血肿机化时，纤维性骨痂超声显示为骨折周围的稍高回声（图8-3-19）；软骨性骨痂超声显示为骨痂内小的高回声斑块，后方可伴声影（图8-3-20）；骨性骨痂超声显示为高回声斑块，后方伴有声影（图8-3-21）。高频超声不仅可以观察骨痂生长，还可以检测骨折端血流的变化，

彩色多普勒超声可以检测到骨折端滋养血管、骨膜血供及肌肉软组织区的血流信号变化，来评价骨折端骨痂生长及骨折愈合重建。

骨折5~6周时骨折线间隙仍清晰，未见骨膜及骨痂形成，局部及周围未见血流信号，多提示骨折愈合不良、骨不连（图8-3-22~图8-3-24）。

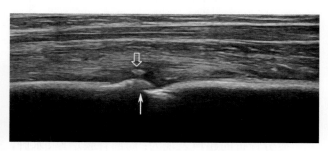

图8-3-19 纤维性骨痂声像图
箭：血肿机化后出现稍高回声

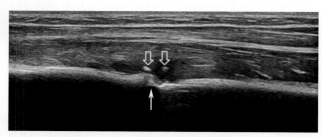

图8-3-20 软骨性骨痂声像图
箭：点状高回声

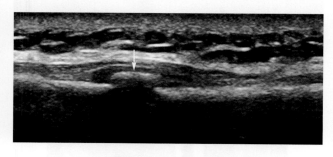

图8-3-21 骨性骨痂
箭：连接骨折端的高回声伴声影

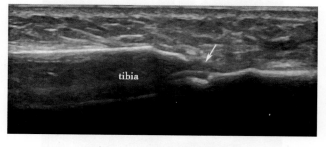

图8-3-22 胫骨骨不连声像图
骨折后6个月，箭：骨折线清晰、增宽

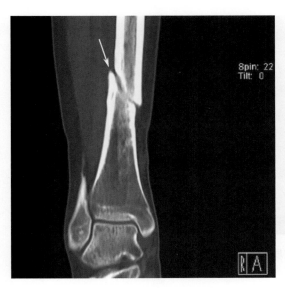

图 8-3-23　CT 检查
骨折后 6 个月，箭：骨折线清晰

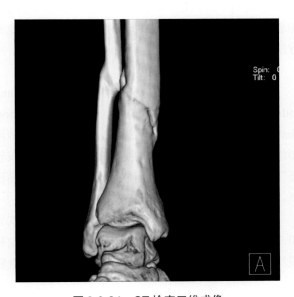

图 8-3-24　CT 检查三维成像

二、软骨病变

（一）肱骨远端骨骺骨折

儿童四肢长骨骨骺与干骺端之间的低回声软骨结构，称为骺板或生长板。骨骺骨折，又称为骨骺分离或骺离骨折，肱骨远端骨骺骨折在外伤中相对较多见。临床上仅靠体格检查、X 线、CT 较难发现骨骺骨折，极易造成漏诊、误诊。

超声检查表现为：长骨骨骺和未被骨骺软骨覆盖的长骨干骺端分离，动态观察时可见损伤处分离距离增加，急性损伤后可见较多游离液性暗区，骺板的不对称增宽和不规则，周围多见低至无回声出血，常提示骺板损伤（图 8-3-25、图 8-3-26）。双侧对比检查，测量骨化中心至干骺端的距离进一步明确诊断，骺离骨折表现为骨骺与干骺端间隙增宽或错位（图 8-3-25、图 8-3-26）。X 线、CT 检查不能较明显地显示骨骺软骨，检查时易引起漏诊（图 8-3-27）。MRI 检查可清晰地显示骨骺、干骺端，但因检查时体位缘故，轻度骨骺分离骨折无法显示（图 8-3-28）。

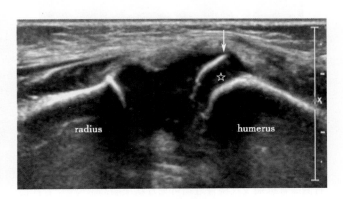

图 8-3-25　骺离骨折声像图
骨骺与干骺端间隙增宽、错位（星）；骨片（箭头）；humerus：肱骨；radius：桡骨

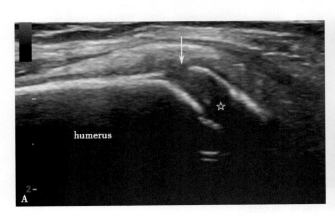
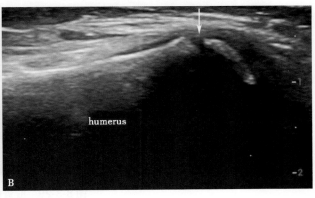

图 8-3-26　8 岁患儿骺离骨折声像图
A. 骨折分离的骨骺（箭）；骨骺与干骺端间隙增宽（星）。B. 正常骨骺与干骺端（箭）

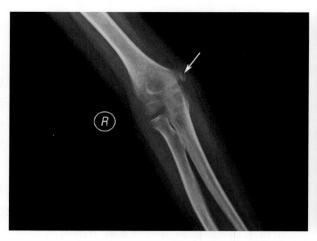
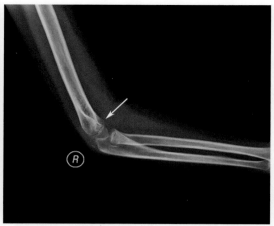

图 8-3-27　X 线检查提示骨皮质不光滑，损伤可能

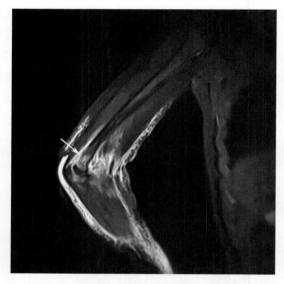

图 8-3-28　MRI 检查
右侧肱骨远端及尺桡骨近端可见片状压脂高信号影，骨挫伤

骨骺分离多继发于外伤、创伤后，早期诊断、合理治疗可有效避免患者出现患肢畸形，避免影响患者生长发育，高频超声检查可以较清晰显示骨骺、骺软骨等，可以为临床提供较为准确的影像学检查方法。

（二）软骨内晶体沉积

软骨内晶体沉积最常见的为尿酸钠结晶（monosodium urate，MSU）和焦磷酸钙（calcium pyrophosphate，CPP）。前者见于痛风患者，以 MSU 在关节液和组织中沉积为特点。典型超声表现特征是"双轨征"（图 8-3-29），指关节透明软骨表面的不规则高回声，且不随探头角度而改变。

CPP 沉积在关节或关节周围，尤其是透明软骨和 / 或纤维软骨内，在症状发作时常类似痛风，也称假性痛风病。假痛风好发于老年男性，以对称性膝

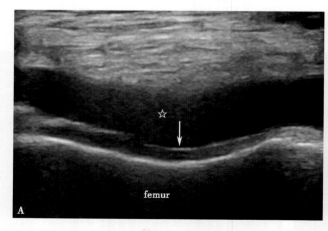
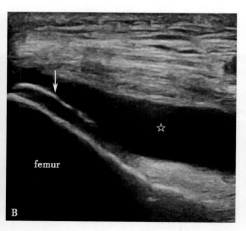

图 8-3-29　股骨髁间软骨"双轨征"
A. 股骨髁间软骨声像图长轴切面，箭："双轨征"关节腔大量积液（☆）；B. 短轴切面股骨髁间软骨声像图，箭："双轨征"关节腔大量积液（☆）

关节受累最多见，临床表现主要分3种类型：急性假性痛风型、炎性慢性关节炎型、骨关节炎型。超声声像图表现：软骨内平行于透明软骨面的薄层高回声带（多见于膝关节）；软骨内存在一些薄的高回声点（多见于纤维软骨）。假痛风的超声影像需与痛风相鉴别（图8-3-30）。痛风患者的尿酸盐结晶多沉积于关节软骨表面，而假痛风患者的CPP结晶多沉积于关节软骨内。

（三）骨软骨炎

胫骨结节骨软骨炎、跟骨结节骨软骨炎是临床上较为常见的骨软骨炎，胫骨结节骨软骨炎又称胫骨结节骨骺炎，也称为Osgood-Schlatter病，多发于运动量较大的青少年，因其胫骨结节尚未骨化，加之长期剧烈运动或运动姿势不良，髌韧带反复牵拉胫骨结节导致的胫骨结节局部损伤的一类疾病。临床多以胫骨结节局部疼痛、肿胀、充血，甚至骨质异常改变为主要特征。超声显示胫骨结节处骨骺的不平整或局部中断，结构层次稍紊乱，可见片状高回声分离（图8-3-31、图8-3-32）。跟骨结节骨软骨炎与胫骨结节骨软骨炎相似，均为青少年多见，因跟骨

结节尚未完全骨化，长期剧烈运动或运动姿势不良，跟腱、足底跖腱膜反复牵拉跟骨结节导致跟骨结节软骨局部充血、水肿、损伤。超声表现为跟骨结节处骨骺软骨凹凸不平、可见局部连续中断、结构层次稍紊乱，跟腱及足底跖腱膜增厚、水肿、炎性改变。

三、骨髓炎

骨髓炎是由化脓性细菌引起的骨髓、骨质、骨膜的炎症性病变。多起始于儿童和青少年的长管状骨的干骺端，继而侵犯整块骨及周围软组织。慢性骨髓炎多是由于急性骨髓炎久治不愈而形成的骨组织（骨膜、骨质和骨髓）慢性炎性反应，少数可因骨的炎性反应初期病原菌毒力较低致感染长期存在引起，其病变隐蔽，症状、体征和相关检查常不典型，诊断较困难。骨髓炎好发于长骨骨干，早期X线可表现为阴性，MRI对骨髓炎敏感，结合临床表现，MRI可明显提高术前诊断率，为早期诊断及鉴别诊断提供帮助。超声检查具有无创、快速和价格低廉等优点，可显示脓肿以及骨膜异常等病理现象，对急性骨髓炎的诊断价值较高。

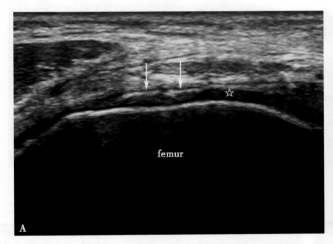
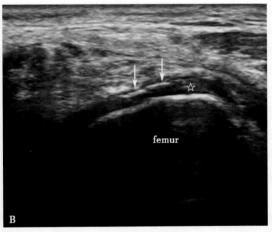

图8-3-30　CPP沉积股骨软骨内
A. 股骨髁间软骨长轴切面（☆），箭：CPP晶体沉积软骨内；B. 股骨髁间软骨短轴切面（☆），箭：CPP晶体沉积软骨内

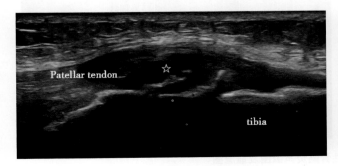
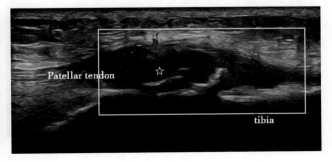

图8-3-31　12岁胫骨结节骨骺炎声像图
髌腱水肿、增厚；星：胫骨结节骨骺不光滑

图8-3-32　12岁胫骨结节骨骺炎多普勒血流图
髌腱水肿、增厚，血流信号增多；星：胫骨结节骨骺不光滑

（一）急性骨髓炎

早期超声显示为骨膜抬高和骨膜下脓肿。骨髓炎发病 3～4 天后，当脓液蔓延到骨膜下，超声即可发现，超声引导下穿刺可明确诊断。继而脓液蔓延至周围软组织，形成脓肿及炎性包块，超声显示为病变周围软组织肿胀、结构不清，局部血流信号丰富（图 8-3-33、图 8-3-34）。急性期时骨内破坏轻微，X 线不易显示，X 线表现为周围软组织肿胀，髓腔内可见高密度的脓液影（图 8-3-35）。

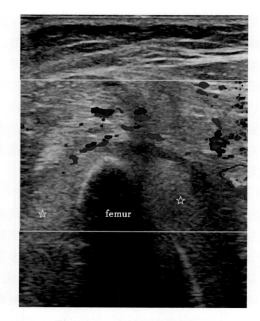

图 8-3-34 急性骨髓炎声像图
股骨周围软组织包块内血流信号（☆），femur：股骨

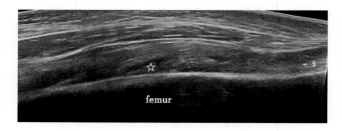

图 8-3-33 急性骨髓炎声像图
股骨骨皮质增厚毛糙，周围软组织内低回声（☆），femur：股骨

（二）慢性骨髓炎

慢性骨髓炎的超声表现为骨皮质被侵蚀、骨质破坏、骨膜反应及骨膜下积脓，超声还可清晰地显示骨质破坏区骨皮质连续中断、慢性窦道形成，周围软组织内脓肿形成，脓液蔓延至皮下软组织内与皮肤层形成窦道，脓液内可伴有坏死的游离骨片，彩色多普勒显示血流信号明显增多。超声诊断慢性骨髓炎有一定优势，不仅可以显示骨质破坏区、游离的坏死骨片，还可以探及到脓液弥散至周围软组织内的具体层次、边界及对邻近结构的损伤程度（图 8-3-36）。

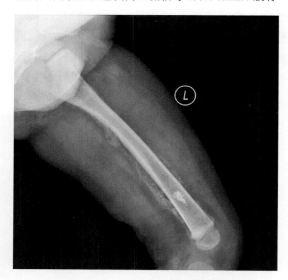

图 8-3-35 急性骨髓炎 X 线检查
周围软组织肿胀，髓腔内高密度脓液影

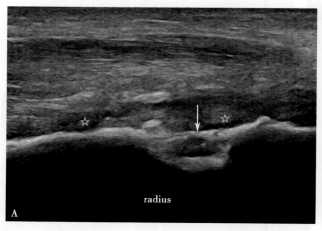

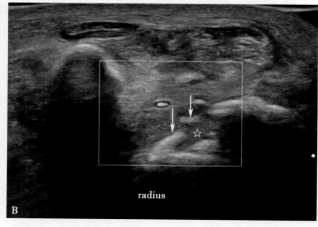

图 8-3-36 桡骨远端慢性骨髓炎声像图及血流图
A. 长轴切面，桡骨骨质破坏、凹凸不平，可见少量脓液包绕（☆），骨皮质损伤、游离骨片（箭），radius：桡骨；B. 短轴切面，桡骨骨质破坏、凹凸不平，可见少量脓液（☆），骨皮质损伤、游离骨片（箭），radius：桡骨

慢性骨髓炎的 X 线典型表现为邻近干骺端的溶骨性改变，随后周围逐渐出现硬化，同时可发生局部或弥漫性骨质增生或骨膜反应，最终出现骨膜隆起和死骨形成。

MRI 检查有良好的骨与软组织对比度，可多方位成像，对病变位置和范围的判断比 X 线和 CT 更敏感，尤其在疾病的早期阶段（如疾病开始后 3～5 天），是目前诊断急性骨髓炎最有价值的影像学检查。在活跃期，慢性骨髓炎在 MRI 上为典型的水肿信号。

CT 检查：通过断面轴向图像的重建，可发现细微的骨质变化，密度分辨率高于 X 线片；可显示皮质骨破坏和骨膜反应等细节，对死骨的诊断甚至要优于 MRI。死骨在 X 线片中容易被周围异常骨质掩盖误诊，而 CT 在慢性骨髓炎中主要用于死骨的检查，此外，还可发现骨质增厚、骨质硬化、慢性窦道和髓腔内气体等慢性骨髓炎表现。

四、骨侵蚀

骨侵蚀性病变多见于关节囊或韧带附着处的关节边缘，主要表现为骨性关节面毛糙、模糊、中断、消失，可见于多种关节炎。

超声显示高回声骨皮质的不平整或局部中断，呈边界清楚的圆形或椭圆形缺损，重点观察关节面的裸区，在两个互相垂直切面确认（图 8-3-37）。

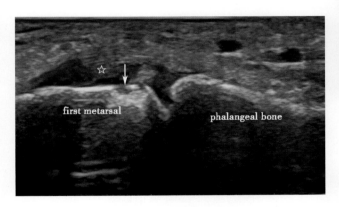

图 8-3-37　骨侵蚀声像图
骨皮质毛糙、不光滑，虫蚀样改变（箭）；关节滑膜增生（☆）；first metarsal：第一跖骨；phalangeal bone：趾骨

五、骨肿瘤及肿瘤样变

骨肿瘤分为原发性骨肿瘤和继发性骨肿瘤两大类。原发性骨肿瘤起源于骨、软骨、骨膜及骨的附属组织（包块血管、神经、脂肪、骨髓网状内皮系统）。继发性骨肿瘤是指其他组织或器官的恶性肿瘤经血液循环、淋巴系统或直接侵犯骨组织所致的肿瘤。超声在诊断骨肿瘤方面具有一定的临床应用价值，对病变破坏骨皮质向周围软组织内浸润时，具有较高的诊断价值。正常骨皮质坚硬致密，声束难以穿透；当良、恶性骨肿瘤导致骨皮质变薄、破坏，向周围软组织内侵犯时，超声有一定的诊断价值，必要时超声引导穿刺可进一步明确病变性质。

（一）骨软骨瘤

骨软骨瘤，又称骨"外生骨疣"，是最常见的良性肿瘤之一，多见于长管状骨的干骺区，可单发、多发，以单发多见，特征是起自干骺端带有软骨帽的骨性隆起，呈无痛性生长，多以体表包块来诊。

超声表现：起自干骺端向外突出的骨性高回声隆起（图 8-3-38），边缘清晰，基底部与正常骨皮质延续，后方可见衰减，可呈菜花状、伞状、类圆形，形态较为规则，多位于长骨的干骺端，背离邻近关节方向生长，顶端为低回声、边界清晰的软骨帽和骨性基底构成（图 8-3-39、图 8-3-40）。部分软骨帽与软组织间可见滑液囊，是由于软骨帽与周围软组织摩擦而形成（图 8-3-41）。CT 及三维成像可见边界清楚的骨性肿块（图 8-3-42、图 8-3-43）。

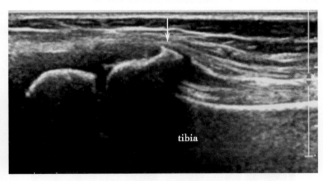

图 8-3-38　胫骨骨软骨瘤声像图
箭：胫骨近端背离关节向外突出的高回声，顶部半环形软骨帽

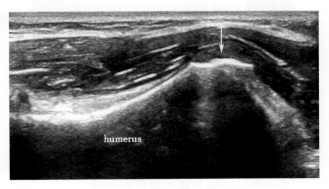

图 8-3-39　骨软骨瘤长轴切面声像图
箭：肱骨骨近端背离关节向外突出的高回声，顶部半环形软骨帽

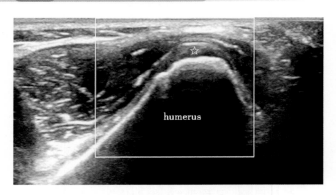

图 8-3-40 骨软骨瘤短轴切面声像图
箭：顶部半环形软骨帽

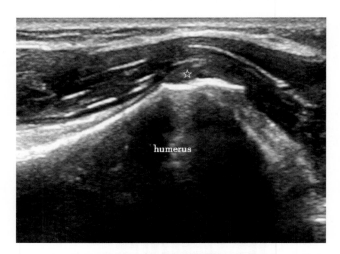

图 8-3-41 小滑液囊声像图
星：小滑液囊

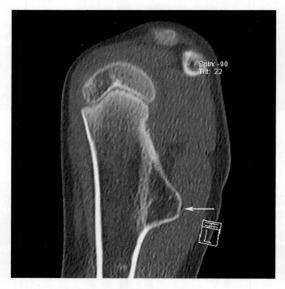

图 8-3-42 肱骨骨软骨瘤 CT 检查

（二）单纯性骨囊肿

单纯性骨囊肿也称单房性骨囊肿，是一种原因不明的肿瘤样病变，为局部骨生长障碍形成，并非真正的肿瘤。大多为圆形，单房，骨皮质受压变薄。

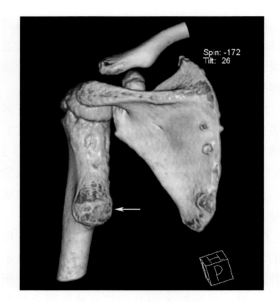

图 8-3-43 骨软骨瘤 CT 三维成像

超声显示骨皮质变薄、膨胀性隆起，骨内呈边界清晰的囊性无回声，透声好，表面光滑，无骨膜反应及软组织肿块（图 8-3-44）。囊肿增大可发生病理性骨折，骨折端可移位、重叠。诊断骨囊肿时应与骨缺损、骨梗死鉴别，骨缺损是指因创伤或手术所致的骨质短缺，这种疾病会导致患者骨不连、延迟愈合或不愈合及局部功能障碍等，超声表现为局部骨皮质连续性不佳，可见偏低回声软组织充填，X 线可见骨皮质连续性中断（图 8-3-45、图 8-3-46）。

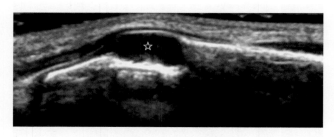

图 8-3-44 骨囊肿声像图
骨内可见边界清晰的无回声（☆）

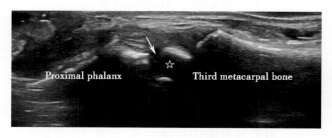

图 8-3-45 右手第三掌骨头骨缺损超声声像图
骨皮质连续不佳，可见凹陷（箭）；骨缺损（星）；Third metacarpal bone：第三掌骨；Proximal phalanx：近节指骨

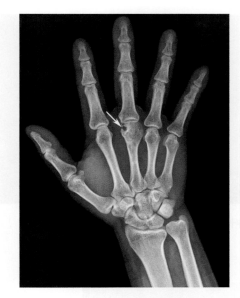

图 8-3-46　右手第三掌骨头骨缺损X线检查
箭：骨皮质连续中断,凹陷

(三) 滑膜骨软骨瘤病

滑膜骨软骨瘤病(synovial osteochondromatosis, SO)指关节腔内的滑膜或滑膜囊、腱鞘内所发生的软骨性、纤维软骨性或骨软骨性小体,脱落产生游离体,继而钙化或骨化。本病男性好发,单关节发病多见,并以膝关节多发。临床表现为关节疼痛、肿胀、功能障碍。采用 Milgram 分期和诊断标准：Ⅰ期,滑膜增生、充血,滑膜在镜下可以见到软骨化生或软骨小体,不伴有关节内游离体；Ⅱ期,滑膜增生、充血,关节内悬垂体与增生的滑膜相连,并伴有关节内游离体；Ⅲ期,滑膜改变轻微或没有滑膜的改变,关节内大量游离体。

超声表现：膝关节腔内积液及不同程度滑膜增生,增生的滑膜上可见大小不等的以圆形、卵圆形为主的强回声及中等回声,表面较光滑、形态欠规则,边界较清晰(图 8-3-47)。

(四) 动脉瘤样骨囊肿

动脉瘤样骨囊肿(aneurysmal bone cyst, ABC)是临床上较罕见的类肿瘤样病变,具有侵袭性和易复发性,约占原发性骨肿瘤的 2%~3%,动脉瘤样骨囊肿好发于长骨的干骺端,影像学表现为病灶周围骨质呈广泛溶骨性骨破坏,伴有病理性骨折。病灶刮除术可以保留自身关节功能,是治疗 ABC 的首选方法。X线、CT影像学特点：病变呈溶骨性囊性变,骨质破坏,可伴有周围软组织浸润。超声表现为：长骨的干骺端骨膨胀性改变,骨皮质变薄,瘤体较大时可见骨皮质菲薄,可伴有病理性骨折,髓腔内呈边界较清晰的低回声(图 8-3-48、图 8-3-49)或不规则的多房样囊性改变,囊腔内可见液性暗区,透声较差,形态不规则。彩色多普勒超声显示：少数病灶内可见血流信号。

(五) 骨肉瘤

骨肉瘤也称成骨肉瘤,是常见的骨原发性恶性肿瘤,恶性程度较高,青少年多见,以膝关节周围的股骨远端和胫骨近端好发。疼痛是骨肉瘤最早出现的症状,初期多为间歇性隐痛,后转为持续性疼痛,局部可出现肿块,且迅速增大。骨肉瘤肿瘤组织破坏和增生同时存在,可穿破骨皮质、骨膜,侵入软组织,形成软组织肿块。肿瘤组织血管丰富,常伴有出血、坏死和囊性变。超声表现：可见骨皮质破坏,包绕股骨呈环形的不均质低回声,内可见少量放射状"瘤针",瘤体内可见"血窦"样回声(图 8-3-50、图 8-3-51),伴部分条索状高回声,较杂乱,包块较大,压迫肌层,与股骨质紧密相连,瘤体与正常骨交界

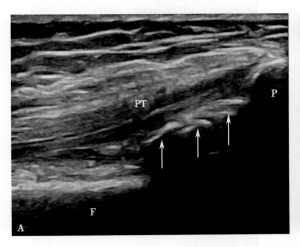
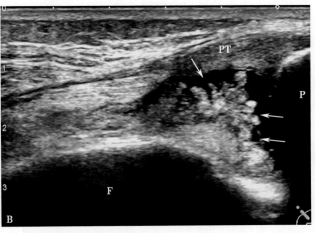

图 8-3-47　膝关节髌上囊内滑膜骨软骨瘤声像图
A. 膝关节腔内增厚的滑膜上可见大小不等团状强回声(箭),P：髌骨,PT：股四头肌腱,F：股骨；B. 增生的滑膜上可见结节样强回声,堆积成团(箭),P：髌骨,PT：股四头肌腱,F：股骨

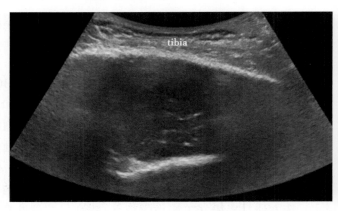
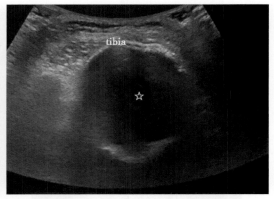

图 8-3-48 胫骨上段动脉瘤样骨囊肿长轴及短轴切面
瘤体（☆）

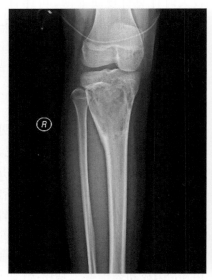
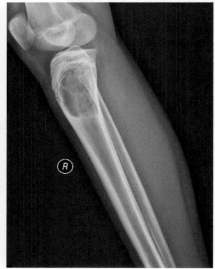

图 8-3-49 胫骨近端动脉瘤样骨囊肿 X 线正、侧位

处骨膜抬高向肿瘤包绕，形成三角形结构，与放射学的 Codman 三角相对应。结合彩色多普勒超声检查，瘤体内可见呈放射状血流信号分布（图 8-3-52）。

　　X 线、CT 是骨肉瘤常见的影像学检查方法，主要表现为肿瘤部位有成骨性、溶骨性或混合性骨破坏，有特征性"Codman 三角"和日光照射状骨膜反应（图 8-3-53～图 8-3-56）。MRI 检查可见边界不清晰的低信号骨质破坏区及斑片状信号增高影（图 8-3-57）。

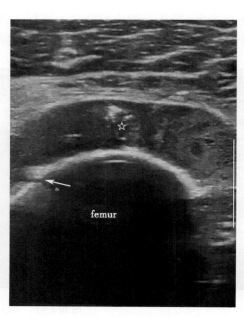

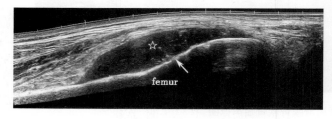

图 8-3-50 宽景成像右侧股骨下段骨肉瘤声像图
箭：股骨骨皮质破坏；星：瘤体

图 8-3-51 短轴切面右侧股骨下段骨肉瘤声像图
箭：股骨骨皮质破坏；星：瘤体

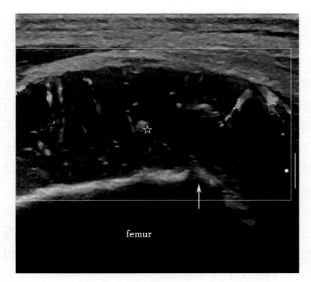

图 8-3-52　短轴切面右侧股骨下段骨肉瘤声像图
箭：股骨骨皮质破坏；星：瘤体内可见放射状血流信号；
femur：股骨

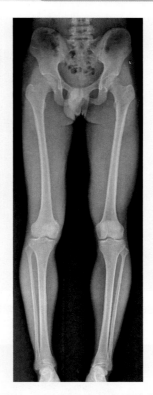

图 8-3-54　肢体全长 X 线检查

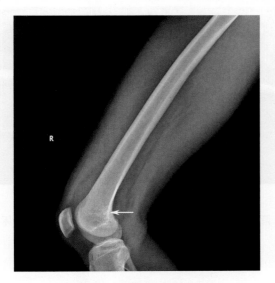

图 8-3-53　右侧股骨 X 线检查
箭：股骨内髁异常密度影

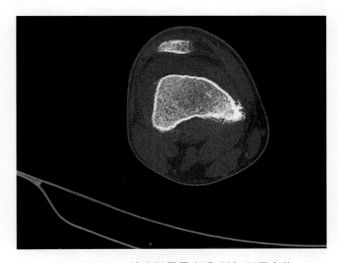

图 8-3-55　CT 检查股骨骨皮质毛糙，可见占位

（六）骨转移瘤

转移性骨肿瘤是骨骼系统最常见的恶性肿瘤，癌性疼痛是其主要临床表现，其所引起的骨髓衰竭、脊髓压迫及病理性骨折等并发症可加速病情发展，严重影响患者生存质量。转移性骨肿瘤好发于中老年，40～60 岁居多，多见于中轴骨，如髂骨和脊椎，约占 80%，其次是肋骨、股骨和肱骨。恶性肿瘤细胞可分泌一系列破骨细胞刺激因子，增加破骨细胞的数量和活动，从而诱发骨质破坏与吸收。恶性肿瘤骨转移时，骨骼骨质被破坏，骨皮质变薄甚至完全溶解消失，此时声衰减减少，超声能够穿透骨质，可以较完全地显示骨病变内部结构。转移性骨肿瘤细胞可释放血管生长因子，刺激血管生长，因此结合彩色多普勒超声可以提高诊断率。

超声声像图表现：局限性骨皮质变薄或骨皮质破坏、连续性中断，内部呈低回声或不均匀高回声，可见液化区，部分见散在分布的点状或斑片状高回声，无明显包膜回声；周围软组织内可见局限性肿块，无完整包膜（图 8-3-58）；彩色多普勒超声检查肿块周边及内部见短杆状或线状彩色血流信号、血流信号杂乱（图 8-3-59）。

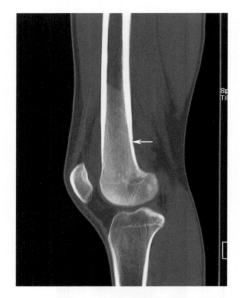

图 8-3-56 CT 检查股骨下端内异常密度影

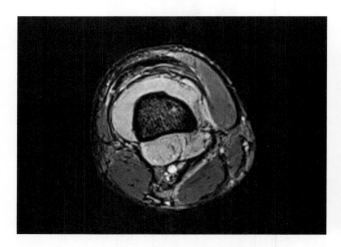

图 8-3-57 增强 MRI 检查可见强化

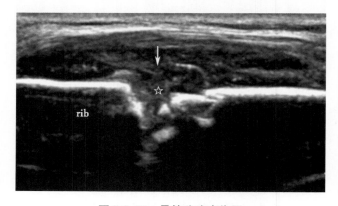

图 8-3-58 骨转移瘤声像图
箭：瘤体内部呈低回声；星：肋骨骨皮质破坏、连续中断

（七）骨巨细胞瘤

骨巨细胞瘤是常见的原发性骨肿瘤之一，占我国原发骨肿瘤的 15%，部分具有潜在恶性，可出现肺转移。骨巨细胞瘤好发于中青年患者，多以扪及

包块或肿痛为初发症状，多发生于长骨，常为单发。临床分级采用 Campanacci 分级法：Ⅰ级为静止型，临床症状不明显，病灶局限于骨壳内，骨皮质未受累；Ⅱ级为活跃性，有较明显的临床症状，病灶边界不清，侵犯软组织，病变进展快。典型超声表现为骨皮质内低回声或囊实混合回声团块，内部回声多不均匀，可有液化，常无钙化，周边常见高回声骨皮质完全包绕或部分包绕，骨皮质多受累，出现变薄或破坏，突破骨皮质者可引起病变周围软组织受累，部分可观察到呈偏心性、膨胀性、溶骨性生长，血流分级多为Ⅰ～Ⅱ级（图 8-3-60、图 8-3-61）。临床分级较高者易出现液化、突破骨皮质、血供更丰富。相比于 X 线、CT 及 MRI，超声更加轻便灵活，可全方位实时动态检测病变部位，特别是对肿瘤毗邻关系，是否侵犯神经、血管等方面提供了更多信息。骨巨细胞瘤主要应与骨肉瘤、动脉瘤样骨囊肿等鉴别。

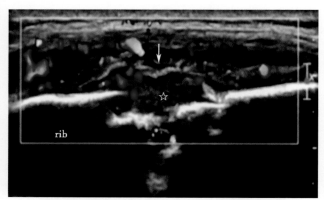

图 8-3-59 骨转移瘤声像图
箭：瘤体内血流信号丰富；星：肋骨中断、骨皮质破坏

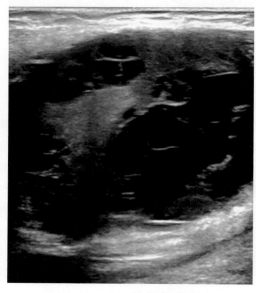

图 8-3-60 骨巨细胞瘤声像图
瘤体内部回声不均，有液化

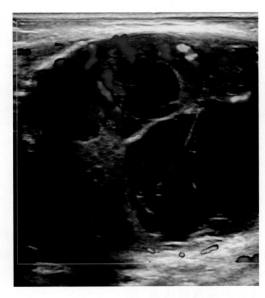

图 8-3-61　骨巨细胞瘤声像图
瘤体内血流信号较丰富

六、临床局限性及比较影像学

超声骨骼显像不如 X 线、CT 等影像直观，无法观察骨内骨痂，对不规则骨、椎骨、颅骨骨折的检测，对骨折全貌的了解，骨折愈合后坚固程度的判定，远不如 X 线及 CT 检查。骨内肿瘤还没有导致骨皮质变薄、破坏时超声无法显示。同时，在石膏固定、皮肤感染和创伤时，超声的使用受到一定限制，但是在肋骨骨折、骺离骨折等领域的应用价值值得肯定。

（席占国）

参 考 文 献

1. （土）莱文特·厄兹恰克尔，（比）马内丁·德米恩克. 肌骨超声：物理与康复医学临床实践指南. 张志杰，刘春龙，朱毅，译. 郑州：河南科学技术出版社，2021.

2. 王月香，曲文春. 肌骨超声诊断. 北京：科学技术文献出版社，2013.

3. 潘子翔，邢学武. 二分髌骨的诊断和治疗. 中华外科杂志，2016，54（4）：305-308.

4. 梁彤，霍敏中，涂滨，等. 高频超声在撕脱性骨折与副骨鉴别诊断中的应用价值. 中国超声医学杂志，2019，35（6）：557-559.

5. 张冰清，盛峰，谷俊杰，等.《2015 年美国风湿病学会 / 欧洲抗风湿联盟痛风分类标准》摘译. 中华临床免疫和变态反应杂志，2015，9（4）：333-336.

6. Coiffier G，Albert JD. Gout and and calcium pyrophosphate crystal arthropathies: pathophysiology. La Revue du praticien，2015，65（5）：666-667.

7. 张岩，朱彦丞，张子韬，等. 影像学检查在慢性骨髓炎诊断中的研究进展. 中华创伤骨科杂志，2016，18（1）：89-92.

8. Everhart JS，Abouljoud MM，Kirven JC，et al. Full-thickness cartilage defects are important independent predictive factors for progression to osteoarthritis: data from the osteoarthritis initiative. J Bone Joint Surg Am，2019，101（1）：56-63.

9. 蔡威，张潍平，魏光辉. 小儿外科学. 第 6 版. 北京：人民卫生出版社，2014.

10. 黄志鹏，宋科官. 骨肉瘤的诊断及治疗进展. 国际骨科学杂志，2018，39（3）：150-153.

11. 张啸波，肖越勇，张肖，等. CT 引导下适形冷冻消融治疗溶骨性转移瘤. 中国介入影像与治疗学，2017，14（2）：74-77.

12. 向茜，唐远姣，冷钱英，等. 骨巨细胞瘤的超声表现与临床分级研究. 中国超声医学杂志，2015，31（12）：1086-1088.

13. 吴伟斌，彭涛，潘献伟，等. 骨巨细胞瘤影像学特征及误诊分析. CT 理论与应用研究，2017，26（4）：505-510.

第九章　肩关节病变超声检查

第一节　概　述

近年来，超声医学技术迅猛发展，高频超声不仅分辨率较高，而且具有动态、实时、双侧对比扫查等优势，已成为临床评价肩袖及肩关节周围结构病变的有效手段。由于肩关节是人体活动度最大的关节，容易发生损伤，因此肩关节是目前肌肉骨骼超声检查最多的部位之一。

超声检查能够诊断肩袖病变（肩袖撕裂、退变等），也可评价肩关节其他结构病变（关节滑膜炎、滑囊炎、关节不稳定等）。超声诊断肩袖全层撕裂准确度可达 100%，诊断部分撕裂准确度可达 90% 以上，敏感性与特异性均可与 MRI 相媲美，甚至某些方面优于 MRI，例如实时超声可以在患者不同体位下对肩关节进行动态检查。

本章内容主要包括肩关节超声应用解剖学、规范的扫查技术、正常声像图表现及肩关节病变的超声声像图表现，并且阐述了肩关节超声检查适应证、注意事项及局限性等。

第二节　超声检查技术

一、超声应用解剖

（一）上肢带骨

上肢带骨（肩带骨）由肩胛骨、锁骨、肱骨近端组成，主要包括 3 个关节：盂肱关节、肩锁关节和胸锁关节（图 9-2-1）。

1. **盂肱关节**　盂肱关节即狭义上的肩关节。盂肱关节是球窝关节，由肱骨头与关节窝组成，由于肱骨头大而圆，关节窝相对小而平坦，关节盂唇只能覆盖肱骨头小部分（1/4～1/3），关节囊又相对松弛，所以盂肱关节是人体运动范围最大且最灵活的关节，它可以做前屈、后伸、内收、外展、内旋、外

旋以及环转等运动。但这同时又造成了自身的相对不稳定，很容易发生前下半脱位及脱臼现象。肱骨头与关节盂表面均覆盖一层透明软骨，肱骨头上的透明软骨中间厚周边薄，而关节盂的透明软骨中央薄周边厚。盂肱关节腔前面共有三处往外延伸：前方的肱二头肌长头肌腱腱鞘，内侧的肩胛下隐窝及下面的腋隐窝。关节的前面、外侧及后面被三角肌和冈下肌包绕。

2. **肩锁关节**　肩锁关节（acromioclavicular joint）由肩胛骨肩峰关节面与锁骨肩峰端关节面构成，活动范围有限，大约 20°，是肩胛骨活动的支点。肩峰关节面和锁骨的关节面被覆一层透明软骨，两关节面之间有一楔形纤维软骨盘将关节腔部分或完全分开。关节的上方由肩锁韧带加强，关节囊和锁骨下方有喙锁韧带连于喙突。肩锁关节囊位于肩锁关节于肩峰下 - 三角肌下滑囊之间，肩袖撕裂时，肩关节腔、肩峰下 - 三角肌下滑囊及肩锁关节囊可互相交通。

3. **胸锁关节**　胸锁关节（sternoclavicular joint）是上肢骨（肩带骨）与躯干骨连结的唯一关节。它是一浅鞍形关节，由锁骨的胸骨端与胸骨的锁骨切迹及第一肋骨上面构成。胸骨柄和锁骨的关节面，至少有一部分是不一致的，锁骨的关节面比胸骨柄的关节面宽。胸锁关节内的纤维软骨关节盘将关节

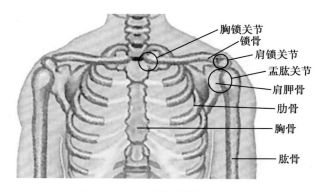

图 9-2-1　上肢带骨及组成关节

腔分为内侧、外侧两个关节腔,每个关节腔衬有各自的滑膜。关节盘下缘附着于第1肋软骨,阻止锁骨向内上方脱位;关节囊由胸锁前、后韧带,肋锁韧带和锁间韧带加强,对抗胸锁关节前后不稳的趋势。

肩关节及周围结构见图9-2-2。

(二)韧带

1. 喙肩韧带 喙肩韧带(coracoacromial ligament)起自肩峰前缘,向前下方走行,止于喙突后面,与肩峰、喙突共同构成喙肩弓,有防止肱骨头向上脱位的作用。

2. 喙肱韧带 喙肱韧带(coracohumeral ligament)起自喙突外侧缘,向下向外斜行与冈上肌肌腱混合走行于大结节前方。它包括前部和后部两部分,分别止于肱骨小结节和大结节。该韧带后缘和下缘与关节囊紧密联合;而其前侧缘和上缘为游离边缘,覆盖于关节囊肱二头肌长头肌腱关节囊内部分表面,加强了关节囊的稳定性。

3. 肩锁韧带 肩锁韧带位于肩锁关节上方,两端分别附着肩峰及锁骨外侧端,肩锁韧带与喙锁韧带的作用是维持肩锁关节的稳定性,抵抗锁骨向上脱位的力。

4. 盂肱韧带 解剖学上,盂肱下韧带由3部分组成:前束、腋袋和后束,起于盂唇下方2/3,像吊床样将肱骨头固定在关节盂的前、下、后方,有约束肩关节外旋的作用。盂肱上韧带大部分纤维附着在小结节表面,肱二头肌腱鞘的内侧为喙肱韧带和盂肱上韧带复合体,在内侧加强了肱二头肌长头肌腱,对其结构的稳定有重要作用。

5. 喙锁韧带 喙锁韧带起于喙突,向后上部伸展,止于锁骨外端下缘,维持了肩胛骨与锁骨间的恒定关系,保证了肩锁关节在垂直方向上的稳定。

(三)肌肉肌腱及滑囊间隙

1. 肩关节肌内群 肩部的肌肉主要分为两组:一组是肩关节肌内群(肩胛下肌、冈上肌、冈下肌、小圆肌、大圆肌和三角肌),它们的起点和附着点都在上肢骨骼(图9-2-3、图9-2-4、表9-2-1);另一组是肩关节肌外群。而肩关节肌内群与肩关节功能关系更为密切,尤其是肩袖的肌肉和肌腱。

(1)肩袖:肩袖(rotator cuff)由冈上肌、冈下肌、小圆肌、肩胛下肌的肌腱组成,覆盖于肱骨头的前、上、后面,肩袖在上臂运动中是关节窝内肱骨头的稳定装置,在保持肱骨头的稳定方面起了重要作用。

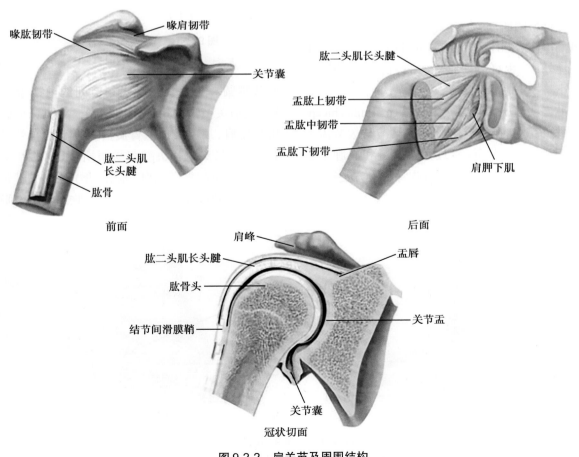

图9-2-2 肩关节及周围结构

1）冈上肌：起自肩胛骨的冈上窝，肌束向外侧经肩峰和喙肩韧带下方汇合成肌腱，越过肩关节上方并与肩关节囊融合，止于肱骨大结节上部，是肱骨内旋、关节外展运动起主要作用的部分。冈上肌肌腱的各个不同层次有着不同的机械特性，它们之间可以相互分担力的作用，在肩部运动时，交替紧张和松弛。肩峰下－三角肌下滑囊将冈上肌、肩峰、喙肱韧带和三角肌分开。

2）冈下肌：在肩部后方起自冈下窝，向外走行止于肱骨大结节，位于冈上肌腱的后方和下方。冈下肌的作用是使上臂旋外。

3）小圆肌：是肩袖最小的肌肉，以窄条状起自肩胛骨的外侧缘，在冈下肌的后下方止于大结节。小圆肌和冈下肌的后部的作用是使上臂旋外，与冈下肌为协同肌。

4）肩胛下肌：起自肩胛骨前面的肩胛下窝，从肌腹发出2～3条肌内腱向外走行结合在一起形成肩胛下肌肌腱，主要附着于肱骨小结节，但也有部分附着于结节间沟，肩胛下肌的作用是使上臂内收和旋内。

（2）大圆肌和三角肌：大圆肌起于肩胛骨背侧面的肩胛下角和近外侧缘的卵圆区，止于肱骨小结节嵴，作用是使肱骨后伸、内收和旋内。三角肌是一块厚而有力的肌肉，起自于锁骨外侧1/3、肩峰和肩胛冈，止于肱骨体外侧的三角肌粗隆，主要作用是使肱骨外展，也可以使肱骨屈曲、内旋、外展、后伸和旋外。

2. 肱二头肌长头腱 肱二头肌（musculus biceps brachii）长头腱起自于肩胛骨盂上结节与关节盂上缘，于肱骨头的前上面，穿过冈上肌腱和肩胛下肌腱之间，下行至结节间沟。沿着肱骨头上方走行区，肱二头肌腱横断面呈椭圆形，越近足侧端其横断面

表9-2-1　肩关节肌内群各肌肉起止点及主要作用

肌群	肌名	起点	止点	主要作用
浅层	三角肌	锁骨外侧1/3、肩峰和肩胛冈	肱骨三角肌粗隆	使肩关节外展
深层	冈上肌	肩胛骨冈上窝	肱骨大结节	使肩关节旋外
	冈下肌	肩胛骨冈下窝		
	小圆肌	肩胛骨外侧缘上2/3背面		
	大圆肌	肩胛骨下角背面	肱骨小结节嵴	使肩关节后伸，内收、旋内
	肩胛下肌	肩胛下窝	肱骨小结节	使肩关节内收、旋内

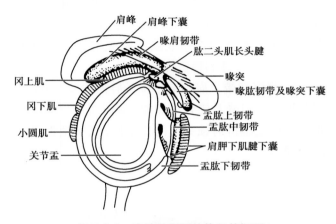

图9-2-3　肩袖及周围结构矢状切面

形状越圆。肱二头肌腱在结节间沟内被覆一滑液鞘，是肩关节滑膜层的延伸。肱二头肌长头腱的作用是屈肩、屈肘及使前臂旋后。当上肢在外展位屈肘时，肱二头肌长头腱容易磨损，长期的摩擦或过度活动可引起腱鞘充血、水肿、增厚，造成腱鞘滑膜层急性水肿或慢性损伤性炎症。肱二头肌腱腱鞘与

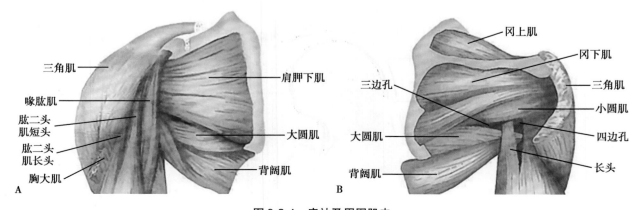

图9-2-4　肩袖及周围肌肉
A. 前面观；B. 后面观

肩关节相通,因此,腱鞘内的积液常常提示存在肩关节疾病,而不仅仅局限在肌腱的病变。

3. 肩关节肌外群 肩关节肌外群附着于脊柱(斜方肌、背阔肌、肩胛提肌和菱形肌)或胸壁(前锯肌、胸小肌和胸大肌),起到连接上肢和中轴骨的作用。

4. 滑膜间隙 围绕肩部周围区域有 3 个滑膜间隙:肩关节腔,肩锁关节腔和肩峰下 - 三角肌下滑囊。正常情况下,这些间隙互不相通,在某些病理状态下,如肩袖撕裂或肩锁关节下关节囊缺陷,这些间隙可相互交通。

5. 肩峰下 - 三角肌下滑囊 包括肩峰下滑囊与三角肌下滑囊,成人两个滑囊往往融合为一个,为 2mm 厚的复合结构,位于肩峰和喙肩韧带的下方,覆盖于冈上肌肌腱的上方,内衬滑膜结构,正常情况下,超声不能探查囊内的滑膜。滑囊向前延伸覆盖肱二头肌肌间沟,向下延伸至大结节以下约 3cm 处,向内侧延伸至喙突(喙突下囊)。正常滑囊内有微量液体,其主要作用是减少上臂运动时的肩袖与喙肩弓和三角肌的摩擦,滑囊炎症时,囊内液体增多和集聚。

二、适应证

肩部疼痛;肩关节外伤;免疫或代谢性疾病所致的肩关节病变;肩部占位性病变;其他。

三、超声检查方法与声像图

(一)仪器与体位

在检查前,应仔细询问病史。有条件者,最好选择可旋转的椅子。受检者取坐位,面对检查者,上臂保持放松,自然下垂。一般使用 10～18MHz 频率的高频探头。检查内容包括肩关节、肩袖、肱二头肌长头肌腱、三角肌、喙肩韧带、肩峰下 - 三角肌下滑囊和腋隐窝等结构。其他的非肩袖结构如喙韧带、盂肱韧带和喙锁韧带等根据患者病史和实际情况取舍。

(二)超声检查方法及正常声像图

肩关节的超声检查具有其特殊性,需要在被检查者与超声医师的配合下完成,即需要被检查者做出四个姿势(肩关节超声检查"四节操")来更好地显示相应的结构(图 9-2-5),且由于各姿势下相应肌肉处于收缩状态,更容易显示小的撕裂或病变。

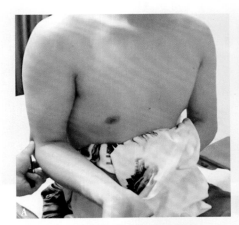
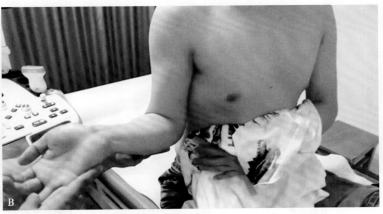
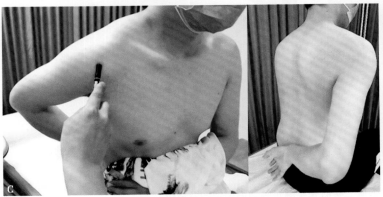
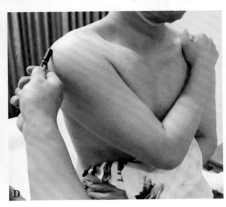

图 9-2-5 肩关节超声检查"四节操"

A. 第一姿势,上臂紧贴侧胸壁并屈肘 90°,手掌向上,前臂与地面平行;B. 第二姿势,外旋肩关节;C. 第三姿势,上臂内旋外展,将手贴于髂骨翼(改良 Crass 体位)或(能耐受时)背部;D. 第四姿势,将手掌搭在对侧肩部

1. **第一姿势** 患者取坐位，面对检查者，上臂紧贴侧胸壁并屈肘90°，手掌向上，前臂与地面平行。在此姿势下应重点扫查：

（1）肱二头肌长头肌腱：在体表确定肱骨大小结节的位置，大结节圆钝，位于外侧，小结节尖而突出，位于内侧；肱二头肌长头肌腱就走行于二者之间的结节间沟内。将探头水平置于此处，正常情况下可观察到肱二头肌长头肌腱的短轴切面为椭圆形的高回声结构，当出现各向异性伪像时可呈低回声，上下侧动探头并轻轻加压有助于消除伪像，更好地显示肌腱内部纤维结构（图9-2-6）。之后将探头上下移动，对肱二头肌长头肌腱全长进行动态扫查，向下扫查应止于肌腱移行为肌腹处，一般认为在胸大肌肌腱下方（图9-2-7）。短轴扫查是评价肱二头肌长头肌腱疾病的最佳切面。然后在结节间沟处探头旋转90°，扫查肌腱长轴。长轴动态扫查有助于观察肌腱的完整性，此切面可能看到腱鞘周围存在少量积液，一般属正常情况（图9-2-8）。

（2）肩锁关节及肩锁韧带：肩锁关节也是肩关节常规超声检查重要的一部分，因为肩锁关节的病变与肩袖病变很类似。检查者将探头于冠状位置于肩关节顶部可显示肩锁关节（图9-2-9）。

（3）喙肩韧带及喙肱韧带：在体表确定患者肩峰和喙突的位置，将探头置于两者之间，即可显示喙肩韧带长轴，正常表现为薄层条索样结构（图9-2-10）。将探头置于肱骨结节间沟处，然后往头侧移动，显示关节内肱二头肌长头肌腱短轴切面，在其上方显示薄层条索样结构，即为部分喙肱韧带长轴声像图（图9-2-11）。

2. **第二姿势** 在第一姿势的基础上，被检查者保持屈肘，尽量外旋肩关节。在此姿势下应重点扫查肩胛下肌腱。先在第一姿势时将探头水平置于结节间沟处不动，在被检查者肩关节运动过程中，可见附着于小结节的肩胛下肌腱逐渐移动至探头下方视野内（图9-2-12）。将探头向内侧移动以全面探查肌腱长轴，并可见肩胛下肌从喙突下方穿出（图9-2-13），此时可让被检查者重复肩关节的内、外旋动作，以观察肩胛下肌于此处有无卡压和撞击，以及喙突下

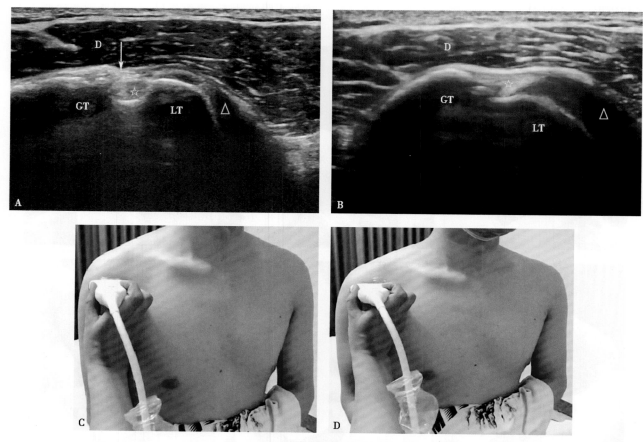

图9-2-6 正常肱二头肌长头腱短轴切面声像图及体位

A. 肱二头肌长头肌腱短轴声像图（五角星），呈椭圆形回声结构，由于各向异性伪像显示为低回声；B. 探头稍往上倾斜，肱二头肌长头腱即显示为高回声。三角形：肩胛下肌腱；LT：肱骨小结节；GT：肱骨大结节；D：三角肌；箭头：肱横韧带。C、D分别为A、B相应体位及探头位置

滑囊有无积液。之后将探头旋转90°，可见肌腱短轴显示为高低回声相间的声像图，这是肩胛下肌腱纤维插入肌束内的正常表现（图9-2-14），注意不要误诊为肌腱撕裂或肌腱病。

3. 第三姿势 在第一姿势的基础上，被检查者上臂内旋外展，将手贴于髂骨翼或（能耐受时）背部。在此姿势下应重点扫查冈上肌腱。依然在第一姿势时将探头水平置于结节间沟处不动，在被检查者完

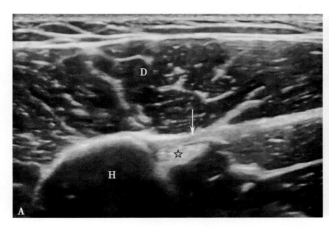
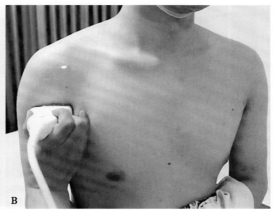

图9-2-7 正常肱二头肌长头肌腱移行处短轴切面声像图及体位
A. 肱二头肌长头腱移行处短轴切面声像图（五角星）。箭头：胸大肌肌腱；H：肱骨；D：三角肌；B为体位及探头位置

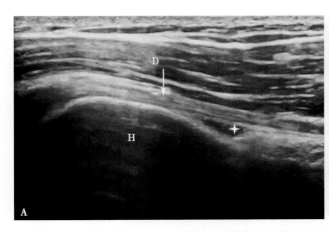
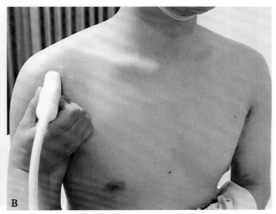

图9-2-8 正常肱二头肌长头肌腱长轴切面声像图及体位
A. 肱二头肌长头腱长轴切面声像图（箭头所指）。D：三角肌；H：肱骨；四角星示肱二头肌长头腱腱鞘最低点，内有少量积液；B为体位及探头位置

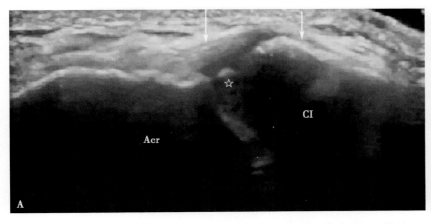
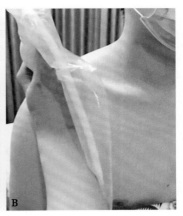

图9-2-9 正常肩锁关节声像图及体位
A. 正常肩锁关节声像图。Acr：肩峰；CI：锁骨末端；箭头：肩锁韧带；五角星：关节间隙；B为体位及探头位置

成第三个姿势后,可见附着于大结节的冈上肌腱的短轴位于探头下方视野内(图9-2-15),在此切面下易于显示冈上肌腱撕裂并测量撕裂宽度。此时旋转探头90°,显示鸟嘴样的冈上肌腱长轴沿肱骨头走行,并穿行于肩峰下方(图9-2-16),然后将探头向内、向外全方位地探查冈上肌腱。最后嘱被检查者回到第一姿势,动态观察冈上肌腱在肩峰下活动情况。

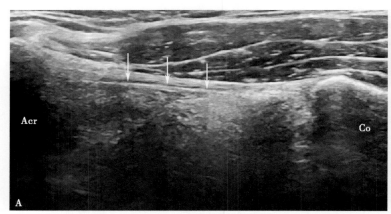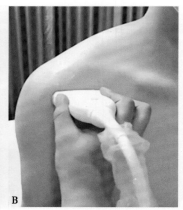

图 9-2-10 正常喙肩韧带长轴切面声像图及体位

A. 正常喙肩韧带长轴切面声像图(箭头所指)。Acr:肩峰;Co:喙突;B 为体位及探头位置

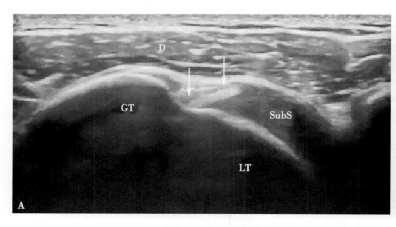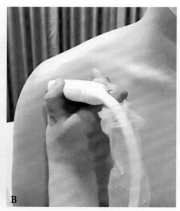

图 9-2-11 正常喙肱韧带长轴切面声像图及体位

A. 正常喙肱韧带长轴切面声像图(箭头所指)。GT:肱骨大结节;LT:肱骨小结节;SubS:肩胛下肌腱;D:三角肌;B 为体位及探头位置

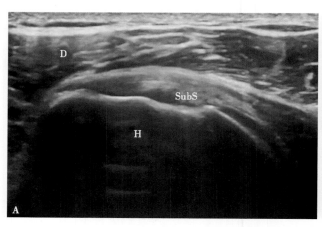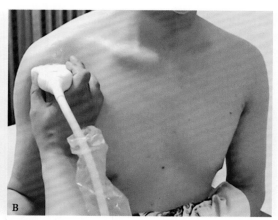

图 9-2-12 肩关节外旋时正常肩胛下肌腱长轴切面声像图及体位

A. 肩关节外旋时正常肩胛下肌腱长轴声像图。SubS:肩胛下肌腱;H:肱骨;D:三角肌;B 为体位及探头位置

4. 第四姿势 在第一姿势的基础上，被检查者将手掌搭在对侧肩部。在此姿势下应重点扫查：

（1）冈下肌腱及小圆肌腱：于背部体表确定肩胛冈的位置，在矢状面方向将探头置于肩胛冈下方，即可显示冈下肌及小圆肌短轴。将探头旋转90°沿冈下肌长轴（图9-2-17）移动可见冈下肌腱（图9-2-18）止于肱骨大结节，而将探头向下移动可见一较细的肌腱亦附着于肱骨大结节，即为小圆肌腱（图9-2-19）。

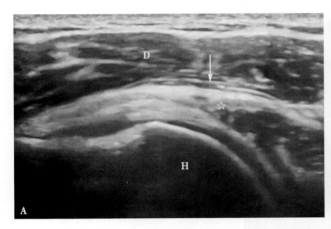
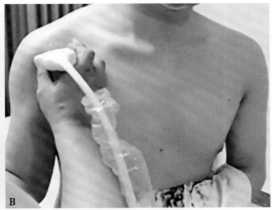

图9-2-13 肩关节外旋时正常肩胛下肌腱移行处长轴声像图及体位
A. 肩关节外旋时正常肩胛下肌腱移行处长轴声像图（五角星）。H：肱骨；D：三角肌；箭头：三角肌下滑囊；B为体位及探头位置

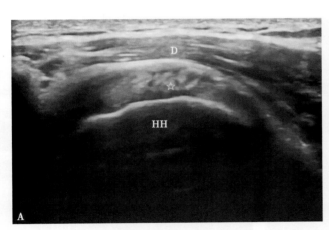
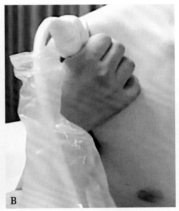

图9-2-14 肩关节外旋时正常肩胛下肌腱短轴切面声像图及体位
A. 肩关节外旋时正常肩胛下肌腱短轴切面声像图（五角星）。HH：肱骨头；D：三角肌；B为体位及探头位置

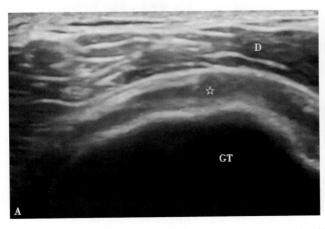
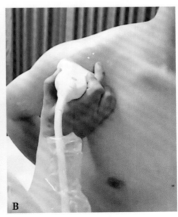

图9-2-15 上臂内旋外展时正常冈上肌腱短轴切面声像图及体位
A. 上臂内旋外展时正常冈上肌腱短轴切面声像图（五角星）。GT：肱骨大结节；D：三角肌；B为体位及探头位置

（2）肱骨头软骨及关节盂唇：沿冈下肌腱将探头向后移动，可以在后方观察到肱骨头表面低回声的软骨，以及与肩胛骨间三角形的高回声结构即为关节后盂唇（图9-2-20）。

5. **腋隐窝**　在肩关节周围的滑膜间隙中，腋隐窝位于最低点，因此当患者怀疑冻结肩等疾病时，应进一步扫查腋隐窝。方法为患者尽力外展上抬上肢，将探头纵向置于腋下，可见肱骨头软骨表面一低回声腔隙，即为腋隐窝；然而当患者症状较重时，往往难以完成此动作，此时可以将探头横向插入患者腋下进行扫查（图9-2-21）。此体位下应观察该处的关节囊有无增厚。

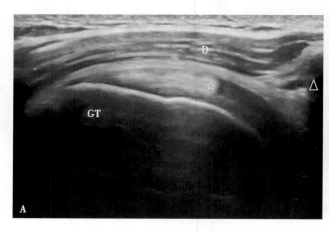
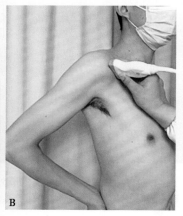

图9-2-16　上臂内旋外展时正常冈上肌腱长轴切面声像图及体位
A. 上臂内旋外展时正常冈上肌腱短轴切面声像图（五角星）。GT：肱骨大结节；D：三角肌；三角形：肩峰；B为体位及探头位置

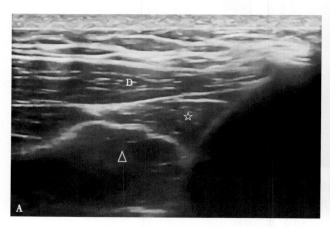
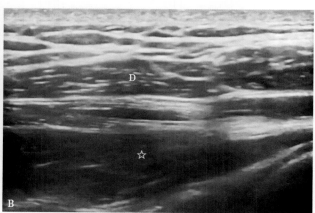
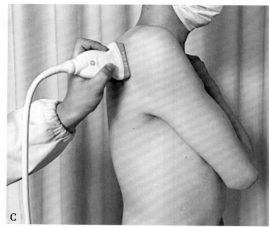
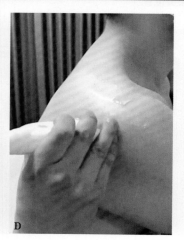

图9-2-17　正常冈下肌及小圆肌短轴、冈下肌长轴切面声像图及体位
A. 正常冈下肌（五角星）及小圆肌（三角形）短轴切面声像图；B. 示探头旋转90°后冈下肌长轴切面声像图。D：三角肌；C、D分别为A、B相应体位及探头位置

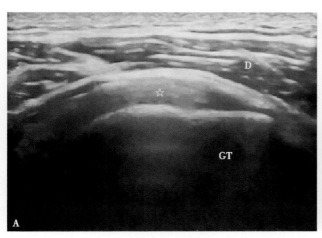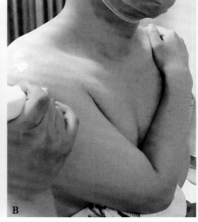

图 9-2-18　正常冈下肌腱长轴切面声像图及体位
A．正常冈下肌腱长轴切面声像图（五角星）。GT：肱骨大结节；D：三角肌；B 为体位及探头位置

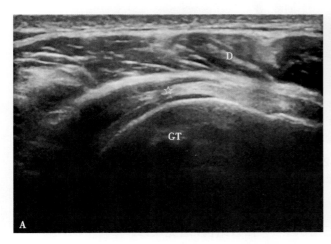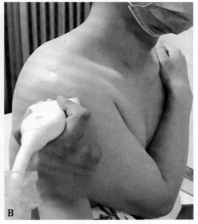

图 9-2-19　正常小圆肌腱长轴切面声像图及体位
A．正常小圆肌腱长轴切面声像图（五角星）。GT：肱骨大结节；D：三角肌；B 为体位及探头位置

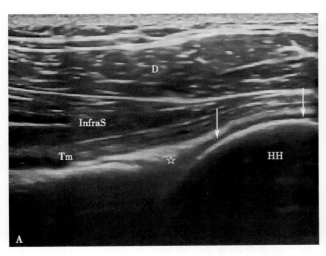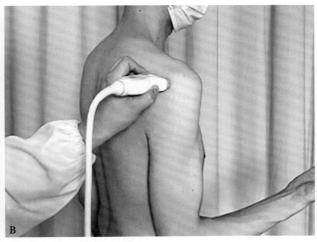

图 9-2-20　正常肱骨头软骨及关节盂唇声像图及体位
A．正常肱骨头软骨（箭头所指）及关节盂唇（五角星）声像图。InfraS：冈下肌；Tm：小圆肌；HH：肱骨头；D：三角肌；B 为体位及探头位置

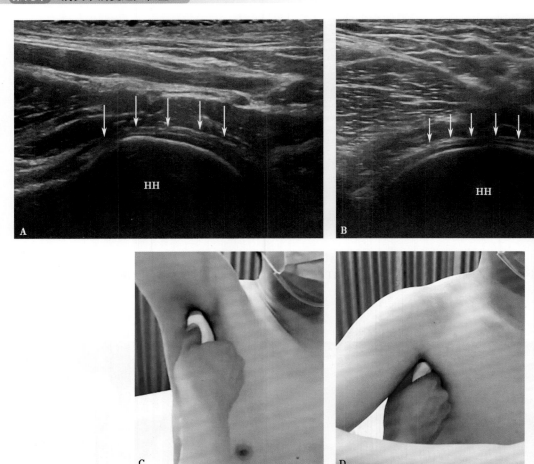

图 9-2-21　正常腋隐窝声像图及体位
A、B. 正常腋隐窝（箭头所指）声像图。HH：肱骨头；C、D 分别为 A、B 相应体位及探头位置

6. **肩峰下 - 三角肌下滑囊**　肩峰下 - 三角肌下滑囊是人体最大的滑囊，覆盖肩关节大部分区域，其滑囊壁为高回声，其间有宽约 2mm 的低回声为囊液，正常情况下超声不能探查滑囊内的滑膜。在第二姿势时可见肩峰下滑囊与喙突下滑囊相通（图 9-2-13）。

四、超声检查注意事项

1. 检查者应该根据病史、症状和体征以及其他影像学检查资料等进行临床评估。对肩关节进行查体能够提示患者病变范围及性质，有助于超声医师在扫查过程中做到有的放矢，增加诊断准确性及诊断自信。

2. 肩袖超声检查需要熟悉解剖结构，严格规范标准，对每条肌腱进行系统、全面的评估，应分别对肩袖的每一条肌腱 - 肌肉和肱二头肌长头腱进行长轴和短轴扫查，扫查范围包括肌 - 腱结合处到骨骼的附着处。在肌腱伸展中，采取适当的体位，才能避免肩峰和喙突等骨骼结构对超声波的强反射。

3. 超声存在各向异性伪像，应保证探头垂直于扫查结构，避免误诊。

4. 腱鞘回声较低时，采用探头轻压的方法可鉴别浑浊的积液和增厚的滑膜，因滑膜不能被压瘪，积液可以流动，可以被挤压到别处。

5. 超声在诊断肩袖撕裂具体类型时，有时可能会发生错误。如范围较小的全层撕裂由于仅有细小的低回声裂隙连于肌腱的滑囊侧与关节侧，断端收缩不明显，肌腱浅层的三角肌下滑囊均可无明显改变，此时容易漏诊。但如发现肌腱浅层的三角肌滑囊局部增厚或出现积液，此时要提高警惕，仔细检查肌腱有无异常。有时也可能将范围较广的部分撕裂误诊为全层撕裂。这是由于当肩袖发生广泛的部分撕裂时，肩袖组织可显著变薄，残余的少许肌腱组织可以被探头压扁，从而容易被误诊为肩袖全层撕裂。

6. 肱二头肌长头腱纵行撕裂时应注意与肌腱的二裂变异相鉴别。肌腱二裂变异为肌腱的解剖变异，如能发现 2 条肌腱分别有独立的腱系膜则有助于明确诊断。

7. 规范的扫查顺序及体位能够保证检查的序贯性，从而有效地减少超声医师在扫查过程中的遗漏，但也切不可循规蹈矩，要时刻注意双侧对比及动态扫查，以更好地显示病变及明确诊断。

（李　嘉）

第三节　肩关节常见病变的诊断与鉴别诊断

一、肩袖病变的超声检查

（一）肩袖撕裂

1. **病因**　肩袖撕裂（rotator cuff tear）是成年人肩关节疼痛和功能障碍最常见的病因，约占肩关节病变的 60% 以上。青壮年患者发生肩袖撕裂常伴有明确的创伤史或系统性疾病，老年患者可无明显诱因发生肩袖撕裂，60 岁以上人群肩袖撕裂的发病率可达 30%。目前造成肩袖撕裂的原因主要有创伤学说、血运学说、退变学说及撞击学说这四种论点：①创伤与撞击可导致肩袖撕裂的发生，多数由于间接暴力，例如上肢外展，手掌扶地骤然内收，就会导致肩袖的损伤。②肌腱缺血被认为是肩袖损伤发病机制中的重要因素之一。研究表明，冈上肌肌腱远端附着处血供较差，其距离肱骨大结节止点 1cm 处为少血管区，所以最易发生肌腱撕裂；其次易受累处为冈下肌肌腱距离肱骨大结节止点 1.5cm 处。③研究显示，随着年龄的增长，肩袖肌腱出现组织退化，也是肩袖损伤的重要原因之一。④肩峰下撞击综合征（subacromial impingement syndrome，SIS）是导致肩袖损伤最常见的原因之一，由于肩峰下间隙变窄或内容物体积增加而产生撞击。肩部前屈、外展或者内收、内旋时，喙肩弓与肱骨大结节反复撞击、摩擦，导致肩袖肌腱退变，甚至撕裂。

2. **临床表现**　年轻患者多有急性损伤病史，老年患者有反复慢性损伤病史或无明确病史。临床症状多表现为肩部疼痛、压痛和活动受限。疼痛多位于肩关节前方及外侧，肩部外展、上举时加重，伴有夜间静息痛时存在诊断意义。压痛多位于肱骨大结节近侧或肩峰下间隙。肩袖出现较大范围损伤时，发生病变肌腱的相应功能会出现明显障碍，如冈上肌腱损伤，其上举及外展功能均受限。

常见几种肩袖损伤的体格检查：①检查肩胛下肌肌腱的抬起试验：被检者前臂置于背后、掌心朝后，手主动抬起向后离开腰背部，检查者可对其施

加压力，若被检者手无法抬离背部，则为阳性，提示肩胛下肌损伤（图 9-3-1）；②检查冈上肌肌腱的空罐试验：被检者肩关节水平位内收 30°，冠状位外展 80°～90°，肩内旋、前臂旋前使拇指指尖向下，对抗检查者向下的力上抬，被检者感觉疼痛、无力者为阳性，提示冈上肌损伤（图 9-3-2）；③检查冈下肌肌腱、小圆肌肌腱的坠落试验：肩关节外展 90°、屈肘 90°，检查者使肩关节达到最大程度的外旋，检查者放手嘱患者自行保持该位置，若被检者无力保持最大外旋，手从上方坠落，则为阳性，提示冈下肌、小圆肌损伤（图 9-3-3）；④肩峰下撞击试验，包括 Neer 撞击征和疼痛弧试验。Neer 撞击征为：检查者立于被检者背后，一手固定肩胛骨，另一只手保持肩关节

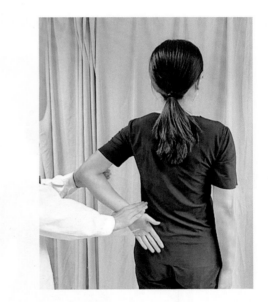

图 9-3-1　检查肩胛下肌肌腱的"抬起试验"
被检者前臂置于背后、掌心朝后，手主动抬起向后离开腰背部（箭头）

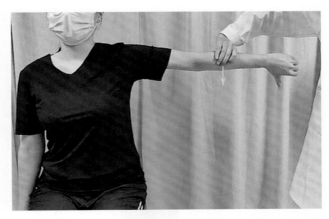

图 9-3-2　检查冈上肌肌腱的"空罐试验"
被检者肩关节水平位内收 30°，冠状位外展 80°～90°，肩内旋、前臂旋前使拇指指尖向下，对抗检查者向下的力（箭头）

内旋位，使患肢拇指尖向下，然后使患肩前屈过顶，若诱发出疼痛，即为阳性（图9-3-4A）；疼痛弧试验为：被检者患臂上举60°～120°范围内出现肩前方或肩峰下区疼痛时即为阳性（图9-3-4B、图9-3-4C）。肩峰下撞击试验检查方法的原理是人为地使肱骨大结节与肩峰前下缘发生撞击，从而诱发疼痛，试验阳性提示肩袖肌腱损伤可能。

3. 超声表现 正常肩袖肌腱与肌肉相比呈致密高回声，厚度为4～6mm，女性和老年人的肩袖相对较薄。超声对肩袖撕裂的评价包含定性诊断（包括有无撕裂及撕裂类型的判断，即为部分厚度撕裂或全层撕裂）、定位诊断、撕裂的范围及程度，并在肌腱的长轴切面和短轴切面上分别测量撕裂缺损区的长度和宽度。Tse AK等报道，超声测量的肩袖撕裂的前后径、左右径及撕裂面积与术中肩关节镜的测量结果具有较高的一致性，术前超声的测量结果可作为手术修复能力的预测指标，并提出当撕裂的前后径≥25mm或左右径≥21mm，或者撕裂面积≥4cm²时，肌腱撕裂常难以自我修复。

肩袖撕裂的超声表现分为直接征象和间接征象。肩袖撕裂时，肩袖连续性中断、肌腱内出现不规则低回声区或无回声区伴局部肌腱纹理的缺失、肌腱厚度的改变、肌腱断端回缩等直接征象对于评估肩袖有无撕裂、尤其是较大范围的全层撕裂具有较高的临床符合率。

大面积肩袖完全撕裂声像图特点具体可表现为：

（1）肩袖连续性中断，近端冈上肌肌腱回缩呈"鼠尾征（rat-tail sign）"（图9-3-5），或因肩袖回缩至肩峰下难以显示，导致肩袖结构消失。

（2）由于肩袖回缩，肩峰下肩袖内容物减少，可

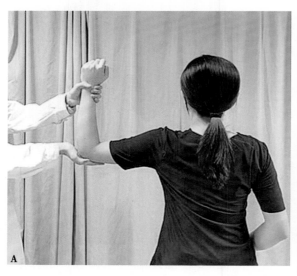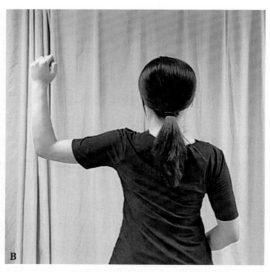

图9-3-3 检查冈下肌腱、小圆肌肌腱的"坠落试验"
A.肩关节外展90°、屈肘90°，检查者使肩关节达到最大程度的外旋；B.检查者放手嘱患者自行保持该位置

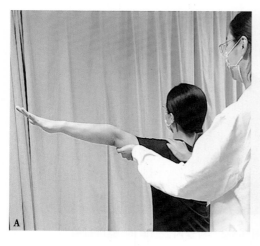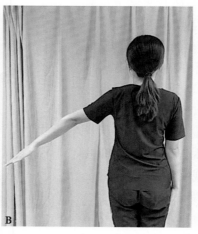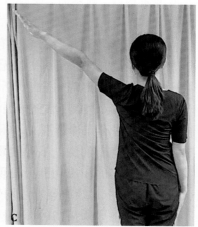

图9-3-4 肩峰下撞击试验
A.Neer撞击征；B.疼痛弧试验；C.疼痛弧试验

致肩峰与肱骨头直接相接；同时肱骨头表面产生裸区，即"裸结征（naked knot sign）"（图9-3-5）。

（3）肩峰下 - 三角肌下滑囊或三角肌直接覆盖在肱骨头上，肩峰下 - 三角肌下滑囊可与盂肱关节腔相通。需要注意的是部分病例在肩峰下可见明显增厚的滑囊结构和脂肪层，回声增高，当滑囊内不合并积液时易误认为正常的肩袖肌腱而出现漏诊。

肩袖小全层撕裂或部分撕裂时声像图特点具体可表现为：

（1）肌腱内局部不规则低回声区，内部肌腱纹理未见明确显示。

（2）由于肌腱的撕裂面走行迂曲，在肩袖不同层面上低回声区形态多不一致，表现多样（图9-3-6）。

（3）肌腱内有时可见局部回声增高，可能与肌腱撕裂产生新的声学界面有关，也可出现短线性或"彗星状"高回声灶围绕低回声晕，为水肿带或少量液体所致。

（4）根据撕裂的部位、程度不同，低回声灶可位于肌腱不同位置。肩袖小全层型撕裂声像图表现为累及肌腱全层的裂隙状或漏斗状低回声区（图9-3-6），由于撕裂的肌腱面积小，未波及整个肌腱宽度，因而两侧断端肌腱回缩不明显。肩袖滑囊面型部分撕裂表现为肌腱滑囊面凹型缺损或者不连续，局部呈低回声区，伴有肩峰下 - 三角肌下滑囊及周围脂肪组织充填时可表现为局灶性高回声（图9-3-7A）；肩袖关节面型部分撕裂表现为近肱骨大结节止点处的肌腱内出现不规则低回声区，若撕裂时伴有肌腱附着处骨质破坏，可表现为骨皮质表面不光整或骨碎片、骨赘的形成（图9-3-7B）；肩袖腱体内型部分撕裂表现为肌腱中央部局限性低回声区，未延伸至滑囊面或关节面（图9-3-7C）。另外，当滑囊面或关节面肩袖部分撕裂范围较小时，有时仅表现为肩袖局部厚度稍变薄，或厚度不均匀，肌腱表面不光整（图9-3-8）。

肩袖撕裂常伴发的间接征象有：

（1）肩峰下 - 三角肌下滑囊、肱二头肌长头肌肌腱腱鞘及盂肱关节腔积液，表现为相应部位出现液性无回声区（图9-3-9）。当以上三个部位同时出现积液时，提示肩袖全层撕裂或累及关节侧的肩袖部分撕裂可能性较大。

（2）肩峰下 - 三角肌下滑囊增厚，表现为滑囊壁弥漫性或不均匀性增厚，厚度≥2mm（图9-3-10）。

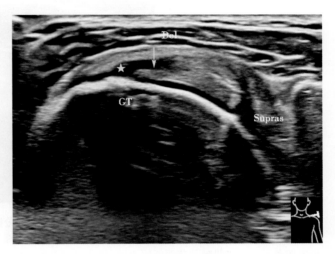

图9-3-5　肩袖完全撕裂直接征象声像图表现："鼠尾征"和"裸结征"

冈上肌肌腱完全断裂，近端断端肌腱回缩呈"鼠尾征"（箭头），肱骨头表面产生裸区——"裸结征"（星号），肩峰下 - 三角肌下滑囊直接覆盖在肱骨大结节上。Supras：冈上肌肌腱；GT：肱骨大结节；Del：三角肌

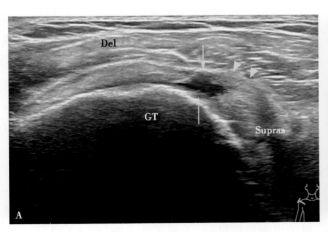

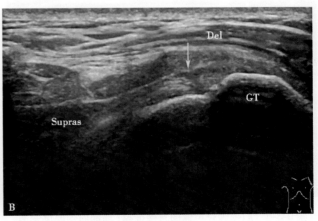

图9-3-6　小全层肩袖撕裂声像图直接征象：肌腱内局部低回声区

A. 冈上肌肌腱长轴切面示累及肌腱全层的低回声区（箭头），上至肩峰下 - 三角肌滑囊（三角箭头），下达关节面；B. 冈上肌肌腱长轴切面示累及肌腱全层的"漏斗状"低回声区（箭头）。Supras：冈上肌肌腱；GT：肱骨大结节；Del：三角肌

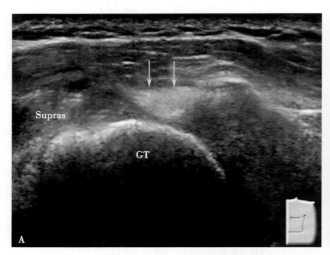

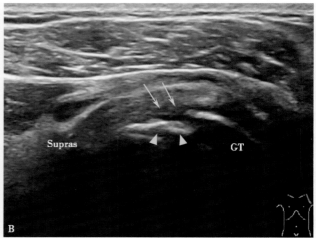

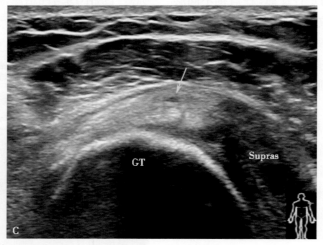

图 9-3-7 肩袖部分撕裂三种亚型声像图

A. 滑囊面型：长轴切面示冈上肌肌腱滑囊面凹型缺损为肩峰下 - 三角肌下滑囊及周围脂肪填充（疝）（箭头）；B. 关节面型：长轴切面示冈上肌肌腱关节面低回声区，内未见腱纤维纹理（箭头），伴肱骨大结节表面不规则（三角箭头）；C. 腱体内型：冈上肌肌腱内不规则低回声区，内未见肌腱纹理（箭头）。Supras：冈上肌肌腱；GT：肱骨大结节

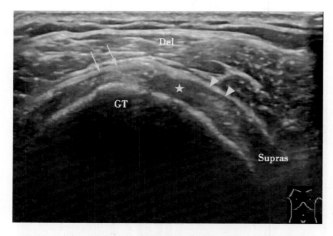

图 9-3-8 肩袖撕裂声像图直接征象：局部肩袖厚度变薄

冈上肌肌腱长轴切面示肌腱内低回声区（星号），远端肌腱变薄（箭头），肩峰下 - 三角肌下滑囊增厚，呈低回声（三角箭头）。Supras：冈上肌肌腱；GT：肱骨大结节；Del：三角肌

（3）三角肌滑囊疝是诊断冈上肌肌腱撕裂最重要的间接征象之一，表现为肩袖肌腱滑囊侧局部塌陷，局部为三角肌或高回声滑囊及周围脂肪组织填充（图 9-3-7A）；探头加压时，可使疝入肌腱撕裂区域的三角肌、滑囊或周围脂肪范围增大。因而检查过程中当怀疑累及滑囊侧的肩袖撕裂时，采取探头适度加压有利于该征象更加明显，提高可疑病变的检出率。

（4）肩峰下撞击征阳性，声像图表现为上臂在内旋位外展时，增厚的冈上肌肌腱或肩峰下 - 三角肌下滑囊进入肩峰下间隙不顺畅，可出现卡顿、弹跳，增厚的滑囊局部隆起，卡压于肩峰端（图 9-3-11）。

（5）肱骨头骨质表面不规则，表现为肱骨大结节局部骨质毛糙、不连续、不规则（图 9-3-12）。

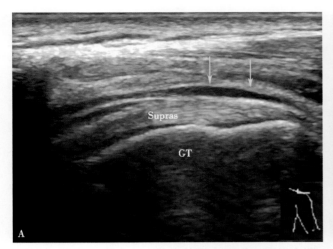

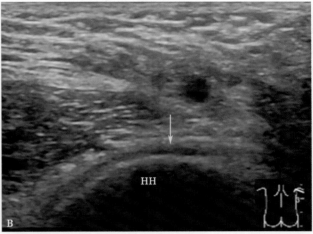

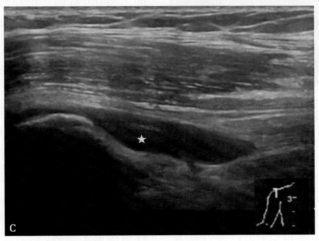

图 9-3-9　肩峰下 - 三角肌下滑囊积液、肩关节腔积液、肱二头肌长头肌腱腱鞘积液声像图
A. 肩峰下 - 三角肌下滑囊积液（箭头）；B. 盂肱关节下显示关节腔少量积液（星号）；C. 肱二头肌长头肌腱腱鞘积液（箭头）。
Supras：冈上肌肌腱；GT：肱骨大结节；HH：肱骨头

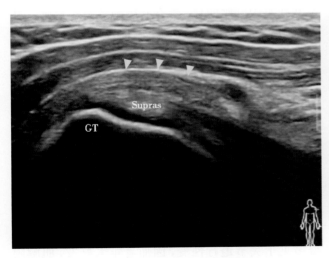

图 9-3-10　肩峰下 - 三角肌下滑囊增厚声像图
冈上肌肌腱长轴切面示肩峰下 - 三角肌下滑囊内滑膜增生，呈低回声（三角箭头）。Acr：肩峰；Supras：冈上肌肌腱；GT：肱骨大结节

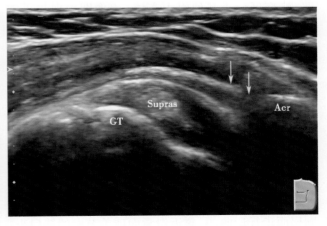

图 9-3-11　肩峰下撞击征(＋)声像图表现
该试验阳性时，冈上肌肌腱长轴切面示冈上肌与滑囊隆起（箭头），卡压于肩峰端。Acr：肩峰；Supras：冈上肌肌腱；GT：肱骨大结节

（6）软骨分界征，表现为肌腱撕裂区域出现无回声积液，深方的软骨面呈线状高回声（图9-3-12）。文献报道，软骨分界征仅出现在累及关节面的肩袖撕裂类型中，尤其以全层撕裂为著。

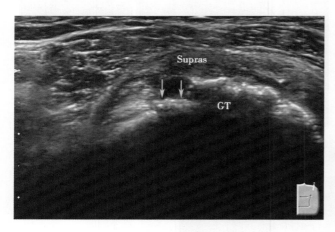

图 9-3-12　肱骨大结节骨质改变声像图
冈上肌肌腱短轴切面示肱骨大结节骨质不规则（箭头）。
Supras：冈上肌肌腱；GT：肱骨大结节

4. 鉴别诊断

（1）肌腱内回声不均匀，表现为混合性回声时需与肌腱病鉴别，两者声像图相似，尤以慢性病程瘢痕修复者为甚。应调整探头方向避免各向异性伪像，配合张力位的动态检查，双侧对比有助于明确诊断。必要时行超声引导下经皮肩峰下-三角肌下滑囊穿刺超声造影检查，可协助确诊。

（2）累及滑囊面的肩袖肌腱，滑囊或脂肪填补缺损部位须与正常肌腱鉴别。当肌腱撕裂范围较小，病变区由于其他组织充填，声像图表现与正常肌腱相似，缺乏经验者易出现漏诊。此时应重点观察肌腱的表面形态和轮廓，配合探头适度加压，可使滑囊或脂肪疝入缺损部位更为明显，另外嘱患者做外展或内收动作时的动态观察，以及与对侧比较，均有助于提高病变检出率。

（3）肩袖撕裂面不规则，往往断面走行迂曲，组织碎屑填充撕裂间隙，易使全层撕裂被误诊为部分撕裂。当肩袖撕裂范围较小时，断端无明显回缩，撕裂间隙缺乏无回声积液充填，由于撕裂部位在不同层面走行迂曲，且靠近滑囊面或关节面的缺口小，难以在同一个切面上整体显示，都易被低估撕裂程度。有研究显示，此时借助经皮肩峰下-三角肌下滑囊穿刺或肩关节腔穿刺超声造影技术，可大大提高诊断准确率。

（二）钙化性肌腱炎

1. 病因　钙化性肌腱炎（calcific tendinitis）是指钙盐沉着于肌腱中，最常见于肩袖肌腱，以冈上肌肌腱、肩胛下肌肌腱附着部好发，多见于糖尿病患者或喜好运动的人群。钙化性肌腱炎病因尚不清楚，可能与组织缺氧、肌腱的退变、劳损、细胞活力降低、局部压力增高及钙质代谢失常等有关。肩关节的过度活动及组织的过度负荷造成肌腱炎症促使钙盐沉着于肌腱中，积聚成块状，其主要成分是羟基磷灰石。

2. 临床表现　钙化性肌腱炎的病理过程分为四个阶段，分别为钙化前期、钙化物形成期、钙化物重吸收期、钙化后期。钙化前期和钙化期的患者一般没有症状。钙化物重吸收期患者可出现剧烈疼痛，大多在1～4周后疼痛可缓解。钙化后期，肉芽组织逐渐转变为成熟的胶原组织，重新修复肌腱，疼痛减轻，常伴有肩关节活动范围受限。

3. 超声表现　钙化性肌腱炎在不同的病理阶段声像图有所差异，钙化物形成后可在肩袖肌腱内观察到成簇的点状或单个团块状强回声，局部肌腱增厚，纹理不清，回声增强，肌腱与周围组织间界限不清（图9-3-13A）。钙化物形成期或重吸收期的钙化灶边缘多不清晰，后方声影不明显，肌腱的炎症反应可表现为局部回声减低，血流信号增多；而钙化后期钙化灶边缘则较清晰，后方声影明显（图9-3-13B），伴或不伴有肩袖撕裂。

4. 鉴别诊断　钙化性肌腱炎常表现为肌腱内团块状或不规则形强回声，须与撕脱性骨折鉴别。两者都可有外伤史，但撕脱性骨折受外力作用大，关节软组织肿胀明显，常合并周围软组织血肿。其声像图鉴别要点为：①撕脱性骨折碎片一般边缘清晰而较锐利，同时肌腱附着处骨质边缘不连续，局部缺损，骨碎片与回缩肌腱相连；②钙化性肌腱炎的钙化灶发生在钙化物形成期时，通常无症状或疼痛轻微，重吸收期疼痛明显，钙化后期钙化灶密度增加，呈骨性强回声，但其边缘较毛糙，肌腱附着处骨皮质面一般无缺损区。

另外，钙化性肌腱炎也需与关节退行性变致肱骨头骨质不规整、骨赘形成进行鉴别。钙化性肌腱炎形成的钙化灶多位于肌腱末端，骨面附着处；骨赘多见于关节退行性变，因而老年人好发，肌腱附着端的骨皮质面粗糙，可见突出骨面的大小不一的不规则强回声，后方声影明显，患者可伴有疼痛感，但往往症状轻微。

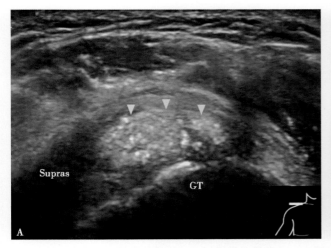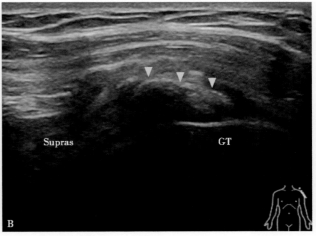

图9-3-13　冈上肌肌腱钙化性肌腱病声像图

A. 冈上肌肌腱长轴切面示肌腱肿胀，内见簇状钙化，分布较松散（三角箭头），后方无明显声影；B. 冈上肌肌腱长轴切面示肌腱内团块样强回声（三角箭头），边缘较为清晰，后方伴声影。Supras：冈上肌肌腱；GT：肱骨大结节

二、肱二头肌长头肌肌腱病变的超声检查

（一）肱二头肌长头肌腱腱鞘炎及肌腱炎

1. 病因　肱二头肌长头肌肌腱穿过盂肱关节向下走行于结节间沟内，当肩关节外展并屈肘时，肌腱易受牵拉、摩擦或撞击而造成损伤，由于长期的摩擦及过度活动而引起腱鞘充血、水肿以及增厚，造成腱鞘急、慢性损伤性炎症，同时也导致肱二头肌长头肌肌腱在腱鞘内的滑动障碍，进而出现临床症状，称为肱二头肌长头肌腱腱鞘炎或肌腱炎（tenosynovitis and tendinitis of the long head of biceps brachii）。

2. 临床表现　本病好发于40岁以上的中老年人，多因外伤、慢性劳损后急性发病。其临床表现为肩部前侧疼痛，活动后加重，肩关节运动功能受限，梳头发或穿、脱衣服困难。体格检查肱骨结节间沟处按压痛以及肱二头肌抗阻力试验（Yergason征）呈阳性。

3. 超声表现　声像图可分为急性期、亚急性期和慢性期三个时期：急性期时表现为腱鞘明显增厚，呈厚度不均的低回声，腱鞘内见积液无回声区，肌腱稍增粗，回声不均匀减低；亚急性期时肌腱增粗，回声不均匀增高，伴或不伴有肌腱脱位；慢性期时腱鞘内积液增多，同时伴有肌腱变性、纤维化，肌腱内部回声明显增强，甚至会出现强回声钙化灶。CDFI：炎症活跃时增厚的肌腱及腱鞘内可探及较丰富的血流信号（图9-3-14）。但是需要注意的是，超声提示的肱二头肌长头肌腱的腱鞘炎患者不一定有临床症状。结节间沟出现骨质增生时，由于肱二头肌长头

肌肌腱反复与骨赘摩擦也可导致肌腱炎，此时超声上表现为结节间沟周围骨赘形成，呈不规则强回声突起。

4. 鉴别诊断　①单纯肱二头肌长头肌腱腱鞘积液：由于肱二头肌长头肌腱腱鞘与盂肱关节腔相通，腱鞘内可出现少量生理性积液，一般积液量不超过肩关节后隐窝可显示比例，肌腱回声无异常。另外透声欠佳的积液需要与腱鞘炎时增厚的滑膜相鉴别，若彩色或能量多普勒超声于病变内显示血流信号，并且探头加压时血流信号减少则提示后者可能性大。②肱二头肌长头肌肌腱内的纵向撕裂：由于反复摩擦致肱二头肌肌腱炎最终发展为纵向撕裂，内见裂隙，显示为两条邻近肌腱（图9-3-15）。横断面检查时须与滑膜反折、腱鞘内游离体以及拥有两个独立腱系膜的肌腱二裂变异鉴别，可动态追踪该段肌腱上、下毗邻段的整体性，若为一体，则诊断为肌腱纵向撕裂。③结节间沟段肌腱及腱鞘无明显异常：少数病例肩关节外部分肌腱及腱鞘在超声表现上无明显异常改变，仅关节内部分出现病变，由于超声检查的局限性易造成漏诊，需借助其他影像学检查。

（二）肱二头肌长头肌肌腱断裂

1. 病因　运动员在运动前未做好充分的热身准备，在突然抗阻力屈肘的情况下，由于肱二头肌急剧收缩，可引起肱二头肌长头肌肌腱断裂（rupture of the long head of biceps tendon）。中老年人肱二头肌长头肌肌腱、肩关节已有退行性变或由于结节间沟骨赘形成，肱二头肌突然强力收缩，也可引起肌腱断裂。

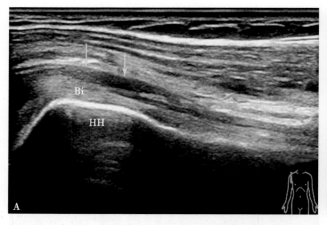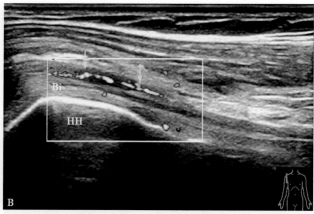

图 9-3-14　肱二头肌长头肌腱腱鞘炎及肌腱炎声像图

A. 肱二头肌长头肌肌腱纵切面示腱鞘不均匀增厚,回声减低(箭头),该节段肌腱增粗;B. 增厚的肌腱及腱鞘内血流信号增多(箭头)。Bi:肱二头肌长头肌肌腱;HH:肱骨头

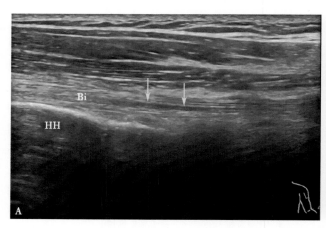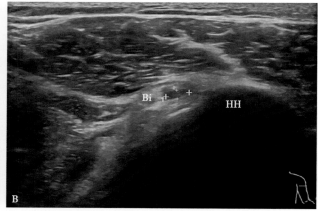

图 9-3-15　肱二头肌长头肌肌腱纵向撕裂

A. 长轴切面示肱二头肌长头肌肌腱增粗,腱体内可见纵行裂隙样无回声,内透声可(箭头);B. 短轴切面示肱二头肌长头肌肌腱内可见裂隙样无回声(游标)。Bi:肱二头肌长头肌肌腱;HH:肱骨头

　　2. **临床表现**　急性外伤致肱二头肌长头肌肌腱断裂者,受伤时可闻及肌腱断裂声,继而肩部剧烈疼痛,并沿上臂放射至肘部,部分患者随即疼痛消失。慢性劳损者常无明确外伤史,或仅有轻微外伤,肌腱断裂后感到肩部无力、不适,疼痛可不明显。肌腱不完全断裂时,上臂可出现局部凹陷,若肌腱完全断裂,因肌腹向远端回缩,上臂中下段表面可触及一软组织包块,即俗称的"大力水手征",当屈曲肘关节时,包块隆起更为明显,伴有屈肘、前臂旋后肌力减弱。

　　3. **超声表现**　肱二头肌长头肌肌腱断裂部位多数在腱-肌移行处,断端多不整齐。肌腱完全断裂时两侧断端分离回缩,肌腱回声中断、缺失,因近端肌腱回缩至肩峰下,结节间沟空虚,远侧断端回缩肌腹增厚,类似包块,呈团块状,内部肌纹理紊乱不清。肌腱部分撕裂时,若为急性期表现为肌腱局

部肿大,撕裂处部分肌肉或肌腱连续性中断,断端间血肿形成,呈边界不清的不规则形低回声病灶;陈旧性断裂由于断端纤维增生、瘢痕形成,回声增高呈中等或高回声(图 9-3-16)。

　　4. **鉴别诊断**　①肱二头肌长头肌肌腱断裂因断端间组织、碎屑填充需与完整但不规则的肱二头肌长头肌肌腱鉴别,此时可重点扫查胸大肌肌腱止点水平的肱二头肌长头肌的腱-肌结合部,肱二头肌长头肌肌腱断裂时远侧断端回缩致胸大肌肌腱止点水平,无法探及正常腱-肌结合部的轮廓与回声。②结节间沟空虚须与肱二头肌长头肌肌腱脱位鉴别,应探查邻近部位有无完整的肌腱。③肌腱断裂未出现回缩,或断裂后结节间沟内有低回声滑膜及塌陷腱鞘填充时,须与正常完整的肌腱鉴别,结合病史及体格检查,重点扫查痛点所在区域,同时配合静息位、功能位的动态检查,仔细观察肌腱的

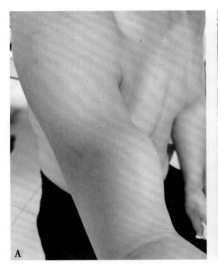
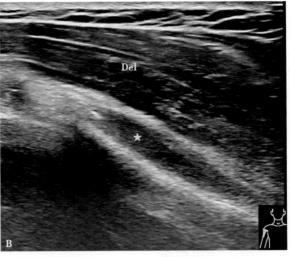

图 9-3-16　肱二头肌长头肌肌腱断裂声像图

A. 因肱二头肌长头肌肌腱断裂，远端肌腹回缩呈包块样，即"大力水手征"；B. 长轴切面示肱二头肌长头肌肌腱断裂后，腱鞘内空虚（星号），未探及肌腱回声；Del：三角肌

连续性、纹理、回声等直接征象，以及有无积液、血肿、血流信号增多等间接征象。④腱-肌结合部断裂时，因结节间沟内可显示肌腱而容易漏诊，此时应注意结合患者外伤史，急性期时查体患者有明显触痛，痛点位于肌肉内，仔细探查腱-肌结合部肌纹理和肌外膜的连续性，有助于作出诊断。慢性期时由于血肿发生机化，呈斑片状强回声改变，同时由于失用性萎缩致肱二头肌长头肌回声弥漫性增高，与邻近短头肌对比，有"黑白分明"之感。

（三）肱二头肌长头肌肌腱脱位

1. 病因　肱二头肌长头肌肌腱脱位（dislocation of the biceps long head tendon）多数是继发性退变、肩袖前侧与喙肱韧带相互磨损的结果，创伤后肱横韧带撕裂或结节间沟较浅也可致脱位。

2. 临床表现　急性损伤或肌腱滑脱后，肩部前侧出现胀痛，上臂无力，活动受限，呈内旋位合并肘关节屈曲，患者多用健手托扶患肢前臂，以减轻因上肢重量或活动牵拉所致的疼痛。

3. 超声表现　肱二头肌长头肌肌腱脱位可分为半脱位和完全脱位两种类型，同时常合并肩袖损伤。肩前部横断面扫查显示结节间沟空虚，肱二头肌长头肌肌腱未位于结节间沟内时应考虑到脱位的可能。半脱位时，肱二头肌长头肌肌腱向内侧移位，位于小结节浅面，肱横韧带结构中断或显示不清（图 9-3-17）。完全脱位时肱横韧带连续性中断或消失，肱二头肌长头肌肌腱移位至结节间沟外，位于肩胛下肌腱的浅方或深方。

4. 鉴别诊断　①结节间沟空虚时须与肱二头

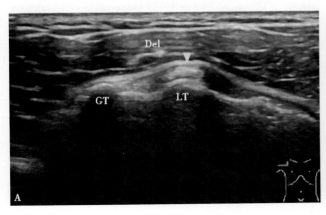
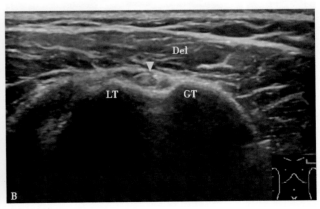

图 9-3-17　肱二头肌长头肌肌腱半脱位声像图

A. 肱二头肌长头肌肌腱短轴切面示脱位的肌腱（三角箭头）位于肱骨小结节浅面；B. 正常状态下肱二头肌长头肌肌腱（三角箭头）位于肱骨结节间沟内。GT：大结节；LT：小结节；Del：三角肌

肌长头肌肌腱断裂鉴别,重点检查结节间沟外、小结节侧有无肌腱回声,连续动态追踪肌腱走行,观察肌腱的连续性、形态及回声可与肌腱断裂鉴别。另外,肱二头肌长头肌肌腱脱位一般不伴腱-肌结合部的位置改变。②结节间沟内填充组织碎屑和纤维瘢痕时勿将其误诊为正常肌腱,也不要将内移的长头肌肌腱误认为短头肌腱。通常组织碎屑和瘢痕的回声较紊乱,长轴切面不能显示连续的纤维纹理回声,自腱-肌结合部近端连续追踪观察是否有偏移的肌腱,并仔细辨别其与短头肌腱的止点——喙突的关系有助于区分。

三、滑囊病变的超声检查

(一)肩峰下-三角肌下滑囊炎

1. 病因 慢性摩擦、感染、急性外伤或邻近组织病变均可引起肩峰下-三角肌下滑囊炎(subacromial-subdeltoid bursitis),其中以肩袖损伤、退行性变、滑囊长期被挤压和刺激为著。肩峰下-三角肌下滑囊炎也可能是免疫性病变或者代谢性病变在肩关节中的表现。

2. 临床表现 肩峰下-三角肌下滑囊炎的主要症状为肩关节疼痛、活动受限和局限性压痛,疼痛逐渐加重,运动时由于滑囊受挤压而疼痛明显,夜间痛是滑囊炎较为典型的临床症状。疼痛一般位于肩部深处,累及三角肌止点等部位,可向肩胛、颈部、前臂及手部放射。肩峰下-三角肌下滑囊炎可导致滑囊增厚,继而出现肩峰下撞击征阳性,病程较长时可致冈上肌腱软化、退变。

3. 超声表现 正常的肩峰下-三角肌下滑囊在超声上表现为两层高回声脂肪之间的线样低回声结构,为两层紧贴的滑囊壁。大部分肩关节疾病中均伴发肩峰下-三角肌下滑囊炎,肩峰下-三角肌下滑囊增厚是其主要特征,囊内可有积液(图9-3-9A)。单纯性积液表现为无回声区,成分混杂性积液、滑膜增生或囊壁纤维化则表现为回声高低不等,探头加压有助于鉴别积液和增生的滑膜,积液因探头挤压而被推移变形,增厚的滑膜则无明显变化;此外,彩色或能量多普勒超声显示病变内有血流信号时,可提示为增生的滑膜结构(图9-3-18);若继发钙化性滑囊炎时,滑囊内可出现斑点状强回声。

4. 鉴别诊断 ①结节状增生的滑膜须与自身免疫性疾病、结核等疾病引起的米粒体性滑囊炎鉴别。滑膜结节状增生无特异性,自身免疫性疾病、结核等疾病早期阶段滑膜增生明显,可呈结节状;在疾病晚期,过度生长的滑膜绒毛被纤维素覆盖、进而断裂,形成纤维素小体,手术切除时肉眼下呈光亮的米粒,超声上表现为数毫米不等的低回声小球状结构,增生滑膜内血流信号较丰富。发现类"米粒体"的声像图表现,须重点提示临床关注上述疾病。②滑膜增生须与滑膜肉瘤鉴别,滑膜肉瘤为恶性程度较高的肿瘤,多关节附近短期生长迅速的无痛性肿块,质地较硬。超声表现为分叶状实性肿块,边界较清晰,多伴有散在斑片状强回声钙化,骨质常受侵蚀出现破坏,病灶血流信号丰富。结合病史及声像图两者不难鉴别。

(二)喙突下滑囊炎

1. 病因 喙突下滑囊为肩峰下-三角肌下滑囊的延伸,其不与盂肱关节腔相交通。喙突下滑囊位

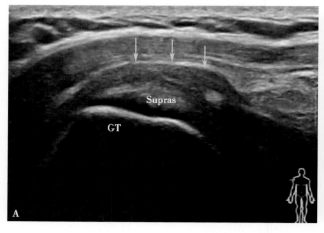
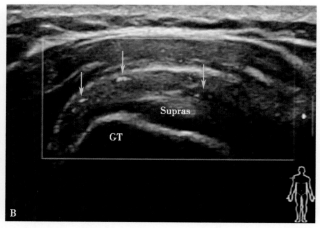

图9-3-18 肩峰下-三角肌下滑囊炎声像图

A. 肩峰下-三角肌下滑囊增厚,呈低回声(箭头);B. 滑囊壁血流信号增多(箭头)。Acr:肩峰;Supras:冈上肌肌腱;GT:肱骨大结节

于喙突与肩胛下肌之间，在肱骨头旋转过程中，滑囊可减少两结构之间的摩擦。由于慢性摩擦、喙突下撞击、邻近部位病变（如肩袖前部撕裂、肩峰下 - 三角肌下滑囊炎）以及外伤等均可引起喙突下滑囊炎（subcoracoid bursitis）。

2. **临床表现** 喙突下滑囊炎较少见，其被认为是导致肩前部疼痛的潜在原因之一。患者表现为肩部前侧疼痛，喙突和 / 或喙肱部间隙触痛，通常肩关节活动无明显受限。在喙突下撞击试验中，患者肩前区疼痛可因刺激加重（如科拉 - 科撞击试验、格伯试验、横截面试验阳性）。

3. **超声表现** 正常情况下喙突下滑囊因塌陷而不易被超声所显示，当出现炎症时，可表现为滑囊壁增厚、囊内出现积液（图 9-3-19）。依积液的性质不同，声像图表现各异，单纯性积液为低或无回声区，也可因有形成分增加表现为不均匀的肿块样回声，彩色多普勒超声或能量多普勒超声提示囊壁血流信号增多。

4. **鉴别诊断** ①喙突下滑囊积液须与肩胛下肌滑囊积液鉴别。由于肩胛下隐窝可向上和向前延伸，覆盖肩胛下肌腱的顶部，肩胛下肌滑囊积液常被误认为喙突下滑囊炎。区别两者的必要性在于：喙突下滑囊积液通常为病理性，而肩胛下肌滑囊与盂肱关节腔相通可为生理性积液，理论上可借助是否与盂肱关节腔相通来区分二者，但后者在常规超声上可操作性较差。肩胛下肌滑囊位于肩胛骨尾后侧，紧贴肩胛下肌腱，而喙突下滑囊则更向尾端延伸，即使如此，超声仍较难鉴别两者。动态检查可能有助于识别喙突下滑囊，肩部外旋时，相对较薄

的肩胛下肌腱自喙下区域向外侧移动，而相对较厚的肩胛下肌向喙下区域移动，从而增加了喙突下滑囊被压迫的可能性，尤其当喙突下滑囊积液较多时，部分患者囊内积液可向肩峰下 - 三角肌下滑囊延伸，可借助此征象帮助鉴别。亦可行肩关节造影或 MRI 来进一步鉴别。②喙突下滑囊炎伴滑囊积液须与肩袖撕裂鉴别，单纯性喙突下滑囊炎多继发于喙下撞击征，囊壁增厚，血流信号增多，囊内可见少量积液。当继发前肩袖撕裂时，喙突下滑囊可有大量积液，此时应重点观察肩袖结构，两者不难鉴别。

四、关节病变的超声检查

（一）盂肱关节滑膜炎

1. **病因** 肱骨头和肩胛盂光滑且形态吻合的关节面，以及关节滑液的充分润滑作用，是维持正常盂肱关节关系的重要因素。盂肱关节滑膜炎（glenohumeral synovitis）是一种非特异性改变，因创伤、血供不足、组织退变、先天性发育不良、感染或其他非感染性炎症等因素影响，关节面受到破坏时，均可造成盂肱关节滑膜炎。该病在老年人群中较常见，约有 20% 患者有不同程度、性质各异的盂肱关节滑膜炎。

2. **临床表现** 盂肱关节滑膜炎主要表现为肩关节疼痛、肿胀及活动受限，往往不能通过休息、药物治疗、功能训练等方法得到缓解。若病程较长，肩部肌肉可能会发生不同程度的失用性萎缩。

3. **超声表现** 盂肱关节腔内可见低回声增厚滑膜或无回声积液，炎症活跃时滑膜内可见丰富的血流信号（图 9-3-20）。当关节腔积液或增生滑膜较少时，应重点观察关节后隐窝和腋下隐窝。

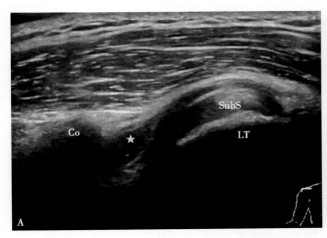
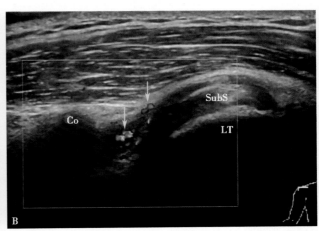

图 9-3-19 喙突下滑囊炎伴滑囊积液声像图

A. 喙突下滑囊内见低回声积液（星号）；B. 滑囊壁可见较丰富点状、短杆状血流信号（箭头）。Co：喙突；SubS：肩胛下肌肌腱；LT：肱骨小结节

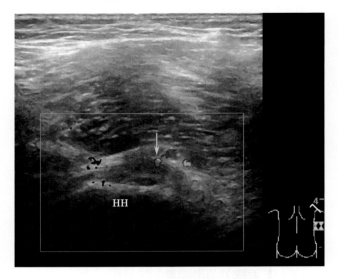

图 9-3-20　盂肱关节滑膜炎声像图
从腋下扫查可见盂肱关节下滑囊内低回声增生滑膜组织，内可探及血流信号（箭头）。HH：肱骨头

4. **鉴别诊断**　盂肱关节滑膜炎须与粘连性肩关节囊炎（冻结肩）鉴别，二者在临床表现上类似，但后者一般活动受限更明显，尤以上举和外旋为著，超声表现为盂肱关节下关节囊、肱二头肌长头肌腱鞘内、喙肱韧带及肩袖间隙处明显增厚的低回声滑膜组织，血流信号可增多；肩峰下撞击试验时，冈上肌肌腱滑动不顺畅，无明显形变。另外，冻结肩在早期阶段其声像图不典型，检查时需结合症状和体征，若病程较长者可通过动态随访，观察疾病的演变以及预后、转归来进行鉴别。

（二）粘连性肩关节囊炎

1. **病因**　粘连性肩关节囊炎（adhesive shoulder bursal inflammation）亦称冻结肩（frozen shoulder），俗称肩周炎，是常见的肩关节疾病，人群总体发病率为 2%～5%，女性多见，好发年龄段为 40～70 岁，平均年龄为 50 岁左右，病程约 1～2 年。发病原因有肩部和肩外因素。肩部因素包括：①软组织退变以致对各种外力的承受能力减弱；②长期过度活动、姿势不良等所造成的慢性劳损；③由于肩部外伤后固定过久而导致肩周组织继发性萎缩、粘连。④肩部急性外伤后治疗不当等。肩外因素：①可能与糖尿病或某些药物治疗有关；②颈椎病或心、肺、胆道疾病发生的肩部牵涉痛，因原发病长期不愈而使肩部肌肉持续性痉挛、缺血而形成炎性病灶，继而转变为粘连性肩关节囊炎。

2. **临床表现**　狭义的肩周炎指粘连性肩关节囊炎，不包括肩关节撞击和肩袖损伤疾病，以关节

滑膜增生为主，继而胶原沉积致关节囊粘连，关节腔容积缩小。有证据表明该病与内分泌、自身免疫性疾病状态有关。除少部分病例进展为永久性功能障碍或残疾，大部分粘连性肩关节囊炎为自限性疾病。该病分为三个时期：Ⅰ期为渐冻期（2～9 个月），临床表现为肩痛，夜间加重，肩关节活动开始受限；Ⅱ期冻结期（4～12 个月），临床表现为肩痛逐渐减轻，肩关节主动、被动运动范围，尤其外展、上举、外旋活动明显受限；Ⅲ期为解冻期（5～26 个月），临床表现为无明显肩痛，肩关节活动范围逐渐增大。

3. **超声表现**　该病在早期阶段诊断较困难，主要依靠体格检查和关节腔造影，可显示为关节腔容量减少。随着病程进展，高频超声可评估冻结肩患者喙肱韧带及关节囊厚度、肩袖间隙回声等，作为冻结肩辅助诊断的重要工具。超声直接征象为盂肱关节下关节囊、肱二头肌长头肌肌腱鞘内以及肩袖间隙处可见明显增厚的低回声滑膜组织（图 9-3-21），血流信号可增多。报道文献，盂肱关节囊厚度 >2.65mm 时诊断冻结肩的准确性最高。也有学者提出喙肱韧带增厚可作为诊断粘连性肩关节囊炎的重要依据，高频超声测量喙肱韧带的正常厚度一般小于 3mm，若超过 4mm 提示增厚。超声间接征象为肩峰下撞击试验时，冈上肌肌腱滑动不顺畅，无明显形变。

粘连性肩关节囊炎常累及肱二头肌长头肌肌腱或肩袖肌腱，根据病变程度、范围不同，声像图可表现为：①肌腱腱病型：腱体肿胀并回声不均，内部可见局灶性低回声、无回声或点状强回声；②肌腱钙化型：腱体内见点状、团块状强回声，后方可伴声影；③肌腱破裂型：肌腱厚度变薄，肩袖的滑囊面不光整，局部回声减低或中断；④腱鞘炎型：肱二头肌长头肌肌腱短轴面显示为类圆形低回声，长轴面显示为腱鞘内范围较广泛的无回声积液，可随探头加压向肩关节腔内流动，则提示关节腔存在积液。⑤肌腱移位型：可伴有骨质增生、结节间沟变浅，横断面静态或动态检查时显示肱二头肌长头肌肌腱移至肱骨小结节的前方或内侧。

另外有研究显示，结合临床表现，超声所测量的肩关节下方关节囊厚度及盂肱距离可协助判断冻结肩患者临床分期：Ⅰ期患者以关节滑膜炎症反应为主，患肩盂肱距离大于健侧；Ⅱ期冻结肩病理改变以关节滑膜纤维化为主，可发生在关节囊、肩袖间隙及韧带等部位，超声可显示上述结构的增厚。

4. **鉴别诊断**　盂肱关节囊增厚时须与盂肱关节滑膜炎鉴别。粘连性肩关节囊炎在超声上表现

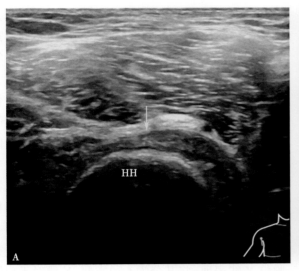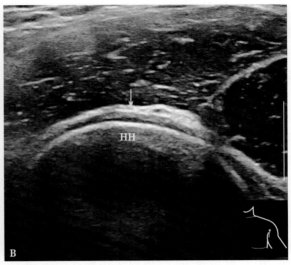

图 9-3-21　盂肱关节下关节囊增厚声像图

A. 从腋下扫查，可见盂肱关节下方关节囊增厚，边缘不光滑（箭头）；B. 同一被检者对侧正常盂肱关节下方关节囊声像图（箭头）。HH：肱骨头

为较严重的关节滑膜增生，其特征性征象包括喙肱韧带、腋下隐窝和旋转间隔关节囊的增厚，血流信号增多。在早期阶段可能缺乏特异性征象，需结合临床、体格检查及动态随诊来评估疾病的演变和转归，必要时结合关节腔造影可有助于评估关节腔的容量。病程较长者可通过仔细询问患者临床表现规律来鉴别二者。此外，诊断性治疗对鉴别亦有帮助，一般盂肱关节滑囊炎抗炎治疗有效，且症状不易反复。

（三）盂肱关节脱位（dislocation of glenohumeral join）

1. 病因　肩关节脱位按肱骨头的位置改变可分为前脱位和后脱位。前脱位较多见，由于肩关节前下部没有肌肉和肌腱的增强，常因间接暴力如跌倒时上肢外展外旋并手掌或肘部着地，外力会沿肱骨纵轴向上冲击，使肱骨头在肩胛下肌和大圆肌之间薄弱处撕脱关节囊，向前下脱出，形成前脱位。如肱骨头被推至肩胛骨喙突下，则形成喙突下脱位。若暴力较大时肱骨头可移位至锁骨下，形成锁骨下脱位。后脱位很少见，可分为肩胛冈下和肩峰下脱位，多由于肩部受到由前向后的撞击或肩关节在内收内旋位跌倒时手部着地引起。肩关节脱位如果在早期因治疗不当，可导致习惯性脱位。

2. 临床表现　患肩肿胀、疼痛，活动明显受限，三角肌塌陷，呈方肩畸形，在喙突下、锁骨下或腋窝可扪及移位的肱骨头，此时关节盂空虚。患肢弹性固定于轻度外展位，常以健手托住患侧手臂，头和躯干向患侧倾斜。患者搭肩试验阳性，即患肢靠胸时，手掌不能搭在对侧肩部。

3. 超声表现　超声检查可见肱骨头脱出关节盂外，常伴有关节腔积液，若盂唇受挤压可变形，关节活动时可见肱骨头与关节盂间隙增大，肱骨头活动范围增大。对于习惯性肩关节脱位患者，在复位时前向不稳定需注意观察前盂唇的形态和结构有无异常，如磨损、侵蚀、缺损、移位或大于 2mm 的裂隙样低回声，最常见是前下盂唇移位至肩胛盂外侧面，除此之外还需动态评估盂唇的稳定性。后向不稳定者需借助不同体位，如中立位、前屈 90°、外展和外旋位来观察后侧肩胛盂与肱骨头的距离，从而半定量评估肩关节脱位的程度，并且与健侧对比，若差值为 12~18mm 则提示半脱位。

4. 鉴别诊断　肩关节复位患者若盂唇形态欠规整须与关节退行性变鉴别。前者通常有暴力外伤史且既往或本次临床症状明显，超声显示盂唇的形态和结构有明显异常改变，除不规整外，多合并侵蚀、缺损或大于 2mm 低回声区等异常征象。而退行性变多发生于高龄和 / 或长期从事肩部过度负荷的职业人群，一般无明确外伤史，超声下通常显示为盂唇磨损、肿胀或短缩征象。

（四）盂肱关节盂唇旁囊肿

1. 病因　盂肱关节盂唇旁囊肿（glenoid labrum cyst of the glenohumeral joint）发病率低，多继发于关节盂唇撕裂后，关节腔液体挤入关节周围组织或关节周围结构发生黏液样退行性变，特别是肩胛部上盂唇前后位损伤（superior labrum anterior and posterior, SLAP）Ⅱ型损伤。SLAP Ⅱ型损伤时上盂唇及肱二头肌长头肌肌腱附着部撕裂，自肩胛盂分离。

2. 临床表现 该病可引起慢性肩痛，多为原发病或当囊肿压迫肩胛上神经时引起的颈背部痛伴肩关节外展、外旋无力。疼痛最初通常表现为夜间活动，其次是机械活动。查体应重点关注肩袖外旋肌力有无减弱，触诊冈上、冈下窝有无失神经性肌肉萎缩。

3. 超声表现 超声检查表现为盂肱关节盂唇旁单纯囊肿样结构，外形较规则、边界清、壁薄、具有轻度可压缩性，部分囊肿可显示自关节腔向外周延伸的囊颈。由于囊液通常为高度黏稠的凝胶状透明物质，因此囊内透声好，表现为均匀低回声或无回声结构，伴后方回声增强（图9-3-22）。少数由于囊液成分多样可呈复杂囊肿声像，表现为簇状或不规则形，囊壁厚，可伴囊内分隔，回声较杂乱，此类型囊肿常继发于较严重的关节内病变。

4. 鉴别诊断 盂肱关节盂唇旁囊肿须与关节周围其他低回声或无回声病变相鉴别：①后部盂唇旁囊肿与肩胛上神经鞘瘤的鉴别，两者临床上均可有慢性肩痛、颈肩神经症状或肌肉失神经性改变，但前者超声表现为囊性病变，后者为实性病变，需调高增益仔细辨别病变内部回声，动态追踪病变与肩胛上神经的关系以之鉴别。②前部盂唇旁囊肿与喙突下滑囊积液或肩胛下隐窝积液的鉴别，一般积液形态不规则，囊壁不光滑，探头加压形态改变明显，而囊肿形态较固定，挤压时仅有轻度形变。

（五）肩锁关节脱位

1. 病因 肩锁关节是微动关节，其稳定性主要依靠周围韧带来维持。肩锁关节半脱位或脱位（acro-mioclavicular joint dislocation）多数由于直接暴力和间接外力作用，使肩胛骨向下，锁骨向上、向后或向下移位，常发生于滑雪、美式足球、摔跤、体操等剧烈运动，也可见于年龄增长所致的退行性变。

2. 临床表现 肩锁关节脱位约占所有肩伤的10%，以年轻男性多见。由于肩锁关节位于皮下，位置表浅，因此脱位后容易被看到局部隆起，双侧对比时尤为明显（图9-3-23）。主要表现为肩锁关节间隙增宽，局部肿胀、疼痛及压痛，患肢外展或上举困难，前屈和后伸受限，且活动时疼痛加剧，体格检查可在肩锁关节处扪及一凹陷区，肩锁关节松动。

3. 超声表现 Rockwood 等学者根据肩锁关节脱位 X 线表现，将其分为 6 种类型，X 线对于肩锁关节骨性结构的观察、脱位的程度、是否合并骨折等方面具有一定的优势，但对于肩锁韧带、喙锁韧带等软组织的损伤程度不能提供有价值的信息，X 线与超声两种方法联合使用，可为临床诊断及准确分级提供依据。其相应的 X 线与超声表现如下：Ⅰ型：肩锁关节处韧带及周围软组织挫伤，未完全断裂，超声下可表现为关节囊及韧带增厚水肿，回声减低，X线片一般无明显异常。Ⅱ型：肩锁关节韧带完全分离断裂，喙锁韧带受到牵拉挫伤，超声表现为肩锁关节间隙稍增大，韧带连续性中断，关节囊外凸，回声不均匀或减低，肩峰和锁骨出现轻度错位，锁骨外侧端可轻度向上移位（图9-3-23）。Ⅲ型：肩锁韧带、喙锁韧带完全撕裂，表现为肩锁韧带连续性中断，关节分离，关节囊变形，结构紊乱，喙锁韧带区形成血肿，锁骨明显上抬、错位。Ⅳ型、Ⅴ型、Ⅵ型：与Ⅲ型比较不同之处是，可见锁骨外侧端出现向后移位，或在各个方向都不稳定，甚至合并肩锁关节

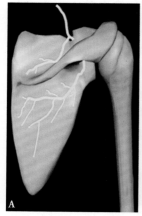
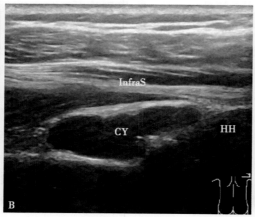
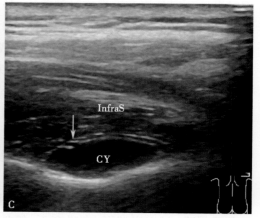

图 9-3-22 盂肱关节后盂唇旁囊肿声像图

A. 盂冈切迹旁走行的肩胛上神经示意图；B. 肩关节后侧长轴切面示后盂唇旁囊性病变（箭头）；C. 箭头示囊肿表面的肩胛上动脉短轴。HH：肱骨头；CY：盂唇旁囊肿；InfraS：冈下肌

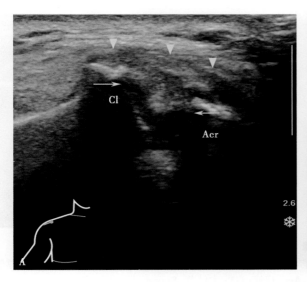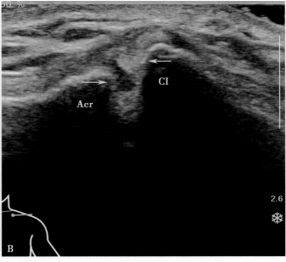

图 9-3-23　肩锁关节脱位声像图

78 岁患者跌伤后右肩峰内缘至锁骨外缘间的肩锁关节间隙（A 箭头）较健侧（B 箭头）增宽，关节囊肿胀外凸、回声不均匀（三角箭头），锁骨抬高。Acr：肩峰；Cl：锁骨

周围韧带、软组织，肌肉严重破坏；另外需引起注意的是，Ⅵ型锁骨外侧端由于向下移位，低于肩峰水平高度，喙锁间隙变小，易伴发神经、血管损伤。

另外，肩锁关节退行性变也是造成关节脱位较为常见的病因，好发于 50 岁以上人群，超声检查表现为关节囊扩张，肩峰及锁骨关节面骨质不光整，关节囊内可见斑点状强回声，为软骨钙化征象。

4. 鉴别诊断　①肩锁关节脱位时锁骨骨质改变与锁骨创伤后骨质溶解相鉴别。后者以年轻男性多见，有明确外伤史，并且仅有锁骨端发生溶骨性改变而使关节间隙增宽，肩峰端骨质正常，而前者多为老年人，可见肩锁关节两端骨质增生所致的间隙变窄，结合病史两者不难鉴别。②Ⅲ型肩锁关节脱位合并血肿须与喙肩韧带、三角肌或斜方肌附着处的单纯性血肿相鉴别，前者除血肿以外，肩锁关节分离、错位征象更为明显，较易鉴别。

（六）肩峰下撞击综合征

1. 病因　肩峰下间隙前窄后宽，宽约 1～1.5cm，内有冈上肌肌腱、肱二头肌长头肌肌腱、肩峰下滑囊通过。间隙底部为肱骨头，顶部为喙肩弓（由喙突、肩峰及连接两者的喙肩韧带构成），从前、上、后三面保护肩袖和肱骨头免遭直接损伤。但正是由于这种解剖结构的关系，在肩关节上举或外展时，位于肩峰下间隙内的软组织容易遭受磨损和撞击。

肩峰下撞击综合征（subacromial impingement syndrome，SIS）的发病机制有两种，一种为外部撞击，即肩峰下间隙的绝对狭窄，病因为钩状肩峰、肩

峰过低、肩峰下骨赘形成等引起的解剖异常，以及盂肱关节不稳、肩胛胸壁关节运动失常导致的功能异常；另一种为内部撞击，即肩峰下间隙相对狭窄，如肩袖损伤、肩峰下滑囊炎、盂唇和肱二头肌长头肌肌腱病变等原因所致。

2. 临床表现　肩峰下撞击综合征是造成肩痛的重要原因之一，占所有肩关节疼痛病因的 44%～65%，临床表现为肩峰周围慢性疼痛，以夜间为著。患肢活动明显受限，肩外展至 60°～80° 时，肩峰至肱骨大结节区域出现明显疼痛和压痛。体格检查 Neer 撞击征、疼痛弧试验阳性（图 9-3-4）。该病由解剖结构及动力学因素引起，在肩关节上举、外展时，肩峰下间隙内结构和喙肩弓发生反复摩擦、撞击，从而产生了一种慢性肩部疼痛综合征，是中老年人群的常见疾病之一。

3. 超声表现　超声表现为肩峰下 - 三角肌下滑囊增厚、积液，常伴发冈上肌肌腱水肿或撕裂，肱二头肌长头肌肌腱病（图 9-3-11，图 9-3-24）。Neer 等将肩峰下撞击综合征的病理过程分为三期。Ⅰ期：多见于年轻人，以肩峰下 - 三角肌下滑囊炎为主，表现为滑囊壁增厚，可伴囊内积液，急性期血流信号明显增多，可伴有冈上肌肌腱水肿或微小撕裂，表现为肌腱增厚，回声减低，内部纹理模糊，肌腱连续性可，微小撕裂常不易被发现。Ⅱ期：当炎症进一步发展，滑囊、肌腱均受累，以上述组织进行性不规则增厚等退行性改变为主，肌腱未发生部分撕裂，表现为肌腱增厚伴内部回声高低不等，呈肌腱病样改变。

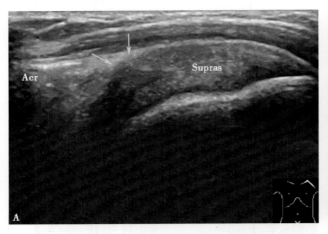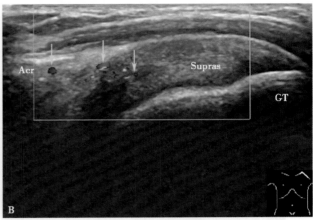

图 9-3-24　肩峰下撞击征声像图

A. 冈上肌肌腱切面示肌腱及肩峰下 - 三角肌下滑囊肿胀、增厚，局部隆起（箭头），回声不均，两者间界限不清；B. 增厚的肩峰下 - 三角肌下滑囊壁及冈上肌肌腱内血流信号增多（箭头）。Acr：肩峰；GT：大结节；Supras：冈上肌肌腱

Ⅲ期：肩袖部分或完全撕裂，超声表现为肌腱连续性部分或完全中断，肩袖撕裂、肩部外伤时可致喙肩韧带断裂或不同程度退变，且以滑囊面退变为著，超声表现为韧带增粗或连续性中断。

4. 鉴别诊断　需与其他原因如外伤、感染等因素引起的肩袖撕裂、肩峰下 - 三角肌下滑囊炎、喙肩韧带增厚或撕裂相鉴别，此时结合患者病史、临床症状及实验室检查不难鉴别。

第四节　临床意义

随着人口老龄化的趋势和全民运动意识的增强，肩袖疾病的发病率逐渐增高。目前为止，评估肩袖疾病最常用的影像学方法当属超声和 MRI。既往由于 MRI 具有较高的敏感性和特异性，且更善于观察肩袖以外的肩部结构，如关节软骨、盂唇、滑囊等，因此临床医生更倾向于利用 MRI 来评估肩部病变，但因为 MRI 同时具有检查费用高且不可实时动态显像的缺点，所以应用时有一定局限性。近些年，随着高频超声探头的问世和仪器性能的提高，超声图像的质量得到提升，再加上肩部规范化超声检查方法在国内外的普及，超声在肩关节疾病中的诊断价值愈发彰显。此外，由于高频超声具有分辨率高、可动态扫查及实时操作的特点，可在超声引导下开展肩关节腔或肩周组织介入治疗，并可监测治疗效果，因此高频超声在肩部疾病中的应用越来越受到骨科、康复科、疼痛科等临床医生的青睐。

肩袖病变是肩部疾病中的重点，也是超声检查的擅长部分。超声对肩袖大、全层撕裂的诊断准确率较高，但对小的肌腱撕裂诊断仍然存在一定的困难。然而临床上部分撕裂的发病率高于全层撕裂，对于自愈率较低的肩袖撕裂而言，延期诊断将导致不良转归。既往研究侧重于利用常规超声的直接征象和间接征象相联合来提高肩袖撕裂的诊断准确率，虽总结出某些具有意义的超声表现，可为判断有无肩袖撕裂，以及肩袖撕裂的分型诊断提供一定的参考价值，但由于该病声像图表现错综复杂，有可能在诊断上与肌腱病、滑囊炎相混淆。随着超声造影技术的发展及推广应用，近年来有研究报道超声引导下经皮肩峰下滑囊或怀疑病损区的超声造影技术，可通过增加靶区与周围组织的信噪比，清晰勾勒出病损区的轮廓、范围，明显提高了肩袖撕裂诊断的敏感性、特异性和准确性，尤其较常规超声和 MRI 大大提高了肩袖撕裂的亚型诊断准确率。

除肩袖病变以外，超声还可以检查许多肩部及肩周组织的异常，包括盂肱关节、肩锁关节和肩周软组织等疾病。超声弹性成像技术，尤其是剪切波弹性技术的出现，许多学者开始将其用于肩袖肌腱的弹性检测以及定量测量分析，以评价肌腱的生物力学特性（图 9-4-1）。文献报道，超声弹性成像技术在评估肩袖完整性方面具有重要作用，不仅能观察肩袖解剖病理的变化，而且可动态评估肩袖撕裂的程度、范围。剪切波弹性技术还能评价肩袖生物机械性能的退变，通过测量剪切波在软组织中的杨氏模量和 / 或传播速度来评估肌腱的绝对硬度，分析不同性别、不同年龄人群、优势与非优势手、相关肩部疾病（肩袖撕裂、冻结肩）等肌腱的生物力学特性，为肩关节疾病的预防和诊治提供重要的参考。

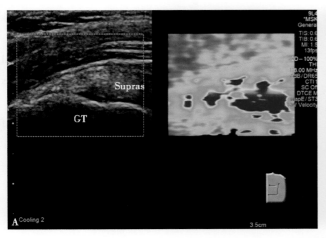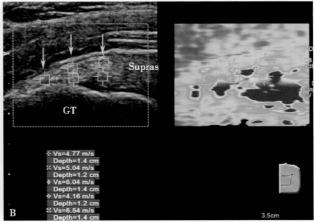

图 9-4-1　剪切波弹性技术评价冈上肌肌腱声像图
A. 剪切波弹性成像技术评估冈上肌肌腱硬度；B. 利用剪切波弹性技术测量冈上肌肌腱不同位置（箭头）的硬度，进行定量分析。GT：大结节；Supras：冈上肌肌腱

（刘红梅）

参 考 文 献

1. 陈伟文，何燕妮，李素淑，等. 声触诊组织成像量化技术评估正常人群冈上肌腱弹性变化. 中国医学影像技术，2018，34（10）：1549-1553.

2. 陈伟文，熊燃，周美君，等. 声触诊组织量化技术评估中老年肩峰下撞击综合征患者冈上肌腱的弹性特征. 中国医学影像学杂志，2020，28（2）：135-138.

3. 唐亚群，曾春，苏训同，等. 超声诊断肩袖撕裂. 中国医学影像技术，2017，33（12）：1864-1868.

4. Ahmadi K, Hashemian AM, Sineh-SepehrK, et al. Bedside ultrasonography for verification of shoulder reduction: A long way to go. Chin J Traumatol, 2016, 19（1）：45-48.

5. Cheng X, Lu M, Yang X. The effect of percutaneous ultrasound-guided subacromial bursography using microbubbles in the assessment of subacromial impingement syndrome: initial experience. Eur Radiol, 2015, 25（8）：2412-2418.

6. Gupta H, Robinson P. Normal shoulder ultrasound: anatomy and technique. Sem in Musculoskelet Radiol, 2015, 19（3）：203-211.

7. Gorbaty JD, Hsu JE, Gee AO. Classifications in Brief: Rockwood Classification of Acromioclavicular Joint Separations. Clin Orthop Relat Res, 2017, 475（1）：283-287.

8. Garving C, Jakob S, Bauer I, et al. Impingement syndrome of the shoulder. DtschArztebl Int, 2017, 114: 765-776.

9. Itoi E, Arce G, Bain G I, et al. Shoulder Stiffness: Current Concepts and Concerns. Arthroscopy, 2016, 32（7）：1402-1414.

10. Krepkin K, Bruno M, Raya JG, et al. Quantitative assessment of the supraspinatus tendon on MRI using T2/T2* mapping and shear-wave ultrasound elastography: a pilot study. Skeletal Radiol, 2017, 46（2）：191-199.

11. Lahham S, Becker B, ChiemA, et al. Pilot Study to Determine Accuracy of Posterior Approach Ultrasound for Shoulder Dislocation by Novice Sonographers. West J Emerg Med, 2016, 17（3）：377-382.

12. MahjoubS, LahmarAA, ZarâaM, et al. A Rare Cause of Compression of the Suprascapular Nerve: The Paraglenoid Cyst. J Orthop Case Rep, 2018, 8（5）：40-42.

13. MoyaD, PoitevinLA, PostanD, et al. The medial coraco-clavicular ligament: anatomy, biomechanics, and clinical relevance-a research study. JSES Open Access, 2018, 2: 183-189.

14. Pirimoglu B, Ogul H, Kantarci M. Humeralchondral defect and labral tear associated with paraglenoidlabral cyst: a case report. Med PrincPract, 2016, 25: 488-490.

15. Spargoli G. Supraspinatus tendon pathomechanics: a current concepts review. Int J Sports Phys Ther, 2018, 13: 1083-1094.

16. Sarmento M. Long head of biceps: from anatomy to treatment. Acta Reumatol Port, 2015, 40（1）：26-33.

17. Tse AK, Lam PH, Walton JR, et al. Ultrasound determination of rotator cuff tear repairability. Shoulder Elbow, 2016, 8（1）：14-21.

18. Tudisco C, Bisicchia S, Stefanini M, et al. Tendon quality in small unilateral supraspinatus tendon tears. Real-time

sonoelastography correlates with clinical findings. Knee Surg Sports Traumatol Arthrosc，2015，23（2）：393-398.

19. Tang YQ，Zeng C，Su XT，et al. The value of percutaneous shoulder puncture with contrast-enhanced ultrasound in differentiation of rotator cuff tear subtypes：A preliminary prospective study. Ultrasound in Medicine & Biology，2019，45：660-671.

20. Wee TC，Wu CH. Ultrasound-Guided Aspiration of a Paralabral cyst at the spinoglenoid notch with suprascapular nerve compressive neuropathy. J Med Ultrasound，2018，26：166-167.

21. Zappia M，Di Pietto F，Aliprandi A，et al. Multi-modal imaging of adhesive capsulitis of the shoulder. Insights Imaging，2016，7（3）：365-371.

22. Zappia M，Carfora M，Romano AM，et al. Sonography of chondral print on humeral head. Skeletal Radiol，2016，45（1）：35-40.

第十章　肘关节病变超声检查

第一节　概　述

肘关节具有伸屈和旋转的功能,运动范围较大,因此很容易发生急性损伤和退行性变。它周围的软组织较为表浅,非常适合超声检查。随着超声设备和技术的发展,肘关节周围的病变的超声检查具有越来越重要的作用。超声可以很好地显示肘关节腔、关节骨皮质与软骨、屈肌总腱、伸肌总腱、关节周围滑囊及肘关节周围神经等,能够对这些部位的病变做出准确的定位诊断,并能对很大一部分病变做出定性诊断。操作者应当熟练掌握肘部各部位的解剖结构及声像图,掌握正确的超声检查方法。

第二节　超声检查技术

一、超声应用解剖

(一)肘关节

肘关节由尺、桡骨近端和肱骨远端构成,正常的肘关节依靠高度匹配的关节几何形状、关节囊与韧带的完整性及肌肉系统的平衡共同保持其稳定性。肱骨干的远端内侧形成滑车和内上髁,外侧形成小头与外上髁,分别与尺骨和桡骨形成肱尺关节和肱桡关节,尺桡骨近端形成了近端尺桡关节(图10-2-1)。肱骨滑车、尺骨滑车切迹和桡骨头除前外侧部分外,大部分覆盖有关节软骨。

肘关节的活动呈显著的单平面弯曲和伸展活动。早期解剖学家把肘关节分类到屈戎关节或铰链关节,实际上,肘关节的运动较为复杂和多维,当前臂屈曲时,尺骨沿着自身的长轴旋转,并且近端尺桡关节面会出现关节面的滑移,这些复杂的运动使前臂的活动更加灵活。

肘关节外覆盖关节囊,是关节稳定的重要结构。关节囊在前方附着于冠突窝和桡窝上方、冠突前面

和环状韧带。在后面,关节囊附着于肱骨后方的鹰嘴窝之上。关节囊内衬滑膜,在桡骨和尺骨之间形成3个滑膜隐窝,分别为冠状隐窝、环状隐窝和鹰嘴隐窝。其中鹰嘴隐窝位于后方,是最大的隐窝。冠状隐窝在肱骨前方,在冠状窝和桡窝延伸。环状隐窝在桡骨颈周围包绕。冠状隐窝和环状隐窝分别在内外侧副韧带的深方(图10-2-2)。

(二)屈肌总腱与尺侧副韧带

屈肌总腱是致密的纤维组织,是前臂桡侧腕屈肌、指屈肌、掌长肌等屈肌的起点,起于内上髁,止于腕掌侧。尺侧副韧带加强了肘关节的内侧关节囊,由前束、后束及斜束构成,其中前束是最强大、最具有韧性的纤维。尺侧副韧带最重要的作用是抵制肘关节外翻的力量,其前束起于内上髁的前部,

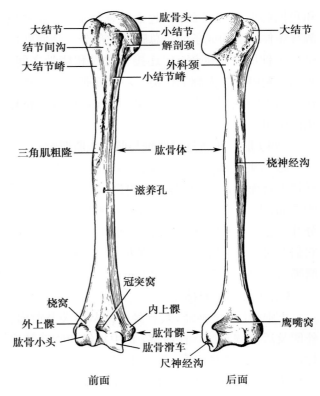

图 10-2-1　右侧上臂骨性结构

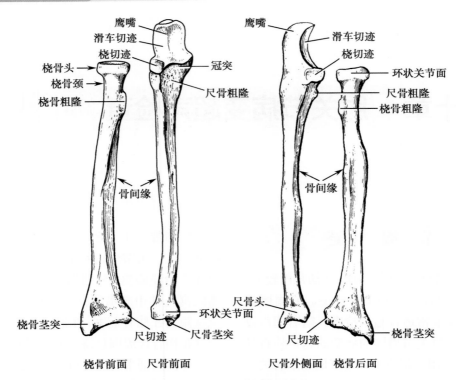

图 10-2-2　右侧前臂骨性结构

并且插入尺骨冠突的中部,它在整个肘关节活动的过程中起了很大的作用。后束起于内上髁后部,止于鹰嘴的内侧边缘。斜束最为薄弱,连接前束和后束尺骨的附着处。

(三)伸肌总腱、桡侧副韧带与环状韧带

伸肌总腱是桡侧腕短伸肌、指伸肌、小指伸肌和尺侧腕伸肌的联合腱,起于肱骨外上髁,其中桡侧腕短伸肌腱构成了伸肌总腱的大部分。桡侧副韧带位于伸肌总腱的深方,连接于肱骨和桡骨之间,起到限制肘关节内翻的作用。环状韧带位于桡骨头浅方,起于桡骨外侧,止于尺骨外侧,起到固定桡骨头的作用。

(四)肱二头肌远端肌腱与肱三头肌肌腱

肱二头肌远端肌腱由肱二头肌长头和短头在远端汇合而成,止于桡骨粗隆内侧,其形态扁平,长约 7cm,肱二头肌远端肌腱滑囊将肌腱与桡骨粗隆分开。肱三头肌肌腱由内侧头、外侧头和长头组成,它们在肘关节后方汇聚成一条粗大的肌腱止于尺骨鹰嘴后方距尺骨鹰嘴尖端约 1cm 处。

(五)肘部主要神经

正中神经、桡神经、尺神经分别从肘关节前面、外侧及后内侧穿过。在肘部,正中神经和肱动脉伴行,走行于肱桡肌浅面,继而走行在旋前圆肌尺骨头和肱骨头之间。桡神经在肘关节近端肱肌和肱桡肌之间走行,向下分为深支和浅支,浅支为感觉支,深支为运动支,又叫骨间背神经,向下进入旋后肌,走行于旋后肌浅层和深层之间。尺神经走行在肘关节后内侧的尺神经沟内,尺神经沟是由尺骨鹰嘴、肱骨内侧髁和肘管支持带形成的骨纤维管道,尺神经经过尺神经沟向下走行于尺侧腕屈肌的尺骨头和肱骨头之间,此二者之间的腱膜组织叫弓状韧带,它的增厚是引起尺神经卡压的常见原因(图 10-2-3、图 10-2-4)。

二、适应证

1. 肘关节疼痛及功能障碍。

2. 肘关节外伤。

3. 免疫性、代谢性、退行性或感染性等病变所致的肘关节病变。

4. 肘部神经病变。

5. 肘部周围软组织病变。

三、超声检查方法与声像图

(一)仪器与体位

在进行肘关节超声检查前,应仔细询问受检者病史,主要包括现病史和既往史,发作的原因或诱因、主要症状等,并进行必要的体格检查。肘关节检查时前侧和外侧结构患者可以取坐位,面对检查者。检查肘关节后方或者内侧结构时,可以取坐位或者俯卧位。肘关节摆放的位置根据不同的检查部

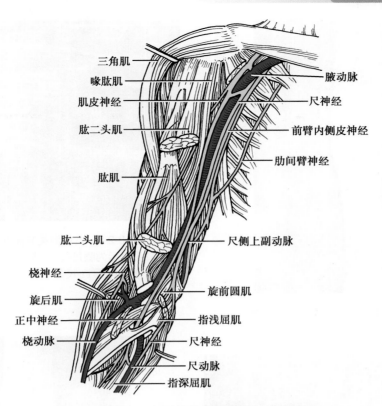

图 10-2-3 右侧肘关节前方血管神经示意图

位而变动。肘关节超声检查对彩色超声诊断仪的性能要求较高，一般推荐使用 10MHz 频率或者更高频率的高频探头。检查的主要内容包括肘关节腔、肘关节周围的肌肉、肌腱、韧带、神经、滑囊、皮肤及皮下组织等。

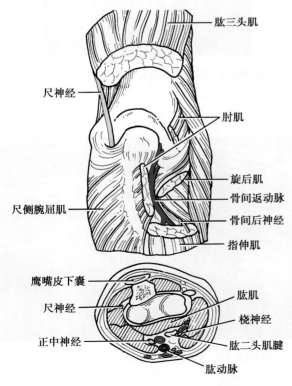

图 10-2-4 右侧肘关节血管神经示意图

（二）超声检查范围及正常声像图

肘关节的超声检查可分为前部、内侧、外侧及后方四个区域，也可根据患者的实际情况，针对性地检查相应部位。

1. 肘关节前部 患者取坐位，面对检查者，肘关节伸直，前臂旋后放在检查台，可在肘关节后方放置垫枕以保持肘关节伸直。可分为尺侧纵向、桡侧纵向和横断面进行扫查。如果患者不能将肘关节完全伸直，如老年人或严重创伤者，可让患者仰卧位，将上臂沿身体长轴放置。横断面扫查范围应至少包括肘窝上、下 5cm 距离。

（1）前方关节腔：横切和纵切扫查肘关节前方，肱骨滑车和肱骨小头骨皮质表现为高回声，其表面可见低 - 无回声的关节软骨，肱骨滑车的表面为中间凹陷形，位于内侧，占肱骨宽度的 2/3，肱骨小头为凸形，位于外侧，占 1/3（图 10-2-5、图 10-2-6）。前关节囊为一薄的线状高回声覆盖在关节软骨上，肱肌走行于关节囊的前内方，肱桡肌走行在外前方。肘关节前方尺侧纵切面可见冠突窝及肱尺关节（图 10-2-7、图 10-2-8）。冠突窝为肱骨前面的凹形结构，其内可见高回声脂肪垫，呈三角形，位于肱肌的深面。正常人冠突窝内无或仅有少量液体。桡侧纵断面可见肱桡关节，桡骨头呈方形（图 10-2-9、图 10-2-10）。

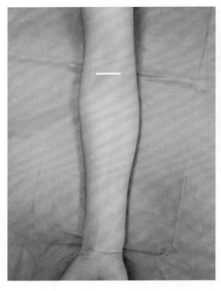

图 10-2-5　右侧肘关节前方横断面体位图

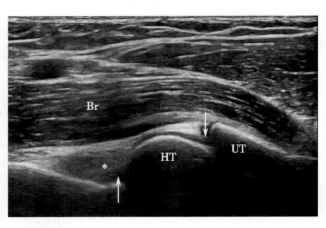

图 10-2-8　右侧肘关节前方尺侧纵断面声像图

向上箭头所示为肱尺关节，脂肪垫为高回声（＊）；Bra：肱肌；HT：肱骨滑车；UT：尺骨

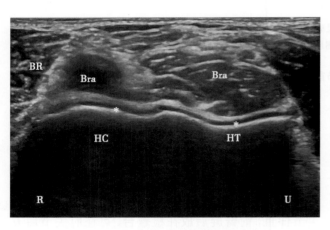

图 10-2-6　右侧肘关节前方横断面声像图

星号为关节软骨。HT：肱骨滑车；HC：肱骨小头；BR：肱桡肌；Bra：肱肌；R：桡侧；U：尺侧

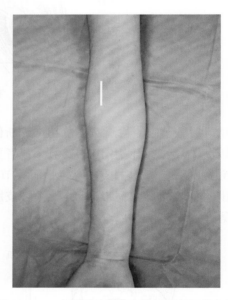

图 10-2-9　右侧肘关节前方桡侧纵断面体位图

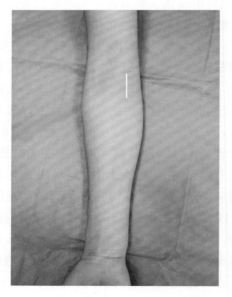

图 10-2-7　右侧肘关节前方尺侧纵断面体位图

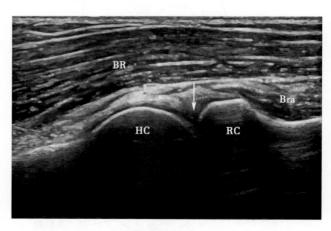

图 10-2-10　右侧肘关节前方桡侧横断面声像图

箭头所示为肱桡关节；HC：肱骨小头；RC：桡骨小头；BR：肱桡肌；Bra：肱肌

（2）肱二头肌远端肌腱：保持患者前臂最大程度旋后，纵向显示肱二头肌远端肌腱附着到桡骨粗隆处（图10-2-11、图10-2-12）。由于肱二头肌远端肌腱的走行由浅到深，为避免各向异性伪像，探头远端应加压倾斜，保持声束与肌腱长轴垂直。

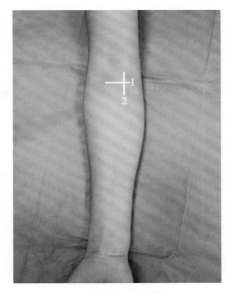

图 10-2-13　右侧肘部正中神经横断面及纵断面体位图

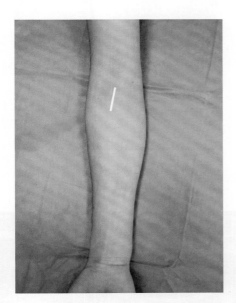

图 10-2-11　右侧肱二头肌远端肌腱长轴体位图

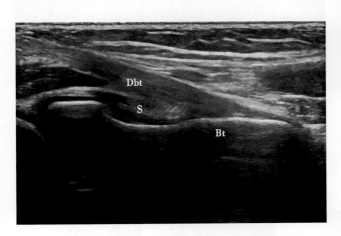

图 10-2-12　右侧肱二头肌远端肌腱纵断面声像图
Dbt：肱二头肌远端肌腱；S：旋后肌；Bt：桡骨粗隆

（3）肘部正中神经：呈筛网状结构，走行于肱动脉内侧，继而走行于旋前圆肌深、浅两头之间（图10-2-13～图10-2-15）。

（4）肘部桡神经：呈筛网状结构，在外上髁水平，走行于肱桡肌与肱肌之间，分为深、浅两支，浅支在内侧（图10-2-16、图10-2-17），深支在外侧。探头向下，在桡骨颈水平，桡神经深支位于旋后肌两层之间（图10-2-18、图10-2-19）。

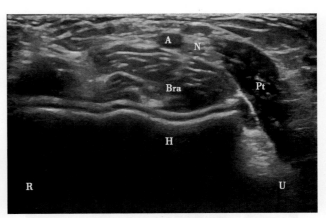

图 10-2-14　右侧肘部正中神经横断面声像图
正常肘部正中神经横断面（切面1），可见肘部正中神经位于肱动脉内侧

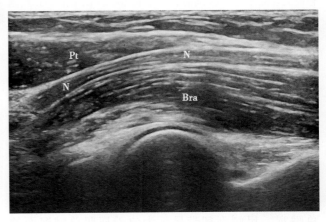

图 10-2-15　右侧肘部正中神经纵断面声像图
正常肘部正中神经纵断面（切面2），可见肘部正中神经位于肱动脉内侧；N：正中神经；Bra：肱肌；Pt：旋前圆肌

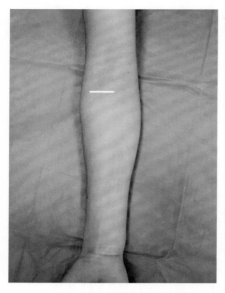

图 10-2-16　右侧桡神经深浅支体位图
体位和探头位置

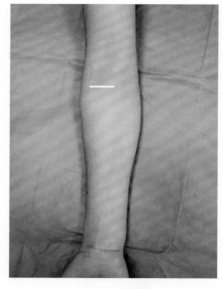

图 10-2-18　右侧桡神经深支体位图
体位和探头位置

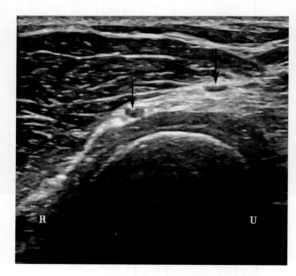

图 10-2-17　右侧桡神经深浅支声像图
粗箭头为桡神经浅支，细箭头为桡神经深支；R：桡侧；U：尺侧

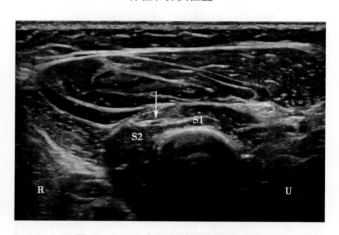

图 10-2-19　右侧桡神经深支声像图
箭头所示为桡神经深支，位于旋后肌两层之间；S1：旋后肌浅层；S2：旋后肌深层；U：尺侧；R：桡侧

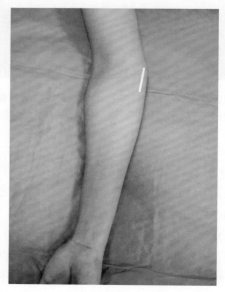

　　2. 肘关节内侧　检查屈肌总腱时患者肘关节轻度屈曲，手旋后，前臂用力外翻。检查尺侧副韧带时肩关节外展外旋，肘关节屈曲 90°，检查其完整性可在手外翻并使肘关节做屈和伸运动时，动态观察韧带的松弛和紧张状态。屈肌总腱上端附着于肱骨内上髁，呈致密的纤维带状稍高回声（图 10-2-20、图 10-2-21）。内侧屈肌总腱的起点要比外侧伸肌总腱宽。尺侧副韧带显示为位于屈肌总腱深面的高回声纤维状结构，其走行与屈肌总腱略有不同（图 10-2-22、图 10-2-23）。

图 10-2-20　右侧屈肌总腱体位图
体位和探头位置

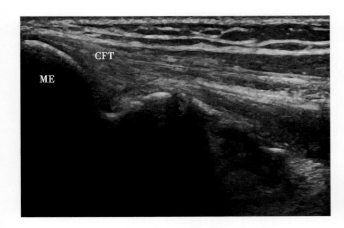

图 10-2-21　右侧屈肌总腱声像图
ME：肱骨内上髁；CFT：屈肌总腱

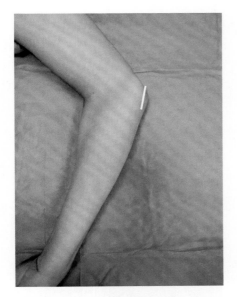

图 10-2-22　右侧尺侧副韧带体位图
体位和探头位置

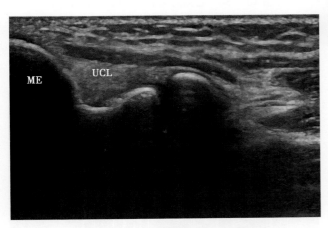

图 10-2-23　右侧尺侧副韧带声像图
ME：肱骨内上髁；UCL：尺侧副韧带

3. 肘关节外侧　检查时患者拇指向上，两肘伸展或单侧屈位，前臂内旋。伸肌总腱显示为三角形的高回声结构，向上止于肱骨外上髁（图10-2-24、

图10-2-25）。桡侧副韧带位于伸肌总腱深面，两者在声像图上不易区分。肘关节外侧，亦可显示肱桡关节。探头置于桡骨头处横切，可显示环状韧带，成条索样高回声覆盖桡骨头、颈表面（图10-2-26、图10-2-27）。被动地旋前旋后前臂，动态扫查桡骨头，可排除是否有闭合骨折的可能。

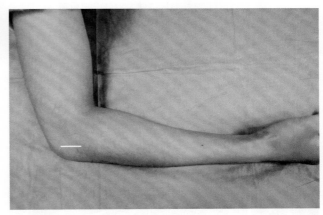

图 10-2-24　右侧伸肌总腱体位图
体位和探头位置

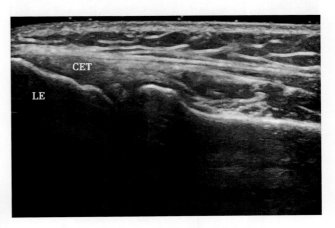

图 10-2-25　右侧伸肌总腱声像图
LE：肱骨外上髁；CET：伸肌总腱

4. 肘关节后方　检查时患者肘关节屈曲90°，手掌向下平撑于检查床上。纵切面检查肱三头肌腱及其附着于尺骨鹰嘴处（图10-2-28、图10-2-29）。肱三头肌肌腱为高回声结构，附着于鹰嘴骨皮质。鹰嘴隐窝为位于肱骨远端后部的一个凹面结构，内充填脂肪垫，在鹰嘴窝的两侧，横断面可见肱骨内上髁和外上髁的后面（图10-2-30、图10-2-31）。鹰嘴后方皮下有个潜在的鹰嘴滑囊，正常人不能显示。肘管处尺神经为尺骨鹰嘴和肱骨内上髁两个骨性标志之间的筛网状结构（图10-2-32～图10-2-34）。

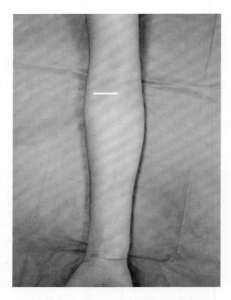

图 10-2-26　右侧环状韧带体位图
体位和探头位置

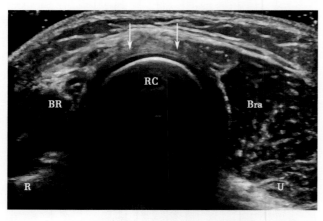

图 10-2-27　右侧环状韧带声像图
箭头所示为环状韧带；RC：桡骨小头；BR：肱桡肌；Bra：肱肌；R：桡侧；U：尺侧

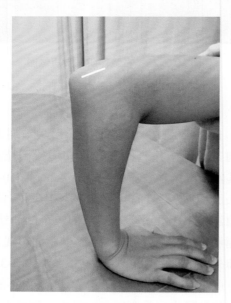

图 10-2-28　右侧肘关节后方纵断面体位图
体位和探头位置

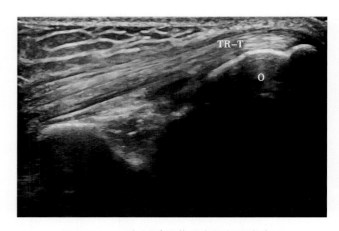

图 10-2-29　右侧肘关节后方纵断面声像图
TR-T：肱三头肌肌腱；O：鹰嘴

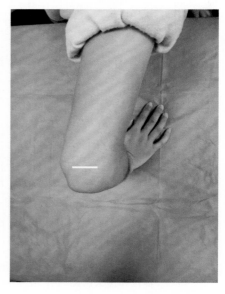

图 10-2-30　右侧肘关节后方横断面体位图
体位和探头位置

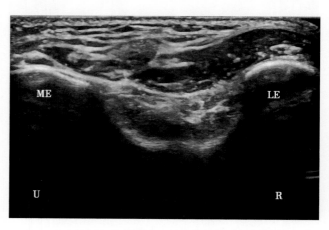

图 10-2-31　右侧肘关节后方横断面声像图
ME：肱骨内上髁；LE：肱骨外上髁；R：桡侧；U：尺侧

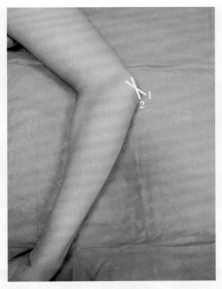

图 10-2-32　右侧肘管处尺神经体位图
体位和探头位置,切面 1 为横断面,切面 2 为纵断面

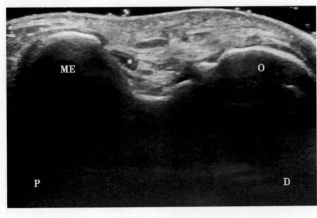

图 10-2-33　右侧肘管处尺神经横断面声像图
星号所示为肘管处尺神经;ME:肱骨内上髁;O:尺骨鹰嘴;
P:掌侧;D:背侧

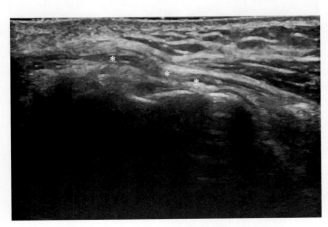

图 10-2-34　右侧肘管处尺神经纵断面声像图
星号所示为肘管处尺神经

四、超声检查注意事项

1. 应熟练掌握肘关节解剖结构及其检查方法。

2. 检查时应旋转探头,使声束垂直于肌腱、韧带、关节囊等结构,避免因各向异性伪像而出现检查结果误判。

3. 双侧对比检查有助于细微病变的发现。

4. 检查鹰嘴滑囊炎时,探头要轻放,避免挤压滑囊。

5. 对于肘关节病变,特别是滑膜炎血流情况的评估,尽量选用对低速血流更为敏感的方式,如能量多普勒模式,同时应注意探头避免加压。

第三节　肘关节病变的常见诊断与鉴别诊断

一、关节病变

(一)炎性关节病

炎性关节病是各种非化脓性炎症性关节炎的总称,累及肘关节的炎性关节病有许多种,其中最主要的是类风湿性关节炎(rheumatoid arthritis,RA)和脊柱关节炎(spondyloarthritis,SpA),SpA 又包括强直性脊柱炎、银屑病关节炎、反应性关节炎、炎性肠病性关节炎等。其基本超声表现包括肘关节积液、关节滑膜增厚、滑膜内血供、骨侵蚀。在肘关节,我们以常见的炎性关节病 RA 进行举例。

RA 为常见的自身免疫性疾病,属于炎性关节病的一种,可发生于全身各关节,肘关节也是较常累及的关节之一。有研究表明,肘关节病变的发生率约为 25.7%,低于指关节和腕关节。RA 非特异性滑膜炎是主要病理改变。

1. **超声表现**　超声表现取决于病变的阶段和严重程度。

(1) 关节滑膜炎:表现为关节积液及滑膜增生(图 10-3-1)。正常人肘关节可有少量液体,超过 2mm 的关节内无回声区可诊断肘关节积液。无回声积液周围可见低回声增生滑膜。炎症活跃时,可见滑膜内血流信号丰富。

(2) 骨侵蚀及软骨病变:当病变侵犯骨及软骨组织时,超声表现为关节面骨皮质表面不光滑,连续性中断,关节软骨可出现变薄或消失。

2. **鉴别诊断**　滑膜炎的超声表现本身不具有特异性,多种病变都会出现。炎性关节病主要鉴别的疾病为痛风性关节炎,主要累及中老年男性,关节滑膜内可见尿酸盐结晶沉积所致点状高回声,典型的呈"云雾状"改变,关节软骨表面与骨表面形成特征性的"双轨征"(图10-3-2)。有时在肌腱或软组织内可见高回声的痛风石形成(图10-3-3),痛风石内及周边可以探及丰富的血流信号(图10-3-4)。但确诊仍需结合实验室检查及临床表现。另外化脓性关节炎虽然不能通过超声直接定性,但典型的脓肿具有一些特点可与非化脓性关节炎相鉴别,主要表现为化脓性关节炎的积液透声不佳(图10-3-5),关节周围软组织可以探及血流信号增多。

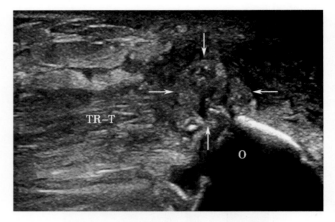

图 10-3-3　左侧肱三头肌腱内的痛风石声像图
TR-T:肱三头肌腱;O:尺骨鹰嘴;箭头所示为痛风石

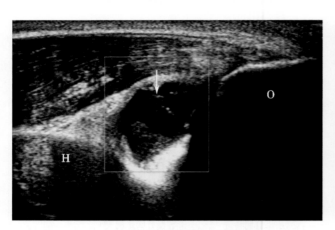

图 10-3-1　左侧肘关节滑膜增生声像图
箭头所示为肘尺骨鹰嘴窝内滑膜增生,其内有血流信号;H:肱骨;O:尺骨鹰嘴

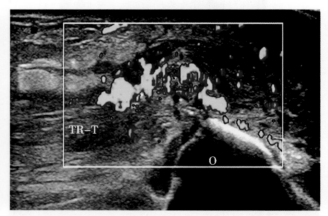

图 10-3-4　左侧肱三头肌腱痛风石能量多普勒声像图
TR-T:肱三头肌腱;O:尺骨鹰嘴

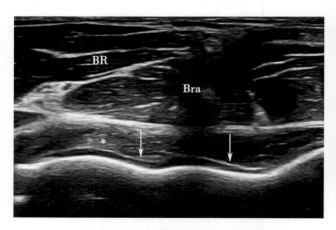

图 10-3-2　右侧痛风性肘关节炎声像图
BR:肱桡肌;Bra:肱肌;箭头所示为尿酸盐沉积导致软骨面回声增高;星号所示为关节积液因含有尿酸盐结晶而浑浊

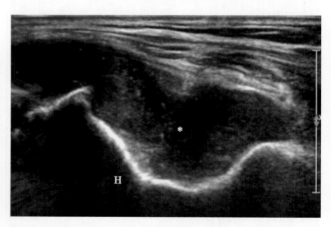

图 10-3-5　右侧肘关节感染后脓肿声像图
星号所示为肘关节感染后脓肿;H:肱骨

(二)退行性关节病

退行性关节病又称骨关节炎、退行性关节炎、老年性关节炎等,肘关节并非骨关节炎好发关节,但也可受累。

1. 超声表现

(1)肘关节软骨厚度改变:主要观察肱骨滑车及肱骨小头关节面,早期表现为软骨表面轮廓不清,内

3. 临床意义　超声可发现 RA 多种病理改变,评价炎症活跃性及治疗效果,能发现亚临床的病变,能观察患者临床缓解后是否影像学缓解,已成为临床医师 RA 评估和选择治疗方式的重要参考。

部回声增强，后期软骨变薄、厚薄不均甚至消失。关节面软骨磨损后可变成膜状，并可脱离形成游离体。

（2）肘关节滑膜炎：部分患者可出现，表现为肘关节积液及滑膜增生。

（3）骨赘形成：在声像图上表现为自骨表面突出的高回声，容易出现在骨端边缘（图10-3-6）。

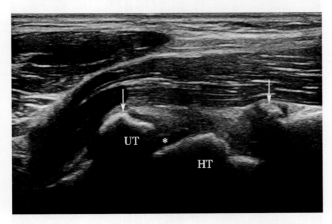

图10-3-6　右侧肘关节骨关节炎患者关节边缘骨赘形成
箭头所示为增生的骨赘；UT：尺骨冠突；HT：肱骨头；星号：肱尺关节间隙

（4）骨退行性变：由于软骨下骨囊性变，导致骨皮质表面不光滑，连续性中断。

2. 鉴别诊断　超声诊断骨关节炎时，应注意与炎性关节病等鉴别，其超声表现如滑膜炎等相似，但骨关节炎最常见的超声表现为骨赘，这与炎性关节病不同，但鉴别仍需结合临床指标、发病部位、超声表现等。但也应注意，不同的关节炎也可合并出现，比如RA合并骨关节炎。还需要注意的是骨关节炎剥脱的骨块和滑膜软骨瘤病相鉴别，前者通常为数量较少的形态不规则骨块，后者通常数量更多，形态也较规则（图10-3-7）。

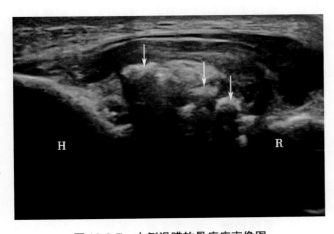

图10-3-7　右侧滑膜软骨瘤病声像图
箭头所示为肘关节内多发的团状强回声，手术证实是滑膜软骨瘤病；H：肱骨；R：桡骨

3. 临床意义　超声对骨关节炎的诊断价值更重要的是在病变早期，比如关节软骨有无受损和变性、关节内滑膜炎的情况、关节边缘骨皮质有无毛糙和骨赘等，能够在其他影像学检查无阳性发现的时候提供一些重要信息。在骨关节炎的中期和后期，超声也能够对关节的一些重要结构的病变程度做出有价值的诊断，比如关节面的缺损情况和游离体的稳定性等。

二、肘关节周围肌腱病变

（一）伸肌总腱肌腱病

伸肌总腱肌腱病（common extensor tendon tendinopathy）又叫肱骨外上髁炎（lateral epicondylitis）或网球肘（tennis elbow）。多发于职业、运动等因素使伸肌总腱被频繁过度牵拉受损，导致伸肌总腱退行性改变或部分肌纤维断裂，引起局部微出血而发生粘连，进而伸肌总腱下间隙慢性炎症，其中桡侧腕短伸肌腱是其中最常受累部分。近年来发现伸肌总腱肌腱病以退行性改变为主，而非炎症改变，其病理变化以肌腱胶原纤维断裂、肌腱部分撕裂、肌腱内钙化、局部血管增生等为特征，在慢性病变患者的桡侧腕短伸肌肌腱病理组织中检出了自噬细胞和凋亡细胞，其数量与病变程度高度相关，提示以退行性变为主，称之肱骨外上髁炎欠妥，称之为肌腱病较为恰当。伸肌总腱肌腱病患者多具有明确的过多运动史或手工操作经历，患者常自述肘关节外侧疼痛，不能用力提取或抓握重物，查体肘部外上髁压痛明显，部分患者疼痛区域扩大至前臂，嘱患者做伸腕或伸指的抗阻运动时能诱发出症状。

1. 超声表现　伸肌总腱肌腱病的超声检查可以从肌腱厚度、血流信号情况、骨赘等来进行综合评估，其中厚度是主要指标。研究显示，患有伸肌总腱肌腱病的患者，患侧的伸肌总腱平均厚度增加了0.5～0.7mm，但厚度不能作为单独指标进行诊断，血流信号反映了伸肌总腱炎症的活跃程度，在怀疑外上髁炎但是没有血流信号支持时应考虑其他疾病存在的可能性。另外约有50%的外上髁骨赘发生在健康人群中，而骨赘发生在伸肌总腱肌腱病患者中的比率是78%，所以是否形成骨赘不应作为诊断伸肌总腱肌腱病的主要参考指标。该病主要的超声表现是伸肌总腱附着端增厚，局部或弥漫性回声减低，纤维结构不清晰，可能伴有微小或者部分撕裂形成的无回声区（图10-3-8、图10-3-9）。彩色和能量多普勒超声可在肌腱内探及增多的血流信号

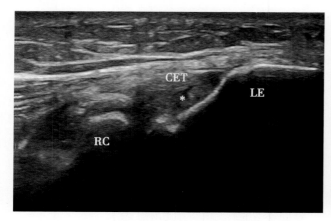

图 10-3-8 右侧伸肌总腱肌腱病伴部分撕裂声像图
星号所示为伸肌总腱内撕裂区域；LE：肱骨外上髁；CET：伸肌总腱；RC：桡骨小头

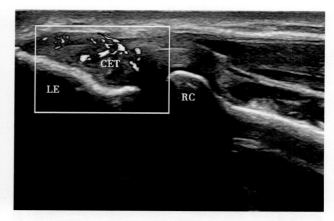

图 10-3-10 右侧伸肌总腱肌腱病彩色多普勒声像图

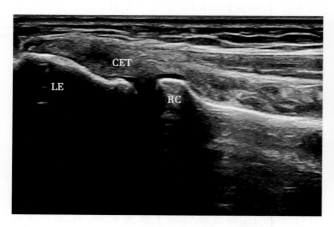

图 10-3-9 右侧伸肌总腱肌腱病声像图

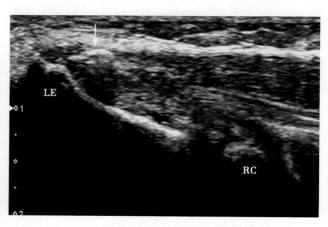

图 10-3-11 右侧伸肌总腱肌腱病伴钙化声像图
箭头所示为伸肌总腱内的钙化灶；LE：肱骨外上髁；RC：桡骨小头

（图 10-3-10）。肌腱内有钙化灶时可在肌腱内探及单个或多个点状及团片状强回声（图 10-3-11）。部分患者可在肌腱末端探及因长期慢性牵拉形成的骨赘，表现为与骨相连的强回声突起。

2. 鉴别诊断 肘关节外侧疼痛需要鉴别的常见疾病有骨间后神经卡压综合征、肱桡关节滑膜炎、桡侧副韧带损伤。这些疾病在超声下有不同的表现，骨间后神经卡压综合征主要是桡神经深支在进入旋后肌处受到卡压引起的神经水肿、变性，肱桡关节滑膜炎主要表现为肱桡关节的积液和滑膜增生，桡侧副韧带损伤相对少见，一般为外伤引起，常合并有肘关节的病变。

3. 临床意义 临床医生诊断外上髁炎常根据病史和体格检查，并不难做出诊断。一些不典型外上髁炎或者顽固性疼痛常会寻求超声的帮助，超声可以明确病变的范围和程度，并能排除其他引起外上髁疼痛的病因，并且能够为治疗精准定位和评估治疗效果，为临床提供更多有价值的信息。

（二）屈肌总腱肌腱病

屈肌总腱肌腱病（common flexor tendon tendinopathy）又叫肱骨内上髁炎（medial epicondylitis）或高尔夫球肘（golfer's elbow），是由于肘关节的外翻趋势使屈肌总腱附着处反复微小损伤引起的无菌性炎症。临床表现为肘关节内上髁的压痛，前臂旋前或手抓握时疼痛加重，多见于反复使肘外翻的职业或运动，如高尔夫球等。

1. 超声表现 其超声表现与伸肌总腱肌腱病类似，主要声像图特点是屈肌总腱肌腱附着处增厚，肌腱局部或弥漫性回声减低，肌腱纤维结构不清晰，有时可见微小撕裂（图 10-3-12、图 10-3-13）。彩色和能量多普勒超声可以探及增多的血流信号（图 10-3-14）。很多慢性患者可以探及肌腱内的钙化灶、骨表面毛糙、骨赘等超声表现。

2. 鉴别诊断 需要鉴别诊断的疾病有尺侧副韧带损伤和肱尺关节炎。此三种疾病有时可合并存在和相互作用，屈肌总腱撕裂严重时可累及尺侧副韧带，肱尺关节炎有时会继发出现内上髁炎和尺侧副韧带损伤。

3. 临床意义 临床医生多根据病史和体格检查进行相关诊断，超声检查可以明确病变范围和程

度，除外引起内上髁疼痛的其他原因，尤其是一些顽固性疼痛可以明确有无撕裂及其范围，并且能够为治疗精准定位和评估治疗效果，为临床提供更多有价值的信息。

（三）肱二头肌远端肌腱损伤

肱二头肌远端肌腱病变相对少见，主要分为肌腱病和肌腱撕裂。肌腱病常见于肘部反复旋前、旋后或者肱二头肌收缩抗阻活动的职业或者运动，长期的牵拉刺激引起肌腱反复微小损伤，造成肌腱的增厚、钙化等。正常肱二头肌远端肌腱的厚度差异较大，与身高、体重等因素相关。有研究显示肱二头肌远端肌腱的平均厚度约为3.5mm，男性厚于女性。肌腱的急性撕裂常见于肘关节半屈曲位时的突然过度伸展造成，损伤的部位常见于肌腱的桡骨粗隆附着处或者肌-腱移行处，常见症状是肘关节前方的疼痛，在做抗阻力曲肘时疼痛加重。

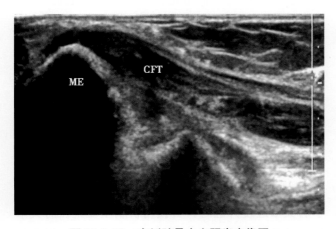

图10-3-12 右侧肱骨内上髁炎声像图
屈肌总腱肱骨内上髁附着端增厚，回声减低，纤维结构不清晰；ME：肱骨内上髁；CFT：屈肌总腱

1. 超声表现 肌腱病表现为肱二头肌远端肌腱在桡骨粗隆附着处增厚，局部或弥漫性回声减低，纤维结构不清晰（图10-3-15），若伴有撕裂可探及局部不规则的无回声区。肌腱断裂可探及肌腱连续性中断、断端回缩及周围的血肿。

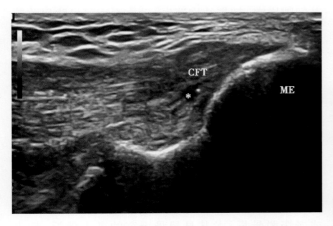

图10-3-13 右侧屈肌总腱肌腱病伴部分撕裂声像图
屈肌总腱内部可见片状的无回声区；ME：肱骨内上髁；CFT：屈肌总腱；星号所示为屈肌总腱撕裂的区域

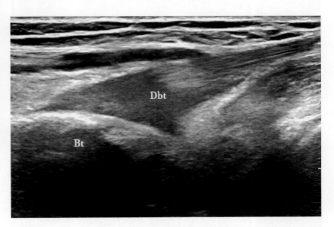

图10-3-15 左侧肱二头肌远端肌腱病声像图
肱二头肌远端肌腱增厚，结构不清晰；Dbt：肱二头肌远端肌腱；Bt：桡骨粗隆

2. 鉴别诊断 需要与其他引起肘前方疼痛的疾病相鉴别，如肘关节滑膜炎、旋前圆肌综合征等，肘关节滑膜炎可探及关节腔内的积液和滑膜增生，旋前圆肌综合征可见旋前圆肌的水肿。

3. 临床意义 肘前方疼痛临床上常不能做出精准的诊断，超声可以对肱二头肌远端肌腱的病变做出明确诊断，尤其是急性肌腱撕裂的及时明确诊断能够为及时手术提供重要信息，并且能排除其他引起肘前方疼痛的疾病。

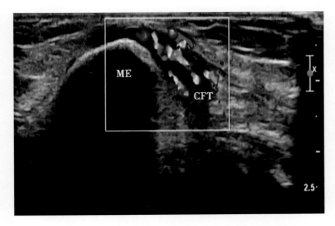

图10-3-14 右侧肱骨内上髁炎彩色多普勒声像图
CDFI显示增厚的屈肌总腱附着端内有丰富血流信号；ME：肱骨内上髁；CFT：屈肌总腱

（四）肱三头肌腱病变

肱三头肌腱慢性损伤引起的肌腱病相对少见，常见的损伤为外伤引起的肌腱撕裂和尺骨鹰嘴的撕脱骨折。受伤机制多为肘关节伸直位突然受伤，肘关节被迫屈曲产生与肱三头肌收缩相反的力导致的肌腱撕裂。完全性肱三头肌腱撕裂后肘关节不能伸直。

1. 超声表现　肌腱病表现为肱三头肌腱在尺骨鹰嘴附着处增厚，局部或弥漫性回声减低，纤维结构不清晰，若伴有撕裂可探及局部不规则的无回声区。肌腱断裂可探及肌腱连续性中断、断端回缩及周围的血肿，有时可探及尺骨鹰嘴撕脱的骨块（图10-3-16、图10-3-17）。

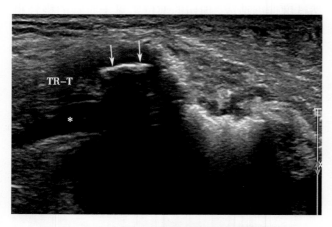

图10-3-16　左侧肱三头肌肌腱撕脱骨折声像图
TR-T：肱三头肌腱；箭头所示为撕脱的骨片；星号所示为血肿

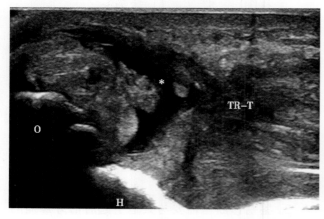

图10-3-17　左侧肱三头肌腱急性撕裂声像图
TR-T：肱三头肌腱；星号所示为肱三头肌腱撕裂后的积血；O：尺骨鹰嘴；H：肱骨

2. 鉴别诊断　需要鉴别诊断的疾病主要是肘后方软组织炎症，如皮下软组织炎症、尺骨鹰嘴滑囊炎等，超声可对软组织及肌腱完整显示，多可明确诊断。

3. 临床意义　肱三头肌肌腱的急性撕裂经超声检查可明确损伤的程度、范围，是否伴有撕脱骨折等，能够为及时手术提供重要信息。

三、肘关节周围韧带病变

肘关节周围的韧带是稳定肘关节的重要结构，主要韧带有尺侧副韧带和桡侧副韧带，其中以尺侧副韧带损伤多见。尺侧副韧带是维持肘关节内侧稳定的主要结构，最重要的作用是限制肘关节外翻，其前束起于内上髁的前部，止于尺骨冠突的中部，它在整个肘关节活动的过程中起了很大的作用。后束起于内上髁后部，止于鹰嘴的内侧边缘。斜束最为薄弱，连接前束和后束尺骨的附着处。其中最容易损伤的是尺侧副韧带的前束。

尺侧副韧带损伤多由于韧带的过度拉伸，常见于肘关节过度外翻时。其损伤机制主要是在肘关节外翻和外旋应力下引起肌腱的撕裂和肿胀，损伤时可伴有相邻部位屈肌总腱的损伤。

1. 超声表现　尺侧副韧带完全性撕裂时肱尺关节间隙增宽，韧带结构消失，动态观察可见肱尺关节在外翻应力下进一步增宽，急性损伤可探及断裂的韧带。部分撕裂时尺侧副韧带增厚，内部可探及不规则无回声区或低回声区（图10-3-18、图10-3-19），波及尺侧副韧带后束的损伤可在肘关节内后方肘管深方探及紊乱增厚的尺侧副韧带后束，伴有撕脱骨折可以在韧带一端探及团片状强回声与骨面分离（图10-3-20）。

2. 鉴别诊断　尺侧副韧带撕裂需鉴别是完全性撕裂或者部分性撕裂，可合并有屈肌总腱的损伤或者撕脱骨折，尤其是尺骨冠突的微小骨折，超声可明确病变部位，不难诊断。高能量的肘关节扭伤可伴有肘关节肌肉的撕裂及其附着端的撕脱骨折。

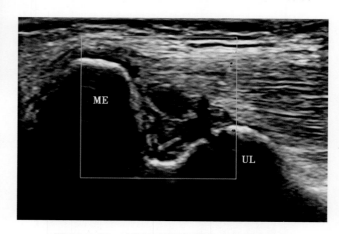

图10-3-18　左侧尺侧副韧带部分撕裂声像图
内侧副韧带纤维结构紊乱，内侧髁与尺骨之间可见不规则低至无回声区；ME：肱骨内侧髁；UL：尺骨

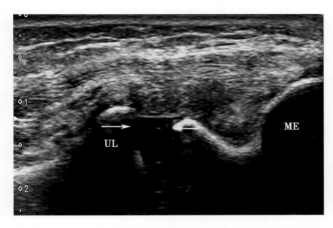

图 10-3-19　左肘尺侧副韧带完全性撕裂后肱尺关节间隙增宽声像图
箭头所示为增宽的肱尺关节间隙；ME：肱骨内侧髁；UL：尺骨

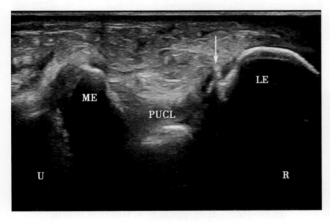

图 10-3-20　右肘尺侧副韧带后束损伤并撕脱骨折
箭头所示为撕脱骨片；ME：肱骨内侧髁；LE：肱骨外侧髁；PUCL：尺侧副韧带后束；U：尺侧；R：桡侧

3. 临床意义　肘关节周围韧带的损伤临床常通过体格检查及 MRI 做出诊断。随着肌骨超声的快速发展，超声检查关节周围韧带损伤的价值得到临床的认可，尤其是高分辨率、无辐射、动态观察、便于双侧对比等优势是其他影像学检查所不具备的，超声检查可以明确韧带损伤的范围和程度，能为临床提供更为丰富的病变信息，可以预见，超声检查在肘关节韧带损伤评估的价值会越来越大。

四、肘关节周围滑囊病变

　　肘关节周围有多个滑囊，最主要的滑囊有尺骨鹰嘴滑囊和肱二头肌远端肌腱滑囊。尺骨鹰嘴滑囊是一个巨大的皮下组织囊，它介于肘关节后面的皮肤和尺骨鹰嘴之间。尺骨鹰嘴滑囊炎是由于局部反复摩擦挫伤导致的无痛性的局部肿胀，还可以见于类风湿关节炎、痛风、结核、感染等，在继发于感染和痛风的患者中会出现典型的疼痛伴随皮温增高等

炎性改变。肱二头肌远端肌腱滑囊位于肱二头肌远端肌腱和桡骨粗隆之间，又称为肱二头肌远端肌腱桡骨囊，其作用在于减少它们之间的摩擦，尤其是在前臂旋后的过程。肱二头肌远端肌腱桡骨囊发生炎症较少见，最常继发于重复的机械损伤，感染、关节炎、淀粉样变性等也可引起。

　　1. 超声表现　肘关节周围滑囊病变均表现为相应滑囊的扩张和积液（图 10-3-21），可伴滑膜增生，有痛风和感染等因素时滑囊内可探及尿酸盐结晶和浑浊的液体，慢性滑囊炎滑囊内可见分隔或多房改变。

　　2. 鉴别诊断　肘关节周围滑囊炎在明确位置后不难鉴别。肱二头肌远端肌腱桡骨囊滑囊炎需与肘关节旁滑膜囊肿鉴别，前者常伴有肱二头肌远端肌腱的增厚、水肿，位置在肱二头肌远端肌腱和桡骨之间（图 10-3-22），后者常来源于关节。

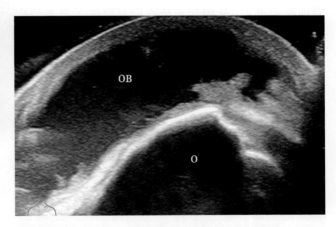

图 10-3-21　右肘尺骨鹰嘴滑囊炎声像图
尺骨鹰嘴与皮下之间的囊性包块，透声差；O：尺骨鹰嘴；OB：尺骨鹰嘴滑囊

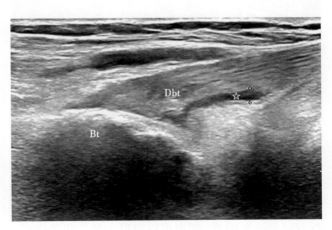

图 10-3-22　左侧肱二头肌远端肌腱桡骨囊滑囊炎声像图
星号所示为肱二头肌远端肌腱桡骨囊积液；Dbt：肱二头肌远端肌腱；Bt：桡骨粗隆

3. 临床意义　超声可以对肘关节周围滑囊炎明确诊断，并可以在超声引导下进行介入治疗，由于超声的便捷性，可对治疗效果进行监测。

五、肘关节常见骨折病变

由于肘关节解剖学结构复杂，X 线片可能无法显示一些无移位的骨折，如累及桡骨头、桡骨颈和冠状突的骨折。在儿童中，由于肘关节的过度伸展，尺骨和桡骨经常发生后脱位，进而引起压缩性骨折（如冠状突骨折、肱骨小头骨折）和各种软组织损伤，另外，还有累及骨骺软骨损伤的各类骨折。在这些病例中，因为患者的持续性疼痛和活动受限，医生需要超声检查来确定有无隐匿的骨折或者可能的软组织病变。通常有骨折的儿童在超声下可以探及脂肪水肿、脂肪垫隆起、骨皮质不连续、关节腔积脂血症等表现。在超声有阳性发现后，进一步的 CT 或者 MRI 检查能够证实超声诊断。在超声没有阳性发现的患者中，使用超声检查明显降低了患者的检查费用和 X 线辐射量。在检查医师经过培训后，超声可以作为儿童肘部骨折的一线诊断工具。

1. 超声表现　肘关节骨折在超声下可表现为骨皮质不连续，伴有或不伴有折端错位（图 10-3-23），伴有环状韧带损伤的可见环状韧带增厚，结构不清晰（图 10-3-24），累及关节的骨折关节内可以探及积血（图 10-3-25），动态扫查可以确定骨骺软骨损伤的情况判断骨骺软骨有无完全性分离（图 10-3-26）。

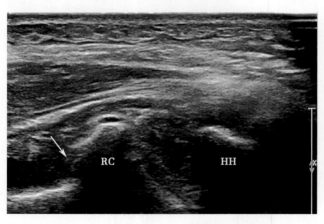

图 10-3-23　左侧桡骨颈部骨折声像图
箭头所示为桡骨颈部骨皮质不连续，桡骨头向掌侧移位，肱桡关节间隙增宽；RC：桡骨小头；HH：肱骨小头

2. 鉴别诊断　肘关节周围韧带损伤和一些骨折有时会诊断困难，超声可以对以上部位明确诊断。

3. 临床意义　肘部的隐匿性骨折和儿童软骨损伤的明确诊断经常困扰着临床医生，超声在肘部

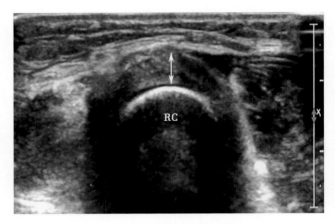

图 10-3-24　右肘环状韧带损伤声像图
RC：桡骨小头；箭头所示为损伤后增厚的环状韧带

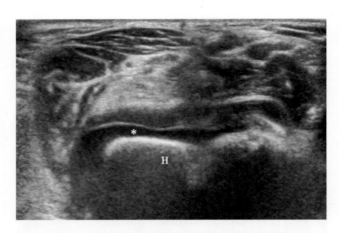

图 10-3-25　右肘外伤后肘关节腔积血声像图
星号所示为外伤后肘关节积血；H：肱骨

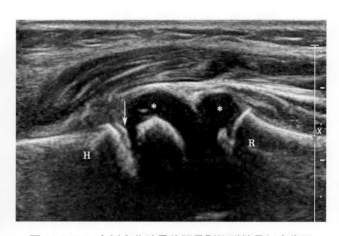

图 10-3-26　右侧小儿肱骨外髁骨骺撕脱性骨折声像图
箭头所示为肱骨骨骺与干骺端分离；星号所示为肘关节骨骺软骨；H：肱骨；R：桡骨

骨折的诊断中有独特的优势，尤其是它对一些微小的损伤的灵敏性和对儿童软骨的显示，可以很大程度上弥补现有技术条件的一些局限性，具有很大的应用空间。一项关于超声对小儿肘部骨折诊断价值

的 Meta 分析表明，超声对儿童肘部骨折的敏感性和特异性分别为 89% 和 97%，肘部超声在儿童肘部骨折的诊断中表现出较高的准确性，特别是在接受过肌肉骨骼超声训练的医生中，超声检查可以作为诊断儿童肘部骨折的一线诊断工具。

儿童骨骺软骨及骺板损伤主要集中在肘部，依次好发于桡骨远端、肱骨内上髁、肱骨外上髁、肱骨上端、桡骨头等。儿童肘部解剖结构特殊，骺软骨众多，骨化中心多且出现时间不一，外伤时易累及，其复杂性在儿童创伤骨折中居首位。骨骺损伤处理不当，有可能导致后期骨生长发育异常和畸形，因此早期诊断并治疗尤其重要。有学者对超声、X 线、CT 三种检查方法对儿童肘部骨骺软骨及骺板损伤的诊断价值做了对比，发现超声诊断的灵敏度、特异性和准确性分别为 83%、90% 和 87%，均高于 X 线和 CT。

六、其他肘关节疾病

（一）肘关节挛缩

正常的肘关节活动度是 0°～150°。大部分的肘关节损伤均可造成不同程度的肘关节活动度丧失，内源性原因包括关节内骨折后遗症、关节软骨损伤、关节粘连等，外源性病因包括关节囊挛缩、异位骨化等。若关节屈曲挛缩超过 45°，将明显影响手的空间位置。肘关节挛缩的原因很多，如关节制动时间过长、异位骨化、创伤、烧伤、痉挛、术后瘢痕等。超声医师可以对引起肘关节挛缩的原因做出辅助诊断。

1. 超声表现 肘前方横断面扫查肘关节正常关节囊表现为肱骨远端软骨面与肱肌之间的细条带样高回声（图 10-3-27），挛缩的关节囊表现为肱骨滑车浅方的关节囊明显增厚，呈粗条带状高回声，肱二头肌、肱肌和肱桡肌内回声增高，部分可见条索样高回声挛缩带（图 10-3-28）。

2. 鉴别诊断 肘关节活动度受限的疾病还包括骨化性肌炎、屈肘肌肉挛缩等。骨化性肌炎超声上可以看到肘前区肌肉肿胀，结构不清晰，肌层内可见团块样强回声，典型者呈"蛋壳样"改变，结合 X 线或 CT 可确诊。肌肉挛缩表现为肌肉内局部或者弥漫性回声增高，内部可见沿肌肉纤维走行的条索样高回声带。

3. 临床意义 肘关节活动度受限在临床非常常见，超声可以协助临床医生明确部分患者活动受限的原因，如关节囊挛缩、骨化性肌炎、肌肉挛缩等，

而关节内的因素导致的活动受限仍需结合 X 线、CT 或者 MRI 来进行综合评估。对于进行治疗的患者，使用肌骨超声对病变的关节囊或肌肉进行动态评估，进而指导临床的治疗方案也有很大的价值。

（二）桡骨头脱位

桡骨头脱位常见于儿童，最常见于孟氏骨折。孟氏骨折分为四型：Ⅰ型：即尺骨近端 1/3 处骨折、骨折向前成角以及桡骨头向前脱位；Ⅱ型：尺骨近端骨折、骨折向后成角以及桡骨头向后脱位；Ⅲ型：尺骨近端骨折向外侧成角，合并桡骨头向外侧脱位；Ⅳ型：尺桡骨近端双骨折合并桡骨头向前脱位。其中Ⅰ型最常见。单纯桡骨头脱位或者半脱位相对少见，原因是儿童的骨骼柔软，环状韧带松弛，再加上肘关节前旋位置加纵向拉力，导致桡骨头和环状韧带受到不同方向的力从而使环状韧带滑向桡骨头近端，部分患儿的环状韧带可嵌于肱桡关节之间导致桡骨头不能自行复位。

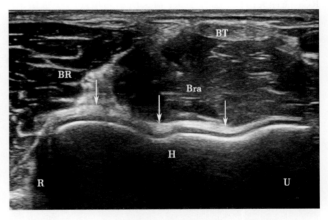

图 10-3-27　右侧肘关节前方正常关节囊声像图
箭头所示为关节囊；BR：肱桡肌；BT：肱二头肌肌腱；Bra：肱肌；H：肱骨；R：桡侧；U：尺侧

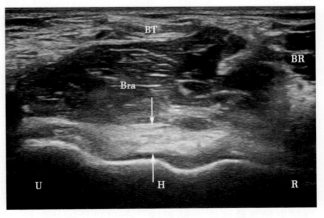

图 10-3-28　左侧肘关节囊挛缩声像图
箭头所示为增厚挛缩的关节囊；BR：肱桡肌；BT：肱二头肌肌腱；Bra：肱肌；H：肱骨；R：桡侧；U：尺侧

1. **超声表现** 超声可明确桡骨头脱位的方向以及程度，可探及桡骨头和肱骨小头位置不匹配，关节腔内可见积血（图10-3-29），伴有环状韧带损伤可见环状韧带增厚，回声减低。超声检查怀疑桡骨头脱位的患者还应注意是否伴有尺桡骨骨折、骨骺损伤以及环状韧带有无嵌顿（图10-3-30）。

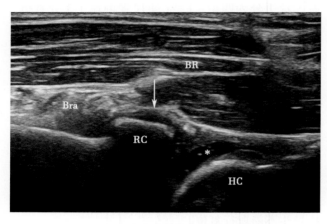

图10-3-29 成人右侧桡骨头脱位声像图
RC：桡骨头；HC：肱骨小头；箭头所示为增厚的环状韧带；星号所示为关节腔积血；BR：肱桡肌；Bra：肱肌

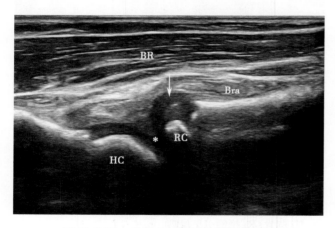

图10-3-30 儿童右侧桡骨头脱位声像图
RC：桡骨头；HC：肱骨小头；箭头所示为增厚的桡骨小头骨骺软骨；星号所示为增宽的肱桡关节间隙；BR：肱桡肌；Bra：肱肌

2. **鉴别诊断** 怀疑桡骨头脱位的患者应同时检查是否伴随尺桡骨骨折、桡骨颈骨折、尺骨冠突骨折以及内外侧副韧带、环状韧带损伤。

3. **临床意义** 超声检查可以明确儿童桡骨头有无脱位以及脱位的方向和程度，更重要的是，超声能明确桡骨头脱位合并的一些在X线下不易显示的隐匿性骨折、骨骺骨折以及韧带的损伤，已经得到越来越多临床医生的重视。由经过培训的肌骨超声医师进行的儿童肘关节损伤的超声检查有可能成为此类疾病的首要影像学检查手段。

第四节 临床应用进展

肘部结构相对表浅，高频超声可以清晰显示关节、肌腱、韧带、神经等结构，并且由于超声的便捷性、无放射和实时动态等特点，超声对肘关节的很多病变能够做出明确的诊断。肘部疾病多由过度使用、外伤、炎症性疾病或神经疾病引起，肘关节是除了肩关节外的第二大运动损伤的关节。自超声应用到肌肉骨骼系统以来，肘关节疾病的超声诊疗由扫查简单结构到精细复杂结构，从简单疾病到复杂性创伤疾病，从诊断疾病到治疗疾病，从形态评估到功能评估，从单一学科到多学科交叉，应用范围越来越广。同时，高频探头的高分辨率以及超声检查的实时动态等优点，使研究者们得以使用无创的方法对活体内部结构进行实时动态研究，极大促进了解剖学、运动医学等多学科的发展。

对肘关节滑膜炎的诊断中，超声有可以媲美MRI的优势，可以在早期就发现关节的滑膜炎的情况以及对相邻骨面的破坏情况，能量多普勒技术可以对炎症的活动情况精确判断，对判断疾病的预后和指导临床的用药起到了关键作用。由于儿童骨和软骨损伤的复杂性和隐蔽性，如何明确此类损伤尤其是软骨、韧带、神经损伤的程度是小儿骨科医生关注的重点，超声可以明确骨骺软骨有无分离，韧带的损伤程度。另外，通过对术前骨折部位神经的评估，合理选择治疗方法，避免了医源性损伤和医疗纠纷。目前，在超声引导下进行小儿骨折的微创闭合复位以及微创外科手术是小儿骨科的研究热点。在康复医学领域，研究者使用超声弹性成像来评估肘关节挛缩的进展和预后，或者联合使用超声引导对靶向肌进行药物注射，取得了很好的效果。

肌骨超声和其他学科的结合给治疗提供了新的思路和方法。良好的疗效，加上新的治疗技术和超声设备的不断发展，使得肌肉骨骼的超声诊断和介入治疗展现了蓬勃的生命力。

（席占国）

参 考 文 献

1. 朱家安，邱逦. 北京：肌骨超声诊断学. 北京：人民卫生出版社，2018：242.

2. De Maeseneer M, Brigido MK, Antic M, et al. Ultrasound of the elbow with emphasis on detailed assessment of liga-

ments，tendons，and nerves. Eur J Radiol，2015，84（4）：671-681.

3. Krogh TP，Fredberg U，Ammitzbøll C，et al. Clinical Value of Ultrasonographic Assessment in Lateral Epicondylitis Versus Asymptomatic Healthy Controls. Am J Sports Med，2020，48（8）：1873-1883.

4. Lee SH，Yun SJ. Diagnostic Performance of Ultrasonography for Detection of Pediatric Elbow Fracture：A Meta-analysis. Ann Emerg Med，2019，74（4）：493-502.

5. Park JY，Kim H，Lee JH，et al. Valgus stress ultrasound for medial ulnar collateral ligament injuries in athletes：is ultrasound alone enough for diagnosis? J Shoulder Elbow Surg，2020，29（3）：578-586.

6. Ricci V，Schroeder A，Özçakar L. Ultrasound Imaging for Lateral Elbow Pain：Pinpointing the Epicondylosis. Am J Phys Med Rehabil，2020，99（6）：560-561.

7. Sconfienza LM，Adriaensen M，Albano D，et al. Ultrasound and Interventional Subcommittees of the European Society of Musculoskeletal Radiology（ESSR）. Clinical indications for image-guided interventional procedures in the musculoskeletal system：a Delphi-based consensus paper from the European Society of Musculoskeletal Radiology（ESSR）-Part Ⅱ，elbow and wrist. Eur Radiol，2020，30（4）：2220-2230.

8. Shukla M，Keller R，Marshall N，et al. Ultrasound evaluation of the ulnar collateral ligament of the elbow：Which method is most reproducible? Skeletal Radiol，2017，46（8）：1081-1085.

9. Tamborrini G，Bianchi S. Ultraschall des Ellenbogens（adaptiert nach SGUM-Richtlinien）Ultrasound of the Elbow（Adapted According to SGUM Guidelines）. Praxis（Bern 1994），2020，109（8）：641-651.

10. 许耀，蔡叶华，章晔，等. 超声结合应力实验在肘关节侧副韧带损伤中的临床意义分析. 中华肩肘外科电子杂志，2020，01：39-42.

11. 李雄涛，沈先涛，伍兴，等. 超声检查在移位较小或没有移位的儿童肱骨外髁骨折中的应用. 中华小儿外科杂志，2017，12：927-931.

12. 赵博，江凌，崔立刚，等. 肱二头肌远端肌腱的超声厚度测量及常见病变的超声表现. 中国超声医学杂志，2018，12：1108-1111.

13. 冷钱英，邱逦. 超声诊断小儿肱骨远端骨骺滑脱 1 例. 中国超声医学杂志，2014，03：269.

14. 许娜，夏焙，陶宏伟，等. 桡骨小头半脱位的超声诊断及其临床意义. 中国医学影像技术，2017，07：1057-1060.

15. Supakul N，Hicks RA，Caltoum CB，et al. Distal humeral epiphyseal separation in young children：an often-missed fracture-radiographic signs and ultrasound confirmatory diagnosis. AJR Am J Roentgenol，2015，204（2）：W192-198.

16. Bachta A，Rowicki K，Kisiel B，et al. Ultrasonography versus magnetic resonance imaging in detecting and grading common extensor tendon tear in chronic lateral epicondylitis. PLoS One，2017，12（7）：e0181828.

17. 伍兴，李雄涛，夏敬冬，等. 超声在儿童尺桡骨远端骨折中的诊断价值. 中国医药导报，2020，19：144-146.

第十一章　腕关节病变超声检查

第一节　概　述

随着高频超声的普及与发展，临床越来越重视腕关节的超声应用。但腕部解剖结构复杂，包含较多的小关节，是肌骨超声检查的重点与难点部位之一。腕关节包括远端尺桡关节、桡腕关节、近排腕骨间关节、腕中关节、远排腕骨间关节、腕掌关节等。超声可观察腕关节腔有无积液、滑膜增厚、骨侵蚀、骨赘等病变，也可评估滑膜厚度、血供情况，从而可对腕关节疾病进行诊断及鉴别诊断、病情评估及疗效评估等，协助了解疾病严重程度、炎症活动性，以及随访治疗效果等。腕部软组织包括皮肤、皮下组织、掌侧屈肌腱、背侧伸肌腱、韧带、正中神经、尺神经、桡神经浅支等，通过超声检查可协助诊断腱鞘炎、腱鞘积液、肌腱断裂、腱鞘囊肿、腱鞘巨细胞瘤、神经卡压与损伤、神经源性肿瘤等。

第二节　超声检查技术

一、超声应用解剖

（一）关节结构

狭义腕关节指桡腕关节，广义腕关节包括远端尺桡关节、桡腕关节、腕骨间关节和腕掌关节。有关骨包括尺骨和桡骨的远端、8块腕骨、5块掌骨近端。腕骨排列成两排，近排包括舟骨、月骨、三角骨和豌豆骨，远排包括大多角骨、小多角骨、头状骨、钩状骨（图11-2-1），各腕骨的特点如下：

（1）舟骨：位于自然跨过腕关节力量的直接通道，因此骨折比其他腕骨更为常见，骨折区域的血流供给不佳，愈合慢。

（2）月骨：没有肌肉附着，只有少数韧带附着，所以与月骨形成的关节较为松弛，是最常出现脱位的腕骨。月骨的血供常会因外伤而受到阻碍，造成

缺血性坏死。

（3）三角骨：形状类似三角形，位于豌豆骨背面，手背侧。

（4）豌豆骨：并不是一块真的腕骨，它是位于尺侧腕屈肌肌腱里的籽骨。

（5）大多角骨：与第一掌骨形成的腕掌关节属于鞍状关节，允许拇指有很大的关节活动度，是灵长类动物所特有的关节。

（6）小多角骨：此骨紧密地镶嵌在大多角骨与头状骨之间，与第二掌骨形成第二腕掌关节。

（7）头状骨：是所有腕骨中最大的一块，占据腕关节中央区域，是所有腕关节动作的运动轴。

（8）钩骨：以其掌侧面钩状突命名。

腕部重要骨性标志有桡骨茎突、尺骨茎突、Lister结节。桡骨下端前凹后凸，外侧向下突出称桡骨茎突。Lister结节是桡骨下端背侧的一个小突起，位于腕背中点偏桡侧。尺骨下端尺骨头后内侧的锥状突起为尺骨茎突。鼻烟窝是桡腕关节桡侧面皮肤上的一个凹陷。腕背侧伸肌腱及腕掌侧屈肌腱可通过体表标志确定解剖结构（图11-2-2）。

1. **远端尺桡关节**　远端尺桡关节由桡骨远端的尺切迹、尺骨头环状关节面和关节盘组成。桡骨远端的尺切迹表面覆盖一层透明软骨，尺骨头环状关节面浅层为纤维软骨、深层为透明软骨。

远端尺桡关节分两部分，垂直部和横部，垂直部由桡骨远端的尺切迹与尺骨头环状关节面构成，横部由尺骨头和关节盘构成。关节腔呈L形，由桡骨的尺切迹与尺骨头环状关节面之间，向尺侧延伸至尺骨头关节面与关节盘近侧面之间。桡骨的尺切迹表面为透明软骨，尺骨头的环状关节面的深层为透明软骨，浅层为纤维软骨。远端尺桡关节的关节囊附于桡、尺骨相邻关节面的周缘。关节囊纤维层的前、后部较厚，上部呈囊状膨出，突向前臂骨间膜下部的前方形成囊状隐窝。远端尺桡关节有两条关

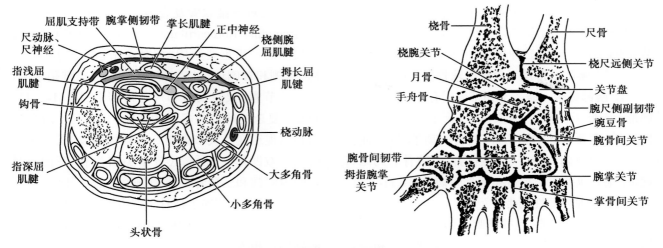

图 11-2-1 腕部骨骼组成掌侧观及背侧观

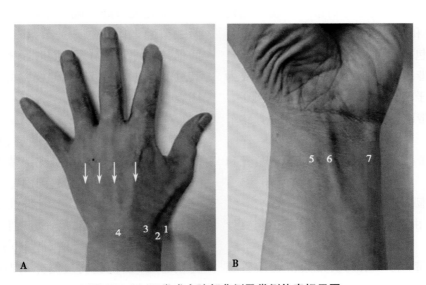

图 11-2-2 正常成人腕部背侧及掌侧体表标示图

A. 腕关节背侧体表标示图；B. 腕关节掌侧体表标示图；1：第一腔室；2：第二腔室（鼻烟窝）；
3：第三腔室；4 第四腔室；5：桡侧腕长屈肌腱；6：掌长肌腱；7：尺侧腕屈肌腱；↓指伸肌腱

节囊韧带加强，位于关节前侧的为桡尺掌侧韧带，旋后时该韧带紧张，位于关节后侧的为桡尺背侧韧带，旋前时该韧带紧张。远端桡尺关节主要依靠桡尺掌侧韧带、桡尺背侧韧带和关节盘维持稳定。

2. 桡腕关节 桡腕关节由桡骨远端的腕关节面和尺骨头下方的纤维性关节盘远侧面构成关节窝，舟骨、月骨及三角骨的近侧关节面构成关节头。桡腕关节囊薄而松弛，近端连于桡、尺骨的下端，远端附于近排腕骨。关节囊四周均有韧带加强，其中桡腕掌侧韧带最为坚韧。

3. 腕骨间关节 腕骨间关节分为近排腕骨间关节、远排腕骨间关节和腕中关节三种。近排腕骨间关节由舟骨与月骨、月骨与三角骨、三角骨与豌豆骨构成。豌豆骨与三角骨之间的连结称豌豆骨关

节，有独立的关节囊和关节腔。远排腕骨间关节由大多角骨与小多角骨、小多角骨与头状骨、头状骨与钩骨构成。腕中关节又称腕横关节，位于近排、远排腕骨之间，为滑膜关节。关节腔呈"～"状，尺侧部由头状骨的头、钩骨的近侧面与舟骨、月骨、三角骨的远侧面构成，凸向近侧，桡侧部由大多角骨、小多角骨与舟骨的相邻面构成，凸向远侧。桡腕关节腔与腕骨间关节腔不相通。远排腕骨间关节腔由韧带将其分为近、远侧两部分，近侧部分与腕中关节腔相通，远侧部分与腕掌关节腔相通。

4. 腕掌关节 腕掌关节由远排腕骨的远侧面与掌骨底关节面构成。第 1 腕掌关节由第 1 掌骨底与大多角骨构成，第 2 腕掌关节由第 2 掌骨底与大、小多角骨构成，第 3 腕掌关节由第 3 掌骨底与头状骨

构成,第4腕掌关节由第4掌骨底与头状骨及钩骨构成,第5腕掌关节由第5掌骨底与钩骨构成。腕掌关节腔宽阔迂曲,远侧延伸至第2～5掌骨间关节腔。

(二)腕部韧带及三角纤维软骨复合体

1. 腕部韧带 腕关节韧带分固有韧带和外源性韧带。起始于桡骨、尺骨及掌骨,止于腕骨者为外源性韧带,主要有腕掌侧韧带、腕背侧韧带、腕桡侧副韧带、腕尺侧副韧带。起止点均位于腕骨者为固有韧带,主要包括腕横韧带和腕骨间韧带(图11-2-3)。

(1)腕部外源性韧带

1)腕掌侧韧带:包括桡腕掌侧韧带和尺腕掌侧韧带。桡腕掌侧韧带最坚强,起于桡骨茎突和桡骨远端前缘,止于近排腕骨和头状骨,主要包括桡舟头韧带、桡月三角韧带、桡舟月韧带。尺腕掌侧韧带:起于尺骨茎突和尺骨远端前缘,止于排腕骨月骨及三角骨,主要包括尺月、尺三角韧带。

2)腕背侧韧带:不如腕掌侧韧带坚强,主要为桡腕背侧韧带,起于桡骨远端背缘,止于近排腕骨。

3)桡侧副韧带:起于桡骨茎突,止于舟骨结节和大多角骨。

4)尺侧副韧带:起于尺骨茎突,止于三角骨和豌豆骨。

(2)腕部固有韧带

1)腕横韧带:由舟骨结节和大多角骨至豌豆骨和钩骨钩。

2)腕骨间韧带:有一系列韧带紧密连接各腕骨,最重要的骨间韧带有舟月韧带、月三角韧带。

2. 三角纤维软骨复合体 三角纤维软骨复合体(triangular fibrocartilage complex,TFCC)是腕关节尺侧的一组重要结构,包括关节盘、半月板同系物、掌侧和背侧远尺桡韧带、尺侧腕伸肌腱鞘深层、尺侧关节囊、尺月韧带和尺三角韧带(图11-2-4)。TFCC复杂的解剖和多重的功能,使其易于遭受外伤和出现退变。关节盘由纤维软骨构成,关节盘的两面呈双凹形,上面与尺骨小头相关节,下面与月骨的内侧部和三角骨构成桡腕关节的一部分,平面类似三角形,底部连于桡骨下端内侧尺骨切迹下缘,尖部附着于尺骨茎突的桡侧及其底小窝,部分与尺侧副韧带相连。关节盘的中央部厚约3～5mm,周围部较厚,与关节囊融合。关节盘将远侧桡尺关节腔和桡腕关节腔分隔,当关节盘中央部分穿孔时,两关节腔之间相通。关节盘在腕骨与尺骨远端之间保持缓冲垫的作用,同时紧密连接桡、尺骨限制其过度运动。在极度过伸桡腕关节时易发生关节盘撕裂。

(三)腕部肌腱及支持带

腕背侧由浅及深为皮肤层、皮下软组织层、筋膜层及伸肌支持带,伸肌支持带为背侧筋膜增厚部分,对腕背部的伸肌腱起到固定作用。伸肌支持带深部有六条骨纤维管道,骨纤维管道由伸肌支持带及其发出间隔、桡骨、尺骨、腕骨表面和腕背侧韧带构成。六条骨纤维管道(腔室)有9条伸肌腱及其腱鞘通过,由桡侧向尺侧分别为:①拇长展肌腱与拇短伸肌腱;②桡侧腕长、腕短伸肌腱;③拇长伸

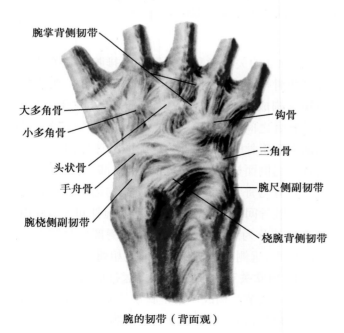

腕掌背侧韧带

大多角骨
小多角骨
头状骨
手舟骨
腕桡侧副韧带

钩骨
三角骨
腕尺侧副韧带
桡腕背侧韧带

腕的韧带(背面观)

掌骨深横韧带
掌骨间韧带

头状骨
钩骨
豆钩韧带
豆掌韧带
豌豆骨
腕尺侧副韧带
尺骨

指深屈肌腱
手指腱纤维鞘
指浅屈肌腱

腕掌掌侧韧带
腕辐状韧带
桡腕掌侧韧带
腕桡侧副韧带
月骨
桡骨

手关节(掌面观)

图11-2-3 腕部韧带背侧观及手腕部韧带掌侧观

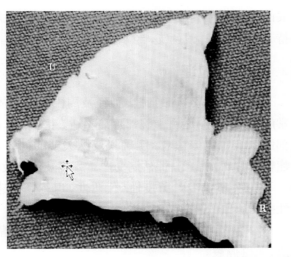
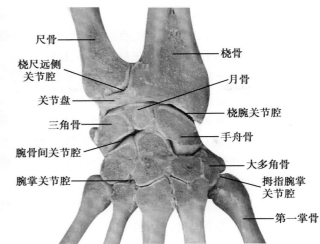

图 11-2-4　三角纤维软骨复合体结构图及腕关节冠状切面观

肌腱；④指总伸肌腱与示指伸肌腱；⑤小指伸肌腱；⑥尺侧腕伸肌腱（图 11-2-5A）。

　　腕前区主要结构有腕管、腕尺管、掌长肌腱、尺侧腕屈肌腱及桡侧腕屈肌腱。腕管由屈肌支持带与腕骨沟共同构成。腕管内有指浅屈肌腱、指深屈肌腱及屈肌总腱鞘、拇长屈肌腱及其腱鞘和正中神经通过。腕管内屈肌总腱鞘包绕各指浅屈肌腱、指深屈肌腱，并延伸至屈肌支持带近侧和远侧约 25mm（图 11-2-5B）。拇长屈肌腱鞘一直延续到拇指的末节。正中神经在腕管内变扁平，紧贴屈肌支持带桡侧深面。屈肌支持带浅层自尺侧至桡侧依次为尺侧

腕屈肌腱、掌长肌腱、桡侧腕屈肌腱。腕尺管（又名 Guyon 管）位于腕前区尺侧，由腕横韧带和腕掌侧韧带远侧部共同构成，管内有尺动脉、尺静脉和尺神经通过，在管内尺神经分为深支和浅支，即运动支和感觉支。掌长肌起自肱骨内上髁和前臂筋膜，止于掌腱膜。桡侧腕屈肌沿桡骨内侧缘下行，止于第 2 掌骨近端。

　　（四）神经

　　腕部神经主要包括桡神经、正中神经、尺神经及分支（图 11-2-6）。桡神经伴肱深动脉入桡神经沟，绕肱骨中段背侧旋向外下方，于肱骨中、下 1/3

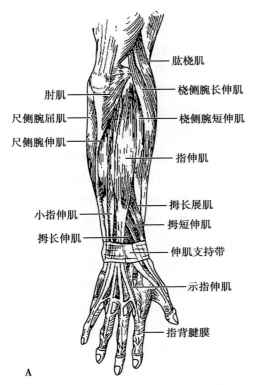
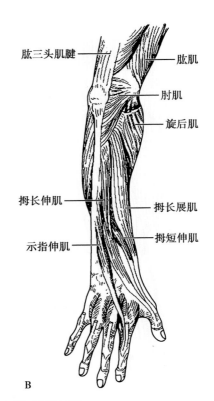

图 11-2-5　腕背侧伸肌腱及掌侧屈肌腱解剖图

交界处穿经外侧肌间隔，至肱桡肌和肱肌之间，在旋后肌水平分为浅、深二终支。桡神经浅支经肱桡肌深面至前臂桡动脉外侧下行，在前臂中下 1/3 交界处转向背侧，继续下行至手背，是桡神经干的直接延续，分布于腕及手背桡侧半皮肤、桡侧两个半指近节指骨背侧皮肤、掌侧三个半指皮肤。自肱骨外上髁至桡骨茎突的连线为桡神经浅支的体表投影。自肱骨外上髁至前臂背侧中线的中下 1/3 交界处为桡神经深支体表投影。

正中神经沿着肱二头肌内侧沟下行，由外侧向内侧越过肱动脉下降至肘窝。从肘部向下穿旋前圆肌，继续在前臂正中下行于指浅、指深屈肌之间达腕部。然后在桡侧腕屈肌腱和掌长肌腱之间进入腕管，在掌腱膜深面到达手掌。退化不全的永存正中动脉常与正中神经并行，胚胎发育早期，上肢芽中的轴动脉近侧形成肱动脉，远侧形成骨间动脉，末端分支于手部形成血管网。肱动脉发出尺动脉与正中动脉相吻合，随后正中动脉退化，若正中动脉未退化而仍与末端血管网相连，则称为永存正中动脉。国人正中动脉变异率约 0.95%～5.00%。

尺神经沿肱动脉内侧、肱二头肌内侧沟下行至臂中份。穿内侧肌间隔至臂后区内侧，下行至肱骨内上髁后方的尺神经沟，继而向下穿过尺侧腕屈肌起端又转至前臂前内侧，继续在尺侧腕屈肌和指深屈肌间，尺动脉内侧下行，到达桡腕关节上方约

5cm 处发出手背支，主干在豌豆骨桡侧，经屈肌支持带浅面分深、浅两支，经掌腱膜深面进入手掌。

二、适应证

适用于观察腕部肌腱、神经及周围软组织的正常解剖及变异，适用于腕部疼痛不适、手指麻木、腕部肿胀及肿物等患者，明确累及腕关节的创伤、炎症性及肿瘤性病变，评估病变严重程度及治疗效果。

1. **关节病变** 免疫性、代谢性、退行性及感染性疾病所致的腕关节炎、损伤。

2. **肌腱病变** 损伤、肌腱病、腱鞘炎、腱鞘积液、肌腱撕裂。

3. **神经病变** 神经卡压、创伤、肿瘤。

4. **腕关节周围软组织病变** 损伤、肿瘤、炎症等。

5. **骨骼病变** 退行性变、骨侵蚀、损伤、肿瘤等。

三、超声检查方法与声像图

（一）仪器与设备

腕部超声检查需要高性能彩色多普勒诊断仪，一般使用 10MHz 以上频率的高频探头，腕背面检查时因结构表浅，可选用 18MHz 以上的高频或宽频探头，同时使用大量超声耦合剂或导声垫可改进浅表部位图像的质量。

（二）检查体位

患者坐位，手放于前方检查床上或自身的大腿上，腕掌部检查，掌面向上，腕背面检查，掌面向下，手下可置支撑物。

（三）超声检查方法与正常声像图

腕关节超声检查分为背侧、掌侧、尺侧、桡侧，可根据患者患病情况进行重点部位的详细检查，采用横切面和纵切面连续扫查方式。

1. **腕关节背侧** 由伸肌支持带及其发出的分隔形成 6 个腔室，共有 9 条伸肌腱通过，从桡侧至尺侧分别扫查各腔室内的指伸肌腱。

（1）第一腔室：内为拇长展肌腱（APL）、拇短伸肌腱（EPB）。探头横向放置在桡骨茎突水平表面，横断面显示位于伸肌支持带与桡骨茎突间第 1 腔室内的拇长展肌腱及拇短伸肌腱的短轴切面，探头转向纵切分别显示两条肌腱的长轴（图 11-2-7）。

（2）第二腔室：位于第一腔室尺侧，内为桡侧腕长伸肌腱（ECRL）、桡侧腕短伸肌腱（ECRB）。探头横向放在腕背部桡侧，显示桡骨背侧的强回声突起为 Lister 结节，其桡侧为第二腔室内的桡侧腕长伸肌腱及桡侧腕短伸肌腱（图 11-2-8）。

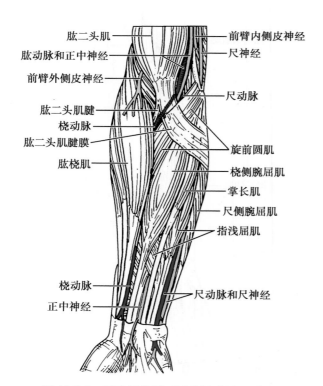

肱二头肌
肱动脉和正中神经
前臂外侧皮神经
肱二头肌腱
桡动脉
肱二头肌腱膜
肱桡肌
桡动脉
正中神经

前臂内侧皮神经
尺神经
尺动脉
旋前圆肌
桡侧腕屈肌
掌长肌
尺侧腕屈肌
指浅屈肌
尺动脉和尺神经

图 11-2-6 手腕部背侧、掌侧神经解剖示意图

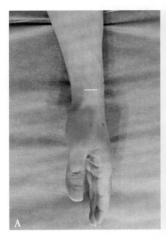
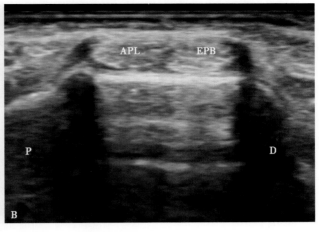

图 11-2-7 左腕第一腔室体位及横断面声像图

A. 体位及探头位置；B. 第 1 腔室横断面声像图；APL：拇长展肌腱；EPB：拇短伸肌腱；P：掌侧；D：背侧

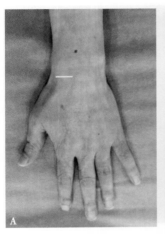
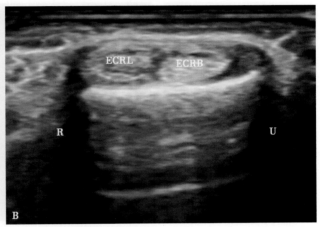

图 11-2-8 左腕第二腔室体位及横断面声像图

A. 体位及探头位置；B. 第二腔室横断面声像图；ECRL：桡侧腕长伸肌腱；ECRB：桡侧腕短伸肌腱；R：桡侧；U：尺侧

　　（3）第三腔室：内有拇长伸肌腱（EPL），在背侧桡骨上找到 Lister 结节，探头放置于桡骨 Lister 结节处，拇长伸肌腱紧邻 Lister 结节尺侧（图 11-2-9），Lister 结节将第二及第三腔室分开（图 11-2-10）。拇长伸肌腱由近端至远端从尺侧到桡侧跨过桡侧腕长伸肌腱和桡侧腕短伸肌腱背面（图 11-2-11）。

　　（4）第四、五腔室：第四腔室内有指总伸肌腱（EDC）、示指伸肌腱（EIP），第五腔室内有小指伸肌腱。探头置于腕背侧 Lister 结节水平偏尺侧（图 11-2-12）。伸肌支持带在此处最厚。

　　（5）第 6 腔室：内有尺侧腕伸肌腱（ECU），探头置于尺骨茎突，显示位于尺骨表面略微凹陷处尺侧腕伸肌横断面声像图（图 11-2-13）。

　　（6）三角纤维软骨复合体：探头置于腕部尺侧纵切，图像显示皮肤、皮下组织、尺侧腕伸肌腱、三角纤维软骨复合体，后者超声表现为类似三角形的高回声，尖端指向深部关节腔，三角纤维软骨超声显示为在尺骨茎突和三角骨间的倒三角形均匀的高回声结构，宽基底宽约 4.5mm，靠近探头，尖端宽约 2mm，附着于桡骨，半月板同系物显示为三角纤维软骨远侧的三角形回声，延伸至条索状尺侧腕伸肌腱深面（图 11-2-14）。

　　（7）远端尺桡关节：手掌朝下平放于检查床上，探头置于腕背侧检查远端尺桡关节垂直部（图 11-2-15），探头转向纵切面同时向尺侧平移检查远端尺桡关节横部（图 11-2-16）。

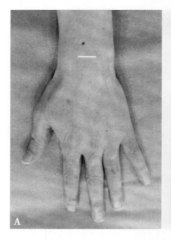
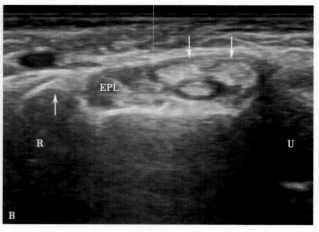

图 11-2-9　左腕第三、四腔室近端横断面体位及声像图

A. 体位及探头位置；B. 第三、四腔室近端横断面声像图；↑：Lister 结节；↓：第 4 腔室；EPL：拇长伸肌腱；R：桡侧；U：尺侧

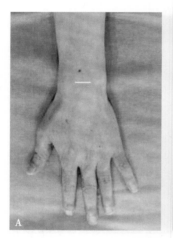
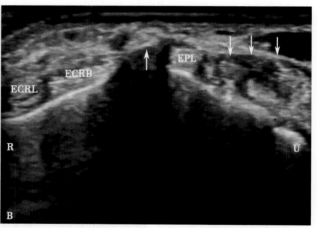

图 11-2-10　左腕第二、三、四腔室近端横断面及声像图

A. 体位及探头位置；B. 第二、三、四腔室近端横断面声像图；↑：Lister 结节；↓：第 4 腔室；EPL：拇长伸肌腱；ECRL：桡侧腕长伸肌腱；ECRB：桡侧腔短伸肌腱；R：桡侧；U：尺侧

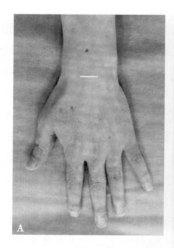
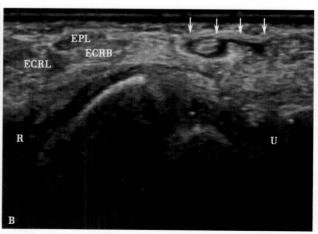

图 11-2-11　左腕第二、三、四腔室远端横断面及声像图

A. 体位及探头位置；B. 左腕第二、三、四腔室远端横断面声像图；↓：第 4 腔室；EPL：拇长伸肌腱（跨过第二腔室背面）；ECRL：桡侧腕长伸肌腱；ECRB：桡侧腔短伸肌腱；R：桡侧；U：尺侧

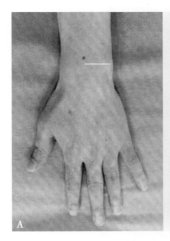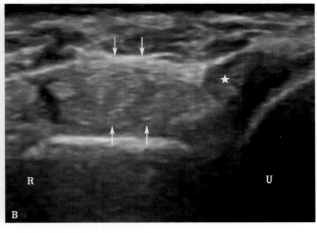

图 11-2-12　左腕第四、五腔室横断面及声像图

A. 体位及探头位置；B. 左腕第四、五腔室横断面及声像图；箭头间（↑↓）：为第四腔室；★：小指伸肌腱；R：桡侧；U：尺侧

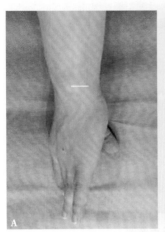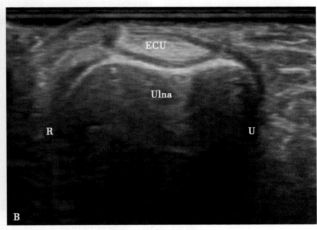

图 11-2-13　左腕第六腔室横断面及声像图

A. 体位及探头位置；B. 左腕第六腔室横断面及声像图；Ulna：尺骨；ECU：尺侧腕侧肌腱；R：桡侧；U：尺侧

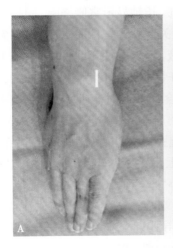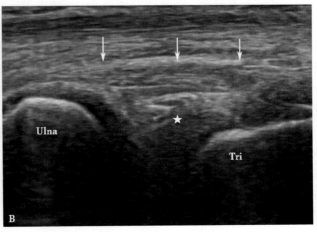

图 11-2-14　左腕三角纤维复合体体位及声像图

A. 体位及探头位置；B. Ulna：尺骨；Tri：三角骨；★：为三角纤维软骨复合体；↓：尺侧腕伸肌腱

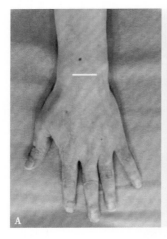
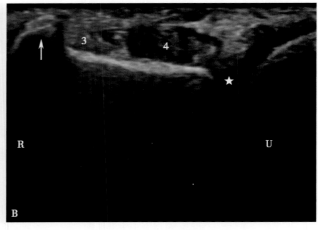

图 11-2-15 左腕远端尺桡关节直部及声像图

A. 体位及探头位置；B. 远端尺桡关节直部；3：第三腔室；4：第四腔室；↑：Lister 结节；★：远端尺桡关节直部；R：桡侧；U：尺侧

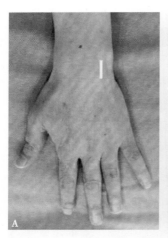
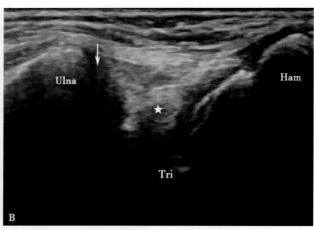

图 11-2-16 左腕远端尺桡关节横部及声像图

A. 体位及探头位置；B. 远端尺桡关节横部声像图；↓：远端尺桡关节横部；Ulna：尺骨；Tri：三角骨；Ham：钩骨；★：关节盘

（8）桡腕关节、腕骨间关节及腕掌关节：以腕骨的高回声为底部，长轴显示桡腕、腕骨间及腕掌关节滑膜隐窝、关节软骨与骨皮质（图 11-2-17），观察有无关节腔积液、滑膜增厚、软骨变薄或消失、骨退行性变或骨侵蚀。

（9）舟月韧带：为腕骨间背侧的重要韧带，是运动创伤中的好发部位。探头先置于 Lister 结节水平横断面，逐渐向远侧滑动，可以显示位于舟骨和月骨之间背侧稍高回声舟月韧带（图 11-2-18），位于指伸肌腱的深部。

（10）桡腕背侧韧带：位于腕部背面，连接桡骨下端的后缘和舟骨、月骨、三角骨背面的韧带（图 11-2-19）。

2. 腕关节掌侧 主要包括腕关节掌侧、腕关节掌侧韧带、腕管、尺管等。

（1）掌侧桡腕、腕骨间及腕掌关节：以腕骨的高回声为底部，长轴显示掌侧桡腕、腕骨间及腕掌关节滑膜隐窝、关节软骨与骨皮质，观察有无滑膜增厚及关节腔积液、骨退行性变或骨侵蚀（图 11-2-20）。

（2）舟骨和大多角骨结节纵断面：患者手掌朝上平放于检查床上，探头纵向置于腕关节桡侧，显示两个高回声呈"双峰征"（图 11-2-21）。

（3）豌豆骨和钩骨纵断面：患者手掌朝上平放于检查床上，探头纵向置于腕关节尺侧，显示两个高回声呈小"双峰征"（图 11-2-22）。

（4）近端腕管：探头置于腕关节掌侧，由近端向远端滑行，寻找近端腕管的骨性标志即桡侧的舟骨结节及尺侧豌豆骨，腕管的两端边界为舟骨及豌豆骨，腕管底为月骨及三角骨，腕管浅表为屈肌支持带。

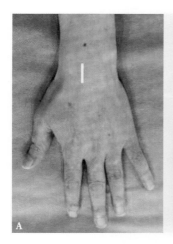
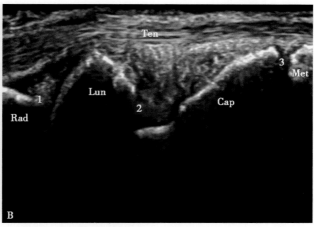

图 11-2-17　左腕关节背侧纵断面检查体位及声像图

A．体位及探头位置；B．1：桡月关节；2：月头关节；3：第三腕掌关节；Rad：桡骨；Lun：月骨；
Cap：头状骨；Met：第三掌骨；Ten：肌腱

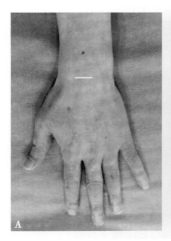
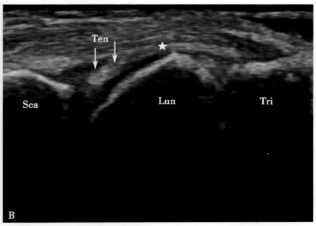

图 11-2-18　左腕舟月、舟三角韧带体位及声像图

A．体位及探头位置；B．舟月、舟三角韧带声像图，超声表现为线状高回声结构，两端分别附
着于舟骨与月骨、舟骨与三角骨；↓：舟月韧带；★：舟三角韧带；Ten：第四腔室伸肌腱；Sca：舟
状骨；Lun：月骨；Tri：三角骨

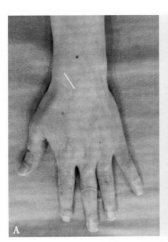
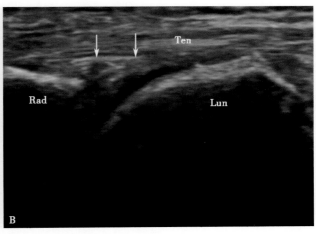

图 11-2-19　左腕桡月韧带体位及声像图

A．体位及探头位置；B．桡月韧带声像图；↓：桡月韧带；Ten：伸肌腱；Rad：桡骨；Lun：月骨

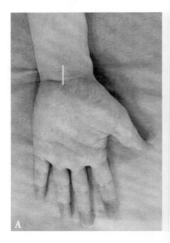
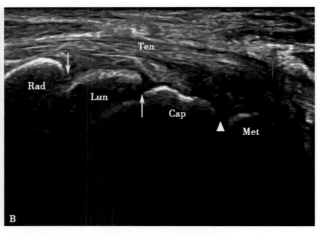

图 11-2-20　左腕掌侧桡腕、腕骨间、腕掌关节体位及声像图
A. 体位及探头位置；B. 左腕关节掌侧纵断面声像图；↓：桡月关节；↑：腕骨间关节（月头关节）；▲：第三腕掌关节；Ten：屈肌腱；Rad：桡骨；Lun：月骨；Cap：头状骨；Met：第三掌骨

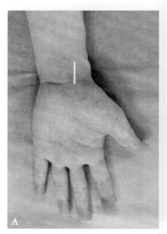
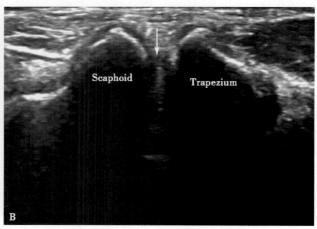

图 11-2-21　左腕舟骨和大多角骨结节掌侧纵断面体位及声像图
A. 体位及探头位置；B. 左腕舟骨和大多角骨掌侧纵断面声像图；Scaphoid：舟骨；Trapezium：大多角骨；↓：腕骨间关节

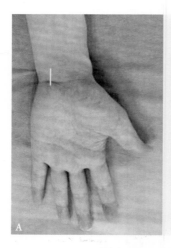
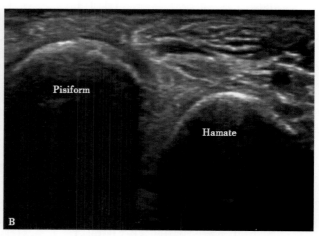

图 11-2-22　左腕豌豆骨和钩骨掌侧纵断面体位及声像图
A. 体位及探头位置；B. 左腕豌豆骨和钩骨掌侧纵断面声像图；Pisiform：豌豆骨；Hamate：钩骨

超声观察屈肌支持带、正中神经和腕管内的9条屈肌肌腱，包括4条指浅屈肌腱、4条指深屈肌腱及拇长屈肌腱。正中神经在腕管内紧贴屈肌支持带，位置表浅，短轴切面为筛网状低回声，呈扁椭圆形，横径大于前后径。正中神经桡侧后方为拇长屈肌腱，正中神经深面浅层有四条指浅屈肌腱及深层有四条指深屈肌腱（图11-2-23）。

（5）远端腕管：探头继续向远端滑行，寻找远端腕管的两个骨性标志——桡侧的大多角骨结节及尺侧的钩骨。大多角骨及钩骨为腕管的两端边界，小多角骨和头状骨为腕管底，浅面为屈肌支持带。正中神经和屈肌肌腱斜行走向深部，适当调整探头方向或轻度屈曲腕关节更有利于显示腕管内结构（图11-2-24）。

（6）旋前方肌：旋前方肌呈方形，起自桡骨远端的掌侧面，附着于尺骨头，肌束呈横向走行，而位于其浅部的指浅屈肌与指深屈肌束呈纵向走行（图11-2-25）。探头置于腕管上方，由浅入深可见皮肤、皮下组织、指浅屈肌、指深屈肌、旋前方肌、远端尺桡骨及远端尺桡关节。

（7）腕部正中神经：腕部正中神经走行浅表，与第二、三指屈肌腱平行，位于拇长屈肌腱尺侧前方，屈肌支持带深面，第二、三屈肌腱浅面。探头置于腕管处，横断面可见正中神经呈"筛网状"（图11-2-26），纵断面正中神经呈束状（图11-2-27）。正中神经掌皮支在距离腕横纹5cm的头侧起自正中神经的桡侧，与正中神经相伴而行，在近端腕管水平，掌皮支离开正中神经穿过屈肌支持带，走行于正中神经与桡侧腕屈肌腱之间（图11-2-28）。

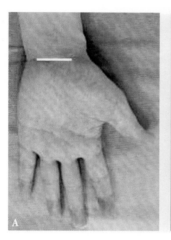
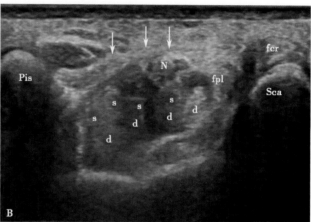

图 11-2-23　左腕近端腕管体位及声像图

A. 体位及探头位置；B. 左腕近端腕管声像图；↓：为屈肌支持带；N：正中神经；s：第2~5指浅屈肌腱；d：第2~5指深屈肌腱；Pis：豌豆骨；Sca：舟状骨；fcr：桡侧腕屈肌腱；fpl：拇长屈肌腱

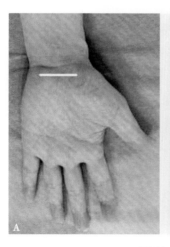
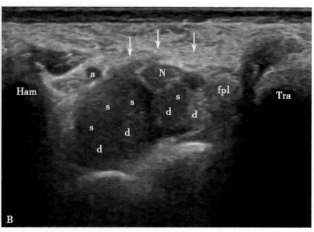

图 11-2-24　左腕远端腕管体位及声像图

A. 体位及探头位置；B. 左腕远端腕管声像图；↓：为屈肌支持带；N：正中神经；s：第2~5指浅屈肌腱；d：第2~5指深屈肌腱；Tra：大多角骨；Ham：钩骨；fpl：拇长屈肌腱；a：尺动脉

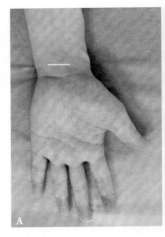
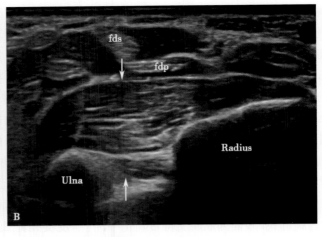

图 11-2-25 左腕旋前方肌横断面体位及声像图

A. 体位及探头位置；B. 左腕旋前方肌横断面声像图；Ulna：尺骨；Radius：桡骨；↓↑：旋前方肌；fds：指浅屈肌腱；fdp：指深屈肌腱

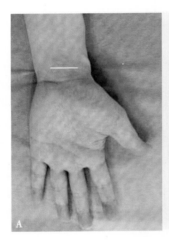
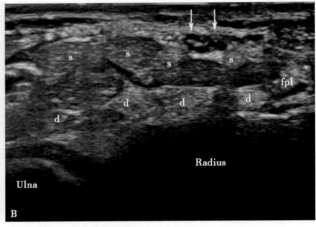

图 11-2-26 左腕正中神经横断面体位及声像图

A. 体位及探头位置；B. 左腕正中神经横断面声像图；↓：正中神经；fpl：拇长屈肌腱；s：第2～5指浅屈肌腱；d：第2～5指深屈肌腱；Radius：桡骨；Ulna：尺骨

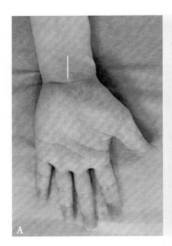
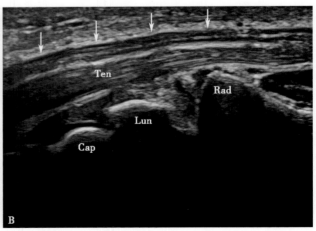

图 11-2-27 左腕正中神经纵切面体位及声像图

A. 体位及探头位置；B. 左腕正中神经纵切面声像图；↓：正中神经；Rad：桡骨；Lun：月骨；Cap：头状骨；Ten：指伸肌腱

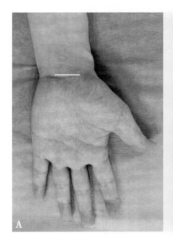
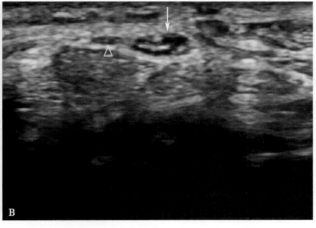

图 11-2-28 左腕正中神经及掌皮支横断面体位及声像图
A. 体位及探头位置；B. 左腕正中神经及掌皮支横断面声像图；↓：正中神经；△：掌皮支

（8）Guyon 管：Guyon 管内包括尺神经、尺动脉及尺静脉，尺神经位于尺动脉尺侧，尺神经在 Guyon 管内分出浅面的感觉支和深面的运动支。探头在腕管切面向尺侧平移，分别以豌豆骨及钩骨作为标记显示 Guyon 管尺神经及尺动静脉（图 11-2-29）。

（9）腕关节掌面桡侧：主要检查结构为桡侧腕屈肌腱（图 11-2-30），桡侧腕屈肌腱是最浅表、最靠近桡侧的肌腱。探头横切面容易显示靠近桡骨前外侧缘的强回声肌腱结构，桡侧腕屈肌腱很容易追踪至舟骨结节水平，更远端部分超声难以显示，调整探头使声束与肌腱垂直，腕关节稍屈曲有助于显示。桡侧腕屈肌腱止于第二掌骨底。

四、超声检查注意事项

1. 首先询问病史　如外伤、疼痛、治疗等病史，

肿物的位置、活动度、生长速度，工作及劳动习惯等。

2. 除疼痛、外伤及肿物处的直接探查外，患侧与对侧的对比探查有助于病变部位的判定。

3. 超声与其他影像学检查综合比对。

4. 腕部解剖结构复杂，应熟练掌握腕关节、肌腱、神经及其附属结构的解剖结构、检查方法。

5. 检查时应注意各向异性伪像，尽量通过旋转、偏转探头等使声束垂直于肌腱、韧带、神经等结构，避免因各向异性伪像而出现的图像伪像。

6. 肌腱损伤的超声检查，应结合肌腱的主动或被动运动，观察其活动度，有助于判定是否断裂、断裂程度与分型，以及术后是否有瘢痕粘连及术后疗效评估。

7. 检查骨侵蚀、肌腱炎、腱鞘炎等病变，应注意在垂直断面及多切面观察。

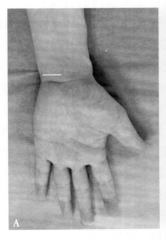
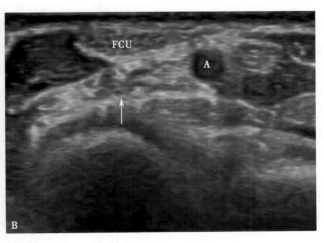

图 11-2-29 左腕尺神经及尺动静脉横断面体位及声像图
A. 体位及探头位置；B. 左腕尺神经及尺动静脉横断面声像图；↑：尺神经；A：尺动脉；FCU：尺侧腕屈肌

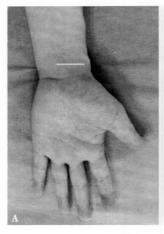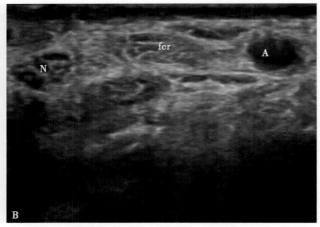

图 11-2-30　左腕桡侧腕屈肌腱、桡动脉横断面体位及声像图

A. 体位及探头位置；B. 左腕桡侧腕屈肌腱、桡动脉横断面声像图；A：桡动脉；N：正中神经；fcr：桡侧腕屈肌腱

8. 尽量选用更高频率的探头增加分辨率，多普勒模式选择能量多普勒模式或微细血流模式，必要时超声造影评估滑膜血流。

9. 对于腕关节滑膜炎疗效评估，尽量选用相同仪器、设置条件、探头频率及多普勒模式。

第三节　腕关节常见疾病的诊断与鉴别诊断

一、腕关节病变

（一）炎性关节病

炎性关节病指发生在人体关节及其周围组织的炎症病变。多种原因引起的关节炎都可以累及腕关节。患病年龄 80% 在 35～50 岁之间。我国的炎性关节病患者人数在不断增加，炎性关节病的病因复杂，根据病因可将关节炎分为骨性、类风湿性、强直性、反应性、痛风性、风湿性、化脓性等，最常见的炎性关节病变原因为类风湿关节炎、痛风性关节炎、退行性关节炎。

关节炎早期病理表现为浆液性滑膜炎伴滑膜中度充血和关节旁组织结构的充血。晚期表现为滑膜明显增厚、血管增多，滑膜血管翳形成。血管翳是以血管增生、炎性细胞浸润为特异性改变的肉芽组织，可促进单核细胞、成纤维细胞侵入软骨内，激活蛋白酶，使软骨基质降解、变性导致关节软骨破坏，进而引起骨破坏。关节囊和韧带的进行性破坏并发关节不稳定。早期最常见临床症状为关节疼痛、晨僵，超声检查多无异常，中后期关节出现红、肿、

热、痛，甚至引发功能障碍及关节畸形，严重者导致关节残疾、影响患者生活质量，该时期超声表现为滑膜炎症、关节腔积液、软骨及骨破坏，关节对位不良。以免疫炎性滑膜炎为主要病理改变的最常见原因是类风湿关节炎（rheumatoid arthritis，RA）。

1. **超声表现**　类风湿关节炎可见累及全身多个关节，最常累及小关节，发病关节常呈对称性。超声表现与关节炎的病变时期、严重程度密切相关。

（1）关节滑膜炎：类风湿关节炎常可累及腕关节、掌指关节、近端指间关节，呈对称性。腕关节滑膜炎较轻时滑膜增生易出现在尺侧关节腔，背侧关节滑膜增生常较掌侧更为明显。炎症活跃时增生的滑膜内可见丰富的血流信号（图 11-3-1、图 11-3-2）。

（2）关节骨质改变：关节炎骨质改变包括骨侵蚀、骨骼融合、骨赘形成。骨侵蚀超声表现为在两个垂直断面可见关节内的骨皮质不光滑，连续性中断。腕关节骨侵蚀最常累及月状骨后缘和尺骨茎突背侧面。疾病晚期，关节出现僵硬时，超声表现为关节间隙变窄，骨皮质表面呈连续性的高回声线，提示相邻骨骼融合。继发骨关节炎时骨皮质表面可见高回声突起，系骨赘形成（图 11-3-3）。

（3）关节软骨改变：正常关节软骨厚约 1.5～2mm，早期超声表现为关节软骨面回声增强、软骨表面不规则、变薄，严重者软骨回声消失。腕关节软骨改变超声显示不及膝关节、掌指关节明显（图 11-3-4）。

（4）肌腱炎和腱鞘炎：腕部最易受累的肌腱是桡侧腕伸肌腱、指伸肌腱、指深浅屈肌腱及指浅屈肌腱。超声表现为肌腱增粗、回声不均、腱鞘滑膜增厚或腱鞘积液。长期肌腱炎及腱鞘炎可能导致肌

腱自发撕裂，肌腱部分撕裂超声表现为肌腱变薄，部分连续性中断，完全撕裂超声表现为肌腱连续性完全中断，可伴断端回缩，被动运动时可见两个断端同向运动消失（图11-3-5、图11-3-6）。

2. **鉴别诊断** 滑膜炎的超声表现本身不具有特异性，多种病因均可引起滑膜炎，需与其他疾病引起的滑膜炎相鉴别。在腕关节，类风湿关节炎主要与痛风性关节炎、退行性关节炎等鉴别，上述关

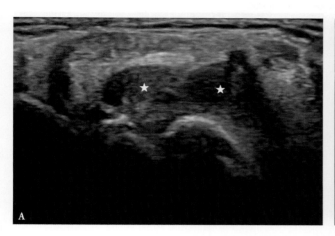
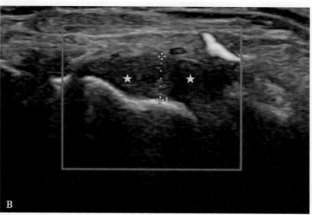

图 11-3-1 类风湿关节炎患者腕关节滑膜增厚声像图
A. 腕关节背侧横断面，滑膜增厚；B. 腕关节背侧横断面，可见增厚滑膜内及周围血流信号丰富；★：增厚滑膜；+…+：滑膜厚度

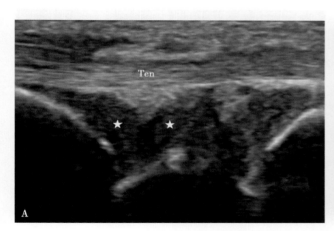
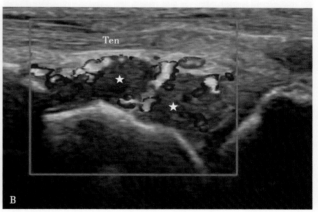

图 11-3-2 风湿关节炎患者腕关节滑膜增厚声像图
A. 腕关节背侧纵断面，滑膜增厚；B. 腕关节背侧纵断面，可见增厚滑膜内血流信号丰富；★：增厚滑膜；Ten：伸肌腱

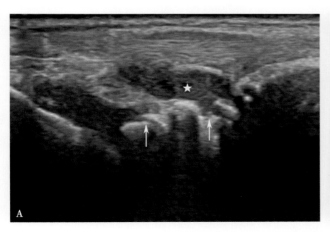
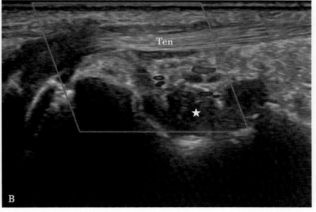

图 11-3-3 类风湿关节炎患者关节滑膜增厚伴骨侵蚀
A. 腕关节背侧第一腕掌关节纵切面，可见关节滑膜增厚，骨侵蚀；B. 腕关节背侧纵切面，增厚滑膜内彩色血流显示；★：增厚滑膜；↑骨侵蚀

节炎均会出现关节腔积液、滑膜炎等。但痛风性关节炎的特征性声像表现是关节内尿酸盐结晶沉积形成的关节软骨"双轨征"，滑膜炎时增厚的滑膜内有点状强回声；退行性关节炎则以骨赘形成、关节软骨破坏、关节间隙变窄为主要表现。超声诊断时需结合年龄、性别、实验室检查、临床表现、好发部位、病变是否对称等。如银屑病性关节炎时伴发的特征性皮损是其诊断的重要依据。

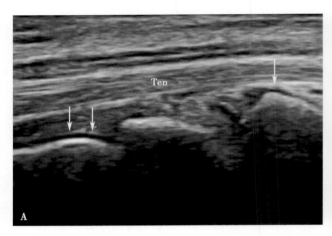
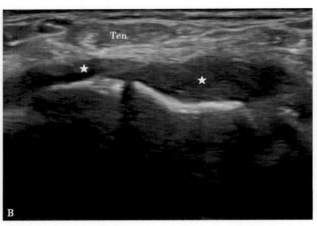

图 11-3-4　腕关节正常软骨及软骨消失声像图
A. 腕掌侧纵切面，可见正常腕骨间关节软骨（↓）；B. 类风湿关节炎患者腕背侧横切面，滑膜增厚，软骨消失（★）；Ten：肌腱

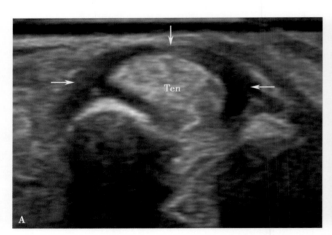
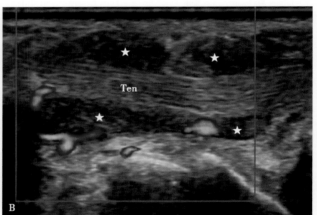

图 11-3-5　风湿患者肌腱炎及腱鞘炎声像图
A. 尺侧腕伸肌肌腱炎及腱鞘炎，横断面可见肌腱回声不均，周围低回声包绕（箭头）；B. 尺侧腕伸肌肌腱炎并腱鞘炎，纵断面可见增粗肌腱及包绕肌腱的低回声（★）内血流信号增多；Ten：肌腱

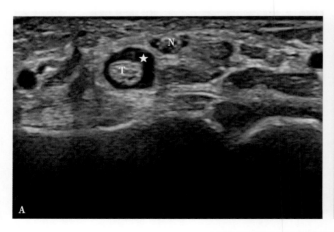
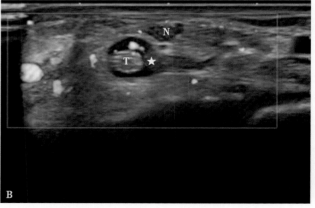

图 11-3-6　左腕拇长屈肌腱腱鞘炎声像图
A. 拇长屈肌腱腱鞘炎，横断面可见肌腱周围低回声包绕（★）；B. 拇长屈肌腱腱鞘炎，横断面可见包绕肌腱周围的低回声（★）内血流信号增多；T：拇长屈肌腱；N：正中神经

3. **临床意义** 超声不仅可诊断炎性关节病的病理改变，如滑膜增厚、积液程度、软骨及骨是否破坏，而且可评估炎症活跃性及治疗效果，观察患者临床缓解后影像学是否改变，已成为临床医师评估病情和治疗方式选择的重要参考。

（二）痛风性关节炎

痛风性关节炎（gouty arthritis，GA）是由于嘌呤代谢紊乱导致长期高尿酸血症，单钠尿酸盐晶体（monosodium urate，MSU）沉积在关节内及其周围组织中而引起的炎症性疾病。正常人体内尿酸盐沉积与溶解处于动态平衡，而 GA 患者随着病程的迁延，当血清尿酸盐水平超过最大溶解度时，导致 MSU 沉积在关节腔或软组织中。其在临床上可分为四期：无症状高尿酸血症期、急性发作期、间歇期、慢性进展期。临床上将关节穿刺镜检发现 MSU 作为诊断 GA 的"金标准"。GA 可累及多个关节，腕关节可受累，但不是最常受累关节。

1. **超声表现** GA 的超声表现通常具有特异性，包括关节软骨"双轨征"、尿酸盐结晶沉积、痛风石、骨侵蚀及骨破坏、肌腱炎、腱鞘炎等（图 11-3-7、图 11-3-8）。痛风引起的滑膜炎特征性表现为关节腔内可见多个点状或片状高回声，典型者呈"云雾"状或称为"暴风雪"征，代表尿酸盐晶体沉积；疾病活动期可伴有较丰富血流信号。痛风石多表现为位于关节内、关节外或肌腱内的不均质的团状高回声或强回声，后方伴或不伴声影，周边可见炎细胞浸润形成的低回声晕，内可见血流信号。GA 非特异性超声表现有关节腔积液、骨侵蚀、周围软组织肿胀。

2. **鉴别诊断** 腕关节的 GA 主要与骨关节炎、类风湿关节炎鉴别。这些关节炎均会出现滑膜增厚，关节腔积液，但痛风性关节炎常会出现关节腔内尿酸盐结晶沉积形成的"暴风雪"征和关节软骨"双轨征"的特异性超声表现。当 GA 不具有典型超声表现时，需结合临床、实验室检查、关节腔积液抽液检查、关节镜等确诊。假性痛风性关节炎（又称关节软骨钙化斑）是焦磷酸盐结晶沉着于关节软骨中层造成的急、慢性或广泛变性的炎症关节病，症状与痛风类似，但超声检查时可见其强回声位于关节软骨内，而不是在关节软骨表面。

3. **临床意义** GA 超声表现具有一定的特异性，超声诊断准确率高，超声检查还可作为疗效评估的手段。超声检查时注意多平面、多角度、实时动态观察关节及其周围有无 MSU 沉积、骨关节损害、周围软组织炎症情况以及微循环变化，能显示"双轨征"和痛风石等特异征象，有助于痛风性关节炎的诊断。若能早期超声诊断，可使患者尽早获得治疗，减少并发症。另外由于超声具有操作简便、检查费用相对低廉和无辐射等优势，对痛风性关节炎的病变进展评估和疗效评估具有实用价值。

（三）退行性关节病

退行性骨关节病又称骨关节炎（osteoarthritis，OA）、退行性关节炎、老年性关节炎，是一种以关节疼痛为主要症状的退行性病变。病因尚不明确，文献报道年龄、肥胖、炎症、创伤及遗传因素等与其发生有关，导致关节软骨退化损伤、关节边缘和软骨下骨反应性增生。本病多见于中老年人群，好发于负重关节及活动量较多的关节，比如颈椎、腰椎、膝关节、髋关节等，腕关节及手关节也可出现骨关节炎。过度负重或使用关节，均可导致退行性病变进展。OA 在腕部以第一腕掌关节（大多角骨 - 掌骨关节）、大多角骨与舟状骨关节、大多角骨与小多角骨关节发生率较高。临床主要表现为关节肿痛、骨质

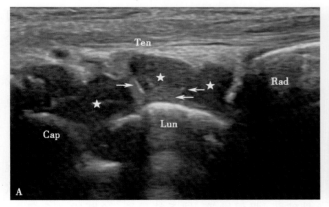
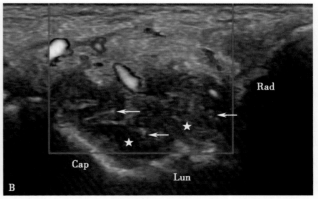

图 11-3-7 腕部痛风性关节炎声像图

A. 右桡腕及腕骨间关节滑膜增厚（★），增厚滑膜内可见点状高回声痛风结晶（←），软骨消失，骨表面不光滑；B. 增厚滑膜内见点线状彩色血流信号；Ten: 伸肌腱；Rad: 桡骨；Lun 月骨；Cap: 头状骨

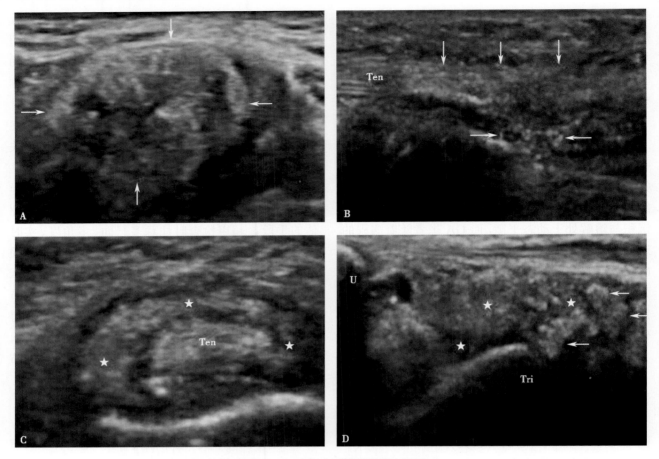

图 11-3-8 腕部痛风性关节炎声像图

A. 左腕背部伸肌腱浅表可见稍高回声痛风结节（箭头间）；B. 左腕部屈肌腱内痛风结晶（横向箭头），指屈肌腱炎，肌腱内可见云雾状稍高回声，肌腱束状回声消失（向下箭头）；C. 左腕尺侧腕伸肌腱痛风性腱鞘炎改变，肌腱周围环状高回声包绕（★）；D. 尺骨头（U）关节面连续性中断；Tri：三角骨；Ten：肌腱

增生及活动受限。X 线检查是首选的影像学方法，其三大 X 线典型表现为：受累关节非对称性关节间隙变窄，软骨下骨硬化和 / 或囊性变，关节边缘骨赘形成。MRI 对于 OA 的早期诊断具有一定价值，表现为受累关节的软骨厚度变薄、缺损，骨髓水肿，半月板损伤、变性，关节腔积液。

1. 超声表现

（1）关节滑膜炎：骨性关节炎可继发滑膜增生，程度较轻，滑膜内血流信号丰富或不丰富，可伴有关节腔积液。

（2）关节面软骨改变：早期表现为软骨表面轮廓不清，边缘模糊，内部回声增强，后期软骨变薄，厚薄不均匀甚至消失。需注意的是超声仅能显示桡腕关节和腕骨间关节的软骨，远端桡尺关节软骨显示较为困难。

（3）骨侵蚀：骨皮质表面不光滑，连续性中断。

（4）骨赘形成：表现为关节周围单个或者多个不规则的骨性突起，常出现在骨端边缘（图 11-3-9），部分后方伴声影，脱落后形成关节腔内游离体。

（5）关节间隙变窄。

2. 鉴别诊断 RA、OA、GA 等关节炎超声表现的相似性在于均可出现关节滑膜炎。但骨关节炎好发部位为远端指间关节及负重关节，最常见的超声表现为骨赘形成，与类风湿关节炎及痛风性关节不同。鉴别诊断需结合临床表现、发病部位、实验室检查、超声表现等。但也应注意，不同的关节炎可合并出现，比如 RA 常继发 OA。相较于 RA，OA 可继发滑膜增生，但程度较轻，滑膜内血流信号多不丰富。

3. 临床意义 高频超声可早期发现骨关节炎的软骨、骨及关节异常，对于骨关节炎的诊断有重要临床诊断价值。

（四）其他关节疾病

自身免疫反应、感染、创伤等多种疾病可累及腕关节，其超声表现均可为关节腔积液、滑膜增生、软骨破坏、骨侵蚀等，缺乏特异性，诊断需结合病史、临床表现、实验室检查及其他影像检查，也可超声引导下行关节腔积液抽吸或增厚滑膜穿刺帮助确诊。

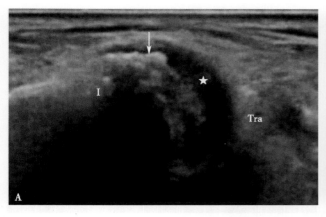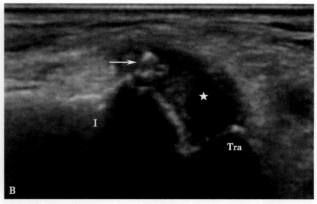

图 11-3-9 老年患者腕掌关节骨关节炎声像

A. 左第一腕掌关节背侧纵切面腕掌关节滑膜增厚（★）伴骨侵蚀（↓），软骨消失；B. 同一关节显示滑膜增厚（★）伴骨赘（→）形成；I：第一掌骨；Tra：大多角骨

二、腕部肌腱韧带病变

（一）腕部肌腱损伤性疾病

腕部肌腱损伤的原因很多，如锐器直接损伤、钝挫伤、肌肉急骤收缩反方向过度牵拉肌腱、年龄增加导致肌腱退行性变等。腕部肌腱损伤一般有较明确的腕部外伤史或长期肌腱炎、腱鞘炎病史。肌腱撕裂伤分为部分性撕裂和完全性撕裂。临床表现有局部肿胀、疼痛、压痛，运动障碍。不同病因的损伤性改变，其声像图表现各有差异，超声检查可帮助明确撕裂的部位、范围以及断端回缩情况，也用于评估肌腱撕裂修复术后肌腱恢复状况。腕部肌腱中，拇长伸肌腱由于走行路径较长，是最易发生损伤的肌腱。

1. 超声表现 肌腱部分撕裂超声表现为肌腱肿胀、回声减低，连续性部分中断，撕裂部位肌腱部分性缺损或肌腱变薄，内可为液性无回声充填。肌

腱完全撕裂时肌腱连续性中断，中断部位无束状肌腱回声，由血肿或周围软组织填充，肌腱断端回缩呈团块状增厚（图 11-3-10）。肌腱损伤后失去主动运动功能，主动或被动运动患指肌腱，断端远侧肌腱无牵拉运动可以清楚地观察肌腱撕裂。肌腱撕裂修复术后断端两侧近吻合部位肌腱纤维束超声下可表现为结构紊乱、内部回声不均匀，断端吻合部位常见线状高回声的缝合线及不规则低回声的瘢痕形成区（图 11-3-11）。

2. 鉴别诊断 肌腱完全断裂后其缺损区由周围纤维组织及出血填充，有时酷似残存的肌腱组织，但其回声减低，无典型的纤维层状结构有助于鉴别。被动牵拉患指或加压探头也可帮助鉴别。

3. 临床意义 超声可以明确肌腱撕裂的部位、程度及断端回缩的位置，对腕部肌腱损伤撕裂可起到明确诊断的作用。

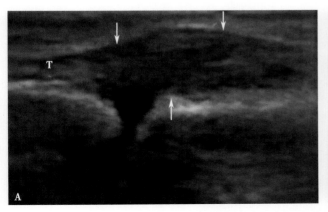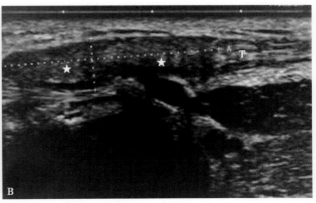

图 11-3-10 拇长伸肌腱部分及完全断裂声像图

A. 拇长伸肌腱部分断裂，纵切面显示肌腱肿胀、回声减低（箭头所指）；B. 拇长伸肌腱完全断裂，纵断面显示肌腱纤维束连续性中断，中断区血肿充填（★）；T：肌腱正常部位

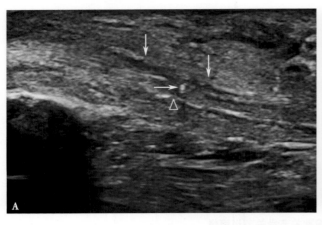
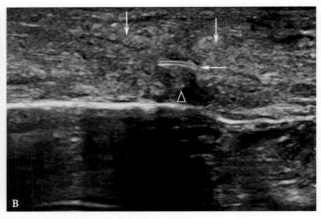

图 11-3-11　左手示指及中指指伸肌腱断裂修补术后 4 个月疗效评估声像图

A. 左手示指伸肌腱断裂修补术后 4 个月疗效评估,可见肌腱连续完整(↓),低回声瘢痕(△)形成及钙化灶高回声点(→);
B. 左手中指伸肌腱断裂术后 4 个月疗效评估,肌腱连续性欠佳,吻合处两端肌腱纤维束紊乱(↓),吻合处可见高回声缝线(←),低回声瘢痕(△)形成

（二）腕部肌腱及腱鞘炎性疾病

肌腱炎通常是指由于肌肉过度使用,反复强烈牵拉而引起肌腱胶原纤维退行性病变,常常也累及腱鞘。各种累及关节的炎性疾病也会导致肌腱或腱鞘炎。肌腱炎并非单一性质的炎症,常合并受累肌腱胶原组织变性,也常称为肌腱病。腕关节活动灵活、日常使用较多,肌腱腱鞘与周围组织反复摩擦,从而导致腱鞘炎。腱鞘炎临床上均表现为相应部位疼痛及压痛。手腕部所有具有腱鞘结构的肌腱均可能发生腱鞘炎,其中最常见的为桡骨茎突狭窄性腱鞘炎、拇长伸肌腱腱鞘炎、尺侧腕伸肌腱腱鞘炎、指总伸肌腱腱鞘炎。

桡骨茎突狭窄性腱鞘炎又称德凯尔万综合征(de Quervain syndrome),通常见于反复使用拇指的人,如打字员、钢琴家,新生儿母亲也常受累,由于母亲怀抱婴儿时需要腕关节重复性做屈伸动作,同时拇指抗阻力性外展,故该病又俗称为"妈妈手"。由于桡骨茎突水平慢性反复摩擦引起腱鞘轻微损伤、腕关节伸肌支持带局限性增厚、第一腔室间隙变窄,拇长展肌腱及拇短伸肌腱出现卡压而发生水肿、炎症(图 11-3-12、图 11-3-13)。桡骨茎突狭窄性腱鞘炎临床表现为桡骨茎突处疼痛及压痛,当拇指活动范围增大时或用力持物时疼痛加重。

拇长伸肌腱在到达手背侧面之前走行于 Lister 结节尺侧面,由于反复机械性摩擦而引起拇长伸肌腱腱鞘炎。临床表现为 Lister 结节区域局部疼痛,部分患者在拇指活动时伴局部摩擦音。超声检查可见于 Lister 结节水平,第三腔室支持带下方空间限制了拇长伸肌腱的运动(图 11-3-14)。

尺侧腕伸肌腱鞘炎常常继发于第六腔室支持带不稳定,尺侧腕伸肌腱与尺骨反复机械性摩擦所致。其临床表现为尺骨背侧局限性疼痛(图 11-3-15)。

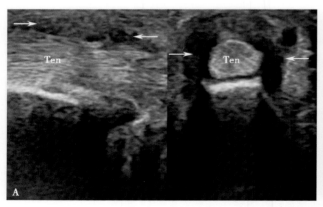
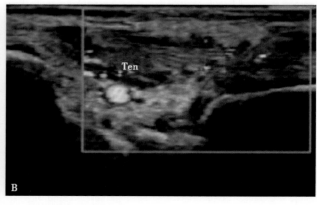

图 11-3-12　右腕桡骨茎突狭窄性腱鞘炎声像图

A. 右桡骨茎突水平拇长展肌腱及拇短伸肌腱纵切面及横切面,肌腱周围可见低回声带包绕(箭头);B. 右拇长展肌腱及拇短伸肌腱周围环绕低回声内彩色血流信号增多;Ten:肌腱

指总伸肌腱腱鞘炎临床表现主要为手腕背部肿胀，通常几条肌腱同时受累，周围均可见低回声带包绕（图11-3-16）。

1. 超声表现

（1）肌腱炎：超声表现为肌腱肿胀增粗、回声减低，炎症活跃时肌腱内血流信号丰富。

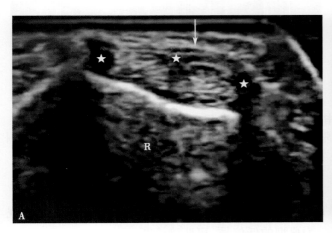
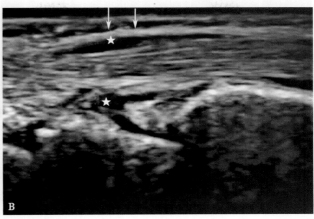

图 11-3-13　右腕桡骨茎突狭窄性腱鞘炎声像图

A. 右拇长展肌腱及拇短伸肌腱桡骨茎突水平横切面，可见肌腱周围少许低回声包绕（星号），伸肌支持带局限性增厚（↓）；
B. 右拇长展肌腱及拇短伸肌腱纵切面，可见肌腱周围低回声包绕（星号），伸肌支持带局限性增厚（↓）

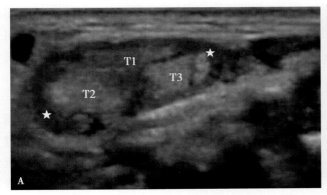
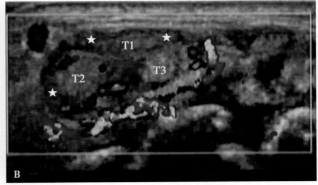

图 11-3-14　痛风患者拇长伸肌腱腱鞘炎声像图

A. 拇长伸肌腱与桡侧腕长腱、腕短肌腱交叉处横断面，拇长伸肌腱（T1）位于桡侧腕长伸肌腱（T2）及桡侧腕短伸肌腱（T3）浅层，上述肌腱周围均可见低回声带包绕（★）；B. 肌腱内部及周围彩色血流信号增多

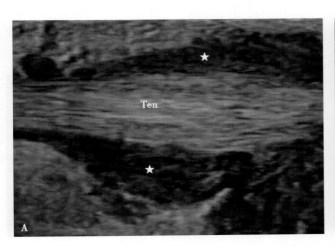
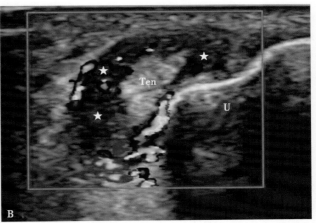

图 11-3-15　类风湿患者尺侧腕伸肌腱腱鞘炎声像图

A. 右尺侧腕伸肌腱腱鞘炎，纵断面可见肌腱（Ten）周围低回声（★）包绕；B. 右尺侧腕伸肌腱腱鞘炎，横断面可见肌腱（Ten）周围低回声包绕（星号），低回声内彩色血流信号增多；U：尺骨；Ten：肌腱

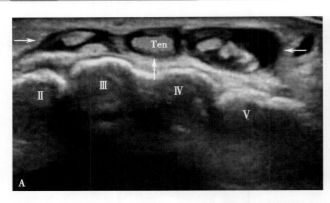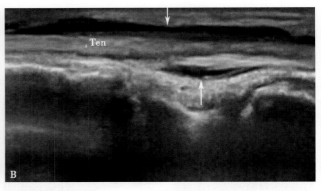

图 11-3-16 风湿患者指总伸肌腱腱鞘炎声像图

A. 左指总伸肌腱腱鞘炎，横断面多条伸肌腱周围可见低回声带包绕（箭头）；B. 左指总伸肌腱腱鞘炎，纵断面可见肌腱周围低回声带包绕（箭头）；Ten：肌腱；Ⅱ～Ⅴ伸肌腱：第二、三、四、五掌骨底

（2）腱鞘炎：超声表现为病变肌腱周围低回声带包绕，腱鞘腔内可见无回声积液，炎症活跃时低回声结构内血流信号丰富。桡骨茎突狭窄性腱鞘炎时于桡骨茎突水平，常可观察到伸肌支持带增厚，回声减低，桡骨茎突骨皮质表面可不光滑；急性期，腱鞘滑膜和伸肌支持带内血流信号增加。

2. **鉴别诊断** 当腱鞘炎病变范围局限时，可能需要与局部肿块性病变相鉴别，如腱鞘囊肿、腱鞘巨细胞瘤等。腱鞘囊肿一般位于肌腱一侧或浅表，呈液性暗区，不包绕肌腱，无彩色血流显示。典型腱鞘巨细胞瘤为边界清楚、内部回声较均匀的实质低回声。

3. **临床意义** 根据患者的症状、体格检查，肌腱炎及腱鞘炎的临床诊断不难，超声检查的价值是明确诊断，排除肌腱变性或撕裂，还可评估支持带，以及在超声引导下进行局部注药、抽液及其他介入微创治疗。

（三）腱鞘巨细胞瘤

腱鞘巨细胞瘤（giant cell tumor of the tendon sheath，GCTTS），也称为局限性色素沉着绒毛结节性滑膜炎，是一种起源于腱鞘滑膜、生长缓慢的良性肿瘤。GCTTS 常发生于手指和腕部，是一种实质性无痛性肿块，肿块可侵袭邻近骨骼，足趾部少见。本病多见于青年人，女多于男。治疗以手术切除为主，术后可复发，但不转移。

1. **超声表现** 腱鞘巨细胞瘤超声表现为边界清楚、内部回声较均匀的实质低回声肿物，紧贴腱鞘（图 11-3-17）。多普勒显示肿物内血流较丰富。腱鞘巨细胞瘤逐渐增大可引起相邻骨骼受压侵蚀及腱鞘移位，超声表现为肿物形态不规则，呈低回声，骨皮质可受压凹陷或出现缺损，似滑膜增厚（图 11-3-18）。

由于腱鞘巨细胞瘤体内存在含铁血黄素，MRI 表现为典型的低信号，可明确诊断。

2. **鉴别诊断** 腱鞘囊肿囊内出血或合并感染，囊内透声差，超声表现与腱鞘巨细胞瘤相似，彩色多普勒、能量多普勒、超声造影有助于鉴别诊断。

3. **临床意义** 腱鞘巨细胞瘤起自壁层腱鞘，而不是肌腱本身，超声检查时可配合动态检查，动态屈伸肌腱时瘤体不随肌腱移动，彩色多普勒超声或超声造影有助于与腱鞘囊肿等其他占位性病变鉴别。

（四）腱鞘囊肿

腱鞘囊肿（thecal cyst）通常是发生在关节周围腱鞘内的囊性肿物，形成的原因与关节囊、韧带、腱鞘中的结缔组织退变有关。囊内含有无色透明或橙色、淡黄色的浓稠黏液，囊壁为致密硬韧的纤维结缔组织，囊肿以单房性为多见。好发于腕背部、腕掌部与足背部。患者多为青壮年，女性多见。起病缓慢，发病部位可见一圆形肿块，偶伴有轻微酸痛感。

隐匿性腕背侧腱鞘囊肿是一种导致此类症状的疾病。它是发生于腕关节囊内的囊肿，大多起自舟

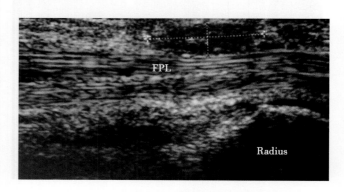

图 11-3-17 拇长屈肌腱腱鞘巨细胞瘤声像图

纵切面显左腕部掌侧拇长屈肌腱浅表腱鞘巨细胞瘤（+····+ 间），边界清晰的低回声结节；FPL：拇长屈肌腱；Radius：桡骨

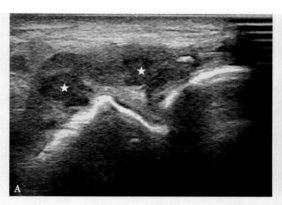
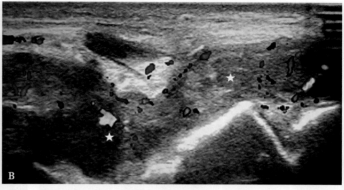

图 11-3-18　腱鞘巨细胞瘤伴骨侵蚀声像图

A. 腕背腱鞘巨细胞瘤，超声表现为低回声肿块，形态不规则（★），骨表面不光滑；B. 腕背腱鞘巨细胞瘤，瘤体（★）内可见较丰富的血流信号

月背侧韧带，由于囊肿位于腕关节囊内，且体积较小，在体表难以触及或看到包块，超声可以帮助明确诊断。疼痛是由于关节囊内的囊肿产生的压力或是直接压迫骨间背侧神经的终末感觉支所致，骨间背侧神经的终末感觉支贴近舟月韧带走行。

1. 超声表现　腱鞘囊肿常表现为局部圆形或不规则形无回声包块，边界清，合并感染或囊内出血时内可见细小光点而透声差或者呈囊实性回声，无回声区内无彩色血流显示。腕背侧腱鞘囊肿易受屈腕时剪切力或挤压的影响，囊肿可在伸肌腱之间扩大或进入皮下（图 11-3-19），偶尔可见囊肿与关节囊或桡腕关节相连。腕掌侧腱鞘囊肿常位于桡侧，典型的囊肿起源于舟 - 大多角关节（图 11-3-20）。

2. 鉴别诊断　正常血管横断面、假性动脉瘤超声表现为无回声暗区，通过彩色普勒超声显示血管内及假性动脉瘤血流容易鉴别，腱鞘囊肿的鉴别诊断也包括腱鞘积液，后者超声表现为无回声环绕肌腱四周，腱鞘囊肿无回声位于腱鞘一侧有助于鉴别诊断。

3. 临床意义　超声检查对腱鞘囊肿的诊断有价值，超声可确定囊肿的来源，可了解囊肿与周围血管、神经的关系，并可超声引导下囊肿穿刺和囊内注药。

（五）舟月韧带撕裂

舟月韧带连接近排腕骨舟骨与月骨，背侧及掌侧较厚，中央薄而弱，腕背侧舟月韧带显示为连接手舟骨和月骨骨皮质的三角形纤维高回声，位于指伸肌腱深部。舟月韧带损伤原因主要是运动损伤、手撑地受伤。损伤可导致舟骨半脱位、舟月骨分离关节不稳定。

1. 超声表现　舟月韧带完全撕裂超声表现为手舟骨与月骨间正常连接的高回声纤维韧带连续性中断，中断区韧带回声消失，断端回缩增厚，回声减低，尺偏位动态扫查可见两断端随运动间距增加有助于诊断。舟月韧带完全撕裂伴撕脱骨折时可见韧带附着处不规则强回声结构，且与骨皮质分离。舟月韧带部分撕裂时超声表现为韧带粗细不均，连续性部分中断，撕裂部位局部变薄，病变两端韧带可肿胀增粗、回声减低，内部血流信号增多（图 11-3-21）。

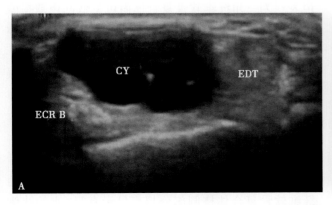
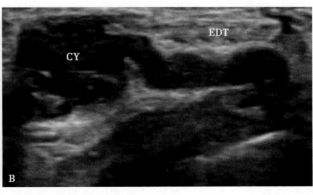

图 11-3-19　左腕背侧伸肌腱腱鞘囊肿声像图

A. 左腕指总伸肌腱桡侧可见无回声结节，形态欠规则；B. 左腕指总伸肌腱桡侧及深部可见无回声结节，形态不规则；CY: 囊肿；EDT: 指伸肌腱；ECR B: 桡侧腕短伸肌腱

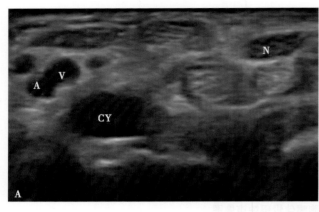
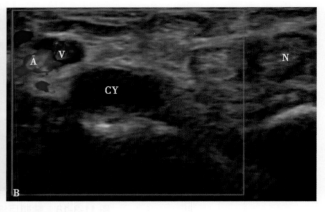

图 11-3-20　右腕掌深部腱鞘囊肿声像图

A. 腕关节掌侧桡动静脉深部腱鞘囊肿二维声像图；B. 腕关节掌侧桡动静脉深部腱鞘囊肿彩色多普勒声像图；A：桡动脉；V：桡静脉；N：正中神经；CY：囊肿

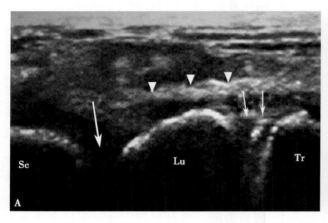
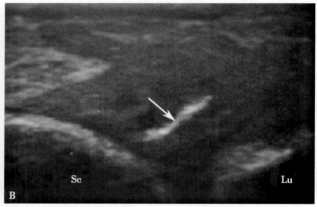

图 11-3-21　舟月韧带损伤及骨皮质撕脱声像图

A. 横切面舟骨（Sc）和月骨（Lu）间舟月韧带区为低回声（大箭头）；月骨与三角骨（Tr）间月三角背侧韧带正常纤维高回声结构；三角箭头为桡三角背侧韧带；B. 舟月韧带纤维完全缺失伴积液和小的骨皮质撕脱骨折线性高回声（箭头）

2. **鉴别诊断**　由于声束与韧带不垂直导致的各向异性伪像易造成假性回声减低，改变探头方向有助于鉴别。尺偏位动态扫查显示舟月关节间隙明显增大，韧带两断端随运动间距增加支持舟月韧带完全撕裂的诊断。

3. **临床意义**　超声检查可明确韧带损伤程度、积血情况，以及是否合并骨皮质撕脱。

（六）三角纤维软骨复合体撕裂

三角纤维软骨复合体损伤最常用的分型是 Palmer 分型。该分型分为创伤性（Ⅰ型）及退变性（Ⅱ型）损伤，对治疗有指导意义。Ⅰ型根据其损伤部位不同分为四个亚型，ⅠA 型损伤是指中央无血供区损伤，通常不能直接修复；ⅠB 型是指 TFCC 于尺侧附着部位的撕脱，有时会合并尺骨茎突骨折；ⅠC 型是指损伤累及 TFCC 掌侧附着部位或尺腕关节远侧韧带，可以被修复；ⅠD 型（桡侧撕脱）损伤位置在 TFCC 桡侧附着部位，可合并或不合并桡骨乙状切迹骨折。Ⅱ型为退化性损伤，多继发于尺骨撞击。TFCC 损伤均累及中央部分，并依据有无 TFCC 穿孔、月骨及尺骨软骨软化、月三角韧带损伤及退化性桡腕关节炎的存在分为 A～E 五期。

1. **超声表现**　三角纤维软骨复合体撕裂的超声表现为三角纤维软骨复合体内可见低回声缺损或线样低回声裂隙。部分表现为三角纤维软骨复合体内囊肿（图 11-3-22）。

2. **鉴别诊断**　半月板同系物在超声上不要误认为是三角纤维软骨复合体，三角纤维软骨复合体位于尺侧腕伸肌腱的深面，半月板同系物更表浅。超声很难鉴别创伤性撕裂与退行性撕裂。

3. **临床意义**　超声可明确显示三角纤维软骨复合体损伤出现的低回声区及囊肿的形成，但三角纤维软骨复合体桡侧部分超声显示有限，小的桡侧撕裂常常难以显示。

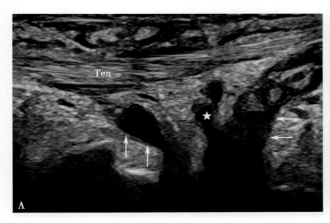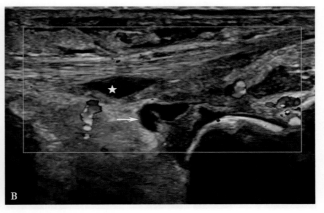

图 11-3-22　左腕三角纤维软骨复合体损伤声像图

A. 左腕三角纤维软骨复合体内裂隙样低回声（★），远侧尺桡关节腔横部无回声积液（←），桡腕关节腔尺侧低回声区（↑）；
B. 同一患者，尺侧腕伸肌腱（Ten）深部见无回声积液（★），三角纤维软骨复合体内囊肿形成（→）

三、腕部神经病变

（一）腕管综合征

形成腕管综合征的原因包括先天性狭窄的腕管、腕骨骨折对位不良、腕管内占位病变、永存正中动脉、副肌以及糖尿病、妊娠、甲状腺功能减低、淀粉样变导致的指屈肌腱炎或腱鞘炎等。

典型的腕管综合征患者表现为手桡侧和桡侧三个半手指的疼痛、麻木和感觉异常，慢性患者还会出现正中神经支配区域运动障碍、感觉缺失，以及鱼际肌萎缩。腕管综合征早期如果正中神经未出现明显的形态学改变，其声像图可能正常。因此正中神经超声显示正常尚不能完全排除腕管综合征。随着病程进展，正中神经出现水肿，甚至可能伴有组织学上进行性脱髓鞘、纤维化或纤维硬化。

1. 超声表现　腕管近端的正中神经肿胀增粗，屈肌支持带水平和腕管远端水平神经受压变扁（图

11-3-23），由于神经水肿或慢性纤维化，神经的正常神经纤维束结构常不清晰甚至消失，回声减低。文献报道超声评价正中神经受压程度的方法有多种，包括正中神经水肿处的横截面积、受压部位的扁平率。其中横截面积应在神经肿胀最明显处测量，通常位于屈肌支持带近端水平，若横截面积大于 $10mm^2$ 考虑为腕管综合征。扁平率以腕管远端钩骨水平的正中神经横径与前后径之比表示，用于评价正中神经远端的受压程度，扁平率大于 3 时考虑腕管综合征。另外由于腕管内压力增大，屈肌支持带向掌侧膨隆（图 11-3-24），在钩骨钩和大多角骨结节之间作一连线，从该线到支持带的最大垂直距离可反映屈肌支持带向掌侧膨隆的程度，通常认为距离超过 4mm 有临床意义。同时因为神经的微血管结构紊乱和神经的炎性充血，神经周围及神经内的血流增多。

超声不仅能够定量评估腕管综合征正中神经形态学的变化程度，还可为进一步明确病因提供帮助。

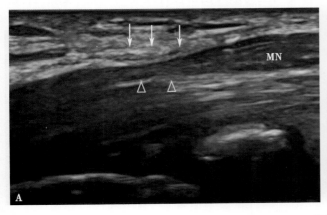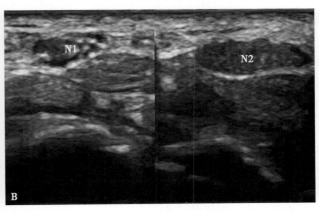

图 11-3-23　腕管综合征声像图

A. 正中神经纵切面，腕管水平正中神经（MN）变细（△）伴近端增粗，屈肌支持带增厚（↓）；B. 双侧正中神经横切面对比图；患侧正中神经受压（N2），神经束膜模糊，对侧正常正中神经（N1）可见清晰神经束膜回声，呈"筛网状"结构

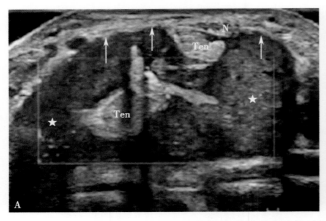
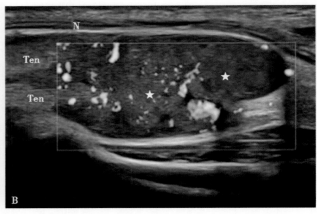

图 11-3-24　风湿患者腕管内指屈肌腱腱鞘及肌腱炎

A. 腕管横断面；B. 腕管纵断面；可见指屈肌腱（Ten）周围低回声带环绕（★），其内血流信号增多，屈肌支持带（↑）向掌侧隆起，正中神经稍受压变扁平（N）

如是屈肌腱炎或/和腱鞘炎引起，可见屈肌腱周围低回声或无回声带包绕，炎症活动期低回声区内可见较丰富的彩色血流显示；如是腕管内占位性病变所致，可于腕管内观察到腱鞘囊肿、腱鞘巨细胞瘤、神经源性肿瘤等占位性病变；神经源性肿瘤表现为与正中神经相连的低回声结节，边界清楚，形态规则，神经鞘瘤更容易发生液化而出现无回声区，伴或不伴血流信号。腱鞘囊肿与腱鞘巨细胞瘤的超声诊断与鉴别诊断前文已详述，在此不再赘述。永存正中动脉也是腕管综合征的病因之一，正中动脉是尺动脉在前臂近端的分支，与正中神经伴行进入腕管，彩色多普勒超声有助于发现和识别正中动脉。正中动脉血栓也可继发急性腕管综合征，表现为正中动脉管径增粗，管腔内可见弱回声充填，血流信号消失。此外，肌肉的变异、副肌的存在也可导致腕管综合征，超声表现为腕管内低回声肿物样回声，仔细观察内有典型的肌肉纹理回声，并与前臂或腕部肌肉相连，且屈伸手指时其可进、出腕管，出现与肌肉类似的形态学变化。

2. 鉴别诊断　形成腕管综合征的原因有指屈肌腱及腱鞘炎症、腕管内占位病变、永存正中动脉、肌肉变异、骨性隆起等，超声检查明确病因对治疗有重要意义。

3. 临床意义　超声检查不仅能对腕管综合征进行诊断，更能帮助明确引起腕管综合征的病因，还可用于腕管综合征治疗后的疗效评估。超声引导腕管内药物注射也是治疗该病的方法之一。

（二）神经创伤性病变

腕部神经创伤的原因主要有牵拉伤、切割伤以及穿通伤。腕关节水平正中神经和尺神经位于皮肤之下，位置表浅，因此易受穿通性损伤。此外值得注意的是，正中神经创伤时常合并累及桡侧腕屈肌腱，尺神经创伤时常合并累及尺侧腕屈肌腱。若开放性损伤出现肌腱功能的丧失时，应当考虑到神经损伤的可能。腕部神经断裂根据损伤的程度分为部分性断裂和完全性断裂。高频超声在神经损伤临床诊断中能提供相对直观的影像学诊断信息。

1. 超声表现

（1）钝性伤：轻度的钝性伤超声检查可无明显表现，损伤明显时可表现为神经增粗，回声减弱。

（2）部分性断裂：声像图表现为神经线性强回声的连续性部分中断，仅有部分正常平行线性强回声显示，损伤处神经增粗，回声减低，神经束膜回声分界模糊（图 11-3-25）。

（3）完全性断裂：超声显示为神经线性强回声的连续性完全中断，中断区可见无回声或低回声血肿。随着创伤修复，两侧神经断端可因神经无序性修复增生而形成创伤性神经瘤，声像图表现为神经

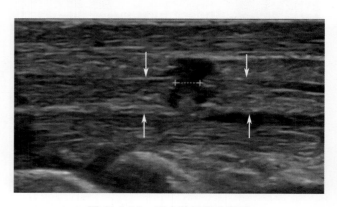

图 11-3-25　正中神经部分断裂

+…+：损伤处神经回声减低，浅面神经外膜连续性中断；箭头：神经外膜

断端的低回声瘤样改变，与周围组织分界模糊，局部常有压痛。典型病例中，探头局部加压病变部位，可以引起急性疼痛（图 11-3-26）。

2. 鉴别诊断 需与神经炎、肿瘤性病变等相鉴别。神经炎一般无外伤史，超声表现无特异性，可表现为神经增粗或水肿，肌电图和神经传导速度能提示神经是否有损伤，以及脱髓鞘、轴索损伤的程度。神经源性肿瘤表现为与神经相连的低回声结节，边界清楚，形态规则。

3. 临床意义 对于神经损伤，临床上常常依靠肌电图检查来确诊，但肌电图无法直观显示神经病变的部位，判断损伤程度。超声可精确定位神经损伤部位，评估损伤程度，并有助术后恢复情况的随访。

第四节　临床应用进展

随着超声新技术的发展，弹性成像、超声造影、三维超声等方法也越来越多地应用于腕关节疾病的超声诊断。

一、弹性成像

超声神经弹性成像是目前最常用的评估正中神经弹性的方法，包括应变弹性成像（strain elastography，SE）和剪切波弹性成像（shear wave elastography，SWE）两种超声成像模式。组织应变反映了受压区域在压缩方向上的位移，从而可以量化神经的弹性，但外部压力的微小变化可能会导致其测量值产生巨大差异。应变率受压缩变化的影响较小，能更好地反映神经弹性。剪切波弹性成像是一种定量评价组织硬度的新技术，在区分腕管综合征患者和

非腕管综合征患者时，敏感性、可重复性高于应变弹性成像。进行 SWE 检查时应在局部厚涂耦合剂，并注意避免加压。正中神经弹性参数测量圈直径 2mm，测值深度 1～1.5cm，应尽量远离骨表面以减小骨组织对神经硬度测值的影响，同时获取神经的杨氏模量均值（kPa）和剪切波速度均值（m/s），同一部位测量 3 次取平均值，且每次获取的弹性图像至少间隔 3s。有学者指出，剪切波弹性测值的大小与超声纵切或横切、关节体位有关，以自然状态下沿神经纤维纵切面测值可靠性更高。文献报道，腕管综合征患者由于腕管内压力长期升高，正中神经纤维化、硬度增加、应变力降低，超声弹性成像有助于评估腕管综合征的神经卡压严重程度。

超声弹性成像也可应用于肌肉、肌腱组织的弹性测定，以检测某些退行性、创伤性及炎性病变。

二、超声造影

超声造影（contrast-enhanced ultrasound，CEUS）可显示活动性滑膜炎滑膜内新生的微小血管，直观、实时反映病变部位的微循环情况，更好地显示和量化滑膜血流，主要用于评估腕关节炎。

正常腕关节及其周围结构行 CEUS 时，超声对比剂出现的时间大约是 30s 以上。滑膜新生微血管血流灌注程度与炎性反应程度有关。活动性滑膜炎 CEUS 表现为对比增强信号，非活动性滑膜炎则无增强信号。多项研究表明，CEUS 在确定滑膜、滑囊、肌腱、腱末端以及骨侵蚀炎性血管改变方面具有高敏感性，对滑膜增厚、滑膜血管翳形成的检出率高于灰阶超声及能量多普勒超声检查，为疑似病例的临床诊断提供了更多证据。

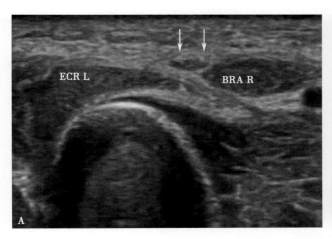
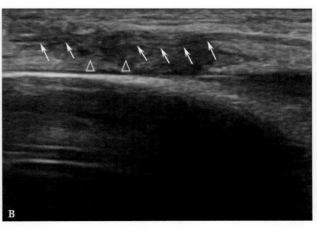

图 11-3-26　右前臂桡神经浅支横断面图及桡神经浅支外伤术后评估

A. 男性患者，32 岁，刀伤术后 4 个月复查，桡神经横断面（↓）显示神经纤维回声增强、杂乱；B. 桡神经断裂吻合术后纵断面近端及远端神经纤维紊乱（↑）及吻合口瘢痕形成（△）；ECR L：桡侧腕长伸肌；BRA R：肱桡肌

CEUS 在关节炎早期诊断中具有重要作用,对类风湿关节炎的早期评价效果可与磁共振相媲美。通过分析超声参数,有助于明确关节炎的类型、分期以及预后。另外,通过测量时间 - 强度曲线参数可定量评估滑膜血管翳新生血管的形成,进而反映滑膜炎的活动性,有助于监测病情、评估治疗效果。

与 MRI 对比剂不同,超声对比剂仅局限于滑膜血管内,不会渗漏到关节腔液体内,因此能准确地显示滑膜微血管变化。但 CEUS 在腕关节检查中亦具有局限性,如对比剂费用较高、检查时间较长、存在穿刺微创性等。另外,CEUS 在短时间内通常只能检查一个关节,注射后存在伪像,缺乏正常关节血流的标准,因此对血流的轻度增加不能给出明确判定。

三、3D 超声

3D 超声成像技术主要是对扫查结构的所有组织灰阶信息、彩色多普勒血流成像或彩色多普勒能量图的血流信息等进行重建,以形成 3D 图像,可应用于关节炎、肌腱炎以及肿瘤等病变的诊断。

在滑膜炎和肌腱炎等病变的诊断上,3D 容积超声比二维和能量多普勒超声检查的可靠性高,对类风湿等关节炎诊断准确率更高。另外,3D 超声成像技术实现了对关节软骨的三维成像,可用于测量关节软骨厚度,其结果与 3D 磁共振成像有较好的一致性和相关性,为骨关节炎发病风险的评估提供了一种新的、简便、经济的影像学方法。同时,在此基础上发展起来的三维能量多普勒超声技术,能够立体显示关节周围及关节滑膜的微小血管分布情况,并可以进行定量分析。三维彩色血管能量成像也可间接评价肌肉骨骼占位性病变的血管丰富程度,对鉴别其良恶性有一定的价值。

目前,新兴的超声诊断方法如融合成像、影像组学等技术日新月异,但其在肌骨方面应用的文献报道仍较少,尚有待于进一步开展、探究。

(王家刚　吴意赟)

参 考 文 献

1. Drakonaki Eleni E, Allen Gina M. Magnetic resonance imaging, ultrasound and real-time ultrasound elastography of the thigh muscles in congenital muscle dystrophy. Skeletal Radiol, 2010, 39: 391-396.

2. 黄点点,陈路增,邢海英,等. 正中神经剪切波弹性成像的可重复性评价. 中国医学影像学杂志, 2018, 26(5): 383-387.

3. Yoshii Yuichi, Tung Wen-Lin, Yuine Hiroshi, et al. Postoperative diagnostic potentials of median nerve strain and applied pressure measurement after carpal tunnel release. BMC Musculoskelet Disord, 2020, 21: 22.

4. Yoshii Yuichi, Tung Wen-Lin, Ishii Tomoo. Measurement of Median Nerve Strain and Applied Pressure for the Diagnosis of Carpal Tunnel Syndrome. Ultrasound Med Biol, 2017, 43: 1205-1209.

5. Simon NG, Ralph JW, Lomen-Hoerth CA, et al. Quantitative ultrasound of denervated hand muscles. Muscle Nerve, 2015, 52(2): 221-230.

6. Ghajarzadeh Mahsa, Dadgostar Mehrdad, Sarraf Payam, et al. Application of ultrasound elastography for determining carpal tunnel syndrome severity. Jpn J Radiol, 2015, 33: 273-278.

7. 刘琦,吴长君. 超声在肌肉骨骼系统中应用的研究进展. 医学综述, 2017, 23(12): 2433-2437.

8. Yang J, Shao Q, Wu J. Correlation between high-frequency ultrasonography of patients with early rheumatoid arthritis and anti-CCP antibody. Medicine(Baltimore), 2019, 98(6): e14083.

9. Aslam F, England B R, Cannella A, et al. Ultrasound Doppler and tenosynovial fluid analysis in tenosynovitis. Ann Rheum Dis, 2020, 79(7): 908-913.

10. Stacy G S, Bonham J, Chang A, et al. Soft-Tissue Tumors of the Hand-Imaging Features. Can Assoc Radiol J, 2020, 71(2): 161-173.

第十二章　手指关节病变超声检查

第一节　概　述

随着高频超声的发展与普及，超声已能够清晰显示手指关节及其周围肌腱与软组织层次，以及手指关节细微结构如腱鞘滑车、侧副韧带、矢状束、指神经等，这使得超声成为手指关节病变既方便又准确的检查方法。手指解剖结构精细而复杂，也是肌骨超声检查的重要内容及难点。超声检查有助于手指关节及关节周围软组织病变的诊断、病情评估及治疗评估等。手指关节超声检查的关节较多，包括 5 个掌指关节、4 个近端指间关节、4 个远端指间关节和 1 个拇指指间关节，共 14 个关节。超声检查的主要内容包括观察关节腔内有无积液、滑膜增生、尿酸盐晶体、游离体，关节骨皮质表面有无骨侵蚀、骨赘，关节软骨有无厚度变薄、尿酸盐晶体沉积等，并可通过观察滑膜炎的灰阶超声表现与半定量评估滑膜内血流信号从而评估手指关节滑膜炎的严重程度与炎症活跃性，动态随访还有助于评估治疗效果。手指关节周围的软组织包括手指的多支指伸肌腱及其固定结构、指屈肌腱及其腱鞘、侧副韧带、指神经、肌肉、皮肤及皮下组织等，超声可检查腱鞘炎、肌腱病、肌腱断裂、神经损伤、占位性病变如腱鞘囊肿、腱鞘巨细胞瘤、血管球瘤等。

第二节　超声检查技术

一、超声应用解剖

（一）关节

1. 关节结构　手指关节由掌骨及指骨构成，包括 5 个掌指关节和 9 个指间关节（图 12-2-1）。掌骨近端为掌骨底，中间为掌骨体，远端为掌骨头；指骨近端为指骨底，中间为指骨体，远端为指骨滑车。掌指关节由掌骨头与近节指骨底构成，指间关节由相邻两节指骨的指骨滑车与指骨底构成，第 2～5 指包括近端及远端指间关节，拇指仅有一个指间关节。

2. 关节固定结构　掌指关节与指间关节的固定结构主要包括掌侧韧带及侧副韧带。掌侧韧带又称掌侧纤维软骨板或掌板，是位于关节囊掌侧的纤维软骨板，与关节囊紧密相连，其远端厚而坚韧，附于指骨底缘，近端薄而松弛，呈膜状附于指骨或掌骨颈掌侧，两侧与侧副韧带相连。掌板在关节屈曲时松弛，伸展时紧张。手指关节的桡侧及尺侧均有侧副韧带加强。侧副韧带起自掌骨或指骨内外侧髁的侧方凹陷，向掌侧斜形止于两个止点，即指骨掌侧 1/3 与掌板。侧副韧带在关节屈曲时紧张，伸展时松弛。

（二）手部肌腱

1. 手掌面肌腱　在手掌面包括 9 条指屈肌腱，即 1 条拇长屈肌腱、4 条指浅屈肌腱及 4 条指深屈肌腱（图 12-2-2）。在鱼际区，拇长屈肌腱于拇短屈肌深浅头之间穿行，后跨过掌指关节表面继续前行止于拇指远节指骨底，其功能在于屈拇指。在手掌部，指浅屈肌腱位于指深屈肌腱浅面，在掌指关节水平，逐渐变薄加宽，至近节指骨近端开始分裂，至近节指骨中段时，分裂为两半。之后分裂的肌腱围绕指深屈肌腱的侧方而至其背侧，彼此交叉至对侧，最后止于中节指骨中份，其功能在于屈近端指间关节。指深屈肌腱则继续前行止于远节指骨底，其功能在于屈远端指间关节。

2. 指屈肌腱腱鞘滑车系统　手指的指屈肌腱走行在指屈肌腱腱鞘内，由腱鞘滑车系统固定。腱鞘滑车是指屈肌腱腱鞘纤维层在不同位置增厚所形成的宽度、厚度和形态不一的致密结缔组织支持带，具有约束指屈肌腱，防止肌腱尺偏、桡偏、甚至掌侧移位形成弓弦，从而充分发挥其屈指功能的作用。腱鞘滑车主要由三层构成，内层为乏血管层，由单层或者双层软骨样细胞和沿肌腱纤维纵行排列的胶原纤维组成，中间层也是乏血管层，比内层厚，主要由成纤维细胞、软骨样细胞和与肌腱纤维垂直而密集排列的胶原纤维组成，最外层为富血管层，由丰富的毛细血管网构成。

示指至小指的腱鞘滑车系统包括5个环形滑车（A1、A2、A3、A4、A5）、4个交叉滑车（C0、C1、C2、C3）和1个掌腱膜滑车（PM）。A1、A3、A5滑车分别位于掌指关节、近端指间关节、远端指间关节处，属于掌板滑车；A2、A4滑车分别位于近节指骨和中节指骨，属于骨滑车。交叉滑车则依次位于相邻环形滑车间。拇指腱鞘滑车系统包括A1滑车（掌指关节水平）、A2滑车（指间关节近端）、斜形滑车（自近节指骨近端尺侧斜形跨过远端桡侧）和第四滑车（一种可变异的环形滑车）。交叉滑车附着点往往与

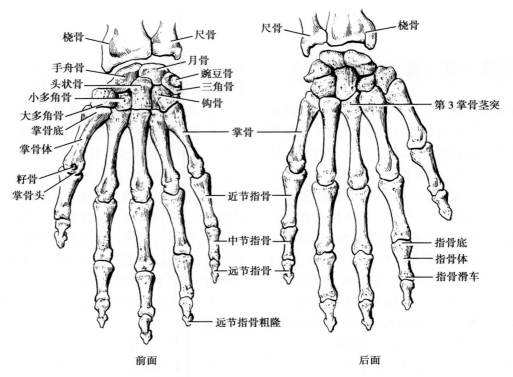

图 12-2-1　手指关节骨骼组成

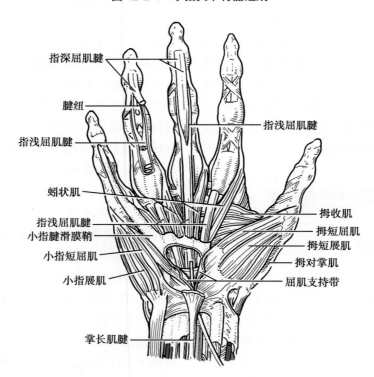

图 12-2-2　指屈肌腱解剖示意图

相邻的环形滑车有重叠，使滑车系统外形上虽呈节段性排列，但实际上是连续的整体，构成一个完整的功能单位。环形滑车对指屈肌腱的约束作用大于交叉滑车，交叉滑车主要作用为增加肌腱刚度；环形滑车中 A2 滑车的单独屈指作用最大，A4 次之，其中 A2 滑车远端、A4 滑车近端是其发挥作用的关键部位，因此这两个部位是滑车重建的关键点。A1 滑车切除不会引起手指屈曲功能丧失率的显著改变，这是临床能够通过切开或切除 A1 滑车治疗扳机指的解剖学基础（图 12-2-3）。

3. **手背面肌腱** 在手背面主要为指伸肌腱，包括拇长伸肌腱、示指固有伸肌腱、第 2～5 指伸肌腱、小指固有伸肌腱。指伸肌腱来源于前臂及肘部外在肌与手内在肌。外在肌包括拇长伸肌、示指伸肌、指伸肌、小指伸肌。手内在肌包括 4 块蚓状肌、7 块骨间肌。指伸肌腱于掌指关节远端扩张形成指背腱膜。指背腱膜内有 3 个纵行腱束，即中央腱束和两侧的侧腱束。中央腱束继续前行，接受两侧腱束部分纤维加入形成中央腱，最终止于中节指骨底与近端指间关节囊，其功能为背伸近端指间关节。手内的骨间肌与蚓状肌的肌腱在掌指关节处先后与指背腱膜连接，二者与侧腱束合并形成侧腱，之后两条侧腱在中节指骨中远侧联合形成终腱止于远节指骨底及关节囊，其功能为背伸远端指间关节。指伸肌腱在骨间肌与蚓状肌协同时，可屈曲掌指关节及伸直指间关节（图 12-2-4）。

4. **指伸肌腱固定结构** 指伸肌腱腱帽于掌指关节处固定指伸肌腱，背侧伸肌装置固定手指部指伸肌腱。指伸肌腱腱帽由矢状束、斜行纤维和横行纤维构成，其中矢状束最为重要。矢状束起自掌板与掌骨间韧带，止于腱帽，保证手指屈伸时指伸肌腱始终位于对应掌骨头的中线位置（图 12-2-5）。

（三）其他结构

1. **掌筋/腱膜** 前臂深筋膜向远侧延续为手掌深筋膜，其于掌心部增厚叫做掌筋/腱膜。掌筋/腱膜近侧端续于掌长肌腱，远侧端分成四束，分别至第 2～5 指，与手指纤维鞘相续（图 12-2-6）。

2. **血管神经束** 指掌侧总神经及固有神经均有动脉伴行。指掌侧总动脉在掌骨头平面分为两条指掌侧固有动脉。指掌侧总神经在动脉分叉平面近侧约 1.5cm 处（相当于远侧掌纹平面）分为两条指掌侧固有神经。在掌指关节平面指掌侧固有动脉与指掌侧固有神经才完全相伴行，形成血管神经束（图 12-2-7），后沿指屈肌腱鞘两侧行向远端，沿途发出数条细小分支至指掌面及背侧面。

3. **指髓间隙** 又称指髓，位于各指远节指骨远侧 4/5 的皮肤和骨膜之间，有纤维隔连于皮肤和指深屈肌腱末端，将指腹的脂肪分成小叶，形成密闭的指髓间隙，内有丰富的脂肪、血管和神经末梢（图 12-2-8）。

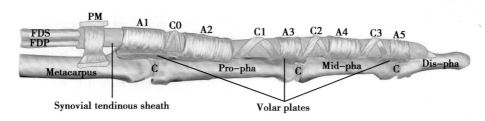

图 12-2-3 腱鞘滑车系统示意图

FDS：指浅屈肌腱，FDP：指深屈肌腱，PM：掌腱膜滑车，A1：A1 滑车，C0：C0 滑车，A2：A2 滑车，C1：C1 滑车，A3：A3 滑车，C2：C2 滑车，A4：A4 滑车，C3：C3 滑车，A5：A5 滑车，Metacarpus：掌骨，Pro-pha：近节指骨，Mid-pha：中节指骨，Dis-pha：远节指骨，C：关节软骨，Synovial tendinous sheath：腱鞘滑膜，Volar plates：掌板

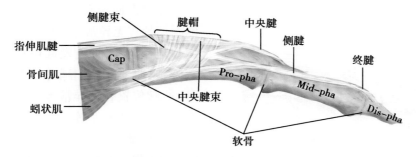

图 12-2-4 指伸肌腱解剖示意图

Cap：掌骨，Pro-pha：近节指骨，Mid-pha：中节指骨，Dis-pha：远节指骨

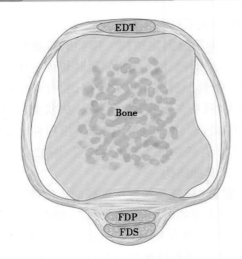

图 12-2-5　矢状束解剖示意图

EDT：指伸肌腱，Bone：骨，FDS：指浅屈肌腱，FDP：指深屈肌腱

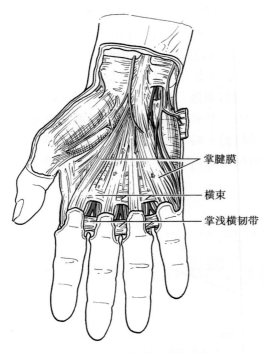

图 12-2-6　掌筋膜解剖示意图

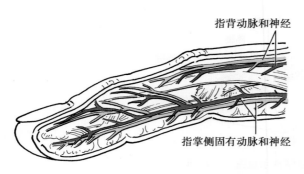

图 12-2-7　手部血管神经束解剖示意图

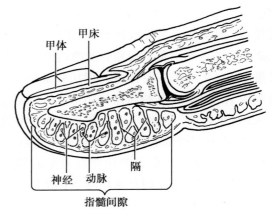

图 12-2-8　指髓间隙解剖示意图

二、适应证

1. 手指关节疼痛、肿胀、活动受限。

2. 手指关节外伤。

3. 免疫性、代谢性、退行性或感染性等病变所致的手指关节病变。

4. 手部软组织其他病变，如占位性病变等。

三、超声检查方法与声像图

（一）仪器与体位

在超声检查前，应仔细询问病史，检查手指关节活动范围并定位疼痛或不适点。检查手指关节时，患者坐位，面对检查者，腕部及肘部保持放松，手平放在检查床上。对于不能坐的患者，可平卧于检查床上，将上肢放于身体两侧。进行手指关节检查时，需要高性能彩色多普勒超声诊断仪，一般使用 10MHz 以上频率的高频探头，观察指伸肌腱、矢状束、掌筋膜或其他表浅病变时，可使用 15MHz 以上的曲棍球探头。检查内容包括各手指关节、肌腱、神经及其附属结构。

（二）超声检查规范及正常声像图

检查手指关节时，掌侧及背侧均应观察有无关节积液和 / 或滑膜增厚，骨皮质是否连续光滑、关节软骨厚度及回声有无异常，关节固定结构如掌板、侧副韧带有无异常。指伸肌腱、指屈肌腱应观察其走行是否连续、厚度及回声有无异常，腱鞘有无积液、滑膜增生，腱鞘滑车有无增厚，肌腱周围有无异常，肌腱位置有无异常等。侧副韧带是否连续、厚度及回声有无异常等。

1. 手掌侧

（1）拇指掌侧：拇指掌侧纵断面可依次显示掌指关节与指间关节（图 12-2-9）。关节结构包括关节囊（呈线状高回声）、关节软骨（呈低 - 无回声）、关节腔（部分关节腔内可见少量无回声区）。骨皮质表现为线状高回声，后方伴混响伪像。此外关节表面可见掌板，呈三角形的高回声。

（2）拇长屈肌腱：在手掌鱼际区，拇长屈肌腱走行于拇短屈肌深、浅头之间，横断面呈典型的圆形高回声结构（图 12-2-10），纵断面呈束状纤维样结构，包绕在低回声的肌腹内。在掌指关节区，其越过关节浅面继续前行，止于远节指骨底（图 12-2-10）。

（3）第 2～5 指掌侧：第 2～5 指掌侧纵断面可依次显示掌指关节、近端指间关节与远端指间关节。其超声表现同拇指（图 12-2-11）。

（4）指屈肌腱及其腱鞘滑车系统。超声横断面检查，在手掌部，指浅屈肌腱位于指深屈肌腱浅面。相邻手指的屈肌腱之间可见起自指深屈肌腱桡侧的蚓状肌。在掌指关节水平，指浅屈肌腱逐渐变薄加宽，至近节指骨近端开始分裂，至近节指骨中段时，分裂为两束，即内侧束和外侧束。之后分裂的肌腱

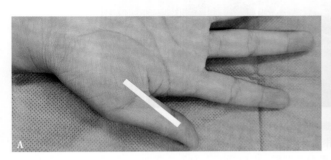
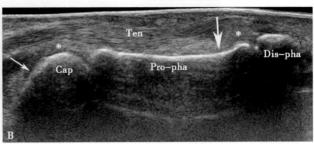

图 12-2-9　右侧拇指掌侧体位及声像图

A．体位及探头位置；B．可见掌指关节由掌骨头及近节指骨底组成，可见掌板高回声（*），粗箭头所示为关节囊及关节腔，Cap：掌骨头，Pro-pha：近节指骨，Dis-pha：远节指骨，Ten：拇长屈肌腱

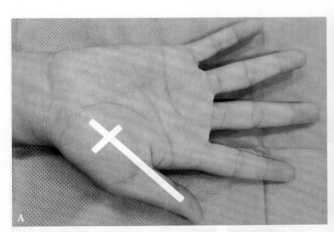
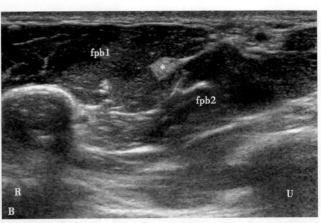
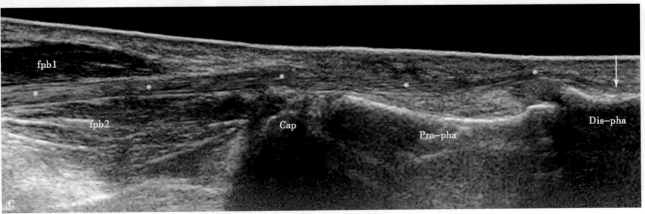

图 12-2-10　右侧拇长屈肌腱体位及声像图

A．体位及探头位置；B．右侧拇长屈肌腱横断面；C．拇长屈肌腱纵断面宽景图：可见拇长屈肌腱（*）走行于拇短屈肌深、浅头之间，包绕在低回声的肌腹内，可见拇长屈肌腱止于远节指骨底（白箭）。fpb1：拇短屈肌浅头肌腹，fpb2：拇短屈肌深头肌腹，Cap：掌骨头，Pro-pha：近节指骨，Dis-pha：远节指骨，R：桡侧，U：尺侧

围绕指深屈肌腱的侧方而至其背侧，彼此交叉至对侧，最后止于中节指骨中份，指深屈肌腱止于远节指骨底（图12-2-11，图12-2-12）。超声纵断面检查，指屈肌腱由于各向异性伪像而呈高低回声交替变化（图12-2-11）。

腱鞘滑车系统，超声可以清晰显示正常A1、A2、A4滑车，而A3滑车显示率约65%，交叉滑车比环形滑车薄，除C1滑车可能显示外，其余交叉滑车及A5滑车超声难以显示。横断面超声检查可见正常环形滑车中央部分表现为指屈肌腱浅面的纤细

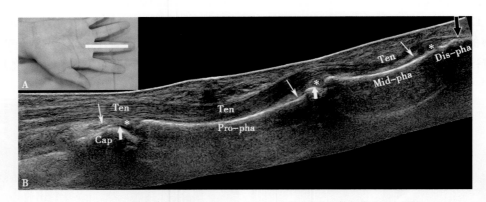

图12-2-11　右侧中指掌指关节、近端及远端指间关节掌侧体位及声像图
A. 体位及探头位置；B. 可见掌指关节由掌骨头及近节指骨底构成，近端及远端指间关节由相邻指骨滑车及指骨底组成，关节表面可见掌板高回声（*），细箭所示为关节囊及关节腔，粗白箭所示为关节软骨，粗黑箭为指深屈肌腱止于远节指骨底。Cap: 掌骨头，Mid-pha: 中节指骨，Pro-pha: 近节指骨，Dis-pha: 远节指骨，Ten: 指屈肌腱

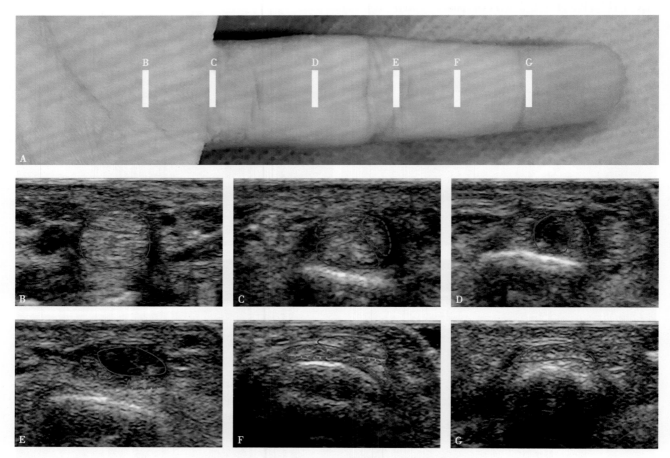

图12-2-12　右侧中指指屈肌腱横断面体位及声像图
A. 体位及探头位置；B～G. 右侧中指指屈肌腱掌骨远端及指骨水平横断面。B. 在掌骨远端水平，指浅屈肌腱位于指深屈肌腱掌侧；C. 在近节指骨近端水平，指浅屈肌腱分裂为两束；D. 在近节指骨远端水平，分裂的指浅屈肌腱位于指深屈肌腱的两侧；E. 在近端指间关节水平，分裂的指浅屈肌腱位于指深屈肌腱的背侧；F. 指浅屈肌腱止于中节指骨中份；G. 指深屈肌腱止于远节指骨底。红色虚线代表指浅屈肌腱，蓝色实线代表指深屈肌腱

纤维样回声结构，两侧部分因各向异性和侧壁回声失落而表现为低回声；纵断面超声检查可见滑车表现为指屈肌腱浅面、与指屈肌腱平行的类似腱鞘局部"线样"增厚的低回声或纤维样回声结构，低回声系各向异性伪像所致。主动或被动屈伸手指时，超声可见指屈肌腱在滑车内自由滑动。无论静态还是被动或主动屈伸手指，均可见指屈肌腱在 A2、A4 滑车水平紧邻指骨，肌腱与指骨间距离（tendon-bone distance，TBD）往往小于等于 1mm（图 12-2-13）。

（5）其他结构。此外，手掌面还可见掌筋/腱膜、

血管神经束、指髓间隙。掌筋/腱膜超声表现为手掌皮下脂肪层深面的薄而宽的带状高回声（图 12-2-14）。在掌指关节平面横断面扫查可见指掌侧固有动脉与指掌侧固有神经伴行，即血管神经束，位于指屈肌腱两侧（图 12-2-15）。指髓间隙超声表现为远节指骨远侧 4/5 的皮肤和骨膜之间的中等脂肪组织回声，内可见丰富的点线状血流信号（图 12-2-16）。

2. 手背侧

（1）拇指背侧，拇指背侧纵断面可依次显示掌指关节与指间关节；拇长伸肌腱纤细，跨过掌指关节及

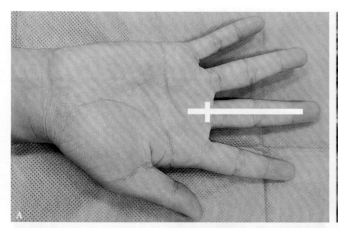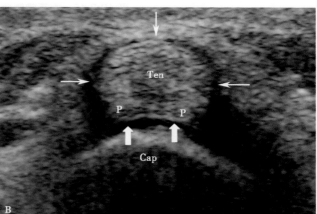
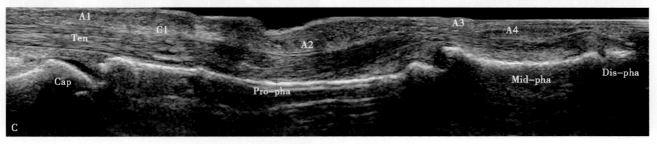

图 12-2-13 右侧中指腱鞘滑车系统检查体位及声像图

A. 体位及探头位置；B. 右侧中指 A1 滑车横断面声像图（白细箭），其深面可见高回声的掌板（P）及低-无回声的关节软骨（白粗箭）；C. 中指腱鞘滑车系统纵断面声像图，可见 A1、A3 滑车分别位于掌指关节与近端指间关节区，属于掌板滑车，A2、A4 滑车分别位于近节及中节指骨区，属于骨滑车；C1 滑车位于 A1 与 A2 滑车间。Ten：指屈肌腱，Cap：掌骨头；Mid-pha：中节指骨，Pro-pha：近节指骨，A1：A1 滑车，A2：A2 滑车，A3：A3 滑车，A4：A4 滑车，C1：C1 滑车，+--+：肌腱与指骨间距离

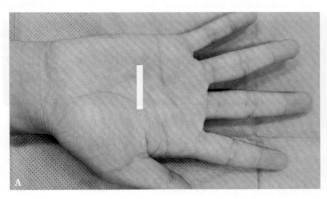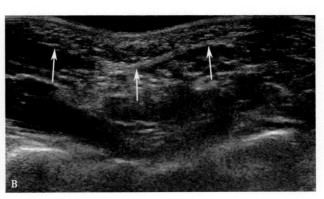

图 12-2-14 右侧掌筋膜检查体位及声像图

A. 体位及探头位置；B. 掌筋膜声像图，超声表现为皮下脂肪层深面的线状高回声（白箭）

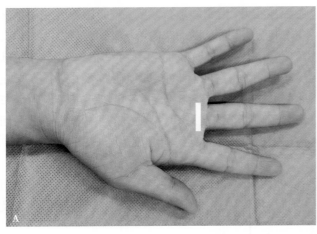
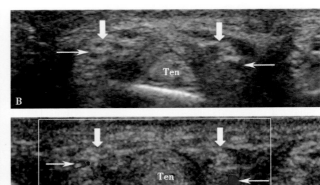

图 12-2-15 右手掌侧血管神经束检查体位及声像图

A. 体位及探头位置；B. 血管神经束灰阶声像图；C. 血管神经束多普勒声像图。可见指掌侧固有神经（粗箭）与指掌侧固有动脉（细箭）位于指屈肌腱两侧。Ten：指屈肌腱

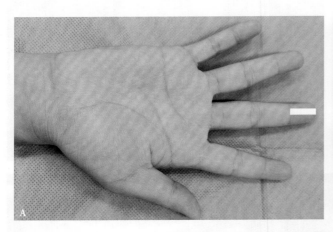
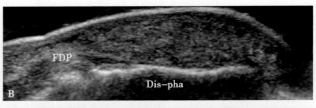
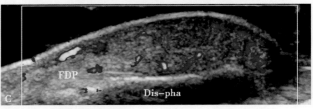

图 12-2-16 右手中指指髓间隙检查体位及声像图

A. 体位及探头位置；B. 指髓间隙灰阶声像图；C. 指髓间隙能量多普勒图。Dis-pha：远节指骨，FDP：指深屈肌腱，Dis-pha：远节指骨，FDP：指深屈肌腱

指间关节止于远节指骨底及关节囊（图 12-2-17）。值得注意的是，手指关节背侧无掌板，关节浅面的三角形高回声结构系脂肪垫或滑膜皱襞。

（2）第 2～5 指背侧：第 2～5 指背侧纵断面可依次显示掌指关节、近端指间关节与远端指间关节（图 12-2-18）。

（3）指伸肌腱：位置较浅，检查时局部可多涂耦合剂。由于指伸肌腱纤细，在指间关节区采用横断面检查很难准确评估，因此多采用纵断面评估，可见中央腱止于中节指骨底及关节囊，终腱止于远节指骨底及关节囊。指伸肌腱于掌指关节处被覆一层薄带状低回声结构称为矢状束，在手指做屈、伸运动时维持伸肌腱于掌骨中线位置。指伸肌腱在掌指关节远端扩张形成指背腱膜，超声横断面可显示指背腱膜内的一条中央腱束与两条侧腱束（图 12-2-19）。

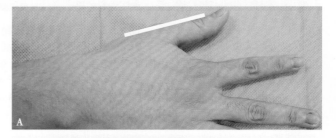
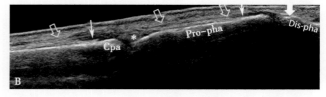

图 12-2-17 右侧拇指背侧体位及声像图

A. 体位及探头位置；B. 可见掌指关节由掌骨头及近节指骨底构成，指间关节由近节指骨滑车与远节指骨底构成，掌指关节内可见高回声的脂肪垫或滑膜皱襞（*），细白箭所示为关节囊及关节腔，白空心箭所示为拇长伸肌腱，粗白实箭所示为拇长伸肌腱止于远节指骨底。Cap：掌骨头，Pro-pha：近节指骨，Dis-pha：远节指骨

3. **手指侧面** 每个掌指关节和指间关节的侧面均有侧副韧带加强。超声表现为关节两侧连接骨的纤细高回声或低回声（图 12-2-20），回声类型与声束入射角度有关。值得注意的是，由于手指影响，掌指关节的侧副韧带，超声只能显示拇指的尺侧与桡侧、示指的桡侧与小指的尺侧。

四、超声检查注意事项

1. 手指关节解剖结构复杂，应熟练掌握手指关节、肌腱、神经及其附属结构的解剖结构及其检查方法。

2. 由于存在各向异性伪像，检查时应旋转探头，使声束垂直于肌腱、韧带、关节囊等结构，避免因各向异性伪像而出现检查结果误判。

3. 检查肌腱损伤时，可以使肌腱主动或被动运动，观察其活动度，有助于判定是否断裂、断裂类型，术后是否有瘢痕粘连等。

4. 检查特别表浅的结构时，可采用曲棍球探头，也可以涂抹多量耦合剂，或加用导声垫。

5. 注意双侧对比检查，有助于细微病变的发现。

6. 对于骨侵蚀、肌腱腱鞘炎等病变，注意在两个垂直断面上观察。

7. 对于手关节病变，特别是滑膜炎血流情况的评估，尽量选用对低速血流更为敏感的方式，如使用频率更高的探头、转换为能量多普勒模式。评估滑膜血流时，探头轻放，不要加压。

8. 对于手指关节滑膜炎的疗效评估，尽量选用相同的仪器、设置条件、探头频率及多普勒模式。

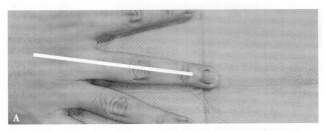
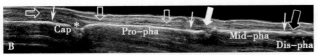

图 12-2-18 右侧中指背侧体位及声像图
A. 体位及探头位置；B. 可见掌指关节由掌骨头及近节指骨底构成，指间关节由相邻指骨滑车与指骨底构成，掌指关节内可见高回声的脂肪垫或滑膜皱襞（*），细白箭所示为关节囊及关节腔，白空心箭所示为指伸肌腱，粗白实箭所示为中央腱止于中节指骨底，粗黑实箭所示为终腱止于远节指骨底。Cap: 掌骨头，Pro-pha: 近节指骨，Mid-pha: 中节指骨，Dis-pha: 远节指骨

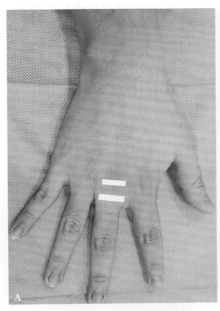
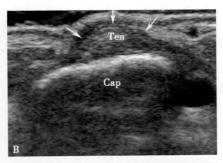
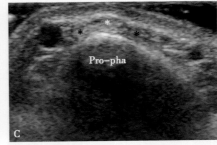

图 12-2-19 右侧中指伸肌腱掌骨头及近节指骨水平横断面体位及声像图
A. 体位及探头位置；B、C. 右侧中指伸肌腱掌骨头（B）及近节指骨（C）水平横断面，B 可见在掌骨头水平，指伸肌腱呈圆形强回声结构，被覆矢状束（白箭）；C 可见在近节指骨水平，指伸肌腱扩张形成指背腱膜，内可见一条中央腱束（白色星号）和两条侧腱束（黑色星号）。Ten: 指伸肌腱，Cap: 掌骨头，Pro-pha: 近节指骨

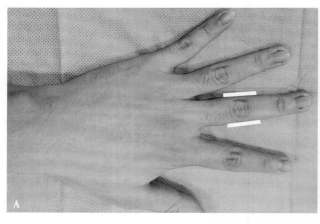
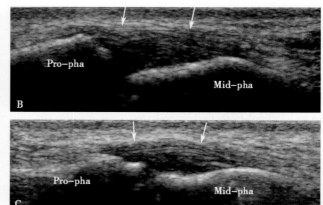

图 12-2-20　中指近端指间关节侧副韧带纵断面体位及声像图

A. 体位及探头位置；B. 中指近端指间关节桡侧副韧带（白箭）声像图；C. 中指近端指间关节尺侧副韧带（白箭）声像图。Pro-pha：近节指骨，Mid-pha：中节指骨

第三节　手指关节常见病变的诊断与鉴别诊断

一、掌指关节及指间关节病变

（一）炎性关节病

多种炎性关节病（inflammatory arthritis，IA）可累及手指关节，其中最常见的为类风湿关节炎（rheumatic arthritis，RA）。95% 以上的患者出现晨僵。关节痛往往为最早症状，最常出现的部位为掌指关节及近端指间关节，多为对称性、持续性。关节肿胀，多因关节腔积液及关节滑膜炎引起，较晚期患者可出现关节畸形，表现为手部关节强直，掌指关节半脱位等。

1. 超声表现　关节炎的超声表现取决于病变的阶段和严重程度。

（1）关节滑膜炎：RA 的滑膜炎易累及双侧掌指关节及近端指间关节，常为对称性多关节滑膜炎。滑膜炎超声表现为滑膜增生，早期关节间隙增宽，中晚期关节间隙变窄，伴或不伴有关节积液（图 12-3-1）。多普勒超声有助于判断炎症活跃性及对治疗的反应。炎症活跃时，可见滑膜内血流信号丰富。多普勒超声能对滑膜炎进行半定量评分：0 级：关节内无多普勒血流信号；1 级：滑膜内可见血流信号，小于等于 3 个点状或一个融合血流信号加两个点状血流信号，或者最多两个融合血流信号；2 级：滑膜内血流信号高于 1 级但在滑膜面积的 50% 以下；3 级：血流信号在滑膜面积的 50% 以上（图 12-3-2）。

（2）关节骨质改变：发生骨侵蚀时，超声表现为在两个垂直断面观察到骨皮质不光滑，连续性中断（图 12-3-3）。晚期，关节发生强直，超声表现为关节间隙变窄，骨皮质表面呈连续性的高回声线，表示骨骼融合。继发骨关节炎时，可见骨皮质表面高回声突起，为骨赘形成。

（3）关节软骨破坏：早期超声表现为关节软骨

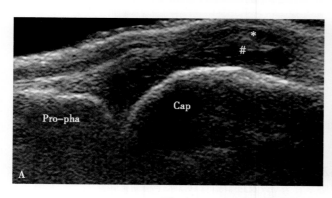
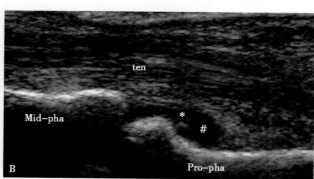

图 12-3-1　RA 患者掌指关节及近端指间关节滑膜炎灰阶声像图

A. 掌指关节背侧；B. 近端指间关节掌侧，均可见关节内滑膜增生（*）及积液（#）。Cap：掌骨头，Pro-pha：近节指骨，Mid-pha：中节指骨，ten：指屈肌腱

回声增强,之后软骨表面不规则、变薄,严重者软骨回声消失,以掌指关节明显。

(4)肌腱病及腱鞘炎:肌腱病超声表现为肌腱增粗、回声减弱,内可见点线状血流信号。腱鞘炎超声表现为肌腱周围无回声或低回声包绕,炎症活跃时血流信号丰富(图12-3-4)。手指部指伸肌腱无腱鞘,故一般累及指屈肌腱。

2. 鉴别诊断 滑膜炎的超声表现本身不具有特异性,多种病变都会出现,除痛风性关节炎有特征性的"双轨征"表现外,其他疾病确诊需结合年龄、性别、实验室检查、临床表现、好发部位、病变是否对称等进行综合判断。如银屑病性关节炎存在银屑病特征性皮损是其诊断的重要依据。

3. 临床意义 超声可发现 RA 多种病理改变,评价炎症活跃性及治疗效果,能发现亚临床病变,能观察患者临床缓解后是否影像学缓解,已成为临床医师 RA 评估和选择治疗方式的重要参考。美国风湿病学会(ACR)和欧洲抗风湿病联盟(EULAR)新的 RA 诊断标准已经将超声诊断及评估滑膜炎写入新的推荐意见,具有很重要的临床意义。

(二)退行性关节病

手指关节可出现骨关节炎,其中远端指间关节容易受累。患者常感到关节活动不灵活,晨起或固定某个体位较长时间关节僵硬,关节活动时可有不同的响声。滑膜炎严重时,表现为疼痛加重、关节肿胀、活动明显受限。严重者出现关节畸形。

1. 超声表现

(1)关节面软骨厚度改变,早期表现为软骨表面轮廓不清,内部回声增强,后期软骨变薄、厚薄不均、甚至消失。

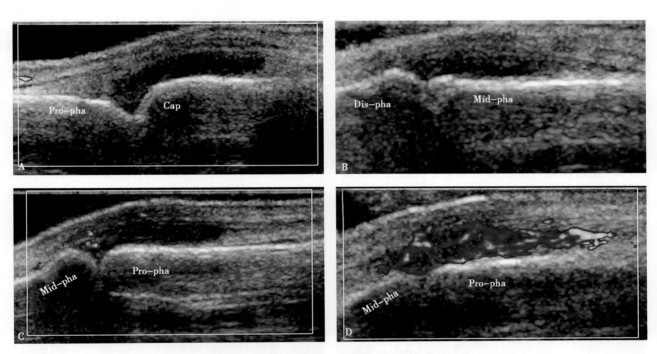

图 12-3-2 RA 患者手指关节滑膜炎能量多普勒声像图

A. 示滑膜炎血流评级为 0 级;B. 示滑膜炎血流评级为 1 级;C. 示滑膜炎血流评级为 2 级;D. 示滑膜炎血流评级为 3 级。
Cap:掌骨头,Pro-pha:近节指骨,Mid-pha:中节指骨;Dis-pha:远节指骨

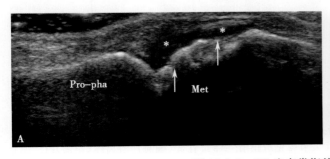
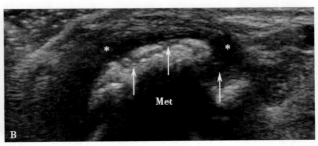

图 12-3-3 RA 患者掌指关节滑膜炎伴骨侵蚀声像图

A. 掌指关节背侧纵断面;B. 掌指关节背侧横断面,可见关节内滑膜增生(星号)伴骨侵蚀(箭头)。Met:掌骨,Pro-pha:近节指骨

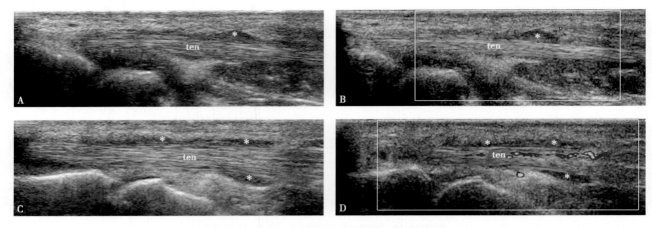

图 12-3-4　RA 患者指屈肌腱病及腱鞘炎声像图

A、B 分别为指屈肌腱腱鞘炎灰阶及能量多普勒声像图，可见肌腱周围低回声（星号）包绕，内可见点状血流信号；C、D 分别为指屈肌腱肌腱病伴腱鞘炎，纵断面可见肌腱增粗，肌腱周围低回声（星号）包绕，肌腱内及腱鞘内可见点线状血流信号。ten：指屈肌腱

（2）关节滑膜炎，部分患者可出现，超声表现为关节腔内无回声区和/或弱回声区。

（3）骨赘形成，在声像图上表现为自骨表面突出的高回声，容易出现在骨端边缘，部分后方伴有声影。

（4）骨侵蚀，由于软骨下骨囊性变，导致骨皮质表面不光滑，连续性中断。

（5）关节间隙变窄、消失。

（6）部分关节内可见游离体（图 12-3-5）。

2. **鉴别诊断**　应注意与 RA 等炎性关节病鉴别，其超声表现如滑膜炎等相似，但二者好发部位不同，OA 好发于远端指间关节，RA 好发于掌指关节及近端指间关节；其次 OA 最常见的超声表现为骨赘，而 RA 常见的超声表现为滑膜炎与骨侵蚀，鉴别需结合临床表现、发病部位、超声表现等。但也应注意，不同的关节炎也可合并出现，比如 RA 常继发 OA。

3. **临床意义**　超声可发现 OA 的各种软骨、骨及关节异常，对于诊断骨关节炎有重要价值。

（三）晶体诱导性关节炎

多种晶体可以沉积于关节腔及关节周围，从而导致关节炎的发生，最常累及手指关节的晶体诱导

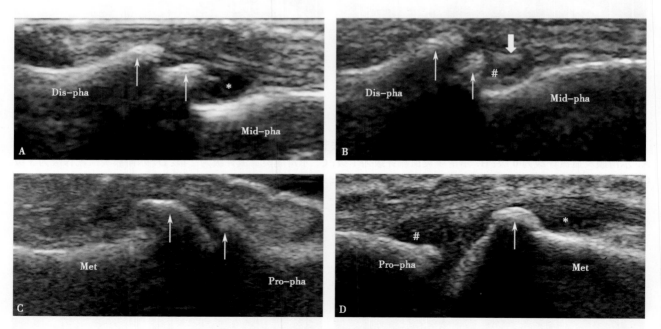

图 12-3-5　骨关节炎声像图

A. 远端指间关节可见关节积液（*）、骨赘（细箭）；B. 远端指间关节可见滑膜增生（#）、骨赘（细箭）、游离体（粗箭）；C. 掌指关节可见骨赘（细箭）；D. 掌指关节可见滑膜增生（#）、积液（*）、骨赘（细箭）。Cap：掌骨头，Pro-pha：近节指骨，Mid-pha：中节指骨；Dis-pha：远节指骨

性关节炎为痛风性关节炎（gouty arthritis，GA），但手指关节并非 GA 的常见受累关节。

1. 超声表现

（1）关节内尿酸盐晶体沉积：急性 GA 或慢性 GA 急性发作时常可见滑膜炎表现。超声表现为关节腔内积液和 / 或滑膜增厚，增厚滑膜内及关节腔内可见多个点状或片状高回声，典型者呈"云雾"状或称为"暴风雪"征，代表尿酸盐晶体沉积。慢性期，关节腔内可见痛风石形成。炎症活跃时，滑膜内血流信号丰富。

（2）关节软骨"双轨"征：是诊断 GA 特异性最强的超声表现，已被纳入 2015 年痛风性关节炎最新诊断指南，由尿酸盐晶体在软骨表面沉积形成。超声表现为关节软骨表面线状高回声，平行于软骨下骨皮质高回声，可覆盖部分或全部软骨表面。

（3）骨侵蚀：表现为骨皮质表面不光滑，连续性中断，缺损处常可见高回声。

（4）痛风石：可见于手指关节周围皮下组织、肌腱及韧带内部及周围、关节腔内等，多表现为团状高回声，周边可见炎细胞浸润形成的低回声晕，晕环内可见血流信号。

（5）肌腱炎 / 腱鞘炎：痛风性肌腱炎超声表现为肌腱增粗，回声减弱，内可见多个点状或片状高回声，典型者呈"云雾状"改变；痛风性腱鞘炎超声表现为肌腱周围可见增厚组织包绕，内可见多个点状或片状高回声，高回声代表尿酸盐晶体沉积。炎症活跃时，内可见丰富的血流信号（图 12-3-6）。

2. 鉴别诊断　在手指关节，GA 主要与 OA、RA 等鉴别，虽然这些关节炎与 GA 一样均会出现关节积液、滑膜炎，但这些关节炎不会出现关节内尿酸盐晶体沉积形成的"暴风雪"征及关节软骨"双轨"征的超声表现。急性 GA，如仅有关节滑膜炎表现，尿酸盐晶体沉积不明显时，与其他关节炎鉴别困难，需结合临床、实验室或关节液检查确诊。

3. 临床意义　GA 超声特点较为特异，超声诊断准确率高，还可随访观察治疗效果。

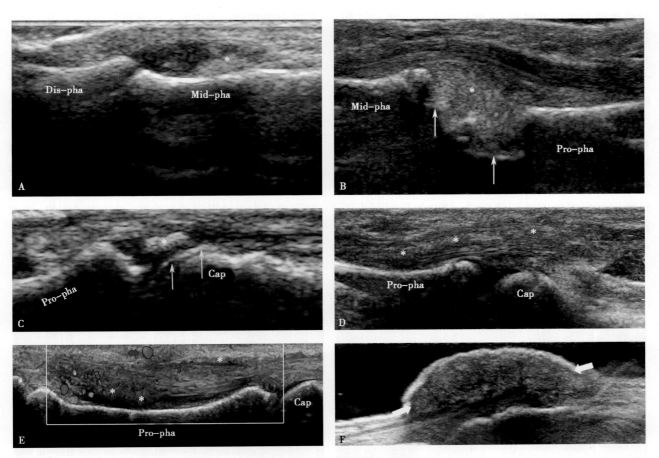

图 12-3-6　痛风性关节炎声像图

A. 为远端指间关节滑膜炎及高回声（星号）；B. 示近端指间关节腔内高回声（星号）伴骨侵蚀（白细箭）；C. 示掌指关节滑膜炎伴痛风石（星号）及关节软骨"双轨"征（黄细箭）；D. 可见指屈肌腱增粗，肌腱内高回声（星号）；E. 示指屈肌腱增粗，肌腱内及周围高回声（星号）；F. 拇指皮肤皮下痛风石形成（粗箭）。Cap：掌骨头，Pro-pha：近节指骨，Mid-pha：中节指骨；Dis-pha：远节指骨

（四）其他关节疾病

手指关节炎还可由于感染、外伤等疾病累及，其超声表现为关节积液、滑膜增生、骨侵蚀等，没有特异性，诊断需结合临床及实验室检查，如为感染性关节炎，可通过超声引导下关节液体穿刺或滑膜穿刺后病理检查确诊。

二、指伸肌腱及指屈肌腱病变

由于手关节活动精细、灵活而广泛，故手部的创伤性损伤十分常见。损伤发生时，可导致肌腱发生撕裂伤，包括完全性撕裂和部分性撕裂。手部肌腱损伤一般具有明确的手部外伤史或长期腱鞘炎病史。查体局部有疼痛、肿胀、压痛、运动障碍；损伤时间较长者疼痛也可不明显。

（一）指伸肌腱及指屈肌腱创伤性病变

1. 指伸肌腱及指屈肌腱创伤性病变超声表现

（1）指伸肌腱创伤性病变。由于拇长伸肌腱走行路径较长，且其跨过 lister 结节，是最易发生损伤的肌腱。指伸肌腱中央腱断裂，而两侧腱正常时，导致近端指间关节屈曲，远端指间关节过伸，呈"纽孔样指"畸形（图 12-3-7A）；两条侧腱断裂或终腱止点断裂时，远端指间关节屈曲，不能主动伸直，呈"槌状指"畸形（图 12-3-7B）；中央腱与两侧腱或终腱均断裂时手指屈曲畸形。

指伸肌腱损伤时超声表现为指伸肌腱增厚，回声减低，但走行连续（图 12-3-8），被动屈伸手指时可见肌腱呈同向运动。指伸肌腱断裂时超声表现为指伸肌腱连续性中断，断端回缩增厚，形态不规则，有时断端间可见血肿或积液形成，被动伸指时可见断端向相反方向运动（图 12-3-9）。指伸肌腱终腱或中央腱止点撕裂时超声表现为终腱或中央腱止点处未见肌腱附着，近端指骨浅面可见回缩增厚的指伸肌

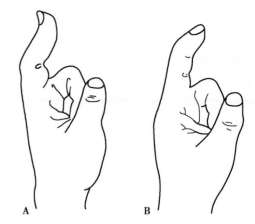

图 12-3-7　指伸肌腱断裂所致手指畸形示意图
A. 手指"纽孔样指"畸形；B. 手指"槌状指"畸形

腱，回声减低，部分可伴发撕脱骨折，表现为与回缩肌腱相连的片状高回声，被动伸指时，可见远端指骨与回缩肌腱间距离减小（图 12-3-10）。

（2）指伸肌腱固定结构创伤性病变。指伸肌腱固定结构创伤最常见的为矢状束损伤，其好发于中指，屈曲掌指关节时，可见指伸肌腱脱位或半脱位。矢状束损伤超声表现为矢状束增厚，回声减低，屈曲掌指关节时，指伸肌腱脱位或半脱位（图 12-3-11）。矢状束桡侧损伤时，指伸肌腱一般移向尺侧，反之移向桡侧。值得注意的是，由于示指与小指有两根肌腱，因此矢状束损伤时，可能出现两根肌腱向相反方向移位。

（3）指屈肌腱创伤性病变。指屈肌腱创伤性病变不如指伸肌腱常见。指浅屈肌腱断裂时，表现为近端指间关节伸直，无法主动屈曲；指深屈肌腱断裂时则表现为远端指间关节伸直，无法主动屈曲；指深浅屈肌腱均断裂时，整根手指伸直，无法主动屈曲。

指屈肌腱完全撕裂超声表现为肌腱连续性中断，断端回缩增厚，形态不规则，主动运动功能丧失；

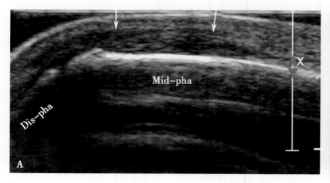

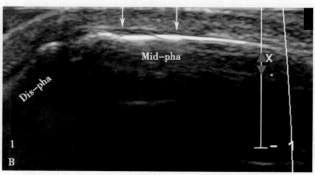

图 12-3-8　无名指指伸肌腱损伤声像图

双侧对比检查可见病变（A）无名指指伸肌腱增粗，回声减低，但走行连续，正常侧（B）指伸肌腱纤细，呈纤维层状高回声。Mid-pha：中节指骨；Dis-pha：远节指骨

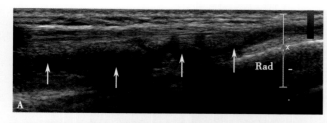

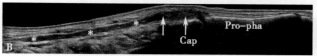

图 12-3-9　拇长伸肌腱断裂声像图

拇长伸肌腱连续性中断，断端回缩、增厚，形态不规则（白箭），可见近端断端位于腕部伸肌支持带上方（A），远端断端位于掌指关节处（B），断端间可见低回声血肿（星号）形成。Cap：掌骨头，Pro-pha：近节指骨，Rad：桡骨

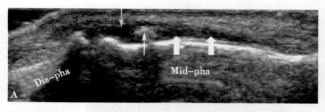

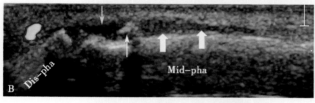

图 12-3-10　指伸肌腱止点撕裂伴撕脱骨折声像图

A、B 分别为指伸肌腱止点撕裂的二维灰阶与能量多普勒声像图：可见远节指骨底骨皮质不光滑、未见肌腱附着，中节指骨浅面可见回缩增粗的肌腱（白粗箭），回声减弱，可见与回缩肌腱相连的撕脱骨折碎片呈片状高回声（白细箭），远节指骨底与肌腱间可见少许积液（黄细箭）。Mid-pha：中节指骨；Dis-pha：远节指骨

中断部位肌腱腱鞘内呈空虚状态，无肌腱束状回声，可由周围的纤维组织或血肿充填（图 12-3-12）。值得注意的是，由于手掌部蚓状肌的加入，指屈肌腱完全断裂时，近端断端由于蚓状肌的牵拉，往往回缩至蚓状肌，而不是回缩至腕部（图 12-3-13）。指屈肌腱部分撕裂时，早期超声表现为肌腱连续性部分中断、出现缺损，两端肌腱肿胀、回声减弱，晚期表现为肌腱变薄（图 12-3-14）。指屈肌腱止点撕裂时超声表现同指伸肌腱，也可伴撕脱骨折。被动运动手指，根据肌腱是否同向运动有助判断指屈肌腱是部分或完全撕裂、指深或浅屈肌腱或二者均撕裂。

（4）腱鞘滑车系统损伤。腱鞘滑车损伤以闭合性损伤多见。室内外自由攀岩运动的流行导致手指

环形滑车闭合性损伤的概率加大，其原因在于攀岩者为了防止摔落而让手指在屈曲状态下用指尖维持体重从而导致腱鞘滑车系统尤其是 A2、A3 滑车承受了巨大压力。滑车损伤好发于环指和中指，常见于 A2 滑车，也可累及 A3 滑车和 A4 滑车，A1 滑车罕见受累。环形滑车完全断裂时，肌腱由于缺乏固定装置而向掌侧位移导致指屈肌腱与指骨的距离增加，在手指抗阻力屈曲状态时尤其明显，这种现象即为肌腱弓弦形成。

滑车因菲薄，超声难以直接显示其损伤，但可以通过肌腱弓弦形成进行间接判断（图 12-3-15）。A2、A3 滑车断裂时在近节指骨形成肌腱弓弦，A3、A4 滑车断裂时在中节指骨形成肌腱弓弦，A2、A3、A4 滑车均断裂时整个手指形成肌腱弓弦。滑车完全断裂时还可见继发性指屈肌腱腱鞘积液。

2. **鉴别诊断**　肌腱完全断裂后，撕裂缺损区由周围纤维组织充填后，有时酷似残存的肌腱组织，但其回声偏低，无典型的纤维层状结构，同时辅以被动运动也有助于鉴别。

3. **临床意义**　超声可以明确肌腱撕裂的部位、程度及断端回缩的位置，对手部肌腱损伤可起到确诊的作用。超声难以直接显示矢状束与腱鞘滑车系统断裂，但可通过间接征象诊断这些微细结构是否损伤。

（二）指伸肌腱及指屈肌腱及腱鞘或腱周组织炎性疾病

除了各种累及关节的炎性疾病会导致肌腱病、腱鞘炎或腱周炎以外，由于手指关节肌腱活动灵活而广泛，肌腱易与周围组织发生反复摩擦，从而导致腱鞘炎或腱周炎。手指关节所有指屈肌腱及腕部指伸肌腱均具有腱鞘，均可能发生腱鞘炎，手指区域指伸肌腱均具有腱周组织，均可能发生腱周炎。

指屈肌腱狭窄性腱鞘炎，俗称扳机指，发生在拇长屈肌腱，又称弹响拇，发生在其余手指指屈肌腱，又称弹响指。成人好发于中指、环指，系手指长期频繁活动、肌腱在腱鞘内反复慢性摩擦引起无菌性炎症，进而引起滑车增厚变硬所致；小儿好发于 2 岁左右，以拇指多见，系拇长屈肌腱于第一掌骨头处结节性增厚（Notta 结节）从而导致肌腱在腱鞘内的滑动受限，最终导致滑车增厚。绝大多数扳机指由 A1 滑车增厚引起，部分严重者可合并 A2 滑车近端部分增厚，极少数则可由单纯 A2 滑车增厚所致。A1 滑车增厚、肌腱肿胀，继而受累肌腱在狭窄的腱鞘内发生撞击，导致炎症和肿胀的恶性循环。

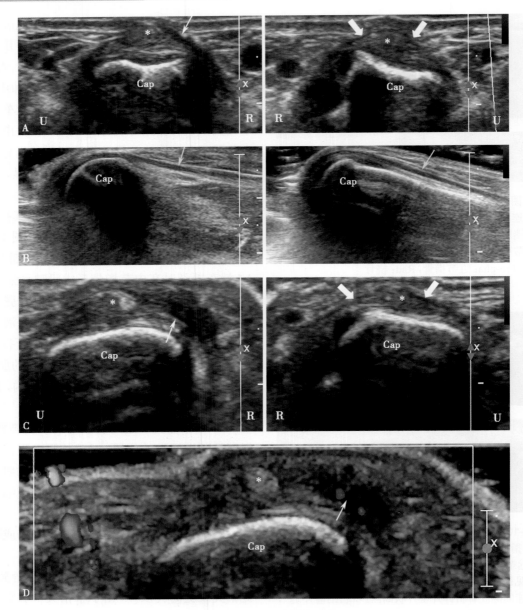

图 12-3-11　矢状束损伤声像图

A、B 为同一病例双侧对比检查（左图为病变侧），A 可见矢状束桡侧（白细箭）增厚，尺侧显示不清，对侧矢状束（白粗箭）纤细，桡侧与尺侧显示清；B 为握拳位检查，于掌骨头尺侧查见指伸肌腱（黄细箭），对侧于掌骨头浅面查见指伸肌腱。图 C、D 为同一病例，C 为双侧对比检查（左图为病变侧），可见矢状束桡侧（白细箭）明显增厚，回声减弱，尺侧显示不清，对侧矢状束（白粗箭）纤细，桡侧与尺侧显示清，D 在矢状束桡侧内可见点状血流信号。*：指伸肌腱，Cap：掌骨头，R：桡侧，U：尺侧

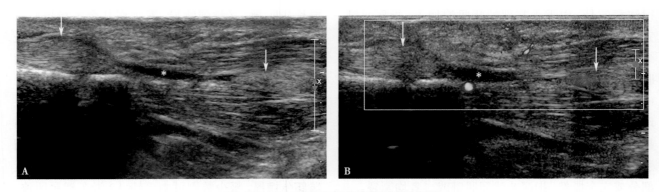

图 12-3-12　拇长屈肌腱完全断裂声像图

A、B 分别为拇长屈肌腱完全断裂的二维灰阶与能量多普勒声像图：可见拇长屈肌腱连续性中断，断端回缩、增粗（白箭），近端断端位于拇短屈肌深浅头间，远端断端位于掌指关节处，断端间可见无回声积液（星号）

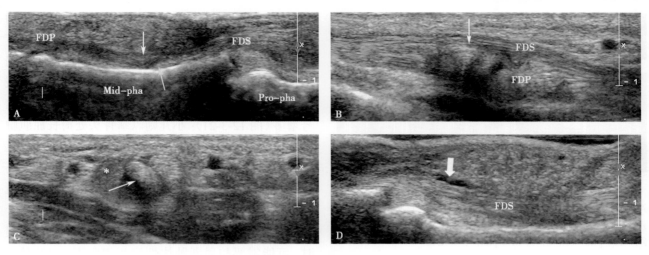

图 12-3-13　指深屈肌腱完全断裂声像图

可见指深屈肌腱连续性中断，A. 可见远端断端（白细箭）位于中节指骨中段，另可见指浅屈肌腱一侧束止于中节指骨（黄箭）；B. 可见近端断端回缩增厚，形态不规则（白细箭）；C. 可见近端断端（白细箭）位于蚓状肌（星号）旁；D. 可见断端间腱鞘内积液（白粗箭）。Pro-pha：近节指骨，Mid-pha：中节指骨；FDP：指深屈肌腱；FDS：指浅屈肌腱

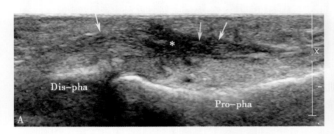

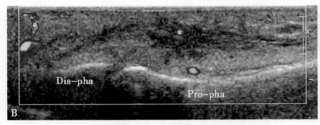

图 12-3-14　拇长屈肌腱部分断裂声像图

A. 可见拇长屈肌腱局部变细（黄细箭），其两端增粗（白细箭），两端间可见瘢痕，呈弱回声区（星号）；B. 可见弱回声区（星号）及肌腱内均无血流信号。Pro-pha：近节指骨；Dis-pha：远节指骨

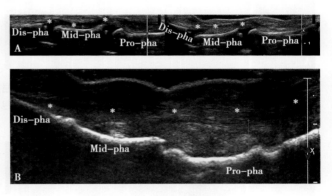

图 12-3-15　肌腱弓弦声像图

A. 双侧对比检查，右图为病变侧，可见病变侧指屈肌腱与中节指骨距离（+--+）增宽，肌腱弓弦形成，提示 A3、A4 滑车断裂；B. 可见指屈肌腱与近节指骨与中节指骨距离（+--+）明显增宽，肌腱弓弦形成，提示 A2、A3、A4 滑车均断裂。Pro-pha：近节指骨，Mid-pha：中节指骨；Dis-pha：远节指骨

　　扳机指均表现为相应部位疼痛及压痛。扳机指表现在屈、伸指活动过程中，在掌指关节掌侧感觉酸胀、疼痛，严重者会出现弹响，甚至绞锁，导致屈、伸指功能障碍。

1. 指伸肌腱及指屈肌腱及腱鞘或腱周组织炎性疾病超声表现

　　（1）指屈肌腱肌腱病及腱鞘炎。指屈肌腱病超声表现为肌腱增粗、回声减弱，纤维层状结构消失，有或无血流信号；炎症活跃时血流信号丰富（图 12-3-16）。指屈肌腱腱鞘炎表现为病变肌腱周围低回声和 / 或无回声包绕，有或无血流信号；炎症活跃时，低回声内血流信号丰富（图 12-3-17）。由于腱鞘滑车的存在，病变常呈节段型，在手指滑车处往往积液与滑膜增生不明显。化脓性腱鞘炎时腱鞘内可见点状高回声流动，部分可见与皮肤相连的低回声窦道（图 12-3-18）。

　　（2）指伸肌腱腱周炎。指伸肌腱腱周炎超声表现为病变肌腱周围低回声包绕，炎症活跃时，低回声内血流信号丰富（图12-3-19）。

　　（3）扳机指。扳机指超声表现为滑车（多为 A1

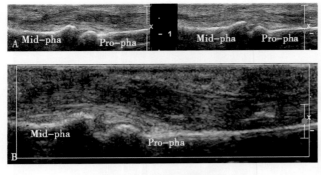

图 12-3-16 指屈肌腱病声像图
A. 为双侧对比检查，左图为病变侧，可见指屈肌腱增粗，回声减弱；B. 增粗肌腱内可见点线状血流信号，表示炎症活跃。Pro-pha：近节指骨，Mid-pha：中节指骨

滑车）局部或弥漫增厚，回声减弱，可伴血流信号增多（图 12-3-20）；主动或被动屈指时可见受累滑车下肌腱滑动受阻；成人可伴发肌腱病，表现为肌腱局限增粗（以手指伸直时 A1 滑车远端为主）、回声减弱，其纤维层状结构模糊甚至消失，内可伴血流信号增多（图 12-3-21）；小儿则以掌骨头处拇长屈肌腱局限性增粗（Notta 结节）多见，但其回声正常，可见清晰的纤维层状结构存在（图 12-3-22）；此外超声还可见其他继发表现，如腱鞘积液、腱鞘滑膜增生、肌腱撕裂等。

2. **鉴别诊断** 当腱鞘炎或腱周炎范围较局限时，可能需要与局部肿块性病变相鉴别，如腱鞘囊肿、腱鞘巨细胞瘤等相鉴别。

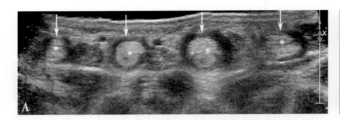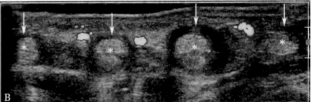

图 12-3-17 指屈肌腱腱鞘炎声像图
A. 可见指屈肌腱（星号）周围低回声（白箭）包绕；B. 肌腱周围低回声内可见点线状血流信号

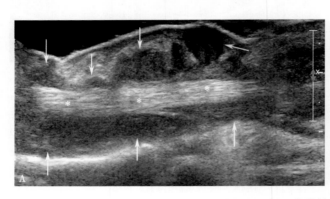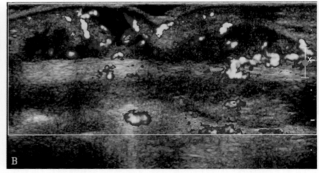

图 12-3-18 化脓性腱鞘炎伴窦道声像图
A. 可见手指皮肤皮下软组织增厚，指屈肌腱（星号）周围明显低回声（白箭）包绕，部分低回声与皮肤层相通（黄箭），提示窦道形成；B. 肌腱周围低回声及皮肤皮下软组织内可见丰富点线状血流信号

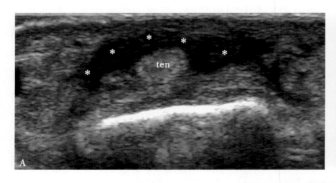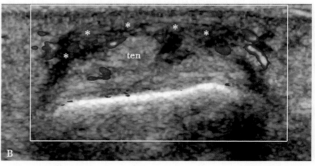

图 12-3-19 指伸肌腱腱周炎声像图
A. 可见指伸肌腱（ten）周围低回声（星号）包绕；B. 肌腱周围低回声（星号）内可见点线状血流信号

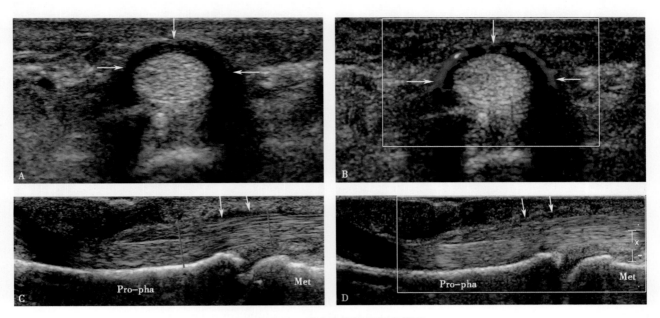

图 12-3-20 成人中指扳机指声像图

A、B. 为指屈肌腱 A1 滑车横断面，可见 A1 滑车（白箭）明显增厚，回声减弱（A）；增厚 A1 滑车（白箭）内可见点线状血流信号（B）；C、D. 为指屈肌腱 A1 滑车纵断面，除可见 A1 滑车增厚及滑车内血流信号（白箭）外，还可见滑车远端指屈肌腱（左 +-+）较近端指屈肌腱（右 +-+）局限性增粗，局部纤维层状结构模糊（C）。Met：掌骨，Pro-pha：近节指骨

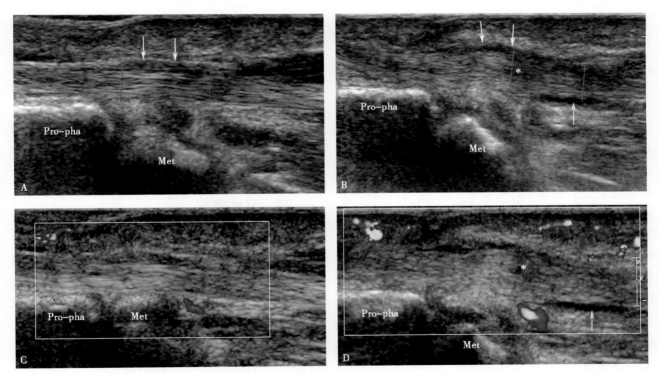

图 12-3-21 成人双侧拇指扳机指声像图

A、C 所示为左侧拇指，B、D 所示为同一患者右侧拇指；左侧拇指可见 A1 滑车增厚，回声减弱，内未见血流信号（白箭），滑车远端（左 +-+）与近端（右 +-+）拇长屈肌腱厚度一致；右侧拇指可见 A1 滑车增厚，回声减弱，内未见血流信号（白箭），滑车远端（左 +-+）拇长屈肌腱较近端（右 +-+）拇长屈肌腱明显增粗，局部纤维层状结构消失（星号），内可见点状血流信号，可见腱鞘积液，呈线状无回声区（黄箭）。Met：掌骨，Pro-pha：近节指骨

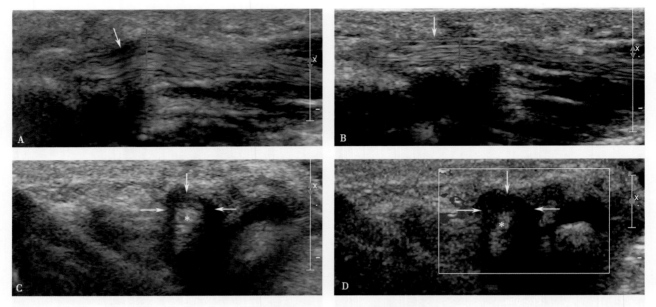

图 12-3-22　小儿扳机指声像图

A、B 所示为双侧拇指对比检查，A 为病变侧，可见 A1 滑车（白箭）较正常侧增厚，回声减弱，拇长屈肌腱（+-+）较正常侧增粗，回声未见异常，可见纤维层状结构；C、D 所示为病变拇指横断面，可见 A1 滑车增厚，回声减弱，内未见血流信号（白箭）。*：拇长屈肌腱

　　3. 临床意义　肌腱病及腱鞘炎可通过超声检查确诊，还可在超声引导下进行局部注射及介入治疗，具有很重要的临床价值。

三、关节固定结构病变

　　侧副韧带损伤通常患者有典型的外伤史，手指关节损伤侧疼痛、肿胀，大多伴有局部皮下青紫，运动明显受限。局部明显压痛，特别是手指关节侧方运动时可引起剧烈疼痛。拇指掌指关节尺侧副韧带损伤是手关节最常见的侧副韧带损伤，常造成拇指对指力和精细指捏能力丧失。雪橇运动员或爱好者更容易损伤，故又称为滑雪拇指。掌板损伤可由疾病如类风湿性关节炎或外伤引起。手指外伤，如摔倒时伸手支撑或在运动中接球，可能使手指过度伸展或脱臼，并撕裂或破坏掌板和一侧或两侧的侧副韧带。在某些情况下，掌板可能撕脱并伴附着处骨撕脱骨折。掌板损伤表现为关节处的疼痛和肿胀，关节掌侧压痛，以及关节不稳定。如果手指脱臼，会有明显的对位异常。掌板的拉伤或撕裂，使手指过伸，并影响正常的手功能。

　　1. 关节固定结构病变超声表现

　　（1）侧副韧带损伤：侧副韧带增厚、回声减弱、撕裂时连续性部分或完全中断，有或无血流信号等（图 12-3-23）。

　　（2）掌板损伤：掌板增厚、回声减弱不均匀、撕裂时连续性部分或完全中断，可伴撕脱骨折等（图 12-3-24）。

　　2. 鉴别诊断　副韧带损伤时需与手指关节滑膜炎、软组织水肿鉴别，结合病变位置、有外伤史，有助诊断与鉴别诊断。

　　3. 临床意义　超声可以明确侧副韧带或掌板是否损伤、损伤的部位、是否部分或完全断裂，对侧副韧带或掌板损伤可起到确诊的作用。

四、其他病变

（一）手部占位性病变

　　手指关节最常见的囊性占位性病变为腱鞘囊肿，可能与慢性劳损有关，如长期从事重复手指关节活动的职业如打字员、货物搬运等。腱鞘囊肿系关节囊、韧带、腱鞘中的结缔组织退变所致，囊内含有无色透明或橙色、淡黄色的浓稠黏液，囊壁为致密硬韧的纤维结缔组织。腱鞘囊肿好发于青壮年女性，以掌指关节以远的手指屈肌腱鞘上多见。起病缓慢，发病部位可触及米粒大小、硬如软骨的圆形结节，部分有轻微酸痛感，严重时会给患者造成一定的功能障碍。

　　手指关节最常见的实性占位性病变为腱鞘巨细胞瘤，好发于年轻人，女性多于男性，以手指多见，

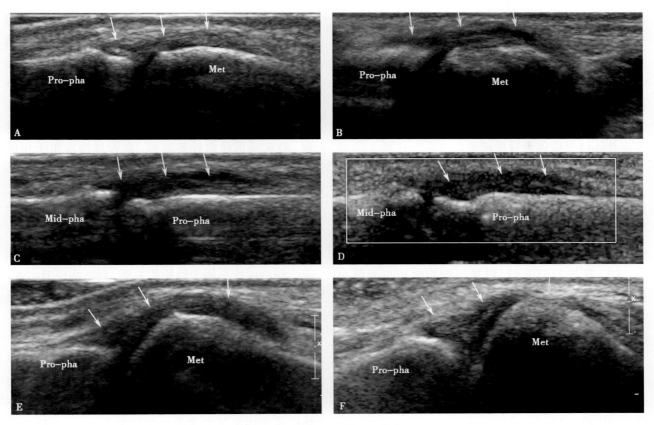

图 12-3-23　侧副韧带损伤声像图

A、B 所示为对比，A 为正常侧拇指掌指关节尺侧副韧带（白箭）纤细，呈纤维层状结构，B 可见拇指尺侧副韧带（白箭）增厚，回声减弱，纤维层状结构消失；C、D 所示为示指远端指间关节桡侧侧副韧带（白箭），可见其增厚，回声减弱，内可见点线状血流信号；E、F 所示为拇指掌指关节尺侧副韧带损伤伴部分断裂，E 可见尺侧副韧带（白箭）增厚，回声减弱，F 为拇指外展位检查，可见尺侧副韧带近端明显变细（黄箭），提示其部分断裂。Met：掌骨，Pro-pha：近节指骨，Mid-pha：中节指骨

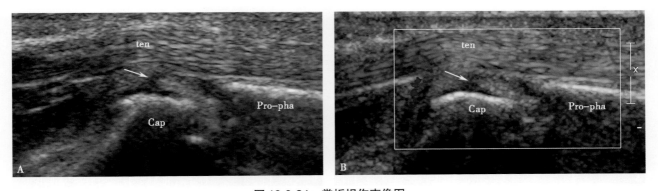

图 12-3-24　掌板损伤声像图

A、B 所示为掌板纵断面，掌板内可见带状低回声（白箭），未见血流信号。ten：指屈肌腱；Cap：掌骨头，Pro-pha：近节指骨

为圆或椭圆形坚实无痛性结节，生长缓慢，多围绕腱鞘或腱周围组织生长，可压迫或侵蚀指骨的关节，早期多不影响手功能。

掌腱膜纤维瘤又称 Dupuytren 挛缩，是手掌腱膜及手指筋膜因增殖性纤维变性形成许多结节和条索状结构，从而导致以手指关节继发性屈曲挛缩为特征的一种进行性疾病。掌腱膜纤维瘤比较常见，好发于中老年男性，以环指近端最多见。掌腱膜纤维瘤并不累及指屈肌腱，但会侵犯真皮并造成特征性的皮肤起皱和皮肤牵拉，严重影响了手部功能，给人们在日常生活中带来不便。临床表现为掌部多发性实性结节，质硬。该病的特征性表现是结节、条索及手指挛缩畸形。

血管球瘤是一种少见的良性肿瘤，起源于神经动脉血管球体，好发于中年女性，以手指甲床部多见。临床上典型"三联征"为：自发性间歇性剧痛、难以忍受的触痛和疼痛的冷敏感性。瘤体较小，甲下或皮下可见蓝、紫红色米粒状斑点，异常敏感，轻微摩擦或笔尖压迫即可引起剧烈疼痛，并向整个肢体放射，持续十余分钟至数小时。病程较长者，末节指骨还可见瘤体旁骨质缺失。

1. 超声表现

（1）腱鞘囊肿：腱鞘囊肿超声表现为指屈肌腱周围无回声结节，边界清楚，多形态规则，部分可形态不规则，多为单房，少数内可见分隔，体积较小，结节内无血流信号（图12-3-25）。

（2）腱鞘巨细胞瘤：腱鞘巨细胞瘤超声表现为指屈肌腱或指伸肌腱周围实性低回声结节，边界清楚，形态规则或欠规则，内无血流或少许点线状血流信号（图12-3-26）。

（3）掌腱膜纤维瘤：掌腱膜纤维瘤超声表现为手掌部皮下多发实性低回声结节，与掌腱膜相连，边界不清楚，形态不规则，体积较小，结节内无血流信号（图12-3-27）。

（4）血管球瘤：血管球瘤超声表现为甲下实性低回声结节，体积较小，边界清楚，形态规则，内血流信号多丰富，病程长者，局部指骨骨皮质可见凹陷（图12-3-28）。

2. 鉴别诊断

手指关节的占位性病变声像图多典型，结合典型临床症状，超声易于诊断。腱鞘巨细胞瘤弥漫分布时，需与腱鞘炎等鉴别；腱鞘囊肿破裂，需与炎性、水肿性病变、腱鞘炎等鉴别；早期掌腱膜纤维瘤临床症状不明显，若发生于手掌远端、掌腱膜显示困难时，需与表皮样囊肿、神经纤维瘤、静脉畸形伴血栓等鉴别；血管球瘤发生于甲床外，需与皮下血管平滑肌瘤鉴别，若疼痛及血供不明显者还需与腱鞘巨细胞瘤、表皮样囊肿等鉴别。此外，血管球瘤较小或回声接近甲床回声时超声不容易鉴别。

3. 临床意义

超声可确定有无占位性病变、病变的解剖层次与周围结构的关系、判断病变囊实性，声像图典型者结合相应病史与临床表现有助明确诊断病变类型，为临床医师诊治提供帮助。

（二）指髓间隙感染

指髓间隙感染又称为脓性指头炎，是发生于手指指腹皮下组织的一种化脓性炎症。通常由指腹损伤或甲沟炎等引起金黄色葡萄球菌感染所致。由于外伤或甲沟炎等疾病造成指腹张力增加，会压迫神经末梢和血管引起剧烈疼痛。该部位相接于末节指骨，如果治疗不当或治疗不及时，该病就容易进展为末节指骨化脓性骨髓炎。因此，应及时行指端侧方切开引流术，只有切断纤维隔，才能引流通畅。

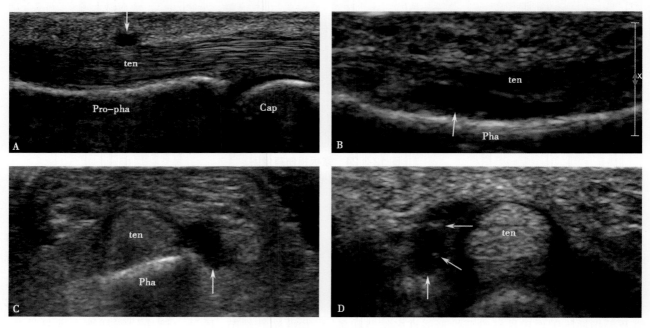

图12-3-25 腱鞘囊肿声像图

A. 指屈肌腱浅面可见无回声结节（白箭）；B. 指屈肌腱深面可见无回声结节（白箭）；C. 指屈肌腱旁可见无回声结节（白箭）；D. 指屈肌腱旁无回声结节（白箭）内可见分隔（黄箭）。Cap：掌骨，Pro-pha：近节指骨；ten：指屈肌腱；Pha：指骨

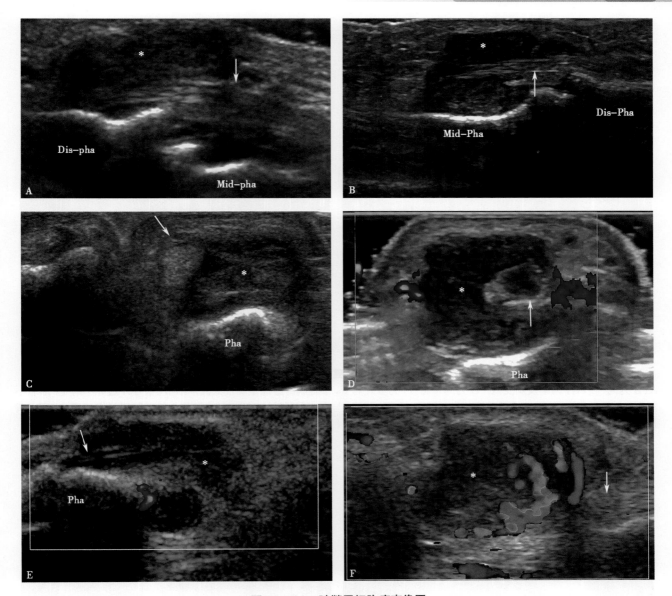

图 12-3-26 腱鞘巨细胞瘤声像图

A～F 可见腱鞘巨细胞瘤呈低回声结节（星号），边界清楚，形态规则，A 可见其位于指屈肌腱（白箭）浅面，B 可见其位于指屈肌腱侧面，C 可见其包绕指屈肌腱，D～F 可见结节内分别为无血流信号、稀疏点线状血流信号、较丰富点线状血流信号。Mid-pha：中节指骨；Dis-pha：远节指骨；Pha：指骨

1. **超声表现** 指髓间隙感染超声表现为皮肤皮下软组织增厚，回声减低、不均匀，脓肿形成时可见低回声区伴流动感，软组织内血流信号丰富，病程长者或治疗不及时者可见引起末节指骨化脓性骨髓炎，表现为指骨骨皮质不光滑、连续性中断（图 12-3-29）。

2. **鉴别诊断** 结合典型声像图及临床表现，指髓间隙感染易于诊断。早期需与单纯软组织水肿鉴别。

3. **临床意义** 超声的主要价值在于早期发现有无指髓间隙感染、是否合并脓肿、是否影响骨皮质等，有助临床早发现早治疗。

（三）神经血管束病变

高频超声的发展，提高了空间分辨率，使得手部纤细的神经血管束的显示成为可能，有助诊断神经血管病变。超声可发现指神经断裂、创伤性神经瘤、指动脉血栓等。

1. **神经血管束病变超声表现**

（1）神经断裂表现为神经连续性中断，回声减弱，创伤性神经瘤形成时表现为神经断端呈结节状低回声，边界清楚，形态规则，内有或无血流信号（图 12-3-30）。

（2）指动脉血栓表现为指动脉增粗，管腔内可见低回声充填，内无血流信号（图 12-3-31）。

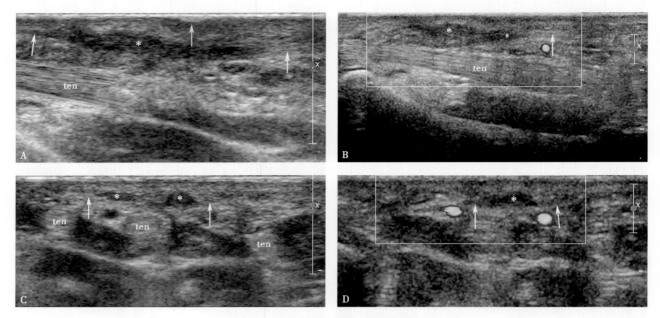

图 12-3-27 掌腱膜纤维瘤声像图

A、B 为同一患者，为单发病变，C、D 为同一患者，为多发病变，掌腱膜纤维瘤呈实性低回声结节（星号），边界不清楚，形态不规则，内无血流信号，可见低回声结节与掌筋膜（白箭）相连，与真皮层紧贴，A 还可见皮肤层由于掌腱膜纤维瘤牵拉凹陷（黄箭）。ten：指屈肌腱

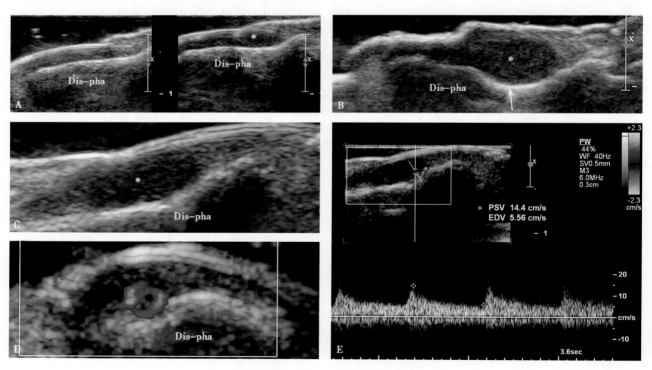

图 12-3-28 血管球瘤声像图

A．双侧对比检查，右图甲根部可见低回声结节（星号）；B．甲根部可见低回声结节，其深面指骨骨皮质凹陷；C～E 为同一患者，甲根部可见低回声结节，边界清楚，形态规则，内血流信号丰富，探及低阻动脉频谱。Dis-pha：远节指骨

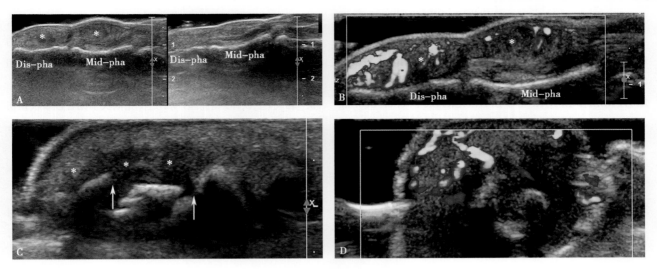

图 12-3-29　指髓间隙感染声像图

A、B 为同一患者，A 为双侧对比检查，右图为病变侧，可见皮下软组织较对侧增厚，回声不均匀（星号）；B. 软组织内可见丰富的血流信号。C、D 为同一患者，有示指咬伤史，C. 可见皮肤皮下软组织增厚，回声不均匀，末节指骨骨皮质不光滑、连续性中断（白箭），末节指骨周围可见低回声区（星号）包绕；D. 低回声区周围软组织内可见丰富点线状血流信号。Mid-pha：中节指骨；Dis-pha：远节指骨

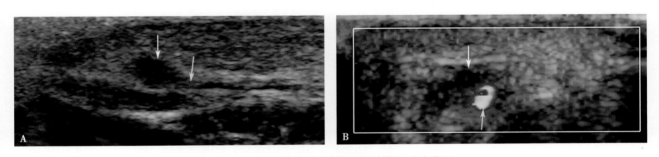

图 12-3-30　指神经断裂伴创伤性神经瘤声像图

A. 可见与指神经（黄箭）相连的低回声结节（白箭），结节远端指神经显示不清；B. 低回声结节（白箭）旁可见指动脉（黄箭）

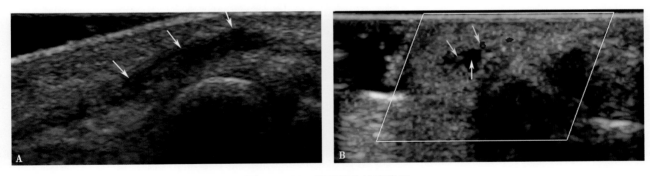

图 12-3-31　指动脉血栓声像图

A. 可见指动脉（白箭）管径增粗，管腔内可见低回声充填；B. 可见指动脉（白箭）内无血流信号，伴行静脉（黄箭）内可见血流信号充盈

2. **鉴别诊断**　神经血管束结构纤细，需要选择尽可能频率高的探头、图像深度与聚焦调节得当、必要时双侧对比检查、动态扫查及放大图像。创伤性神经瘤需与掌筋膜纤维瘤、指动脉血栓、表皮样囊肿等鉴别。观察指动脉有无血栓时需注意调节仪器量程，避免量程过低导致假阴性或量程过高导致假阳性。

3. **临床意义**　超声检查简便、快速，若能够及时发现神经血管束病变，有助临床早期诊治。

（邱　逦）

参 考 文 献

1. 杨裕佳，阮晓苗，张丁月，等. 超声用于腱鞘滑车系统研究进展. 中国医学影像技术，2021，37（10）：1579-1582.

2. TERSLEV L，NAREDO E，AEGERTER P，et al. Scoring ultrasound synovitis in rheumatoid arthritis：a EULAR-OMERACT ultrasound taskforce-Part 2：reliability and application to multiple joints of a standardised consensus-based scoring system. RMD Open，2017，3（1）：e000427.

3. ALETAHA D，NEOGI T，SILMAN A J，et al. 2010 rheumatoid arthritis classification criteria：an American College of Rheumatology/European League Against Rheumatism collab-orative initiative. Ann Rheum Dis，2010，69（9）：1580-1588.

4. 唐小兰，唐远姣，向茜，等. 高频超声对痛风性关节炎的诊断效能及与其他影像学检查的对比研究. 中华医学超声杂志（电子版），2016，13（4）：249-253.

5. 郭飞，王铁铮，崔丽园，等. 近侧指间关节闭合性掌板损伤超声诊断价值探讨. 中华超声影像学杂志，2021，30（12）：1077-1080.

6. 唐一植，邱逦. 腱鞘巨细胞瘤和腱鞘纤维瘤临床及超声特征分析. 西部医学，2018，30（8）：1222-1225.

7. 谢华玉，刘菊先，罗燕，等. 术前15MHz超声小探头对血管球瘤的诊断及定位价值. 四川大学学报（医学版），2014，45（3）：542-545.

第十三章　髋关节病变超声检查

第一节　概　述

随着技术的发展与普及，超声已成为肌肉骨骼系统疾病诊断及辅助治疗最常用的工具之一。然而，由于髋关节解剖位置较深且结构复杂，髋关节超声检查存在一定的挑战性。尽管计算机断层扫描（CT）与磁共振成像（MRI）仍是部分髋关节异常的首选检查方法，但超声具有无辐射、分辨率高、实时且允许动态扫查等优势，很多髋部疾病仍能在超声下得到很好的显示。超声检查有助于髋关节及关节周围软组织病变的诊断、病情评估及辅助治疗。

对儿童，超声是筛查和诊断发育性髋关节发育不良的首选技术，在评估一过性髋关节滑膜炎、髋关节感染以及髋部运动损伤方面也发挥着重要作用。对成人，超声主要用于评估髋部肌肉、肌腱和韧带的损伤，检测髋关节腔及其邻近滑囊的积液和炎症，诊断髋关节周围神经病变如神经卡压等。此外，超声对上述病变的动态评估和指导介入治疗也起重要作用。

第二节　超声检查技术

一、超声应用解剖

（一）关节及韧带

髋关节是由髋臼与股骨头构成的球窝关节（图 13-2-1）。髋臼周缘附有纤维软骨构成的髋臼唇以增加关节窝深度。髋关节囊向上附于髋臼唇，下方前面附于转子间线，下方后侧包被股骨颈内侧 2/3。髋关节囊壁有韧带加强，其中最强韧的为关节囊前方的髂股韧带，其上起自于髂前上棘下方，向外下方走行并分为两个部分，一部分附着于转子间线下部，另一部分附着于转子间线上部。髋关节囊前方还有耻股韧带，起自于耻骨上支，向外下方移行于

髋关节囊及髂股韧带。髂股韧带与耻股韧带可限制大腿的外展、外旋。髋关节囊后方附有坐股韧带，起自髋臼的后部、下部，经股骨颈后面，一部分止于股骨大转子根部，另一部分移行为轮匝带，可限制大腿内收及内旋运动。髋关节囊内还有股骨头韧带与髋臼横韧带。

（二）肌肉

髋关节周围肌肉起自盆腔或股骨，通常分为前群、后群和内侧群三个肌群。

1. 前群

（1）髂腰肌：包括腰大肌与髂肌。腰大肌起自腰椎体的侧面，髂肌起自髂窝并向下与腰大肌汇合，经腹股沟韧带深面进入大腿上部，止于股骨小转子。髂腰肌可参与髋关节的前屈与外旋。

（2）缝匠肌：是人体最长的肌肉，起自髂前上棘，斜向内下走行，止于胫骨上端内侧面。缝匠肌可参与髋关节的前屈、外旋和膝关节的前屈、内旋。

（3）股四头肌：是人体中体积最大的肌肉，位于大腿前方，包括四个头，分别是股直肌、股内侧肌、股外侧肌和股中间肌。股直肌又分两个头，直头起自髂前下棘，反折头起自髂前下棘后外侧的髋臼上缘。股内侧肌、股外侧肌和股中间肌均起自股骨，股四头肌四个头向下汇集成股四头肌腹，移行为股四头肌肌腱，包绕髌骨前面和两侧面，继而向下延续为髌韧带，止于胫骨粗隆。

（4）阔筋膜张肌：起自髂前上棘，肌腹被包在阔筋膜的两层之间，向下移行为髂胫束，止于胫骨 Gerdy 结节。

2. 后群

（1）臀大肌：位于臀部皮下，起自髂骨外面与骶骨后面，斜向外下，止于髂胫束与股骨的臀肌粗隆，可参与大腿的后伸与外旋。

（2）臀中肌：位于臀部外上方，臀大肌深面，起自髂骨翼外面，止于股骨大转子的外侧和后上骨面。

（3）臀小肌：位于臀中肌深面，走行与臀中肌一致，起自髂骨翼外面，止于股骨大转子前骨面。

（4）梨状肌：起自骶骨前面，向外经由坐骨大孔出骨盆，止于股骨大转子，可与闭孔内肌或臀中肌融合，可参与髋关节的外展和外旋。

（5）闭孔内肌：起自闭孔膜内面及其周围骨面，肌束向后集中成肌腱，由坐骨小孔出骨盆并转折向外，与其上、下的上孖肌和下孖肌部分融合，止于转子窝，可参与髋关节外旋。

（6）股方肌与闭孔外肌：股方肌起自坐骨结节，向外止于转子间嵴。闭孔外肌位于股方肌深面，起自闭孔膜外面及闭孔周围的耻骨和坐骨，向后外方经髋关节背面，与闭孔内肌并列，止于转子窝。收缩时使大腿外旋。股方肌与闭孔外肌可参与髋关节的外旋。

（7）腘绳肌：由大腿后面的股二头肌、半腱肌、半膜肌组成。股二头肌位于股后外侧，长头起自坐骨结节，短头起自股骨背面，两头汇合后，以长腱止于胫骨上端。半腱肌位于股骨后内侧，起自坐骨结节，止于胫骨上端。半膜肌位于半腱肌深面，起自坐骨结节，起端肌腱呈膜状，止于胫骨内侧髁。

3. 内侧群

（1）内收肌群：包括耻骨肌、长收肌、短收肌及大收肌，位于大腿内侧，起自耻骨支前面，止于股骨粗线，可参与髋关节的内收、外旋。

（2）股薄肌：位于大腿内侧浅层，起自耻骨下支，向下止于胫骨上端内侧，可参与髋关节的内收、外旋。

（三）血管与神经

1. 髂外动脉 沿腰大肌内侧缘下降，经腹股沟韧带的中点深面进入股前部，移行为股动脉。髂外动脉在腹股沟韧带上方发出腹壁下动脉和旋髂深动脉。前者经腹股沟管深环内侧向内上方斜行进入腹直肌鞘，分布于腹直肌并与腹壁上动脉相吻合。

2. 股静脉延续而成髂外静脉，与髂外动脉伴行。

3. 股神经 自腰丛发出，在腰大肌与髂肌之间下行，经肌腔隙进入股部。股神经在股前分为数支并支配大腿前肌群，其终支隐神经伴随股动脉入收肌管。

4. 股外侧皮神经 为腰丛的皮支，在髂前上棘内侧穿腹股沟韧带深方至股部，经过缝匠肌与阔筋膜张肌之间的脂肪垫，继而向远侧走行，分布于股前外侧区皮肤。

5. 坐骨神经 是全身最粗大的神经，穿梨状肌下孔出盆腔，在臀大肌深面、股方肌浅面，经坐骨结节与股骨大转子之间至股后，沿股二头肌深面下行，在腘窝上方分为胫神经和腓总神经。坐骨神经在股后部发出肌支支配大腿后方群肌。

6. 闭孔神经 发自腰丛，沿骨盆侧壁经闭膜管进入股部，分布于大腿的内收肌群和大腿内侧面的皮肤。

二、适应证

1. 髋部区域疼痛、肿胀、活动受限或伴弹响等临床症状的评估。

2. 髋关节急慢性运动损伤与劳损 包括肌肉肌腱急性损伤、慢性肌腱病、转子滑囊炎、髂腰肌滑囊炎等。

3. 髋关节病变 各种原因引起的关节积液、滑膜增生以及关节游离体的评估，如类风湿关节炎、骨关节炎、痛风性关节炎、色素沉着绒毛结节性滑膜炎、滑膜骨软骨瘤病等。

4. 髋关节及周围软组织肿瘤与瘤样病变 实性肿物、腱鞘或滑膜囊肿、血肿、脓肿、滑囊积液等。

5. 髋部神经评估及神经病变 梨状肌综合征、股外侧皮神经卡压等。

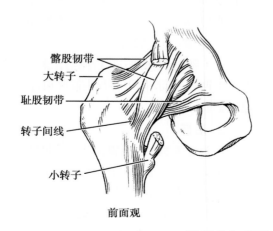

前面观

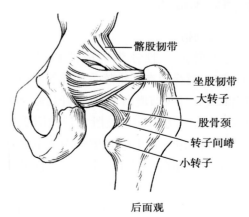

后面观

图 13-2-1 髋关节骨骼及韧带

三、超声检查方法与声像图

(一)髋前区

此区检查的主要结构为髋关节及其前隐窝、髋臼唇、髂腰肌及肌腱、髂腰肌滑囊、大腿近段肌肉的起点(股直肌和缝匠肌)、股动脉、股静脉、股神经和股外侧皮神经等。

1. **髋关节** 患者取仰卧位,髋关节和膝关节伸直,以股骨头为标志,将探头平行于股骨颈,股骨颈长轴切面可清晰显示髋臼、股骨头和股骨颈的骨性表面(图 13-2-2)。在此切面上,股骨颈的浅侧为髋关节前隐窝。正常股骨头与股骨颈表面光滑,股骨头表面覆盖一层厚度均匀的低 - 无回声透明软骨。股骨头上方为髋臼的前缘,于髋臼的周边可见前上髋臼唇,显示为三角形的高回声结构附着于髋臼周缘(图 13-2-3)。超声仅能显示前上髋臼唇,而临床上大部分的关节唇撕裂都发生在前上髋臼唇,因此利于超声观察。发现髋臼唇撕裂时,应注意观察附近有无囊肿形成。髂股韧带呈纤维状结构,其上端附于髂前下棘,下端附于转子间线。

2. **髂腰肌** 髂腰肌肌腱位于髋臼唇的前内侧,呈高回声纤维样结构(图 13-2-4),肌腱位于髂腰肌肌腹后部偏内侧,紧邻髋关节囊。由于其附着于股

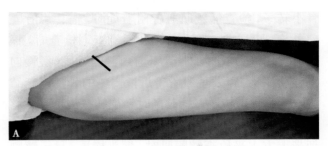
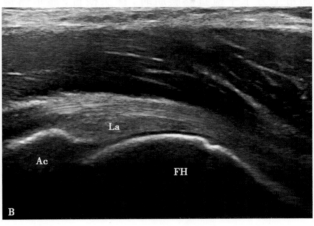

图 13-2-3 右髋关节前上髋臼唇检查体位及声像图
A. 体位及探头位置;B. 髋关节;La:前上髋臼唇;FH:股骨头;Ac:髋臼

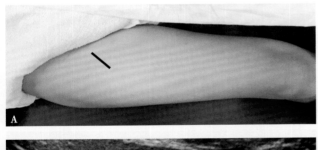
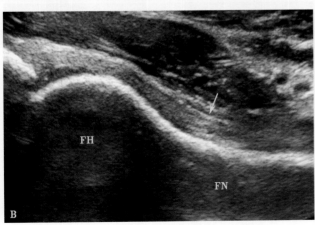

图 13-2-2 右髋关节前隐窝检查体位及声像图
A. 体位及探头位置;B. 纵切显示髋关节前隐窝(白箭头);FH:股骨头;FN:股骨颈

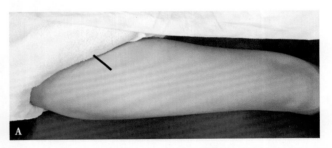
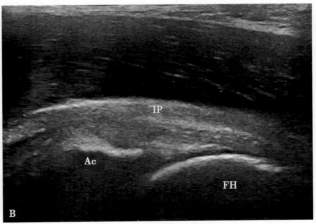

图 13-2-4 股骨头处髂腰肌检查体位及声像图
A. 体位及探头位置;B. 纵切显示股骨头前方的髂腰肌肌腱;FH:股骨头;Ac:髋臼;IP:髂腰肌肌腱

骨小转子，检查髂腰肌肌腱附着处时，需让患者髋部外旋、膝屈曲，即蛙式位进行检查。检查时，探头可首先横切放置于股骨干前内侧的近段，缓慢向上移动探头，可发现股骨干近段内侧的骨性隆起结构——股骨小转子。此时顺时针旋转探头可显示髂腰肌肌腱附着于股骨小转子（图13-2-5）。在腹股沟韧带上方水平检查髂腰肌时，探头横置，显示髂腰肌及其肌腱横切面及髂耻隆起（图13-2-6），嘱患者做屈曲、外展、外旋髋关节、继而伸直、内收髋关节的动作，同时进行动态超声检查，可见髂腰肌肌腱从髂耻隆起外侧向内侧运动过程。

髂腰肌滑囊为髋部最大的滑囊，位于髂腰肌肌腱与髋关节前关节囊之间，有减少关节活动时肌腱与关节之间摩擦的作用。在正常情下超声无法显示髂腰肌滑囊，只能显示其所在区域。

3. 缝匠肌和股直肌　缝匠肌呈扁带状，起自髂前上棘，位于髋关节的前部和浅侧，斜向内下走行，跨股直肌到达大腿的内侧面，在股部构成股三角的外界（图13-2-7）。

检查股直肌时，超声可首先显示股骨头，然后探头向外上方移动，以显示髂前下棘，探头横切放置在髂前下棘处，可见直头紧邻髂前下棘浅侧（图13-2-8），而反折头则位于髋臼的外侧面。纵切面检查股直肌反折头时，由于其向近侧的深方走行，可因各向异性伪像而呈低回声（图13-2-9）。将探头移至髋外侧检查，并沿肌腱走行适当加压和偏转探头，可使该肌腱的各向异性伪像消失。横切面向下追踪探查，可见股直肌的直头肌腱移行为该肌肉的浅层腱膜，而反折头移行为该肌腱的中央腱（图13-2-10），向远侧形成肌后部的腱膜。股直肌起点处易发生肌腱病或钙质沉积，应注意对此部位的检查。

4. 股外侧皮神经　探头横置于邻近髂前上棘的缝匠肌近端，显示阔筋膜张肌和缝匠肌的短轴切面。在阔筋膜张肌和缝匠肌的肌间隙内，可显示卵圆形的股外侧皮神经横切面（图13-2-11B），随后探头沿神经短轴向上移动，可见股外侧皮神经走行于缝匠肌浅侧（图13-2-11C），注意检查股外侧皮神经在腹股沟韧带处有无卡压。股外侧皮神经有时会存在变异，如在腹股沟韧带上方开始分支、走行于髂前上棘上方或穿缝匠肌肌腱或腹股沟韧带。

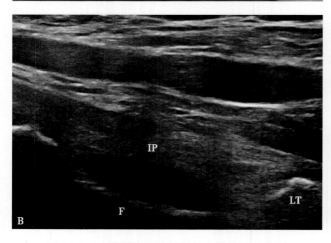

图13-2-5　髂腰肌肌腱远端检查体位及声像图
A. 体位及探头位置；B. 纵切显示髂腰肌肌腱（IP）远端附着于股骨小转子（LT）；F：股骨

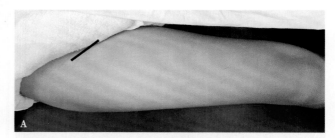
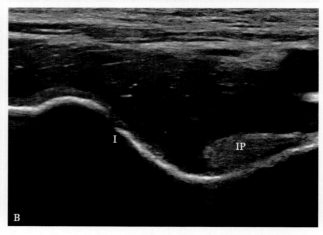

图13-2-6　腹股沟韧带上方髂腰肌肌腱检查体位及声像图
A. 体位及探头位置；B. 横切显示髂腰肌肌腱（IP）位于髂腰肌肌腹的后部，I：髂骨

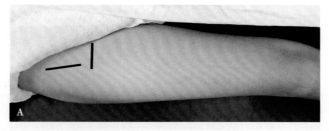

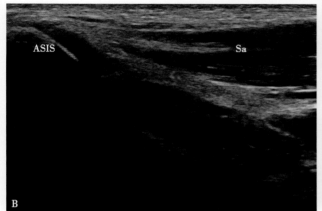

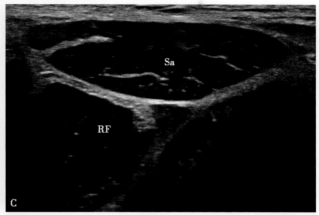

图 13-2-7　缝匠肌检查体位及声像图

A. 体位及探头位置；B. 纵切显示缝匠肌及其起点；C. 横切显示缝匠肌；Sa：缝匠肌；ASIS：髂前上棘；RF：股直肌

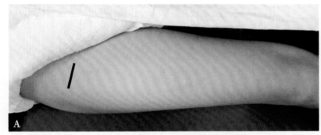

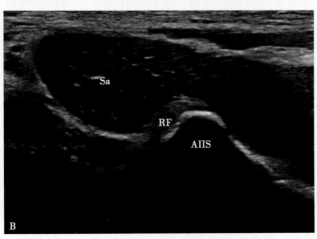

图 13-2-8　股直肌肌腱起点处检查体位及声像图

A. 体位及探头位置；B. 横切显示股直肌腱及其起点；RF：股直肌肌腱；AIIS：髂前下棘；Sa：缝匠肌

5. 股血管神经束　在髂腰肌和肌腱的内侧可显示股血管神经束，从外向内依次为股神经、股动脉和股静脉。股神经位于髂肌和腰大肌之间并位于髂筋膜的深方，在腹股沟区分成2支或3支，纵切面呈典型的束状结构，横切面呈筛网状结构（图13-2-12）。

（二）髋内侧区

主要检查内收肌群。

患者仰卧，髋部适当外旋和外展，膝屈曲，呈蛙式位。耻骨肌位于股动脉的内侧，起自耻骨上支，向下、外、后走行，止于股骨小转子的下方。耻骨肌构成股三角的底部。股血管位于其浅侧和外侧，因此股血管是定位耻骨肌的解剖学标志。检查时可首先横切面显示股动静脉和其内侧的耻骨肌，耻骨肌再向内可见三层内收肌：浅面偏外侧为长收肌，浅面偏内侧为股薄肌，中间层为短收肌，深面为大收肌（图13-2-13）。检查内收肌群时，可先横切面自近心端向远心端连续扫查，随后纵切显示每一块肌肉的起止点，内收肌的耻骨起点处易发生撕裂或撕脱骨折，应注意对该部位的检查。内收肌群之间有闭孔神经的前支和后支走行。

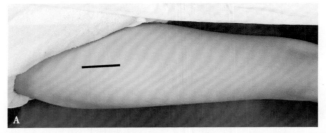

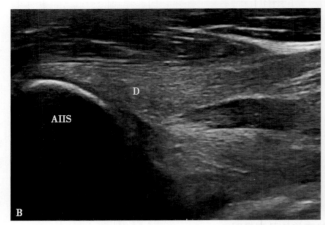

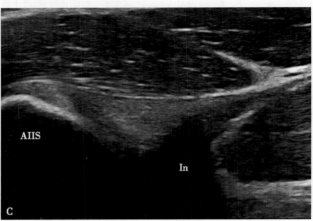

图 13-2-9　股直肌肌腱直头与反折头检查体位及声像图
A. 体位及探头位置；B. 纵切显示股直肌直头（D）；C. 股直肌非直头（In）因各项异性伪像呈低回声；AIIS：髂前下棘

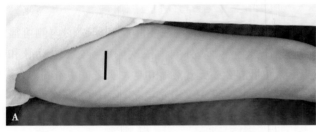

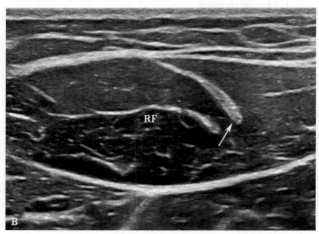

图 13-2-10　股直肌中央腱检查体位及声像图
A. 体位及探头位置；B. 显示股直肌腱的中央腱（白箭头）；
RF：股直肌

（三）髋外侧区

此区主要检查股骨大转子处的肌腱及其周围滑囊。

1. **臀肌**　患者侧卧位，髋部自然放松，检查侧朝上。此区检查中，股骨大转子是重要的骨性标志，检查前先触及股骨大转子，继而探头横切放置在股骨大转子上，可见股骨大转子的前侧骨面、外侧骨面及两骨面之间的骨突。大转子外侧骨面的后方为形态较圆的后骨面。横切面可见臀小肌肌腱起自臀小肌肌肉深层，止于大转子前骨面，臀中肌肌腱的前部分止于外侧骨面，臀中肌肌腱的后部分止于后上骨面（图 13-2-14B），向后移动探头可见臀大肌的前部覆盖于臀中肌肌腱的后部，臀大肌止于髂胫束与股骨粗隆。检查时，应注意使声束垂直于所要检查的骨面，以避免肌腱的各向异性伪像。横切面检查结束后，要进行肌腱的长轴切面检查（图 13-2-14C、D）。

2. **滑囊**　髋外侧区检查还包括臀小肌下滑囊、臀中肌下滑囊和转子囊（臀大肌下滑囊）。臀小肌下滑囊、臀中肌下滑囊均位于相应肌腱与其在股骨大转子附着处之间，正常情况下滑囊内液体量极少，超声无法显示。检查转子囊时探头应放置在股骨大转子后面以免漏诊，转子囊扩张时，可延伸至臀中肌肌腱和髂胫束之间。

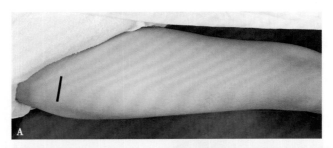

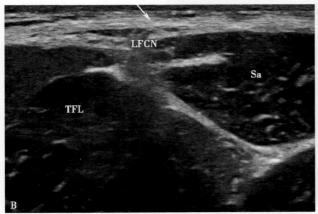

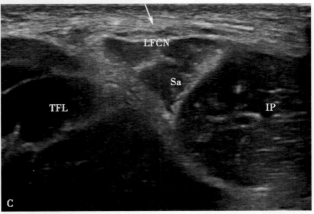

图 13-2-11 股外侧皮神经检查体位及声像图

A. 体位及探头位置；B、C. 横切显示股外侧皮神经（白箭头）；Sa：缝匠肌；TFL：阔筋膜张肌；IP：髂腰肌

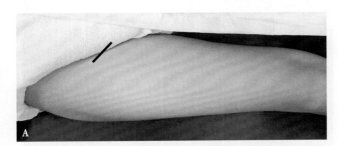

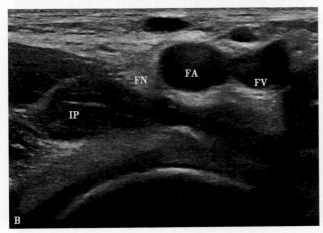

图 13-2-12 股动、静脉和股神经检查体位及声像图

A. 体位及探头位置；B. 横切从外到内显示：股神经（FN）、股动脉（FA）、股静脉（FV）、髂腰肌（IP）

3. 阔筋膜张肌与髂胫束 阔筋膜张肌为髋外侧区最浅表的肌肉，起自髂前上棘，肌腹在外侧下行，止于阔筋膜前缘，由于筋膜内存在脂肪组织，阔筋膜张肌回声偏高。髋部过度使用性肌腱病较常累及阔筋膜张肌肌腱。

髂胫束位于臀中肌肌腱、臀小肌肌腱的浅侧，向后与臀大肌筋膜、向上与阔筋膜张肌筋膜相延续。怀疑股骨大转子处弹响时，探头可横切放置在股骨大转子处，让患者做先内收、伸直髋关节继而屈曲髋关节，或先内收、内旋关节继而屈曲、外展关节的动作，同时观察髂胫束或臀大肌前部在股骨大转子处有无异常弹跳。有时需要患者在站立位才能引发弹响。

（四）髋后区

髋后区以及盆腔检查通常并不列为常规髋部超声检查的项目，仅在患者有相应病史和症状时进行。重点检查的区域有腘绳肌肌腱、坐骨神经、坐骨结节滑囊等，坐骨神经检查详见周围神经章节。此外还可检查梨状肌、上孖肌、闭孔内肌、下孖肌和股方肌。

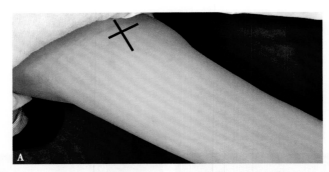

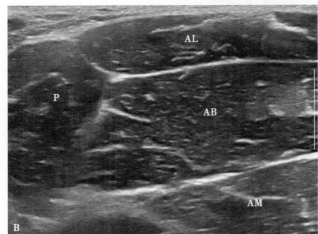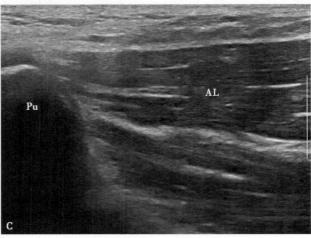

图 13-2-13 大腿上段内收肌群检查体位及声像图

A. 体位及探头位置；B. 横切显示内收肌群；C. 纵切显示长收肌及其起始点；P：耻骨肌；AL：长收肌；AB：短收肌；AM：大收肌；Pu：耻骨

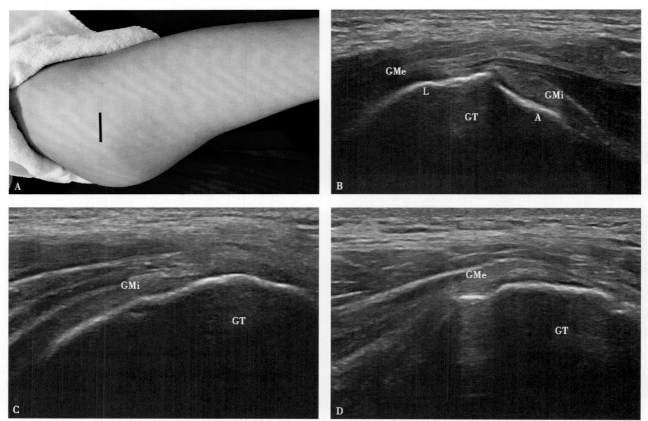

图 13-2-14 股骨大转子处肌腱检查体位及声像图

A. 体位及探头位置；B. 横切显示臀小肌肌腱止于前骨面，臀中肌肌腱的前部分止于外侧骨面；C. 显示臀小肌肌腱长轴；D. 显示臀中肌肌腱长轴；GT：股骨大转子；GMi：臀小肌肌腱；GMe：臀中肌肌腱；A：前骨面；L：外侧骨面

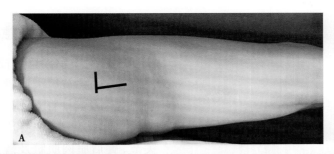

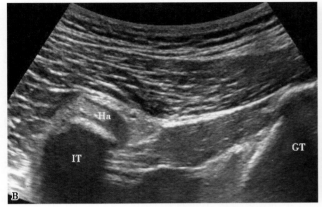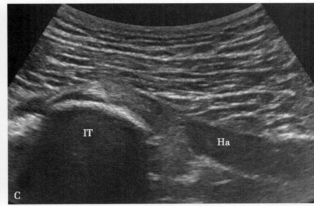

图 13-2-15　腘绳肌腱检查体位及声像图

A. 体位及探头位置；B. 横切显示坐骨结节处腘绳肌腱；C. 纵切显示腘绳肌腱；Ha：腘绳肌腱；IT：坐骨结节；GT：股骨大转子

1. **腘绳肌腱**　患者俯卧，下肢伸直，足悬于检查床外。腘绳肌由股二头肌的长头、半腱肌和半膜肌组成，起自坐骨结节，坐骨结节是臀后部超声检查的骨性标志结构，可从体表触及。探头首先横置于坐骨结节上，显示高回声的坐骨结节和附着于坐骨结节外侧的腘绳肌腱（图 13-2-15）。向下追踪探查，可见由股二头肌长头肌腱 - 半腱肌腱形成的联合腱、半膜肌腱、坐骨神经形成的三叉形结构（图 13-2-16）。

2. **梨状肌**　梨状肌位置较深，需要用频率相对较低的凸阵探头检查。探头先横切放置在骶髂关节处，然后向下移至坐骨大孔，探头外侧端向下旋转朝向股骨大转子，以显示梨状肌长轴（图 13-2-17）。梨状肌肌腹位于髂骨的内侧，附着于骶骨，而其肌腱紧邻髂骨上并延至股骨大转子。被动旋转髋部可见梨状肌滑动，从而有助于对该肌肉的确定。

3. **股方肌、闭孔肌和孖肌**　检查股方肌、闭孔内肌和孖肌时，探头可先横置于腘绳肌起点处，于坐骨与股骨近端之间、坐骨神经的深方可见股方肌长轴。探头向上平行移动少许可见下孖肌，下孖肌止点位于股骨大转子内侧面，探头继续向上依次可见闭孔内肌、上孖肌、梨状肌。探头旋转 90°，显示上述肌肉的短轴切面，自头侧向尾侧分别为上孖肌、闭孔内肌、下孖肌和股方肌，均位于坐骨神经深方（图 13-2-18）。

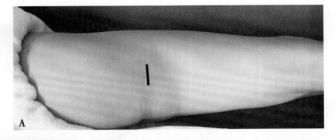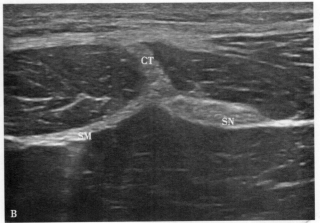

图 13-2-16　股二头肌长头腱 - 半腱肌腱联合腱检查体位及声像图

A. 体位及探头位置；B. 横切显示联合肌腱；CT：联合腱；SM：半膜肌腱；SN：坐骨神经

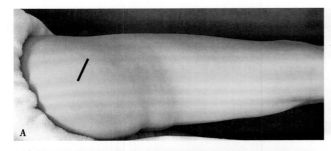

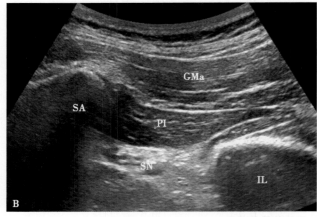

图 13-2-17　梨状肌检查体位及声像图

A. 体位及探头位置；B. 显示梨状肌肌腹；C. 显示梨状肌肌腱（白箭头）SA：骶骨；PI：梨状肌肌腹；GMa：臀大肌腱；IL：髂骨；GT：股骨大转子；SN：坐骨神经

四、超声检查注意事项

1. 髋关节解剖位置较深且结构复杂，应熟练掌握髋关节、关节周围肌腱、神经以及滑囊等结构的解剖结构及其检查方法。

2. 根据患者体型和所查部位选择探头，检查髋关节、臀后肌肉肌腱及髋后部的坐骨神经、腘绳肌腱时，可选择频率更低的探头。

3. 检查时应随时调整探头使声束垂直于肌腱、韧带、关节囊等结构，避免因各向异性伪像而出现误判。

4. 检查期间可嘱患者变换体位，采用动静态结合的方法，如怀疑髋外侧大转子弹响或髂腰肌弹响时，应做动态超声扫查。

5. 采用双侧对比的扫查方法，可以更直观显示髋关节及周围组织病变情况。

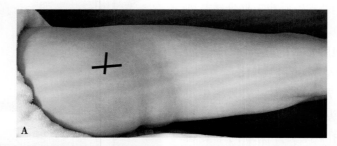

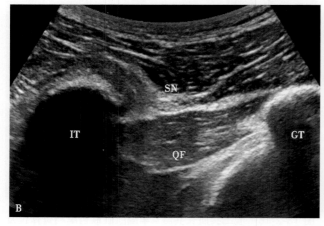

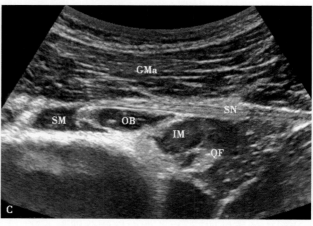

图 13-2-18　股方肌、闭孔肌和孖肌检查体位及声像图

A. 体位及探头位置；B. 横切显示股方肌；C. 纵切显示臀后肌肉；SM：上孖肌；OB：闭孔内肌；IM：下孖肌；QF：股方肌；SN：坐骨神经；GMa：臀大肌

第三节 髋关节常见病变的超声检查

由于髋关节位置较深，因此体胖或局部水肿的患者需要选用低频探头。必要时也可先用低频探头检查整体及深部情况，然后再选用高频探头检查浅表部位。检查前需要先全面了解病史，对髋部检查既要做到全面系统，又要针对患者有症状体征的区域进行重点检查。

一、髋关节置换术后的超声评估

髋关节置换术是治疗骨折和股骨头坏死较为有效的手术方式，因此髋关节假体置换术与日俱增。髋关节置换术后局部常见的并发症包括假体无菌性松动及假体感染，其也是引起术后翻修的最重要原因。影像学检查对髋关节置换术后的评估有重要意义，超声是早期发现这些并发症的重要工具。

（一）正常术后改变

髋关节置换术后局部结构发生显著变化，股骨头由陶瓷材料替代，股骨近段则被钛合金替代，而髋臼杯及其衬垫通常被金属陶瓷及合成聚乙烯材料所替代。这些材料在超声上均表现为强回声（图13-3-1）。注意正确识别假体及自身结构。假体表现为规则的强回声，后方伴声影或彗星尾征，而自体骨往往不规整，呈强回声后伴声影。扫查时多采用线阵探头，但部分病例的关节因术后感染肿胀明显，可采用低频探头增加扫查深度。检查之前，应回顾髋关节近期的常规X线片上，检查时应特别注意多平面扫查，特别注意手术瘢痕的区域。

（二）术后出血

在术后早期易于发现血肿，通常在切口附近，出血量增加时，可充满关节腔。超声一般表现为中等或不规则高回声，随液体量增大，关节隐窝范围增大（图13-3-2）。需要注意，正常情况下，髋关节腔内也可见少量的无回声液体，需要予以鉴别。

（三）髋关节无菌性松动及感染

无菌性松动和感染是髋关节置换术后翻修的最常见原因，也是术后最严重的并发症。一般认为引起松动的主要因素是假体松动磨损产生的聚乙烯颗粒移动至假体远端，造成假体周围的骨溶解、假体材料与骨组织不能有机地契合、假体固定不牢或股骨颈保留不足。假体周围感染可由远处血源性感染或局部感染所致，多为革兰氏阳性球菌，尤其是表皮葡萄球菌和金黄色葡萄球菌。

假体周围松动和感染均可出现髋关节积液，也是最常见的征象之一（图13-3-3）。通常认为，髋关节囊与股骨之间的距离大于7mm或者双侧对比超过2mm就可提示髋关节积液，如距离大于10mm，则需要警惕假体周围感染。髋关节术后另一个常见的超声征象是关节腔内，特别是假体周围出现高回声或混合回声聚集（图13-3-4），有时与关节积液合并存在。这部分回声与关节假体裂解物形成的"颗粒病"有关，合并关节感染形成滑膜炎时也可形成上述高回声表现。彩色多普勒超声有助于鉴别单纯性积液与滑膜增生和颗粒病。以往髋关节置换采用的是金-金假体，易于形成假体周围的炎性假瘤。

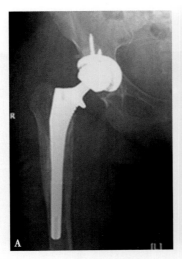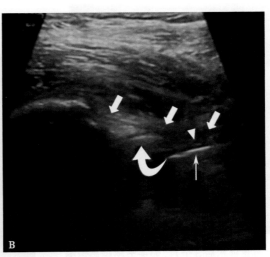

图13-3-1 正常髋关节术后X线片及超声表现
A. 右侧全髋关节置换术后X线正位片；B. 术后髋关节正常超声表现，矢状位纵切面见髋臼杯（弧形箭）和金属股骨颈（细箭）强回声。粗箭头为覆盖关节囊，关节腔内未见液体，可见少许低回声结缔组织（箭头）

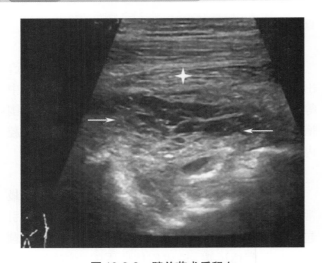

图 13-3-2 髋关节术后积血

左全髋置换术后 6 天,关节囊(星号)下探及大片蜂窝样分布的不均质回声(箭),抽吸证实为积血

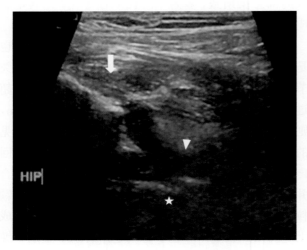

图 13-3-3 髋关节周围积液

长轴切面显示假体颈部(星号)附近积液,↓髋臼前缘,▼积液

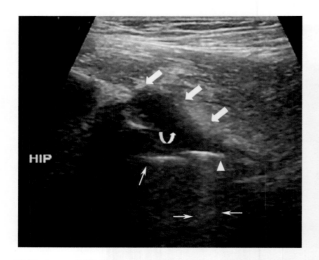

图 13-3-4 全髋关节置换术后 3 个月,髋关节感染声像图

术后 X 线片无阳性发现。髋关节前方长轴切面声像图显示关节囊膨隆(粗箭头),关节前隐窝液体聚集(弯曲箭头)。细直箭头:金属股骨颈,股骨原生皮质(三角箭头),髋臼杯环状伪影(短直箭头)

无论灰阶超声还是彩色多普勒超声,均难以鉴别积液源自关节松动还是感染,当高度怀疑关节感染时需要进行超声引导下穿刺抽液培养。如果直接抽吸困难,可在严格无菌条件下行关节灌洗后再抽吸(图 13-3-5)。也有学者认为,髋关节假体感染时,细菌以微生物膜的形式存在,灌洗并不能有效提高培养阳性率。部分术后髋关节的滑膜显著增厚,可在超声引导下进行滑膜穿刺活检(图 13-3-6)。

(四)术后积液伴游离体

超声检查时可在髋关节积液内显示规则的骨性强回声,周围可见少许絮状的高回声,代表肉芽组织(图 13-3-7)。

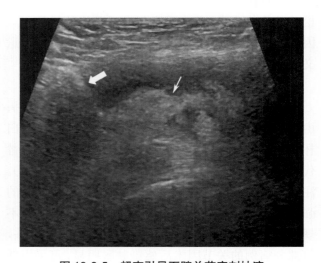

图 13-3-5 超声引导下髋关节穿刺抽液

全髋置换术后 2 年,关节腔内假体周围感染,超声引导下穿刺抽液。星号为关节囊,粗箭为穿刺针,细短箭为关节腔内高回声感染性滑膜组织

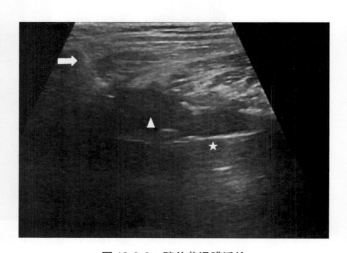

图 13-3-6 髋关节滑膜活检

术后 1 年假体松动,关节腔内可见片状高回声滑膜(三角形),超声引导下(粗箭为穿刺针)滑膜活检。星号为假体

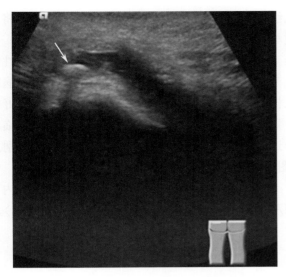

图 13-3-7 髋关节置换术后游离体形成
全髋置换术后 4 年，自述髋关节弹响，关节腔积液合并关节腔游离骨片（箭头）

超声价值：松动与假体周围感染是髋关节置换术后最常见的并发症。感染与松动，二者无论在组织学上还是在临床表现上都非常相似，鉴别非常困难，但是二者处理方式及预后差异巨大。如何在术后对假体周围感染、无菌性松动进行更为准确的判断尤为重要。Parvizi J、Osmon DR 等认为，MRI 虽然能清晰显示软组织影，但受关节假体伪影影响，且费时费力，使用受限。而 R. Chryssikos T、S. Sousa R 等应用 PET 进行的相关研究，其结果并不一致。此外，法国感染病理学协会（SPILF）认为关节假体术后 6～12 个月内假体周围均可存在 Tc-99m 的异常摄取，单纯根据摄取程度鉴别感染与假体松动的核医学检查价值尚不明确。

高频超声可以较敏感分辨关节内积液、滑膜、骨皮质表面变化，还可利用彩色多普勒血流显像技术查看滑膜内血流情况，操作便捷，且存在实时动态、无创的优点，目前广泛应用于关节检查、关节假体术后随访、关节液穿刺等，已有大量研究发现超声检查对于假体关节周围组织显像的敏感性、特异性不低于 MRI，Garbuz DS 等研究认为在全髋置换术后患者中，超声对组织不良反应（ARMD）的灵敏度为 100%，优于 MRI。超声检查有可能成为鉴别假体周围感染和无菌性松动的重要手段之一。

二、髋关节积液及滑膜炎

引起髋关节积液及滑膜炎的原因很多，主要包括外伤性、感染性、风湿性、退行性改变。关节积液常伴随滑膜增生，由于髋关节囊较厚且位置深在，因此即使单纯性积液有时也可显示为低回声或等回声（图 13-3-8）。

髋关节积液超声检查时，患者选择自然平卧位，探头沿股骨颈长轴切面扫查，腿部伸直和外展位有助于积液的显示。

髋关节积液最常见的超声征象是关节前隐窝扩张（图 13-3-9），即使关节腔内仅有少量积液，超声亦可敏感发现。儿童髋关节积液的标准为关节囊前层与后层之间分离 2mm 以上（图 13-3-9），成人的诊断标准为整个关节囊厚度（自股骨颈表面至关节囊的外侧边界，包括关节囊的浅深层）大于 7mm 或与对侧无症状侧比较超出 2mm。另外，如发现关节囊外凸或隆起，也常常提示关节腔异常扩张。

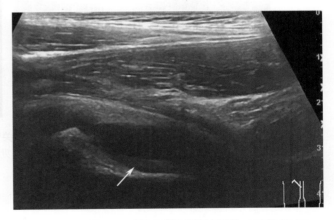

图 13-3-8 髋关节腔内积液
关节腔内为低 - 无回声区域，箭头所指为增厚的滑膜组织

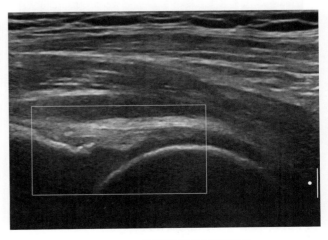

图 13-3-9 扩张的关节囊前隐窝

关节腔积液可呈无回声（为单纯性积液时）或高回声（为滑膜增生或由于出血感染所致的混杂性积液），通过彩色或能量多普勒可识别增生的滑膜组织（图13-3-10）。感染性和炎性关节病均可出现滑膜增生，因此依据积液的回声以及彩色或能量多普勒表现难以鉴别脓性和非脓性积液。如怀疑感染性积液，可行超声引导下穿刺抽液。另外，髋关节前方软组织较厚或体胖的患者，超声检查可能无法显示少量的髋关节积液。此时，尽管超声未显示积液，但如临床怀疑感染，也应进行关节穿刺。如果局部

已经形成窦道（图13-3-11），穿刺时应注意避免将窦道与关节腔直接贯穿。

儿童患者髋关节积液的较常见病因是一过性髋关节滑膜炎，一般认为液体为反应性积液。本病临床检查极难确诊，超声检查一般表现为透声较好的少量无回声区，一般2周后可自行消失，这种临床一过性的特点是与化脓性关节炎最重要的鉴别点（图13-3-12）。

结核性髋关节炎引起的髋关节积液，关节腔内可探及干酪样坏死组织形成的高回声团（图13-3-13）。

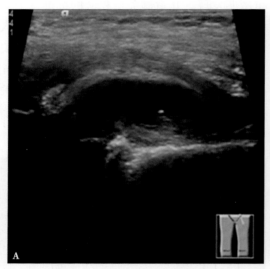
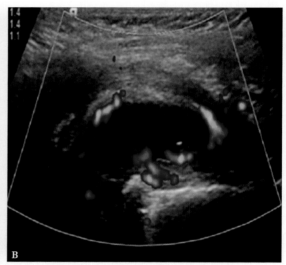

图 13-3-10　髋关节积液伴滑膜增生
能量多普勒可见丰富的血流信号

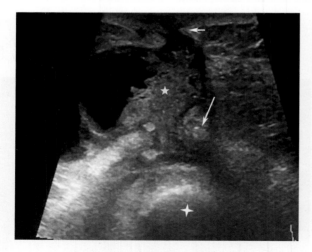

图 13-3-11　髋关节积脓伴窦道形成
关节腔内大量积脓，脓液（五角星）突破关节囊（长箭），形成皮下窦道（短箭），十字星为股骨头

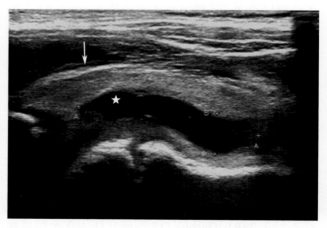

图 13-3-12　小儿一过性髋关节积液
箭头处为关节囊，星号为透声良好的积液。2周后复查消失

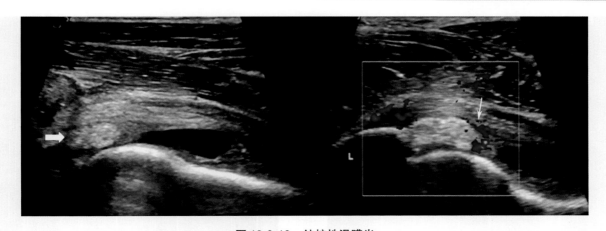

图 13-3-13　结核性滑膜炎

除关节腔内积液外,股骨头浅方可见不规则絮状高回声团(粗箭),关节滑膜及关节囊血流信号丰富

三、髋关节退行性变(骨性关节炎)

髋关节退行性变表现为关节头处软骨菲薄、缺失,骨皮质出现大小不等的骨赘(图 13-3-14),常合并髋关节周围软组织继发病变,如髋臼唇撕裂(图13-3-15)、滑囊炎等。

四、髋关节周围滑囊炎

髋部滑囊主要包括:髂腰肌滑囊、(大)转子滑囊、坐骨结节滑囊、臀中肌下及臀小肌下滑囊。髋关节作为人体负荷最大的关节之一,易于发生各种滑囊积液和滑囊炎,是引起髋部疼痛的重要原因。滑囊积液与滑囊炎常继发于反复局部摩擦、创伤、感染或炎症刺激,根据滑囊位置及患者主诉较易判断疼痛是否与相应部位滑囊的病变有关。根据是否合并明显压痛,滑囊积液增大可分为炎症性和单纯性两种。

滑囊内部回声可表现为单纯性无回声、不均质回声及囊实混合性增生。单纯性滑囊,内部透声好(图 13-3-16),如发生炎症性改变,内部可见点状低或高回声(图 13-3-17),有时可见分隔或增厚滑膜组织,如发现滑囊内组织无压缩性且发现血流信号,则提示为滑膜增生。

髂腰肌滑囊是髋部最常见的滑囊,巨大的髂腰肌滑囊积液向上可延续至腹膜后,容易误诊为腹膜后或腰大肌周围脓肿(图 13-3-18、图 13-3-19)。检查转子滑囊时要注意探头避免重压,以免引起假阴性。坐骨结节滑囊有时压迫坐骨神经,临床可误诊为椎间盘突出或梨状肌综合征,超声易于鉴别(图 13-3-20)。

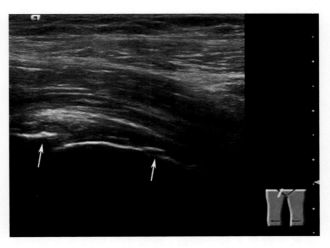

图 13-3-14　髋关节退行性变

股骨头表面软骨变薄,厚度不均匀。股骨头颈交界处可见不规则的细小骨赘(箭)

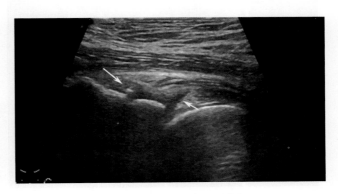

图 13-3-15　髋关节退行性变

短箭所示为髋臼唇撕裂形成的无回声裂隙,长箭为骨赘形成

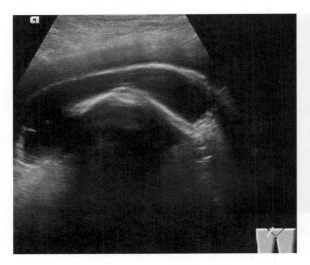

图 13-3-16　髂腰肌滑囊炎
其内显示透声良好,滑囊壁不光滑

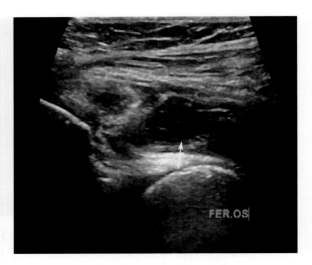

图 13-3-17　髂腰肌滑囊炎
其内可见不规则的点状高回声

五、髋关节周围肌腱及肌肉损伤

髋关节作为人体最大的关节,易于发生各种肌腱及肌肉的急、慢性损伤。慢性肌腱损伤称之为肌腱病,病理上表现为黏液变性或伴随间质撕裂,可合并附着处骨皮质的不规则(图 13-3-21)。肌腱急性撕裂表现为肌腱内部清晰的低 - 无回声裂隙,完全撕裂时,肌腱断端回缩,两断端之间可见血肿形成。

怀疑肌腱及肌肉撕裂时,应根据病史及患者主诉仔细扫查疼痛区域,多可发现明确病因(图 13-3-22)。如臀中肌腱和臀小肌腱损伤(图 13-3-23～图 13-3-25)常见于股骨大转子附近,可发生急性撕裂及慢性肌腱病,有时伴发周围滑囊增大。

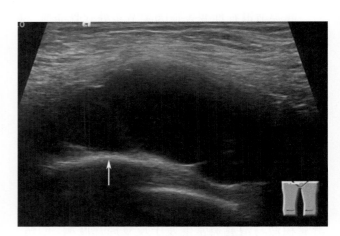

图 13-3-18　巨大的髂腰肌滑囊炎
延续至髂窝

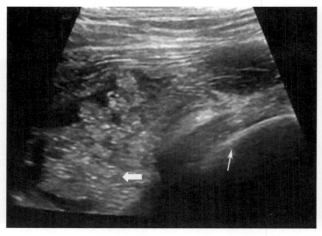

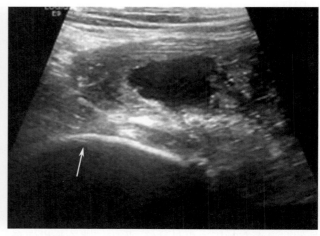

图 13-3-19　髂腰肌巨大滑囊
细箭显示股骨头,左为跨越髂窝出,右为髋关节腔内,延续至腹膜后。粗箭显示腔内大片高 - 强回声团块。术后病理证实为结核

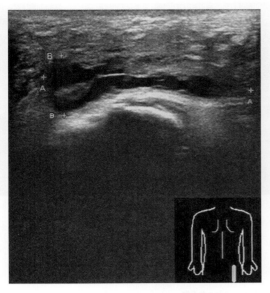

图 13-3-20　坐骨结节滑囊
滑囊内透声差，可见点状高回声

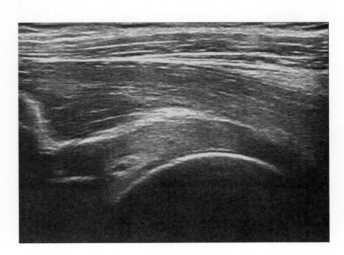

图 13-3-21　右侧髋臼唇撕裂
呈不规则无回声裂隙

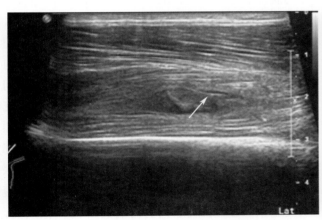

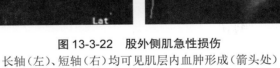

图 13-3-22　股外侧肌急性损伤
长轴（左）、短轴（右）均可见肌层内血肿形成（箭头处）

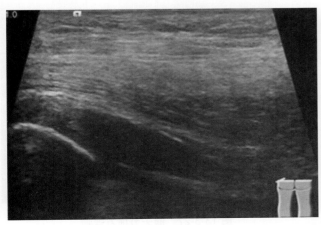

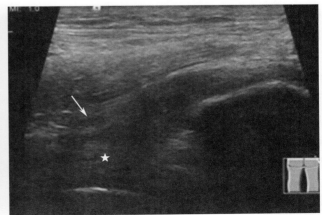

图 13-3-23　臀中肌损伤
箭头显示臀中肌与浅侧臀大肌边界模糊，星号显示臀中肌较对侧明显肿胀，回声不均匀

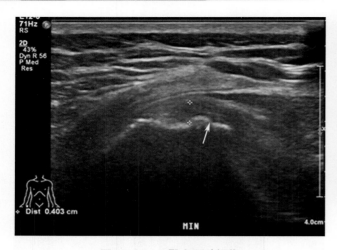

图 13-3-24　臀小肌腱损伤

臀小肌腱附着处增厚（测量星号处），大转子骨皮质凹凸不平
（箭头处）

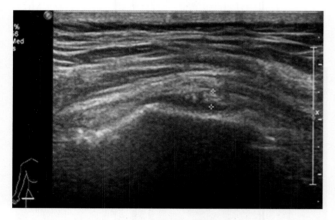

图 13-3-25　臀小肌腱钙化

臀小肌腱内可见多个细小的强回声聚集（测量星号处）

六、股骨髋臼撞击与髋臼唇撕裂

　　髋臼唇由纤维软骨组成，其短轴切面呈三角形高回声，受各向异性干扰也可能表现为低回声。髋臼唇撕裂多继发于股骨髋臼撞击，是髋前区疼痛的重要原因。超声表现包括髋臼唇肿胀，回声不均匀，典型者髋臼唇内可见边界清晰的无回声或低回声裂隙，分布在髋臼唇内或贯穿全层（图 13-3-26），有时可在髋臼唇旁出现囊肿无回声。病程较长者，髋臼唇内可出现钙化灶。磨损严重者，超声显示髋臼唇明显萎缩甚至消失。髋臼唇超声扫查时，探头应在髋关节前外侧区域连续滑动扫查，以免漏诊。同时，可结合髋关节不同体位进行检查。除髋臼唇撕裂外，超声检查时常可发现其他损伤性变化，如股骨头颈交界处骨质隆起、破坏，髋关节积液与关节囊肿胀等。

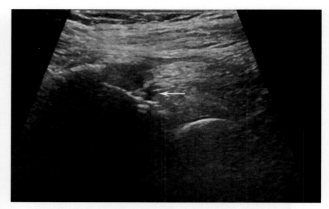

图 13-3-26　髋臼唇撕裂

裂隙（箭头处）内透声较好

七、弹响髋

　　弹响髋是指髋部活动时出现异常弹响，可分为关节内及关节外弹响，以关节外多见。根据病变部位又分为髋部前方与外侧弹响。髋前方弹响是指髂腰肌腱于髋前部髂耻隆起附近发生的弹响（图 13-3-27），在髋关节外展、外旋、屈曲伸直动态运动过程中，超声实时观察髂腰肌腱有无活动异常，此时若髂肌内侧纤维在髋部活动时在腰大肌肌腱与耻骨上支之间卡压可出现弹响，阳性表现为髂腰肌腱于耻骨上支突然的弹响和移动，较瘦弱的患者可通过探头感知肌腱的突然弹跳。髋关节外侧弹响系由臀大肌前部肌腹或髂胫束在股骨大转子上移动受阻，检查时探头横切放置于股骨大转子上以显示异常活动的肌腹或髂胫束，这些肌腱肌肉有时有特殊的声像改变，如回声减低、高低不均匀等（图 13-3-28）。

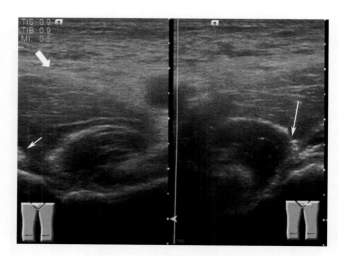

图 13-3-27　髋关节前方弹响

左侧髂腰肌及肌腱增厚（粗箭），髂骨骨骼面不光整（短箭），髋关节撞击术（长箭）后有弹响

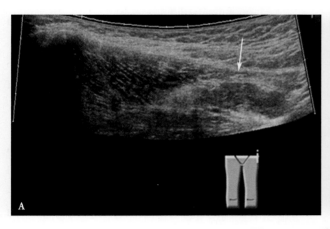
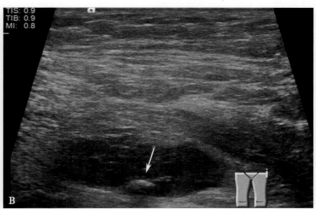

图 13-3-28　髋关节外侧弹响
A. 左侧阔筋膜张肌深面的血管瘤（上箭头）；B. 局部放大后可见静脉石（下箭头）

八、痛风性髋关节炎

痛风关节炎是一种以单晶尿酸钠晶体沉积于关节及周围软组织为特征的晶体性关节病，可沉积于全身各个器官。髋关节痛风也是全身高尿酸血症的一部分，通常易沉积于股骨头，表现为股骨头关节软骨表面回声明显增强，与软骨下骨皮质呈现双轨样回声改变（图 13-3-29）。

九、髋关节超声介入

超声除了用于髋关节区域各种疼痛的评估诊断之外，还可引导进行各种注射与介入治疗。与其他常用的成像方式相比，超声所独有的实时性优势，在操作中可直视观察，避免肌肉、肌腱、重要的神经血管结构受损。许多研究已经证明了这些技术的安全性和准确性（详见肌骨介入章节）。

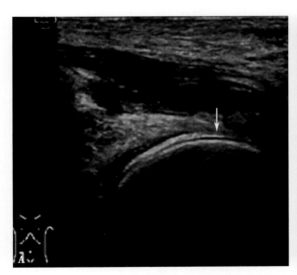
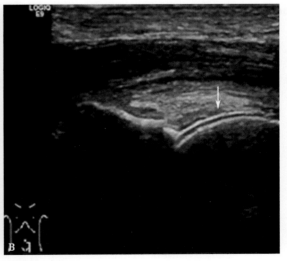

图 13-3-29　双侧股骨头痛风
患者因类风湿关节炎住院，常规检查发现双侧股骨头关节软骨表面均可见强回声沉积（箭），查血尿酸 620μmol/L，推测类风湿关节炎合并痛风

（陈树强　郝少云　王月香）

参 考 文 献

1. Di Matteo A，Filippucci E，Cipolletta E，et al. Ultrasound and clinical features of hip involvement in patients with gout. Joint Bone Spine，2019，86（5）：633-636.

2. Craig JG. Ultrasound of the postoperative hip. Semin Musculoskelet Radiol，2013，17（1）：49-55.

3. Douis H，Dunlop DJ，Pearson AM，et al. The role of ultrasound in the assessment of post-operative complications following hip arthroplasty. Skeletal Radiol，2012，41（9）：1035-1046.

4. Friedman T，Miller TT. MR imaging and ultrasound correlation of hip pathologic conditions. MagnReson Imaging Clin N Am，2013，21（1）：183-194.

5. Guillin R，Bertaud V，Garetier M，et al. Ultrasound in Total Hip Replacement：Value of Anterior Acetabular Cup Visibility and Contact With the Iliopsoas Tendon. J Ultrasound Med，2018，37（6）：1439-1446.

6. Laine JC，Denning JR，Riccio AI，et al. The use of ultrasound in the management of septic arthritis of the hip. J PediatrOrthop B，2015，24（2）：95-98.

7. Nishii T，Sakai T，Takao M，et al. Is ultrasound screening reliable for adverse local tissue reaction after hip arthroplasty？J Arthroplasty，2014，29（12）：2239-2244.

8. Pauroso S，Di Martino A，Tarantino CC，et al. Transient synovitis of the hip：Ultrasound appearance. Mini-pictorial essay. J Ultrasound，2011，14（2）：92-94.

9. Ricci V，Ozcakar L. Ultrasound Imaging for Anterior Hip Pain：Hypertrophic Bursitis between the Direct Tendon of the Rectus Femoris and the Iliocapsularis Muscle. PM R，2019，11（9）：1031-1033.

10. Stangl-Correa P，Stangl-Herrera W，Correa-Valderrama A，et al. Postoperative Failure Frequency of Short External Rotator and Posterior Capsule With Successful Reinsertion After Primary Total Hip Arthroplasty：An Ultrasound Assessment. J Arthroplasty，2020，35（12）：3607-3612.

11. Steer KJD，Bostick GP，Woodhouse LJ，et al. Can effusion-synovitis measured on ultrasound or MRI predict response to intra-articular steroid injection in hip osteoarthritis？Skeletal Radiol，2019，48（2）：227-237.

12. Tagliafico A，Bignotti B，Rossi F，et al. Ultrasound of the Hip Joint，Soft Tissues，and Nerves. Semin Musculoskelet Radiol，2017，21（5）：582-588.

13. Boniface K，Pyle M，Jaleesah N，et al. Point-of-Care Ultrasound for the Detection of Hip Effusion and Septic Arthritis in Adult Patients With Hip Pain and Negative Initial Imaging. J Emerg Med，2020，58（4）：627-631.

14. （美）雅各布森（Jon A. Jacobson）. 肌骨超声必读. 第 2 版. 王月香，译. 北京：科技出版社，2017.

第十四章　膝关节病变超声检查

第一节　概　述

膝关节超声检查主要内容包括膝关节及其周围的皮肤、皮下软组织、肌肉、肌腱、韧带、滑囊、神经和血管等。检查项目繁多，注意检查的重点、病变的部位及性质，运用动态观察、双侧对比检查病变部位。在检查膝关节滑膜病变时，通过彩色或能量多普勒显示滑膜血流，评估炎症的活动性。膝关节超声的局限性，首先是对操作者的依赖，其次超声对于膝关节腔内病变评估尤其局限，由于超声物理特性和膝关节的解剖，超声不能显示全部的关节骨面、关节软骨、前后交叉韧带及内外侧半月板，对于超声未能显示而临床怀疑相应病变时，应结合其他影像学检查，特别是 MRI。超声不能评价骨髓水肿或骨髓内病变。

第二节　超声检查技术

一、超声应用解剖

膝关节是人体最大、最复杂的关节，由股骨下端、胫骨上端及髌骨构成。周围有众多的肌肉、肌腱、韧带、滑囊、神经、血管（图 14-2-1～图 14-2-3）。

膝前部：股四头肌向下形成股四头肌腱，止于髌骨，跨越髌骨形成髌腱，止于胫骨粗隆。髌骨内外侧有支持带自髌骨内外侧延伸至股骨，加强髌骨的稳定性，髌骨内外侧支持带深面有膝内外侧隐窝。髌上囊位于股骨和髌骨之间，与关节腔相通。髌上囊与股四头肌腱、股骨之间以及髌腱的深面均有脂肪垫，后者也称为 Hoffa 脂肪垫。

髌内、外侧支持带起自髌骨内、外侧上段，止于股骨内、外上髁，是髌股关节内侧最重要的支持结构。

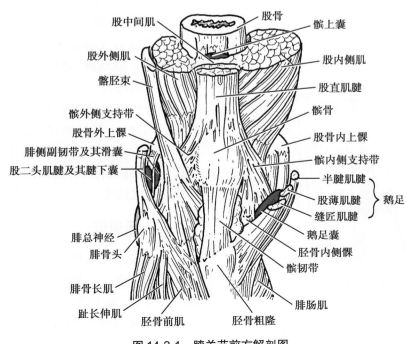

图 14-2-1　膝关节前方解剖图

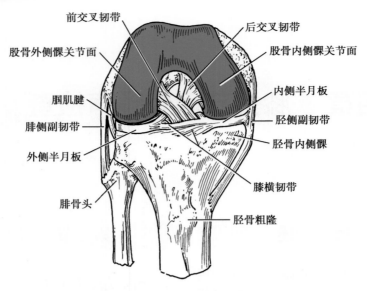

图 14-2-2 膝关节内外侧解剖图

膝前部有三个滑囊:位于髌骨下段和髌腱上 1/3 前方的髌前皮下囊;位于髌腱远段附着处浅面的髌下浅囊和位于其深面的髌下深囊。

前交叉韧带:起自股骨外侧髁内面,止于胫骨髁间隆起。

膝内侧:内侧副韧带位于股骨与胫骨内侧髁之间,分为深、浅两层。深层与内侧半月板紧密连接。内侧半月板位于股骨内侧髁与胫骨平台之间。鹅足腱由缝匠肌腱、股薄肌腱、半腱肌腱组成,自前下至后上止于胫骨内侧髁。其深面有鹅足腱滑囊。

膝外侧:外侧副韧带位于股骨与腓骨头之间,其深面有外侧副韧带滑囊。外侧半月板位于股骨外侧髁与胫骨平台之间。外侧副韧带前方可见髂胫束止于胫骨近端 Gerdy 结节。髂胫束深层有滑囊。外侧副韧带后方可见股二头肌腱,股二头肌腱深面有滑囊结构。腘肌腱起自股骨外侧,斜行向内下,止于胫骨近端后方。

膝后部:肌肉有内上浅层半腱肌和深层半膜肌,外上股二头肌。内下及外下的腓肠肌内侧头和外侧头,以及走行于深面的跖肌和腘肌。

半膜肌 - 腓肠肌滑囊位于半膜肌腱与腓肠肌内侧头之间,该滑囊大多与膝关节相通,膝关节积液至此形成 Baker 囊肿。

腘动脉为股动脉的延续,腘静脉、胫神经位于其的浅面。腘动脉、静脉、神经排列的顺序为从深至浅、从内至外。

坐骨神经在腘窝上方分为胫神经和腓总神经。胫神经与腘动、静脉伴行。腓总神经走行于股二头肌和腓肠肌外侧头之间,绕过腓骨头,至腓骨长肌深面,分为腓浅神经和腓深神经。

后交叉韧带:起自股骨内侧髁前方,止于胫骨沟。

二、适应证

1. 膝关节及其周围软组织肿物。

2. 免疫性、代谢性、退行性或感染性等原因所致的膝关节炎症病变。

3. 膝关节周围神经病变。

4. 膝关节区域的超声引导下介入操作。

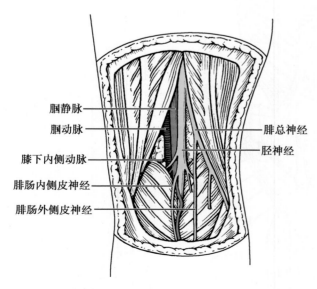

图 14-2-3 膝关节后方解剖图

三、超声检查方法与声像图

（一）仪器与探头

膝关节超声检查一般使用 10MHz 以上频率的高频探头。如局部肿胀明显或腘窝深部病变时，可选用较低频率，甚至腹部探头。

（二）超声检查规范及正常声像图

1. **膝前区** 检查时患者仰卧位，膝关节轻度屈曲（30°～45°）。检查内容主要包括股四头肌腱、髌上囊、膝关节内侧隐窝、膝关节外侧隐窝、髌腱、髌前区滑囊、股骨髁软骨、前交叉韧带。股骨髁软骨、前交叉韧带不作为常规检查项目，可根据临床需求进行检查。

（1）股四头肌腱、髌上囊及膝关节前部隐窝。以髌骨作为体表标志，探头纵切置于髌骨上端显示股四头肌腱长轴切面，可见其远端附着于髌骨上缘。呈三层结构：浅层为股直肌腱，中层为股内侧肌腱和股外侧肌腱构成，深层由股中间肌腱构成。各层之间可见高回声的分隔，但有时分层表现也可不明显。股四头肌腱的深方即为髌上囊，位于髌骨上方、股四头肌腱深部，前下方有髌上脂肪垫、后方有股骨前脂肪垫（图 14-2-4）。纵切时，探头可从内侧向外侧扫查，全面评估整个髌上囊和股四头肌腱。膝关节积液除位于髌上囊外，还可位于髌骨两侧隐窝，分别位于髌骨内侧支持带和外侧支持带的深方，应注意对该部位的检查。

（2）髌腱、髌骨内、外侧支持带及膝前部滑囊。膝关节轻度屈曲（30°～45°），探头纵切放置在髌骨下方的中线，可显示髌腱的近中段，向下方移动探头可检查髌腱的下段及其胫骨粗隆的附着点（图 14-2-5）。

髌腱较宽，所以检查时应从内向外移动探头以检查整个髌腱。然后探头旋转 90°横切面检查髌腱。检查时应注意使声束垂直于髌腱以避免各向异性伪像的产生。

髌腱的超声检查应重点检查起点及止点，因为髌腱病好发于这两个地方。除灰阶超声外，发现病变时应常规进行彩色多普勒血流评估。进行局部血供状态评估时，注意探头不要过度加压并且保持肌腱处于松弛状态，能量多普勒血流成像可能较彩色多普勒血流成像更加敏感。

检查髌骨内侧支持带和外侧支持带时，探头横放置在髌骨上半部分与股骨内上髁或外上髁之间，显示为带状高回声，正常时为条索样强回声，内有平行线样结构，有时可呈三层结构（图 14-2-6，图 14-2-7）。

膝前部滑囊：包括髌前浅囊（髌前皮下囊）、髌下浅囊和髌下深囊。髌前浅囊为皮下滑囊，位于髌骨下段和髌腱上 1/3 与皮下组织之间，髌下浅囊位于髌腱下段与皮下之间，髌下深囊位于髌腱深方与胫骨之间。正常情况下，髌前浅囊及髌下浅囊超声不能显示，髌下深囊内可见少量积液，正常情况下 <2mm，不要误诊为滑囊炎。检查皮下滑囊时，探头一定要轻放，厚涂耦合剂或者使用导声垫，避免少量积液受压移位带来假阴性诊断（图 14-2-8）。

（3）关节软骨。膝关节完全屈曲位，探头横切紧邻髌骨上方放置，检查覆盖股骨前面滑车处的软骨。正常关节透明软骨超声上显示为边界清楚的低 - 无回声带，髁间窝处稍厚，股骨内侧髁、股骨内外侧髁处的软骨稍薄（图 14-2-9）。关节软骨的厚度差异较大。如果患侧膝关节屈曲受限，则双侧对比扫查时应使对侧膝关节处与患侧相同的屈曲角度。

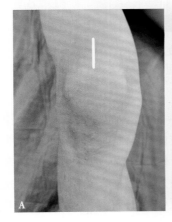
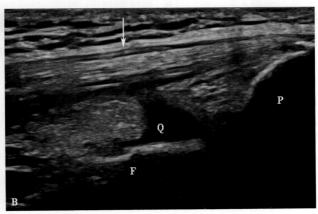

图 14-2-4 股四头肌腱纵断面检查体位及声像图
A. 体位及探头位置；B. 股四头肌腱纵断面声像图；F：股骨；P：髌骨；Q：髌上囊；箭：股四头肌腱

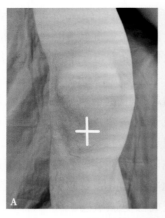
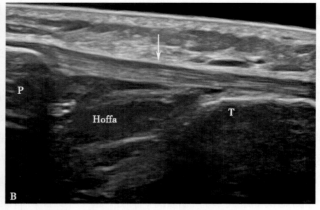
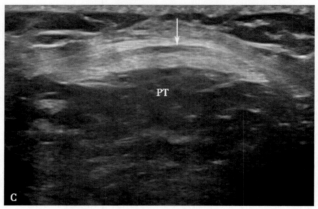

图 14-2-5　髌腱纵、横断面检查体位及声像图

A. 为体位及探头位置；B. 为髌腱（箭）纵断面声像图；C. 为髌腱（箭）横断面声像图；T：胫骨；
P：髌骨；PT：髌腱；Hoffa：Hoffa 脂肪垫

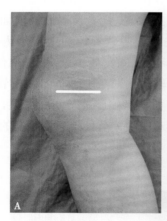
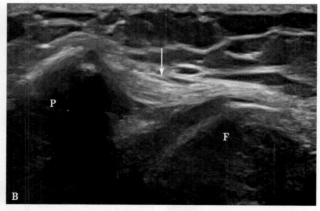

图 14-2-6　髌内侧支持带横断面检查体位及声像图

A. 为体位及探头位置；B. 为髌内侧支持带（箭）横断面声像图；F：股骨；P：髌骨

检查关节软骨时，注意声束要垂直于所检查的股骨表面。除观察软骨的厚度外，还应注意软骨内及其表面有无异常回声以及股骨有无骨赘形成。

（4）膝前交叉韧带。检查前交叉韧带需要膝关节屈曲位，以显示髁间窝的前部和减少骨性结构的重叠。膝关节屈曲的范围可从 45°～60° 到膝关节完全屈曲。膝关节屈曲位时可显示前交叉韧带的中远段（图 14-2-10）。但急性创伤后由于膝关节韧带损伤或关节腔内有积血，膝关节屈曲可能受限。前交叉韧带由于位置较深，应使用较低频率的探头进行检查。探头方向沿前交叉韧带的长轴走向，即探头放在髌下正中线的内侧，探头的上端向外、下端向内旋转 30°。

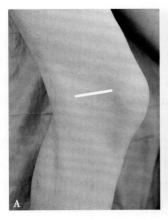
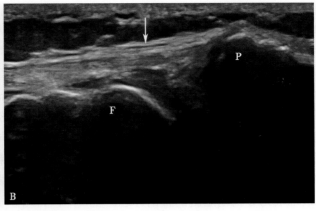

图 14-2-7　髌外侧支持带横断面检查体位及声像图
A. 为体位及探头位置；B. 为髌外侧支持带（箭）横断面声像图；F：股骨；P：髌骨

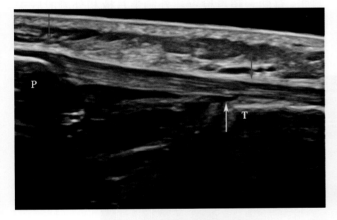

图 14-2-8　膝关节前部滑囊宽景成像
膝关节前部滑囊声像图；P：髌骨；T：胫骨；红箭：髌前皮下囊位置；绿箭：髌下浅囊位置；白箭：髌下深囊位置

2. **膝关节内侧**　检查膝关节内侧时，患者仍取仰卧位，轻度屈膝、屈髋，髋关节轻度外旋，或取侧卧位检查。检查内容主要包括膝内侧副韧带、内侧半月板、股胫关节内侧、鹅足腱止点。

（1）膝内侧副韧带：探头纵切放置在膝内侧冠状切面扫查。内侧副韧带超声显示为三层结构，浅层为偏高回声，为内侧副韧带浅层，中间呈低回声，为脂肪组织或内侧副韧带滑囊，深层为偏高回声，为内侧副韧带深层，包括股骨-半月板韧带和半月板-胫骨韧带（图 14-2-11）。但有时分层表现也可不明显。内侧副韧带浅层的上端附着在股骨收肌结节前下方及股骨内上髁。膝内侧副韧带自股骨内侧髁向远侧延伸至胫骨近端干骺端。检查时应注意从前向后依次扫查整个膝内侧副韧带，避免遗漏病变。

（2）内侧半月板：内侧半月板为纤维软骨，位于股骨与胫骨之间。超声检查时膝关节轻度外翻，可

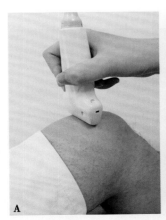
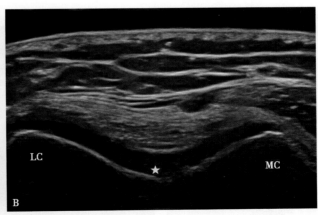

图 14-2-9　股骨滑车软骨横断面检查体位及声像图
A. 为体位及探头位置；B. 为股骨滑车横断面声像图；LC：股骨外侧髁；MC：股骨内侧髁；
★：股骨滑车软骨

使关节间隙打开，从而能更好地显示内侧半月板。正常半月板呈高回声，纵切面上呈三角形，三角形的尖部朝向关节腔，底部紧邻呈线状偏高回声的关节囊（图14-2-11）。显示内侧半月板体部后，将探头继续向前移动，以显示半月板前角。超声检查半月板时，应注意其内有无异常回声。

（3）鹅足腱：鹅足腱（pes anserinus）位于膝内侧副韧带胫骨附着处的前下方，由缝匠肌、股薄肌和半腱肌的肌腱向远侧汇合而成，止于胫骨。膝内侧副韧带浅层的最远端为寻找鹅足腱的解剖标志。检查时首先显示膝内侧副韧带胫骨远端附着处，在其浅侧可见鹅足腱的横断面，呈2～3个小的椭圆形结构，此时将探头上端顺时针旋转45°后，可显示鹅足腱的长轴（图14-2-12），呈纤细带状强回声。鹅足腱滑囊位于鹅足腱远端与胫骨之间。

3. 膝关节外侧　检查膝关节外侧时，患者可采用以下体位之一：下肢内旋且膝关节伸直；身体侧卧，检查侧膝关节朝上；俯卧，膝关节自然伸直位。检查内容从前往后包括：髂胫束、腘肌腱的起点、膝外侧副韧带和股二头肌腱。膝外侧超声检查时，可利用一些骨性标志进行定位，此处的解剖学标志为胫骨的Gerdy结节和股骨外侧髁的腘肌腱沟。

（1）髂胫束：检查时，首先纵切面显示髌韧带，然后探头向外侧移动，在髌韧带外侧矢状位斜切可显示髂胫束，为薄的高回声纤维状结构，远端附着于胫骨近端的Gerdy结节（图14-2-13）。髂胫束的下1/3段与股骨外侧髁的外侧面相邻，其间有一滑囊。由于髂胫束伸膝时向前移动，屈膝时向后移动，该处滑囊有助于减少二者之间的摩擦。

（2）膝外侧副韧带、股二头肌腱、腘肌腱。膝外侧副韧带屈膝时韧带松弛，伸至150°时开始紧张，伸直时最紧张，因此膝关节伸直并呈内翻可使韧带紧张，有助于超声检查。外侧半月板和外侧股胫关节位于这些结构的深部。膝外侧副韧带和股二头肌

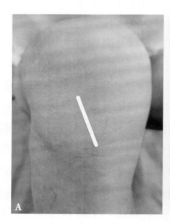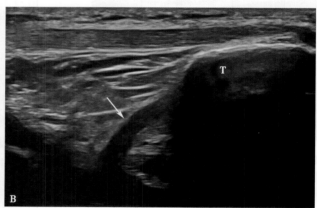

图14-2-10　前交叉韧带检查体位及声像图
A. 为体位及探头位置；B. 为前交叉韧带（箭）声像图；T：胫骨

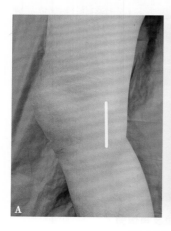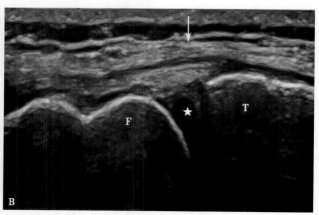

图14-2-11　膝内侧副韧带检查体位及声像图
A. 为体位及探头位置；B. 为膝内侧副韧带（箭）声像图；F：股骨；T：胫骨；☆：内侧半月板

腱均止于腓骨头,二者呈 V 字形排列,膝外侧副韧带上段偏前,股二头肌腱上段偏后,腓骨头为显示此二结构的解剖学标志(图 14-2-14、图 14-2-15)。正常膝外侧副韧带呈一薄的、带状的等回声结构,厚约 2～3mm,其远端腓骨头附着处显示稍增厚,回声欠均匀,与股二头肌腱的加入和各向异性伪像有关。膝外侧副韧带可由于走行倾斜而易出现各向异性伪像。

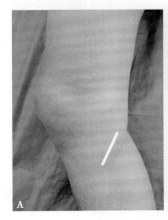
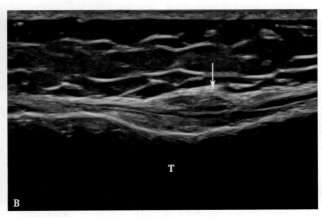

图 14-2-12 鹅足腱检查体位及声像图
A. 为体位及探头位置;B. 为鹅足腱(箭)长轴;T:胫骨

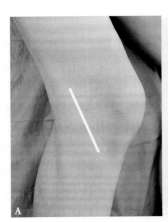
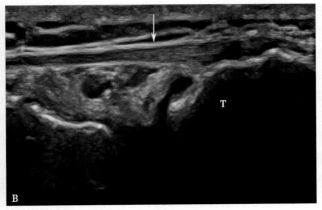

图 14-2-13 髂胫束检查体位及声像图
A. 为体位及探头位置;B. 为髂胫束(箭)长轴;T:胫骨

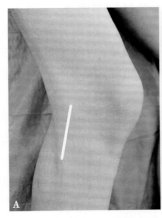
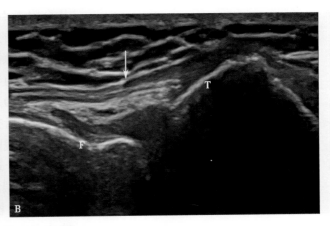

图 14-2-14 外侧副韧带检查体位及声像图
A. 为体位及探头位置;B. 为外侧副韧带(箭)长轴;F:股骨;T:腓骨

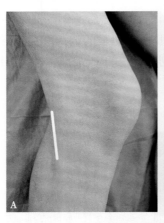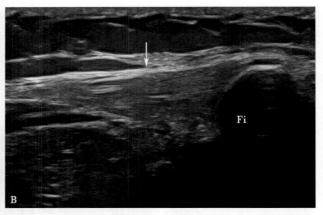

图 14-2-15 股二头肌腱检查体位及声像图
A. 为体位及探头位置；B. 为股二头肌腱（箭）长轴；Fi: 腓骨

腘肌在腘肌腱沟内的部分较易显示，但其远段由于位置较深显示较为困难。检查时可利用一个重要的标志结构腘肌腱沟，其为股骨外上髁下方的一个骨性凹陷，腘肌腱止于此处。检查时探头放在膝关节外侧的偏后部，冠状扫查可显示腘肌腱（图 14-2-16）。腘肌腱为关节囊内结构。当声束不垂直于腘肌腱时，肌腱可呈低回声。

（3）上胫腓关节：上胫腓关节由腓骨头内侧关节面和胫骨相应关节面构成。其前部或后部可发生滑膜囊肿或腱鞘囊肿，有时囊肿与关节之间可见狭窄的颈部。近侧胫腓关节前部的囊肿可沿腓骨颈部的前外侧扩展而压迫腓总神经。

4. 膝关节后部 检查膝关节后部即腘窝时，患者可采用俯卧位，踝部可垫一软枕。首先应用横切面检查，检查内容包括：腘动脉、腘静脉、胫神经、腓肠肌的内外侧头、半膜肌腱、半腱肌腱。腘动脉、腘静脉、胫神经排列的顺序为从深至浅。

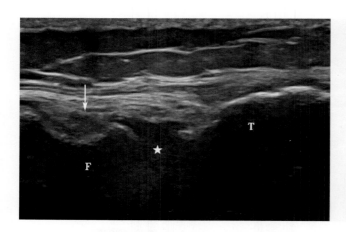

图 14-2-16 腘肌腱及外侧半月板声像图
F: 股骨，T: 胫骨，箭: 腘肌腱，☆: 外侧半月板

（1）半膜肌 - 腓肠肌滑囊：位于半膜肌腱与腓肠肌内侧头之间，正常情况下可有少量积液，半膜肌腱位于半腱肌腱深面，各向异性伪像可致半膜肌腱、半腱肌腱呈低回声（图 14-2-17）。滑囊异常扩张时，形成 Baker 囊肿（Baker cyst），其发生可为原发或继发于膝关节腔内病变。

（2）半月板、半膜肌腱：探头在膝后内侧矢状切，在胫骨半膜肌腱沟的上方，可显示内侧半月板的后内侧，呈三角形的高回声结构（图 14-2-18）。此部位是半月板撕裂的好发部位，应仔细检查。

探头继续向外侧移动以检查外侧半月板后角，因腘肌腱走行在其后方，后角病变有时较难确定，有时易被误诊为半月板撕裂。内侧半月板的后角紧紧附着在呈线状高回声的关节囊上，其间无任何其他组织；外侧半月板的后角则不同，因为外侧半月板的中后部与关节囊之间隔以腘肌腱及关节后部隐窝，显示为外侧半月板与关节囊之间的低回声结构，易被误诊为半月板撕裂。半膜肌腱下端有几个附着点，包括腘窝斜支、直头和斜支，主要附着在胫骨的后内侧。检查时探头冠状切面放置在膝关节内侧的后 1/3，可显示胫骨骨皮质的一个局部凹陷，为半膜肌腱沟，半膜肌腱的直头附着于此（图 14-2-19）。

（3）后交叉韧带：检查后交叉韧带时，可采用 5MHz 的线阵或凸阵探头。将探头纵切放置在腘窝中线，股骨远端后部和胫骨近端为解剖学标志，然后探头近端向内侧旋转 30°（检查右侧膝关节时为逆时针旋转，检查左侧膝关节时为顺时针旋转），然后略微向内侧或外侧移动以显示后交叉韧带。正常后交叉韧带长轴上显示为位于髁间窝后部的低回声带

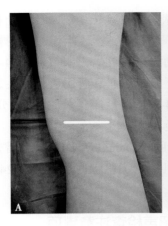
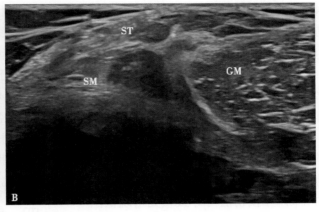

图 14-2-17　腓肠肌 - 半膜肌滑囊检查体位及声像图
A. 为体位及探头位置；B. 为腓肠肌 - 半膜肌滑囊横断面；GM：腓肠肌内侧头；SM：半膜肌肌腱；ST：半腱肌肌腱

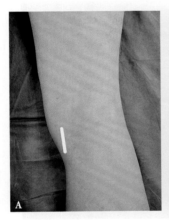
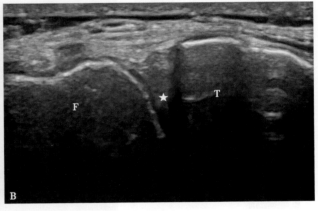

图 14-2-18　内侧半月板后角检查体位及声像图
A. 体位及探头位置；B. 内侧半月板后角；F：股骨；T：胫骨；★：内侧半月板

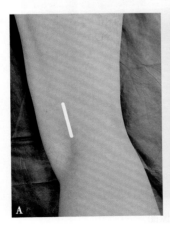
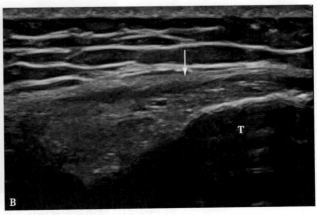

图 14-2-19　半膜肌腱检查体位及声像图
A. 体位及探头位置；B. 半膜肌腱（箭）；T：胫骨

状结构（图 14-2-20）。由于其周围为关节腔内的呈高回声的脂肪组织，因此其边界较为清楚。长轴切面上，其胫骨端较其股骨起点处显示得更清晰。然后，探头旋转 90° 横切面检查，并从内上往外下移动检查韧带。此区域还可观察膝关节后隐窝。后交叉韧带损伤较前交叉韧带少见。

（4）髁间窝：探头放在腘窝中部，横切显示股骨内外髁之间的髁间窝，髁间窝呈高回声，其内为交叉韧带和脂肪组织（图 14-2-21）。前交叉韧带近端位于髁间窝的外侧壁，损伤后可导致该处出现低回声的积液或血肿。

（5）腘动脉、腘静脉、胫神经、腓总神经。腘动脉为股动脉的延续，在腓肠肌内侧头外侧，超声可显示其搏动，腘静脉则可完全压闭。坐骨神经横断面呈筛网状，在腘窝上方分为胫神经和腓总神经。胫神经与腘动脉、腘静脉伴行，三者排列由深至浅分别为腘动脉、腘静脉、胫神经（图 14-2-22）。腓总神经走行于股二头肌和腓肠肌外侧头之间，绕过腓骨头（图 14-2-23），至腓骨长肌深面，分为腓浅神经和腓深神经。

（6）腓肠豆（fabella），即膝关节后方的籽骨，多位于腓肠肌外侧头肌腱内（图 14-2-24），发生率约 10%～30%。

四、超声检查注意事项

1. 膝关节解剖结构复杂，应熟练掌握膝关节、肌肉、肌腱、韧带、神经、滑囊、血管的解剖结构及其检查方法。

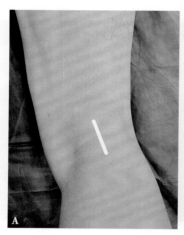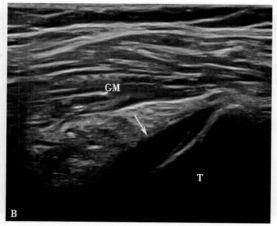

图 14-2-20　后交叉韧带检查体位及声像图
A. 为体位及探头位置；B. 为后交叉韧带（箭）声像图；GM：腓肠肌内侧头；T：胫骨

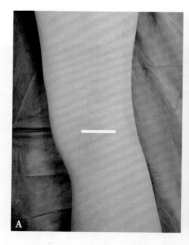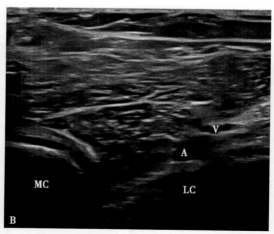

图 14-2-21　髁间窝检查体位及声像图
A 为体位及探头位置；B 为髁间窝横断面；MC：股骨内侧髁；LC：股骨外侧髁；A：腘动脉；V：腘静脉

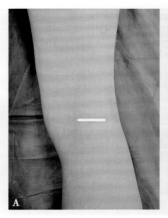

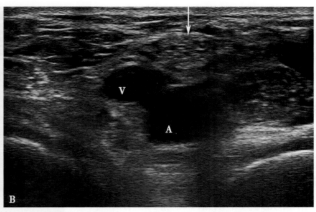

图 14-2-22　胫神经及腘动静脉检查体位及声像图
A 为体位及探头位置；B、C 为胫神经（箭）及腘动腘静脉横断面；C 为彩色多普勒声像图；A：腘动脉；V：腘静脉

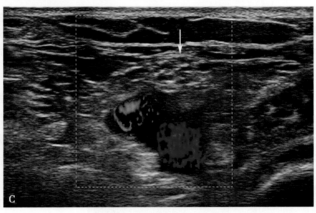

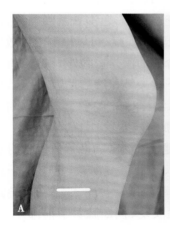

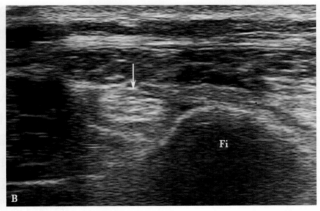

图 14-2-23　腓总神经检查体位及声像图
A 为体位及探头位置；B 为腓总神经（箭）在腓骨头处横断面；Fi：腓骨

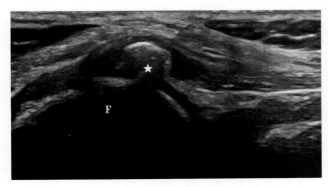

图 14-2-24　腓肠豆超声声像图
F：股骨；☆：腓肠豆

2．膝关节超声检查时注意应用腓骨头、股骨内上髁、髌骨、胫骨结节等骨性解剖结构以及股二头肌腱、半膜肌肌腱能触及的体表标志来进行定位。

3．由于存在各向异性伪像，检查时应旋转探头，使探头垂直于膝关节肌腱、韧带等，尤其是在附着于骨骼处，避免产生各向异性伪像而误诊。

4．注意双侧对比检查与动态检查，可以发现微小病变。

（单　永）

第三节 膝关节常见病变的诊断与鉴别诊断

一、膝关节周围肌肉、肌腱病变

（一）股四头肌腱病变

脊柱关节病累及股四头肌腱。

脊柱关节炎（spondyloarthritis，SpA）可累及髋关节、膝关节，常表现为关节肿胀、疼痛、运动障碍。炎症活跃程度与患者的疼痛感呈正相关。

1. **超声表现** 膝关节股四头肌腱水肿增厚，回声不均匀减低，结构层次欠清晰，连续性尚可（图14-3-1），股四头肌腱髌骨附着端可见片状钙化强回声（图14-3-2），炎症活跃期肌腱上血流信号常增多（图14-3-3）。髌上囊可合并积液及滑膜增生，病程较长者，股骨髌骨皮质破坏，声像图显示局部骨皮质强回声毛糙、不光滑，连续性中断，并可见骨侵蚀。

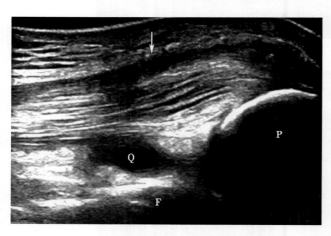

图14-3-1 膝关节股四头肌腱肌腱病声像图
箭：股四头肌腱；Q：膝关节髌上囊积液明显增多时，髌上囊扩张；F：股骨；P：髌骨

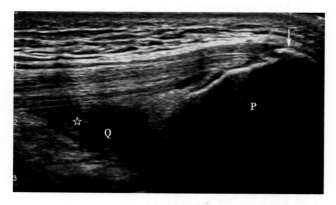

图14-3-2 股四头肌腱髌骨附着端钙化声像图
箭：股四头肌腱附着端钙化；Q：膝关节髌上囊积液；星：滑膜增生；P：髌骨

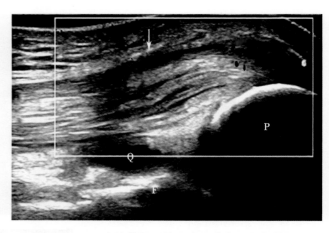

图14-3-3 膝关节股四头肌腱肌腱病血流声像图
箭：股四头肌腱；Q：膝关节髌上囊积液明显增多时，髌上囊扩张；F：股骨；P：髌骨；CDFI：股四头肌腱附着端血流信号增多

2. **鉴别诊断** 膝关节股四头肌腱肌腱病超声声像图特征不具有特异性，多种病变都会出现，排除痛风性关节炎有特征性的肌腱病、肌腱内痛风晶体沉积、骨关节炎等表现外，确诊需结合年龄、性别、实验室检查、临床表现、好发部位、病变是否对称等。

3. **临床意义** 超声可以详细地观察膝关节肌腱、韧带、关节腔内积液、滑膜病变、游离体、骨侵蚀及软骨病变，结合彩色多普勒超声检查可以对滑膜以及滑膜血流的观察，可以检测治疗效果，可以为临床提供有价值的医学影像学检查诊断结果。同时，超声引导下对关节积液的抽吸、注药以及滑膜穿刺活检等介入治疗对关节内病变的诊疗有重要价值。

（二）髌腱病变

1. **髌腱病** 髌腱病多累及髌骨附着端，为反复摩擦、劳损、退行性变所致，因多见于长期从事踢、跳、跑的运动员或现役军人，又称"跳跃膝"。临床表现为慢性反复、间断膝关节前部疼痛和髌骨下缘按压疼痛。跳跃膝（Jumper knee）与运动摩擦引起局部微小撕裂和退变有关，病理检查显示肌腱内部微小撕裂、黏液变性及组织修复改变。

超声表现：除"跳跃膝"累及髌腱髌骨附着端外，髌腱病也可累及腱体中间段及胫骨附着端。声像图均表现为髌腱增厚、肿胀、回声呈不均匀性减低，结构层次欠清晰，部分伴有微小撕裂，髌腱周围软组织稍水肿，回声减低（图14-3-4）。累及胫骨附着端时，部分患者可见髌下深囊滑囊扩张，滑囊内积液（图14-3-5），病变时间较长时可出现不同程度的附着端钙化，胫骨附着端骨皮质毛糙（图14-3-6）。彩色多普勒超声检查：急性期附着端血流信号增多，慢性期血流信号稀疏。

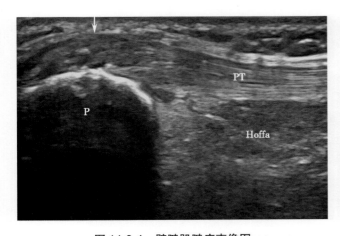

图 14-3-4　髌腱肌腱病声像图
箭：髌腱增厚、水肿；PT：髌腱；P：髌骨；Hoffa：髌下脂肪

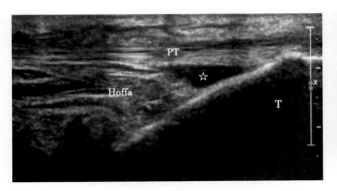

图 14-3-5　髌下深囊滑囊炎声像图
星：髌下深囊扩张；PT：髌腱；T：胫骨；Hoffa：髌下脂肪垫

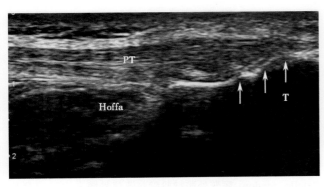

图 14-3-6　髌腱肌腱病胫骨骨侵蚀声像图
箭：胫骨骨侵蚀；P：髌骨；Hoffa：髌下脂肪垫；T：胫骨

2. 髌腱撕裂　髌腱撕裂分为部分撕裂和完全断裂，两者多发生于外伤或高强度运动，部分撕裂较多见，多位于髌腱的髌骨附着端，少数伴有髌骨骨皮质损伤。

（1）髌腱部分撕裂：超声表现髌腱增厚、肿胀，回声减低，部分纤维结构连续中断或可见微小裂隙及裂隙样无回声（图 14-3-7），腱体周围软组织水肿。CDFI：内血流信号稍增多。

（2）髌腱全层断裂：超声表现髌腱连续中断，结

构层次紊乱，断端回缩，其间可见血肿形成（图 14-3-8、图 14-3-9）。CDFI：腱体周围可见血流信号增多。

髌腱撕裂需要与髌腱腱病鉴别诊断：腱病超声表现腱体增厚、回声强弱不等，一般病情较长，多无外伤病史。

3. 髌腱尿酸晶体沉积　痛风患者多伴有饮酒、高蛋白饮食史，尿酸晶体沉积多见于髌腱髌骨附着端，常表现为无明显诱因的突发髌骨下缘疼痛、皮温增高。声像图表现为髌腱附着端增厚、水肿，回声减低，腱体内可见多发散在点状或条索状强回声（图 14-3-10），为晶体沉积较有特征性的表现。CDFI：血流信号明显增多（图 14-3-11）。

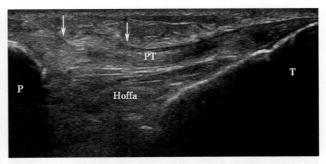

图 14-3-7　髌腱髌骨附着端部分撕裂声像图
箭：髌腱浅层撕裂；P：髌骨；T：胫骨；Hoffa：髌下脂肪垫

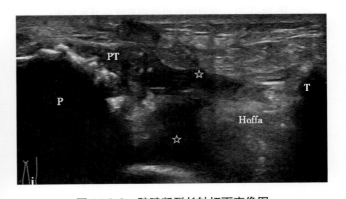

图 14-3-8　髌腱断裂长轴切面声像图
星：断端血肿、关节腔内积液；PT：断端回缩；P：髌骨；T：胫骨；Hoffa：髌下脂肪垫

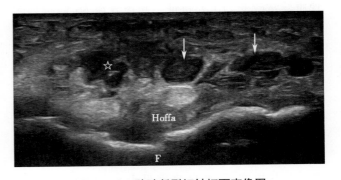

图 14-3-9　髌腱断裂短轴切面声像图
星：断端血肿；箭：髌腱断端回缩；F：股骨；Hoffa：髌下脂肪垫

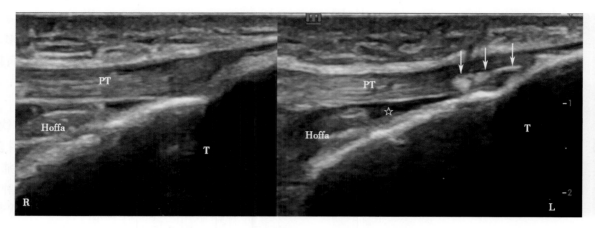

图 14-3-10　髌腱胫骨附着端晶体沉积声像图
星：髌下深囊；箭：晶体沉积；PT：髌腱；T：胫骨；Hoffa：髌下脂肪垫

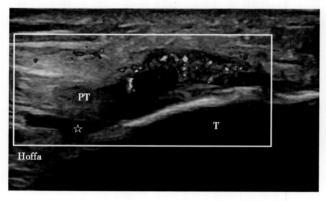

图 14-3-11　髌腱胫骨附着端血流信号声像图
星：髌下深囊；PT：髌腱；T：胫骨；Hoffa：髌下脂肪垫

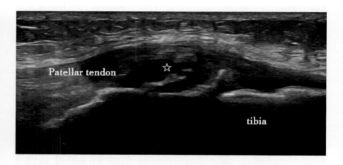

图 14-3-12　胫骨结节骨骺炎声像图
Patellar tendon：病变处髌腱肌腱增厚、水肿；星：胫骨骨化中心处的骨碎片；tibia：胫骨

4. 胫骨结节骨骺炎　胫骨结节骨骺炎又称Osgood-Schlatter病、胫骨结节骨软骨炎，是青少年未成熟肌腱和骨与软骨连接处的创伤，病变累及胫骨粗隆，好发于 10～15 岁青少年，男孩多见，有运动或快速生长史，25% 发生在双侧。病理可见创伤所致的胫骨粗隆软骨和骨质的微小撕裂。临床表现：髌腱远端胫骨粗隆附着处疼痛，活动后加重，休息后减轻。查体可见膝关节前下方胫骨粗隆处明显的骨性包块，局部压痛明显，肿胀、充血，严重时以骨质异常改变为主要特征。超声表现为：髌腱远端增厚、肿胀、形态偏饱满，结构层次稍模糊，部分患者伴有彩色多普勒血流信号增多，胫骨结节附着处骨化中心不平整，形态不规则、软骨肿胀、可出现凹凸不平、片状强回声（图 14-3-12）。CDFI：血流信号增多（图 14-3-13）。

鉴别诊断：主要与髌腱胫骨附着端炎、胫骨结节撕脱骨折鉴别，附着端炎见于长期髌腱炎患者，发病年龄更宽泛，骨骺炎多见于 8～14 岁儿童，髌骨撕脱骨折多见于外伤患者。

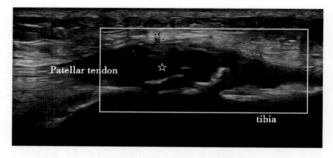

图 14-3-13　胫骨结节骨骺炎声像图
Patellar tendon：病变处髌腱肌腱血流信号增多；星：胫骨骨化中心处的骨碎片；tibia：胫骨

（三）肌肉病变

1. 股直肌撕裂　股直肌是位于股四头肌较浅层的一块肌肉，呈梭形，浅部肌层呈双羽状排列，深部肌纤维为纵向平行排列。股直肌的起点有两个头，直头起于髂前下棘，非直头起于髋臼上缘，跨过髋关节，股直肌远端止于髌骨上缘，主要功能为伸膝关节和屈髋关节。

根据肌肉损伤程度分为：部分撕裂和完全撕裂。

（1）部分撕裂可分别累及浅层或深层。超声表现为肌肉肿胀明显，横切面呈类圆形（图 14-3-14）。

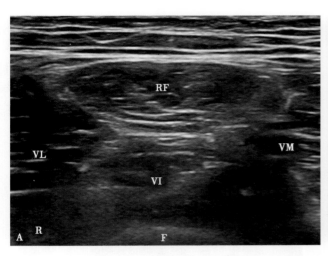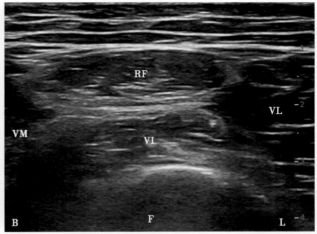

图 14-3-14 短轴切面股直肌部分撕裂声像图

A. RF：股直肌形态饱满、呈类圆形；VI：股中间肌；VM：股内侧肌；VL：股外侧肌；F：股骨。B. RF：股直肌呈椭圆形；VI：股中间肌；VM：股内侧肌；VL：股外侧肌；F：股骨

长轴切面可见肌肉浅层或深层肌纤维连续性中断（图 14-3-15），结构层次紊乱，肌肉内出血及血肿形成（图 14-3-16）。CDFI：可见血流信号增多。

（2）完全撕裂，撕裂同时累及肌肉浅层和深层。超声表现为股外侧肌完全撕裂，肌纤维结构回缩，局限性大血肿形成，回缩端增厚（图 14-3-17）。

2. 腓肠肌内侧头远端撕裂 腓肠肌内侧头、外侧头起自于股骨内、外上髁的后面，向下与比目鱼肌组成小腿三头肌向下延续为跟腱，止于跟骨结节。内、外侧头向远端延伸止于较宽的腱膜，腱膜位于比目鱼肌腱膜浅层，两层腱膜近端被一层菲薄的疏松结缔组织分开，远端融合在一起形成跟腱的近端。腓肠肌内侧头远端与跟腱移行处撕裂又称"网球腿"，撕裂多与强有力的足踝部跖屈，同时伴有剧烈的伸膝动作有关，剧烈动作使腓肠肌内侧头同时发生主动收缩与被动拉伸，引起肌肉与肌腱移行处撕裂，是临床上较常见的一种损伤类型。

超声检查前嘱患者放松下肢，通过长轴和短轴切面连续扫查的方式寻找撕裂处，判断是部分撕裂还是完全撕裂。

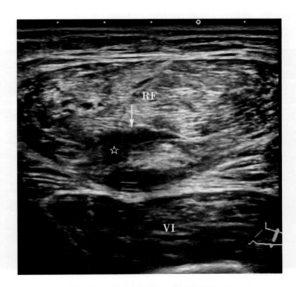

图 14-3-16 股直肌撕裂声像图

RF：股直肌；箭：股直肌撕裂处；VI：股中间肌；星：血肿

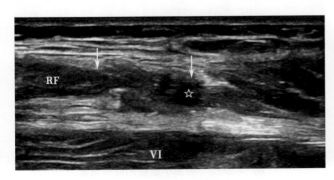

图 14-3-15 长轴切面股直肌撕裂声像图

RF：股直肌；VI：股中间肌；箭：股直肌撕裂；星：血肿

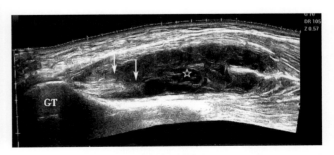

图 14-3-17 宽景成像股外侧肌撕裂声像图

箭：股外侧肌断裂回缩；GT：股骨大转子；星：血肿

（1）腓肠肌内侧头远端微小撕裂：声像图显示为腓肠肌内侧头远端与跟腱移行处的微小裂隙样无回声，肌肉少部分连续性中断，断端模糊，周围可见少量血肿形成（图 14-3-18）。

（2）肠肌内侧头远端部分撕裂：腓肠肌内侧头远端与跟腱移行处撕裂范围累及部分宽度或厚度，断端回缩尚不明显，局部血肿形成且按压疼痛明显（图 14-3-19）。

肌及跖肌腱超声扫查时应长轴、短轴连续扫查，短轴切面时跖肌位于小腿近端，与比目鱼肌、腓肠肌分界较清晰，肌腹呈三角形结构（图 14-3-22）。短轴切面顺时针旋转 90°，沿长轴切面向远端扫查，可显示跖肌长轴切面与跖肌腱移行处，全程扫查跖肌腱至跟骨附着端（图 14-3-23、图 14-3-24）。

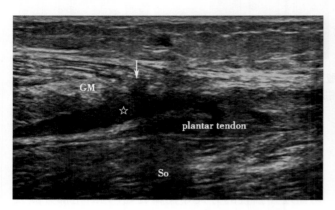

图 14-3-18　腓肠肌内侧头远端撕裂声像图
箭：腓肠肌内侧头微小撕裂；GM：腓肠肌内侧头；So：比目鱼肌；星：血肿；plantar tendon：跖肌腱

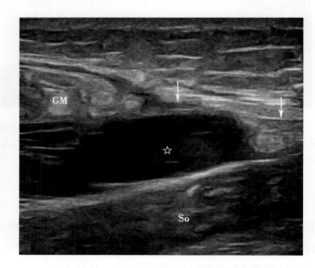

图 14-3-20　腓肠肌内侧头远端断裂声像图
箭：腓肠肌内侧头远端断裂、回缩；GM：腓肠肌内侧头；So：比目鱼肌；星：血肿

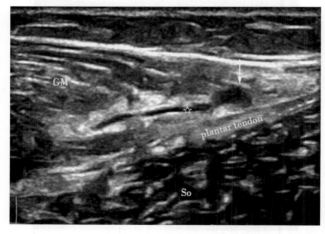

图 14-3-19　腓肠肌内侧头远端部分撕裂声像图
箭：腓肠肌内侧头微小撕裂；GM：腓肠肌内侧头；So：比目鱼肌；星：血肿；plantar tendon：跖肌腱

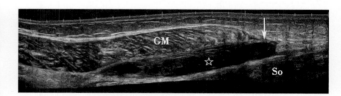

图 14-3-21　宽景成像腓肠肌内侧头与比目鱼肌间腱膜撕裂声像图
箭：腓肠肌内侧头远端断裂、回缩；GM：腓肠肌内侧头；So：比目鱼肌；星：血肿

（3）腓肠肌内侧头远端完全撕裂：腓肠肌内侧远端与跟腱移行连续性完全中断，断端回缩（图 14-3-20），腓肠肌内侧头与比目鱼肌间腱膜撕裂（图 14-3-21）。患肢明显肿胀，患者活动受限，按压疼痛明显。

3. 跖肌腱及跖肌腱损伤　跖肌起自股骨外侧髁上方，肌腹较小呈梭形，向下延伸为跖肌腱，跖肌腱纤细走行较长，位置相对固定，位于腓肠肌内侧头与比目鱼肌间，止于跟腱内侧跟骨结节。正常跖

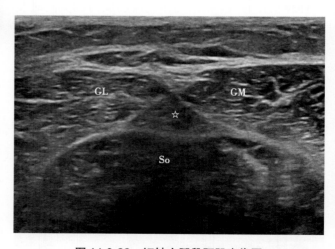

图 14-3-22　短轴小腿段跖肌声像图
星：跖肌短轴切面；GM：腓肠肌内侧头；GL：腓肠肌外侧头；So：比目鱼肌

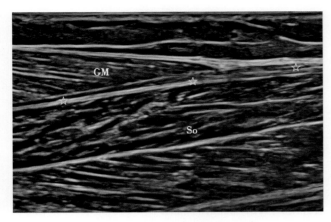

图 14-3-23　长轴小腿段跖肌腱声像图
星：跖肌腱长轴切面；GM：腓肠肌内侧头；So：比目鱼肌

跖肌在 7%～20% 的人群中可缺如。跖肌腱较细，损伤撕裂的部位好发于中远端而非肌腹 - 肌腱移行处，因此损伤后易漏诊、误诊。此外，腓肠肌内侧头远端与跟腱移行处撕裂时也常累及跖肌腱。

跖肌腱断裂声像图表现：跖肌腱结构层次不清

晰，连续性中断，断端回缩（图 14-3-25）。比目鱼肌与腓肠肌间隙内可见不规则低回声，局部伴血肿形成。断裂后恢复期改变可见局部软组织内低回声纤维组织或肉芽肿结构，位于腓肠肌与闭目鱼肌间隙内，向近端延伸至正常跖肌腱处。

鉴别诊断：需与小腿肌间静脉内血栓、胫神经鞘瘤等相鉴别。肌间静脉内血栓时可见管状样结构增宽，管状样结构内可血栓形成。胫神经鞘瘤超声表现为边界较清晰的低回声结节，位置与胫神经走行一致并可能显示神经与之相连接。

4. 肌内血管瘤　股四头肌由股直肌、股内侧肌、股外侧肌、股中间肌组成，向下延伸合并成一条肌腱，包绕髌骨，向下形成髌韧带止于胫骨粗隆。肌内血管瘤超声表现：肌内出现不均质回声，边界欠清晰，大部分无明显包膜回声，形态多不规则，内可见迂曲管状样结构（图 14-3-26），部分管状样结构可伴有血栓回声，CDFI：探头加压放松后血流信号增多（图 14-3-27）。

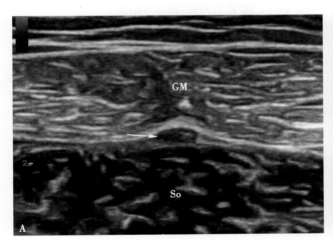
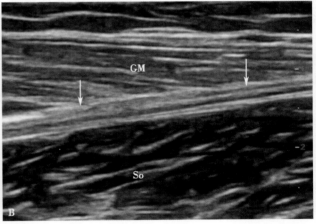

图 14-3-24　小腿段跖肌腱短轴及长轴切面声像图
A. 跖肌腱短轴切面；B. 跖肌腱长轴切面；箭：跖肌腱；GM：腓肠肌内侧头；So：比目鱼肌

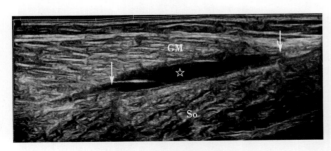

图 14-3-25　小腿段跖肌腱断裂声像图
箭：跖肌腱断裂，回缩；星：血肿形成；GM：腓肠肌内侧头；
So：比目鱼肌

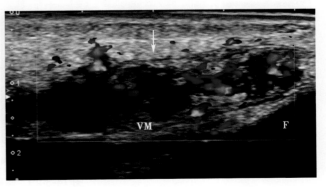

图 14-3-26　股内侧肌远端血管瘤声像图
箭：股内侧肌远端血管瘤；VM：股内侧肌；F：股骨

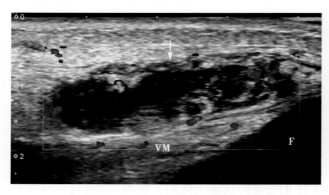

图 14-3-27　股内侧肌远端血管瘤声像图
箭：股内侧肌远端血管瘤；VM：股内侧肌；F：股骨

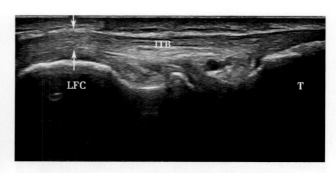

图 14-3-28　髂胫束摩擦综合征声像图
箭：髂胫束在跨过股骨外侧髁处局部增厚，回声减低；LFC：股骨外侧髁；ITB：髂胫束；T：胫骨

（四）髂胫束病变

1. 髂胫束摩擦综合征（Iliotibial bundle syndrome） 又称跑步膝（runner knee）。髂胫束是阔筋膜张肌移行的肌腱部分，沿大腿外侧向下移行跨过股骨外侧髁，远端附着于胫骨前外侧面。髂胫束跨越股骨外侧髁表面隆起段紧邻股骨外髁，长时间外力作用可引起髂胫束与股骨摩擦，尤其是长期反复的关节屈伸动作，可造成该处髂胫束反复牵拉摩擦刺激，形成局部肌腱增厚水肿，称为髂胫束摩擦综合征。

超声表现：髂胫束跨过股骨外侧髁段增厚、肿胀，回声减低，结构层次稍模糊，周围软组织水肿，局部按压疼痛（图 14-3-28）。CDFI：急性期可见局部血流信号增多。检查注意事项：可双侧对比检查判断髂胫束增厚程度。

2. 髂胫束附着点炎 髂胫束末端附着于胫骨 Gerdy 结节处，由于牵拉摩擦亦可形成附着点炎，又称髂胫束末端病。少数情况下，强力牵拉超过髂胫束负荷时，也可造成髂胫束撕裂。

声像图显示髂胫束末端附着处（胫骨前外侧面）局部肿胀增厚，回声减低，有时附着处可见骨赘形成（图 14-3-29）。

二、膝关节内外侧副韧带急、慢性损伤

膝关节是人体最大的负重关节之一，在工作、生活及运动中损伤较多见，损伤因外力作用大小及方向不同，损伤部位不同。

（一）膝关节内侧副韧带损伤

膝关节内侧副韧带损伤包括部分撕裂和完全撕裂，多见于运动时膝关节的过度外翻，如踢球、摔跤、滑雪等运动时，小腿外旋同时合并大腿内旋，最易使内侧副韧带扭伤、撕裂，甚至完全断裂，是临床常见损伤，损伤多位于内侧副韧带股骨附着端，可合并内侧半月板浅层撕裂。

急性损伤时，患者疼痛明显，活动不同程度受限。超声表现为皮下软组织增厚、肿胀，回声不均匀，根据韧带损伤程度可分为 3 度，Ⅰ 度为单纯韧带拉伤，无关节不稳，超声表现为韧带水肿增厚、回声

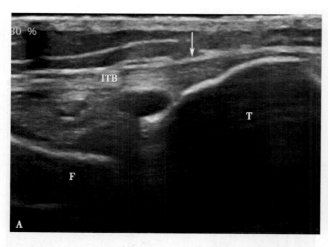

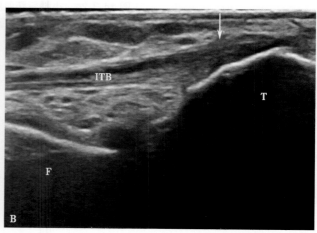

图 14-3-29　髂胫束末端病声像图
A. 正常髂胫束附着端回声均匀，结构层次清晰（箭）；B. 髂胫束末端附着处局部肿胀增厚，回声减低（箭）；F：股骨；ITB：髂胫束；T：胫骨

减低（图 14-3-30）；Ⅱ度为韧带部分撕裂伴有中度关节不稳，超声表现为韧带水肿、增厚，回声减低，局部可见无回声裂隙（图 14-3-31）；Ⅲ度为韧带完全撕裂，超声表现为韧带浅层和深层连续性中断，断裂处可见低回声积液及血肿形成（图 14-3-32）。

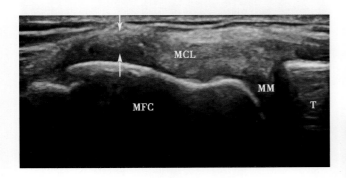

图 14-3-30　内侧副韧带拉伤声像图
箭：内侧副韧带肿胀增厚，回声减低；MFC：股骨内侧髁；MCL：内侧副韧带；T：胫骨；MM：内侧半月板

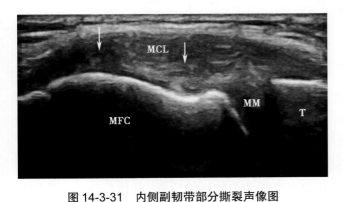

图 14-3-31　内侧副韧带部分撕裂声像图
箭：内侧副韧带明显肿胀增厚，可见裂隙；MFC：股骨内侧髁；MCL：内侧副韧带；T：胫骨；MM：内侧半月板

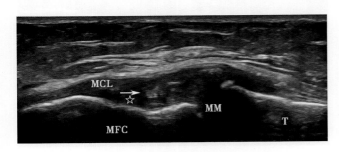

图 14-3-32　内侧副韧带深层撕裂声像图
箭：内侧副韧带深层连续中断；星：积液；MFC：股骨内侧髁；MCL：内侧副韧带；T：胫骨；MM：内侧半月板

（二）膝关节外侧副韧带损伤

膝关节外侧副韧带一端附着在股骨，中间跨过胫骨附着于腓骨小头。膝关节外侧有髂胫束、股二头肌腱、腘肌腱共同保护，加强了膝关节外侧副韧带的作用，因此外侧副韧带损伤相较于内侧副韧带少见，多由外伤引起。膝关节外侧副韧带腓骨小头附着端有腓总神经走行，外伤后易合并腓总神经损伤，引起足下垂。

超声表现：部分撕裂时可见韧带内纤维结构层次欠清晰，部分连续性欠佳，内可见裂隙状回声（图 14-3-33）；完全撕裂时可见外侧副韧带连续性中断，断端回缩，周围结构紊乱，合并积液及血肿形成，慢性期可见软组织瘢痕形成或肉芽肿形成。

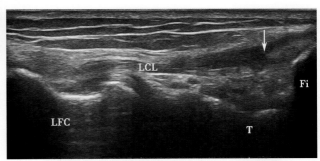

图 14-3-33　外侧副韧带深层撕裂声像图
箭：外侧副韧带深层连续中断；LFC：股骨外侧髁；LCL：内侧副韧带；T：胫骨；Fi：腓骨

三、半月板损伤与半月板囊肿

膝关节内侧半月板与内侧副韧带紧密相连，内侧副韧带损伤常导致内侧半月板损伤，是膝关节最常见的运动损伤。半月板损伤多见于运动员、搬运工等，大多数患者有明确的膝关节扭伤史，少数无明显损伤，多考虑与先天性半月板发育异常有关，如盘状半月板。

（一）半月板撕裂

1. 最常见的损伤机制　膝关节半屈位时伴关节内收或外展、挤压和旋转等运动。

2. 撕裂部位　半月板前角撕裂、后角撕裂、体部撕裂。

3. 撕裂形状　纵形撕裂、横形撕裂、水平劈裂、边缘撕裂等。

急性半月板损伤临床表现为膝关节剧痛，不能自动伸直，关节肿胀，关节腔积血。慢性期部分患者肿胀逐渐消失，关节功能逐渐恢复，但始终感到关节不稳定，关节间隙有压痛。膝关节间隙处压痛是半月板损伤的重要诊断依据。

中老年人的半月板损伤多与长期板磨损造成的半月板变性撕裂有关。

超声表现：半月板垂直纵裂的距离超过2mm，水平撕裂距离超过3～4mm，放射状垂直撕裂距离在5mm以上时，超声即可显示。垂直纵裂超声容易显示，而对半月板内缘的撕裂，超声难以显示。半月板撕裂时出现病理性界面，根据损伤程度及声像图特征可分为为：半月板完全断裂，间隙较宽，可见两个高回声界面，其间为一低回声带近似"="状；半月板不完全分离的细小撕裂伤，多显示为线状低回声（图14-3-34）；半月板退行性变，表现为半月板内部回声不均匀，表面不光整，并可出现钙化（图14-3-35）；半月板撕裂并囊性变，形成半月板囊肿，声像图表现为在半月板区或基底部出现液性暗区，并向外突出（图14-3-36）。

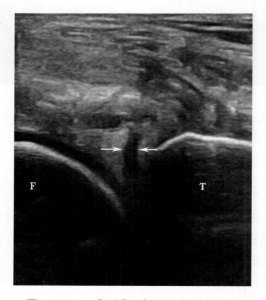

图14-3-34 内侧半月板后角撕裂声像图
箭：内侧半月板内裂隙样回声；F：股骨；T：胫骨

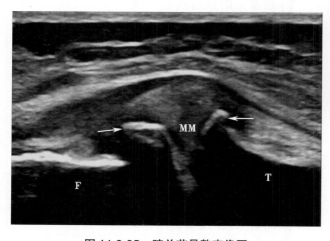

图14-3-35 膝关节骨赘声像图
箭：强回声骨赘；MM：内侧半月板回声不均；F：股骨；T：胫骨

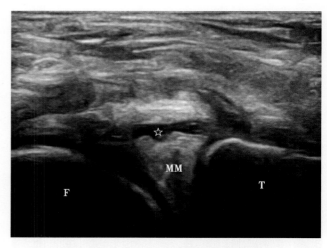

图14-3-36 内侧半月板囊肿声像图
星：半月板囊肿；MM：内侧半月板回声不均匀；F：股骨；T：胫骨

（二）膝关节半月板囊肿

膝关节半月板囊肿多见于20～30岁的成年人，男性较女性多见，外侧半月板囊肿多位于半月板的中间部，此处是半月板的薄弱区；内侧半月板囊肿多位于膝关节内侧副韧带的深方。

1. 超声声像图表现 膝关节半月板囊肿多见于半月板损伤后，可见半月板回声不均匀，内可见裂隙样回声（图14-3-37），半月板浅方出现低回声或无回声，囊内透声与囊肿内部积液的黏稠度无明显关联性，部分半月板囊肿内可见条带状强回声分隔（图14-3-38），较大的半月板囊肿多向外扩张，可以延伸至离膝关节较远的位置，且体积较大，超声检查时应全面扫查囊肿与周围结构的毗邻关系。

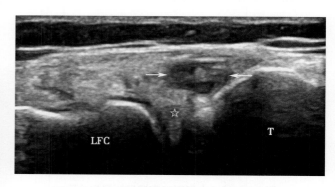

图14-3-37 外侧半月板损伤合并囊肿声像图
箭：外侧半月板囊肿；星：外侧半月板回声不均匀；LFC：股骨外侧髁；T：胫骨

2. 鉴别诊断 首先需要与近端胫腓关节旁囊肿相鉴别，近端胫腓关节旁囊肿巨大时患者可触及包块，按压稍疼痛，活动度尚可，压迫腓总神经时可出现"足下垂"。超声表现为：膝关节下方外侧腓骨肌内囊性包块，沿包块扫查可见与近端胫腓关节相连通而非与外侧半月板相关，关节间隙可增宽。多数关节旁囊性包块可见与近端胫腓关节间隙相连通（图14-3-39）。

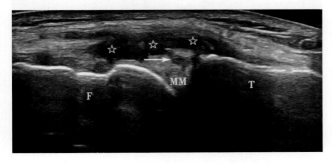

图14-3-38　内侧半月板撕裂合并囊肿声像图
箭：内侧半月板内裂隙样回声；星：内侧半月板浅方数个囊性结构；MM：内侧半月板；F：股骨；T：胫骨

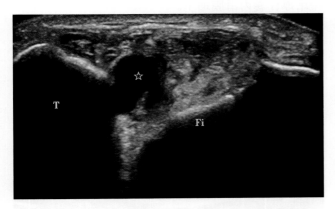

图14-3-39　短轴切面近端胫腓关节旁囊肿声像图
星：近端胫腓骨关节旁囊肿，可见囊肿与胫腓关节腔相通；T：胫骨；Fi：腓骨小头

四、膝关节周围滑囊病变

滑囊属于滑液囊，囊壁分为两层，外层为薄而致密的纤维结缔组织，内层为滑膜内皮细胞，有分泌滑液的功能。根据滑囊与关节腔是否相通，可分为交通性滑囊和非交通性滑囊，非交通性滑囊多见，交通性滑囊少见。膝关节是人体滑囊最多的部位。滑囊病变多由各种急慢性创伤、出血、感染所致，偶尔恶性占位性病变转移也可引起侵蚀性滑囊病变。根据病程长短可分为急性滑囊炎和慢性滑囊炎。

急性滑囊炎临床表现为滑囊相应位置疼痛、肿胀，慢性滑囊炎的痛感常减弱或消失。浅表部位滑囊病变可在相应位置触及质软肿物，大小不一，活动度可，深部滑囊炎时可引起不同程度的关节功能障碍。

超声表现：正常滑囊壁菲薄，囊内滑液小于2mm，高频超声检查时可利用导声垫辨认。急性滑囊炎多见于外伤，早期表现为滑囊内积液（或积血）为主，透声可，部分呈弱回声并可见絮状低回声，随时间推移滑囊内可伴有滑囊内滑膜增厚，纤维条索形成。慢性滑囊炎时，滑囊壁增厚、积液相对较少，透声欠佳，以滑膜增生为著，呈网格状。CDFI：滑囊壁及增厚滑膜上可探及较丰富的血流信号。

（一）非交通性滑囊炎

1. 髌前滑囊炎　髌前滑囊炎也称女仆膝。髌前滑囊属于非交通性滑囊，位于髌骨下段及髌腱近段浅方，急性膝关节外伤时易引起滑囊内出血，囊内积血及血肿形成，大量积血时向髌骨下缘蔓延。患者有明确的外伤史，在髌骨前方可见局限性"包块"结构。膝关节髌骨浅方增厚、肿胀、触痛明显，屈膝时加重，疼痛向远端蔓延，髌前滑囊与髌上囊及膝关节腔不连通。急性髌前滑囊炎可以采取超声引导下抽吸治疗并加压包扎，早期如治疗不及时，或症状减轻后过早进行运动，可发展成慢性创伤性滑囊炎。

超声表现：为髌骨浅方的囊性包块，边界尚清晰，可见囊壁，囊内透声尚可，周围软组织水肿。急性出血时，囊内可见云雾状回声（图14-3-40），CDFI：囊壁可见少量血流信号；慢性期内部呈多发分隔，囊壁增厚，CDFI：囊内及囊壁血流信号增多（图14-3-41）。

2. 髌下滑囊炎（髌下浅囊炎及髌下深囊炎）　髌下浅囊位于髌腱下止点浅方，滑囊炎多见于外伤、摩擦、挤压伤而形成；髌下深囊位于髌腱下止点深方，髌腱下止点处的反复牵拉刺激引起滑囊扩张。病理过程与髌前滑囊炎类似。髌下浅囊炎表现为：髌腱浅方局限性包块结构，髌下深囊炎表现为：髌腱下止点处疼痛，临床症状与髌腱损伤类似，高频超声检查可以明确诊断。

超声表现：生理状态下，髌下浅囊不易显示，髌下深囊有时可见，但内部少量液体的深度小于2mm。病理状态下，髌下浅囊炎表现为髌腱下段与皮下组织之间的囊性包块，急性期时内透声尚可，慢性滑囊炎时内透声差（图14-3-42）；髌下深囊炎表现为髌腱深方和附着的胫骨之间出现滑囊内积液，可合并囊壁滑膜增生，积液透声尚可（图14-3-43），慢性滑囊炎时，积液透声欠佳可见滑膜增生，CDFI：增生的滑膜上可见血流信号增多。

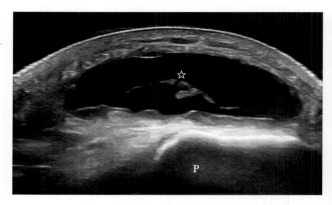

图 14-3-40　急性髌前滑囊炎声像图
星：急性期髌前滑囊无回声区；P：髌骨

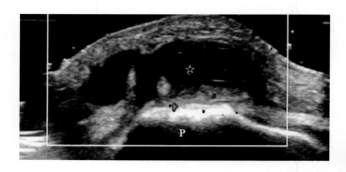

图 14-3-41　慢性髌前滑囊炎声像图
星：慢性期滑囊滑液减少，以滑膜增生为主，见滑囊内部呈蜂窝状回声；滑囊壁增厚，滑膜内可见血流信号；P：髌骨

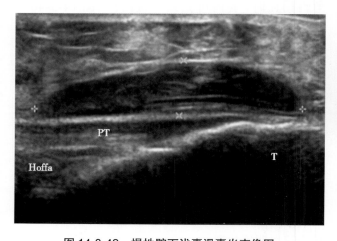

图 14-3-42　慢性髌下浅囊滑囊炎声像图
+···+：髌腱下段浅方的囊实性包块，滑囊内透声差；Hoffa：Hoffa 脂肪垫；PT：髌腱；T：胫骨粗隆

3. **鹅足腱滑囊炎**　鹅足腱滑囊位于鹅足腱深方与胫骨间，生理状态下鹅足腱滑囊不易显示，病理状态下多见于：膝关节前内侧区的创伤、鹅足腱反复牵拉摩擦、跑步、跳跃等，长期反复摩擦、刺激使滑液渗出，形成滑囊炎，慢性滑囊炎时滑囊壁增厚、滑膜组织增生。临床表现为膝关节前内侧区肿胀、疼痛，滑液多时可在鹅足腱位置触及肿物。

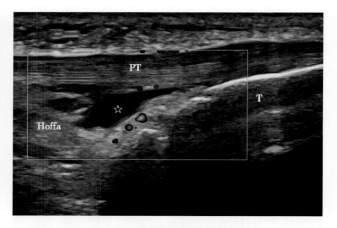

图 14-3-43　髌下深囊滑囊炎声像图
星：髌腱下段深方滑囊扩张，内滑液透声可；Hoffa：Hoffa 脂肪垫；PT：髌腱；T：胫骨粗隆

　　超声显示鹅足腱深方与胫骨之间的囊性包块，呈类圆形（图 14-3-44）。急性期囊壁菲薄，慢性期囊壁增厚伴囊内滑膜增生。

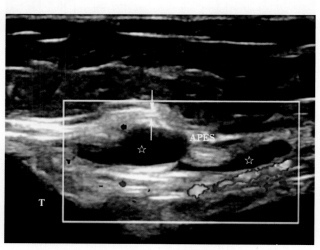

图 14-3-44　鹅足腱滑囊炎声像图
星：鹅足腱深方与胫骨之间囊性包块；箭：囊壁增厚，可见滑膜增生；APES：鹅足腱；T：胫骨

（二）交通性滑囊炎

　　腘窝囊肿又称 Baker 囊肿，位于膝关节后方腓肠肌内侧头与半膜肌腱之间，由浅侧的半膜肌腱滑囊与深侧的腓肠肌内侧头滑囊融合而成，与关节腔相通。滑囊与关节腔之间有一单向隔瓣，类似静脉瓣，关节腔内积液增多，压力增大时积液可见进入到滑囊内，导致滑囊扩张，但滑囊内积液不能逆流入关节腔内。Baker 囊肿可分为原发性和继发性两类。大多数 Baker 囊肿属于继发性，见于外伤、痛风、骨关节炎、类风湿性关节炎、术后感染、半月板损伤等。

超声表现：横切面时于腓肠肌内侧头与半膜肌腱间可见局限性囊性包块（图14-3-45），分为底部、颈部、浅表部。底部：即深入关节腔的部分，位于腓肠肌与关节囊之间；颈部：位于腓肠肌与半膜肌腱之间，在屈膝时更明显；浅表部：位于筋膜与腓肠肌之间。腘窝囊肿内可见滑膜增生，部分可伴游离体。

腘窝囊肿较大时可发生破裂，下壁破裂时引起小腿肿胀疼痛，症状类似肌内出血或急性下肢静脉血栓形成（图14-3-46），检查时要注意与肌间静脉血栓或肌间血肿鉴别，前者可沿片状的无回声区向上追踪至腘窝区，可见囊性包块，经腓肠肌内侧头与半膜肌腱间隙与膝关节腔相通。肌间静脉血栓可见管状样结构，内为不均质回声，其旁可见伴行动脉。肌间血肿表现为肌内形态不规则，无明显包膜的不均质回声。

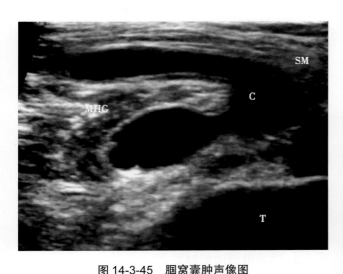

图 14-3-45　腘窝囊肿声像图
膝关节后方腘窝区囊性包块，呈特有的逗号样形态；MHG：腓肠肌内侧头；SM：半膜肌腱；C：滑囊积液；T：胫骨

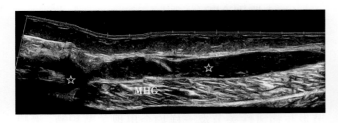

图 14-3-46　腘窝囊肿破裂声像图
星：腘窝囊肿下壁破裂后，液体沿小腿肌肉间隙向下蔓延；MHG：腓肠肌内侧头

五、膝关节骨关节炎

骨关节炎（osteoarthritis，OA）是最常见的慢性、退行性并进展性关节病，膝关节是骨关节炎最容易累及的关节，是导致老年性膝关节功能障碍的最常见原因。表现为膝关节疼痛、肿胀、积液、滑膜增生，活动受限，关节畸形。以活动后加重，下楼或下蹲位明显，首先表现为膝关节内侧疼痛。

关节软骨病变是OA的最主要病理改变，膝关节镜下将膝关节软骨病变分为4期，Ⅰ期：软骨软化、水肿或出现表面泡状结构；Ⅱ期：软骨变薄、轻-中度纤维化；Ⅲ期：软骨重度纤维化呈现蟹肉样改变；Ⅵ期：软骨退变达骨皮质，并可见软骨下骨的象牙化。

（一）超声表现

1. 膝关节腔内积液及滑膜增生（图14-3-47）。

2. 膝关节髁间软骨厚度改变，早期表现为软骨表面轮廓不清，内部回声增强，后期软骨变薄、厚薄不均、甚至消失（图14-3-48）。

3. 骨赘形成　骨关节边缘可见骨皮质毛糙、增厚、边缘突出的不规则的强回声，后方可伴弱声影（图14-3-49）。

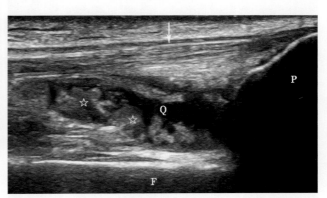

图 14-3-47　膝关节髌上囊积液及滑膜增生声像图
箭：股四头肌腱；Q：膝关节髌上囊积液；星：滑膜增生；P：髌骨；F：股骨

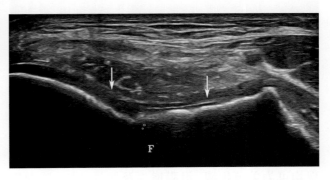

图 14-3-48　膝关节股骨髁间软骨薄厚不均匀声像图
箭：股骨外侧髁软骨显示清晰，股骨内侧髁软骨变薄、显示不佳；F：股骨

4. 关节腔内游离体 又称关节鼠,OA 时关节软骨碎片脱位和滑膜增生、脱落的骨赘游离入关节腔内,随体位改变而移动,超声表现为关节腔内团状强回声,后伴声影,或中等回声,随体位变化移动。游离体的出现会引起不同程度嵌顿,造成行走困难,预示关节病变较严重(图 14-3-50)。

5. 膝关节腔内大量积液滑膜增生后多在膝关节后方可见腘窝囊肿。

6. 关节间隙变窄、半月板膨出、损伤,伴半月板囊肿。

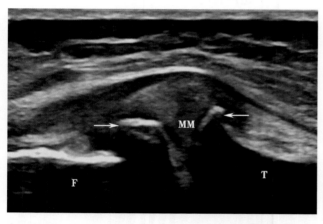

图 14-3-49 膝关节骨关节炎胫股关节骨赘声像图
箭:胫股关节骨关节边缘强回声骨赘;MM:内侧半月板膨出、回声不均;F:股骨;T:胫骨

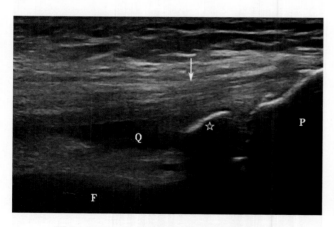

图 14-3-50 膝关节髌上囊内游离体声像图
箭:股四头肌腱;星:髌上囊内团状强回声游离体;P:髌骨;F:股骨;Q:髌上囊积液

(二)鉴别诊断

超声诊断骨关节炎时,应注意与类风湿性关节炎、痛风性关节炎、创伤性关节炎等鉴别,其超声表现均可为关节积液、滑膜增生及软骨破坏,鉴别需结合临床表现、实验室指标、发病部位等。但也应注意,不同的关节炎也可合并出现。

(三)临床意义

在骨关节炎的早期,X 线片显示可无异常,积液 X 线检查难以显示;对于关节面软骨的病变,X 线检查更无能为力。超声检查不仅能发现关节积液及滑膜增生,还可了解关节面软骨的病变程度,骨赘的形成,以及了解有无游离体、腘窝囊肿等。超声对于诊断骨关节炎有重要价值,还可在超声引导下在膝关节腔内注射药物缓解膝关节疼痛。

六、痛风性关节炎

痛风是一种常见的炎症性关节病,其发病率不断上升,痛风性关节炎 70% 首发于单侧第一跖趾关节,其次为踝关节及膝关节,急性发作时伴有局部红肿发热,膝关节活动受限。痛风初次发作时,一般无明显特异性体征,特别是发病部位在跖趾关节以外时诊断相对较困难。超声对各时期痛风的诊断均具有良好的准确性,痛风临床症状持续时间影响诊断的敏感度和特异度,症状持续时间越长,其诊断准确率越高。在 2015 年痛风分类标准中,美国风湿病学会(ACR)和欧洲抗风湿病联盟(EULAR)评分算法诊断痛风的价值得到了广泛认可。

(一)痛风的主要超声表现

1. 膝关节腔内积液及滑膜增生,增生的滑膜上可见晶体沉积(图 14-3-51A)。

2. 膝关节腔内痛风石(图 14-3-51B)。

3. 股骨髁间软骨面晶体沉积"双轨征"(图 14-3-51C)。

4. 膝关节周围肌腱炎。

5. 骨侵蚀。

痛风性关节炎的典型超声表现具有很高的特异性(图 14-3-51D)。

(二)鉴别诊断

与假性痛风性关节炎鉴别。痛风的尿酸盐结晶沉积在关节软骨表面,而假性痛风的焦磷酸钙双水化物结晶沉积于关节软骨内部。还需与其他关节炎相鉴别,如骨关节炎、类风湿关节炎等,虽然这些关节炎与痛风性关节炎一样均会出现关节积液、滑膜炎,但这些关节炎不会出现关节软骨"双轨征"等尿酸盐结晶沉积的表现。

(三)临床意义

痛风性关节炎超声特异性强,超声诊断准确率高,还可随访观察治疗效果,对于诊断困难者,也可在超声引导下进行关节积液抽吸以明确病变。

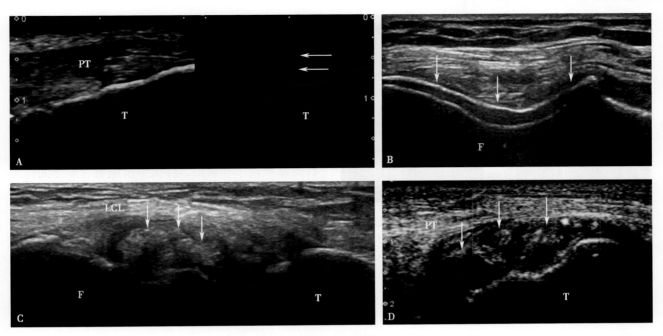

图 14-3-51 膝关节痛风性关节炎声像图

A．急性痛风性关节炎，箭：髌腱上可见晶体沉积；PT：髌腱；T：胫骨。B．箭：股骨髁软骨"双轨征"，股骨髁软骨表面线状高回声；F：股骨。C．箭：膝关节外侧副韧带深方团状强回声（痛风石）；F：股骨；T：胫骨；LCL：外侧副韧带。D．箭：髌腱深方团状强回声（痛风石）及周围滑膜上血流信号增多；PT：髌腱；T：胫骨

七、膝关节滑膜病变

（一）色素沉着绒毛结节性滑膜炎

色素沉着绒毛结节性滑膜炎（pigmented villo-nodular synovitis，PVNS）是一种以滑膜高度增生伴含铁血黄素沉着、结节及绒毛增生为特点的疾病。80% PVNS 发生于膝关节，髋及踝关节次之。其发病原因仍不清楚，病变分局限型和弥漫型，后者关节滑膜增厚，血管丰富，内含组织细胞并有多核巨细胞及含脂质的吞噬细胞，形成大量棕黄色绒毛和结节，外观呈息肉状，结节互相融合，可分为绒毛型和结节型两种，介于炎症与良性肿瘤之间，绒毛型更近似炎症，对放射治疗效果较好；结节型手术切除比较彻底，如手术不能彻底切除，极易复发，且有少数病例可转变为滑膜肉瘤。

超声表现：膝关节腔内滑膜不同程度的增厚，呈弥漫分布、可见结节样隆起或团块状回声（图 14-3-52），少部分嵌于膝关节间隙内，形态不规则，部分团块内可见不规则无回声区（图 14-3-53）；CDFI：增厚的滑膜上可见较丰富的条带状、短棒状血流信号（图 14-3-54）。

（二）滑膜骨软骨瘤病

滑膜骨软骨瘤病（synovial osteochondromatosis，SO）指关节腔内的滑膜或滑膜囊、腱鞘内所发生的

软骨性、纤维软骨性或骨软骨性小体，脱落产生游离体，继而钙化或骨化。本病男性好发，单关节发病多见，并以膝关节多发。临床上表现为关节疼痛、肿胀、功能障碍为主要表现。采用 Milgram 分期和诊

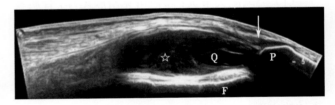

图 14-3-52 宽景成像膝关节腔内色素绒毛结节性滑膜炎声像图

宽景成像宽景膝关节腔内大量滑膜增生，滑膜结构紊乱；P：髌骨；F：股骨；Q：髌上囊积液；星：髌上囊滑膜增生

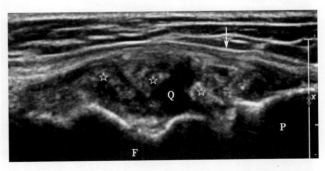

图 14-3-53 膝关节腔内色素绒毛结节性滑膜炎声像图

Q：髌上囊内积液及大量滑膜增生，滑膜结构紊乱，部分呈结节样改变；P：髌骨；F 股骨；星：髌上囊滑膜增生；箭：股四头肌腱

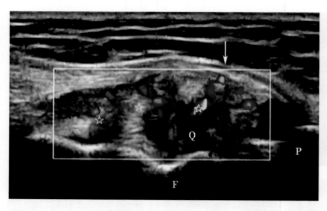

图14-3-54　膝关节腔内色素绒毛结节性滑膜炎血流声像图
Q：髌上囊内积液及大量滑膜增生，滑膜结构紊乱，CDFI：血流信号丰富；P：髌骨；F 股骨；星：髌上囊滑膜增生；箭：股四头肌腱

断标准：Ⅰ期，滑膜增生、充血，滑膜在镜下可以见到软骨化生或软骨小体，不伴有关节内游离体；Ⅱ期，滑膜增生、充血，关节内悬垂体与增生的滑膜相连，并伴有关节内游离体；Ⅲ期，滑膜改变轻微或没有滑膜的改变，关节内大量游离体。

1. 超声表现　膝关节腔内积液及不同程度滑膜增生，增生的滑膜上可见大小不等，以圆形、卵圆形为主的强回声、中等回声，表面较光滑、形态欠规则，边界较清晰（图14-3-55）。

2. 鉴别诊断

（1）类风湿关节炎：超声可见滑膜增厚，骨质侵蚀更加明显，一般无游离体出现。常合并多关节受累，结合病史和实验室检查容易鉴别。

（2）色素沉着绒毛结节性滑膜炎：滑膜明显增厚形成较大团块样改变，常伴有骨质侵蚀，不伴游离体的出现。

（3）痛风性关节炎：可见滑膜增厚。痛风石可呈强回声改变，与 SC 的骨化游离体比较，痛风石的边界往往不清晰，回声强度较游离体弱。

（三）滑膜血管瘤

滑膜血管瘤（synovial hemangioma，SH）是起源于滑膜下层间充质的良性血管病变，膝关节是最常见的好发部位，但因其发病率低及临床表现非特异性而常被误诊和误治。膝关节滑膜血管瘤分为弥漫型和局限型，弥漫型 SH 肿块较大、塑形生长，有压缩性，无明显占位效应，形态不规则，无明显边界，可突破关节囊向周围软组织内侵入性生长。

1. 超声表现　膝关节髌上囊内可见局限中等回声，肿块偏小，滑膜增厚、滑膜上可见不均在团状及不规则偏低回声区（图14-3-56），可无明显血流信号，少部分患者伴"静脉石"，如伴静脉石出现可以增加诊断的阳性率，因无特异性，易误诊。弥漫型滑膜血管瘤超声声像图表现为：明显的滑膜增厚、结构层次紊乱，滑膜内可见迂曲扩展的管状样结构，瘤体内可见少量血栓形成，站立位时因瘤体相对充血，瘤体大小略有变化，CDFI 探头加压放松后血流信号增多或出现血流信号逆转；CDFI 加压试验阳性，探头加压放松后可见血流信号逆转。

2. 鉴别诊断

（1）PVNS：因其临床表现及影像学表现与 SH 类似而难以鉴别。超声表现关节腔积液且积液内可见细密点状回声，膝关节的病变多血流丰富。

（2）类风湿性关节炎（rheumatoidarthritis，RA）和血友病性关节炎：其超声表现为滑膜弥漫性增厚、关节腔积液、骨和软骨的改变，RA 活跃期滑膜增生且血供丰富，超声声像图表现有时与伴有显著

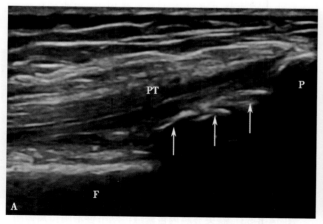
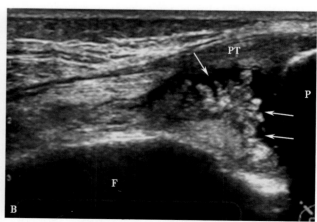

图14-3-55　膝关节髌上囊内滑膜骨软骨瘤声像图
A. 箭：膝关节腔内增厚的滑膜上可见大小不等团状强回声；B. 箭：增生的滑膜上可见结节样强回声，堆积成团；P：髌骨；F：股骨；PT：股四头肌腱

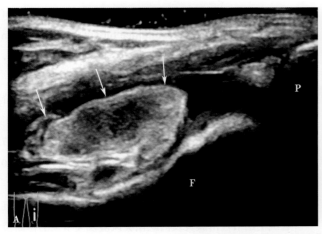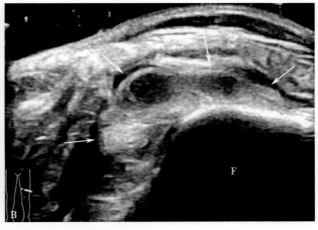

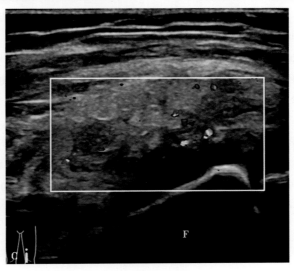

图 14-3-56　膝关节腔内滑膜血管瘤声像图

A. 长轴切面；箭：髌上囊内团状不均质滑膜增生，轮廓清晰。B. 短轴切面；箭：髌上囊内团状不均质滑膜增生，轮廓清晰。C. 髌上囊内增生的滑膜上血流信号较丰富、稍杂乱；P：髌骨；F：股骨

滑膜增生的 SH 难以鉴别，可结合临床及实验室检查进行鉴别诊断。

（3）滑膜骨软骨瘤病（synovial osteochondromatosis，SO）：当超声表现为膝关节内多发的滑膜结节伴钙化及关节腔内钙化游离体时，容易鉴别；而 SO 软骨未骨化时，与局限性 SH 不易鉴别。

第四节　临床应用进展

（一）超声弹性成像

超声弹性成像（ultrasonic elastography，UE）对肌肉、肌腱、韧带、关节软骨等组织进行弹性定量测定，能够较为客观地评价肌肉、肌腱、韧带、关节软骨在还没有明显出现二维声像图改变的情况下较为准确地反映出肌肉、肌腱、韧带、软骨退变的早期改变。UE 还可以用于对膝关节腔内滑膜组织的监测，如二维超声无法判断的极低回声滑膜组织、滑膜骨软骨瘤、痛风性滑膜炎等，可以通过不同弹性值鉴别滑膜增生的类别。

（二）超声造影

超声造影是将微泡造影剂注入人体，采用非线性成像技术，将管径 <200μm 的细小血管清晰显示，超声造影已被广泛用于腹部、小器官疾病及实质性脏器的损伤及良恶性肿瘤的鉴别诊断，并逐步应用到骨骼肌、滑膜炎血流的监测、肌骨系统良恶性肿瘤的鉴别，超声造影对膝关节滑膜血管翳的定量评价具有重要的意义；三维超声造影技术是实时三维成像技术与造影技术相结合，对滑膜血管瘤、色素沉着绒毛结节性滑膜炎、良恶性肿瘤血管的流速、阻抗等进行定量评估，大大提高了诊断率。

（三）膝关节实时动态超声成像

膝关节实时动态超声成像在运动医学科、膝骨关节病科、康复医学科等多学科发挥着主要的诊断价值。在扫查过程中可以采用静态与动态相结合，

可以在患者运动的过程中鉴别弹响、卡压、挛缩等发生的部位、形成的原因，这是其他影像学检查中无法相比的。

（席占国　傅先水）

参 考 文 献

1. Décard BF，Nagy S，Garcia M，et al. An unusual case of bilateral peroneal palsies due to fabellae. Neurology，2017，88（0028-3878）：918.

2. Hayashi D，Roemer FW，Guermazi A. Imaging for osteoarthritis. Ann Phys Rehabil Med，2016，59（1877-0657）：161-169.

3. Lopez-Oliva CL，Wang EH，Cañal JP. Synovial haemangioma of the knee：an under recognised condition. Int Orthop，2015，39（0341-2695）：2037-2040.

4. 王月香，屈文春. 肌骨超声诊断. 北京：人民军医出版社，2013.

5. 朱家安，邱逦. 肌骨超声诊断学. 北京：人民卫生出版社，2019.

6. 白真龙，何耀华. 滑膜软骨瘤病研究进展. 国际骨科学杂志，2015，36（1673-7083）：411-413.

7. Plagou A，Teh J，Grainger AJ，et al. Recommendations of the ESSR Arthritis Subcommittee on Ultrasonography in Inflammatory Joint Disease. Semin Musculoskelet Radiol，2016，20（1089-7860）：496-506.

8. 焦卫平，陈述，王萍. 良性周围性神经鞘瘤的超声诊断价值. 中华医学杂志，2016，96（0376-2491）：551-552.

9. 张雷，郭林，马超，等. 动态及应力条件下超声对膝关节半月板损伤的诊断价值. 第三军医大学学报，2018，40（1000-5404）：1017-1021.

10. 张凌燕，包晓丹，唐远姣，等. 临床及超声检查对色素沉着绒毛结节性滑膜炎及活跃期类风湿性关节炎的诊断价值. 中华医学超声杂志（电子版），2015，12（1672-6448）：35-39.

11. 王智培，左炳光，韩素坤. 超声、CT 检查中膝关节骨关节炎影像学表现及其诊断价值对比. 中国 CT 和 MRI 杂志，2021，19（1672-5131）：165-167.

12. 张光辉，刘旭林，李萍，等. 膝关节原发性滑膜骨软骨瘤病的超声诊断. 中华超声影像学杂志，2011，20（8）：703-706.

13. 程山，向茜，王丽芸，等. 甲下外生性骨疣超声表现. 中国医学影像技术，2019，35（1003-3289）：264-267.

第十五章　足踝关节病变超声检查

第一节　概　　述

随着超声检查技术的发展，肌骨超声已成为足踝部病变诊断的重要影像学检查手段之一。很多足踝部病变仅仅依靠超声检查就能做出明确诊断，如关节滑膜炎、腱鞘炎、跟腱附着点炎、滑囊炎、肌腱撕裂、神经源性肿瘤、韧带撕脱骨折等。超声检查不仅能对很多病变做出明确诊断，还可以在超声引导下对病变进行介入治疗，如腱鞘的穿刺注药、关节腔积液的抽吸与注药、腱鞘囊肿的穿刺抽吸、神经卡压病变的松解治疗等。除此之外，超声检查还可用于病变的疗效评估，可为临床评估疾病的恢复提供有价值的影像学信息。因此，充分了解与掌握超声检查在足踝部病变诊断的应用具有重要的临床意义。

第二节　超声检查技术

一、超声应用解剖

（一）足踝部关节

包括距小腿关节、跗骨间关节、跗跖关节、跖趾关节和趾骨间关节。距小腿关节，又称踝关节，由胫、腓两骨下端与距骨滑车构成。距骨滑车是距骨上端的圆形关节面，腓骨外踝的关节面与距骨的外侧面相关节，胫骨的内踝与距骨内侧面相关节。关节囊前、后壁宽松，两侧有韧带加强。跗骨间关节为7块跗骨间的连结，主要有距下关节、距跟舟关节和跟骰关节。跗跖关节由骰骨、3块楔骨与5块跖骨底构成。跖趾关节由跖骨头与近节趾骨底构成。

（二）足踝部肌腱

1. 踝前部肌腱　从内向外，依次为胫骨前肌腱、姆长伸肌腱、趾长伸肌腱和第3腓骨肌腱。胫骨前肌腱止于内侧楔骨和第一跖骨底，姆长伸肌腱止于姆趾远节趾骨，趾长伸肌腱分为四条长腱止于第2～5趾。趾长伸肌腱、第3腓骨肌腱共用一个腱鞘。第3腓骨肌腱起自腓骨和骨间膜，位于第5趾的趾长伸肌腱外侧，止于第5跖骨底部和体部近段的背面。第3腓骨肌在某些人可缺如。

2. 踝外侧　为腓骨长肌腱与腓骨短肌腱。腓骨长肌腱经外踝后方绕到足底主要止于第一跖骨底部，腓骨短肌腱经外踝后方转向前，止于第五跖骨底部。

3. 小腿肌后群　浅层为小腿三头肌，由腓肠肌和比目鱼肌组成。两肌在小腿中部结合，向下移行为跟腱。跟腱是人体中最强健、肥大的肌腱，长约15cm，止于跟骨结节中点。

4. 踝内侧的肌腱　从前向后依次为胫骨后肌腱、趾长屈肌腱和姆长屈肌腱，胫骨后肌腱主要止于足舟骨，趾长屈肌腱分为四条，分别止于第2～5趾骨，姆长屈肌腱止于姆趾。

（三）韧带

1. 踝内侧韧带　又称三角韧带，分为深、浅2层。浅层较薄，包括3个束，即前部的胫舟韧带、中间的胫跟韧带和后部的胫距韧带，其起自内踝，呈扇形走向止点处。胫舟韧带止于足舟骨粗隆和跟舟足底韧带的内侧；胫跟韧带向下垂直止于载距突的内侧；胫距后韧带向后侧止于距骨内侧结节和距骨内侧面。三角韧带深层为较短、较厚的韧带，位于内踝与距骨体内侧面之间，由后部的内侧结节一直达于前部的距骨颈。

2. 弹簧韧带复合体　为一组连接跟骨载距突与足舟骨的纤维带，参与构成距跟舟关节，背侧覆有纤维软骨，内侧、跖侧紧贴胫骨后肌腱，其中部边缘与踝背侧韧带会合。包括三个部分，分别为上内侧、足底内侧和足底下侧部分。

3. 踝外侧韧带　从前向后依次为距腓前韧带、跟腓韧带、距腓后韧带。距腓前韧带起自外踝前缘，向前内方延伸,止于距骨颈外侧面。跟腓韧带为一较长强有力的韧带,连接外踝尖部和跟骨外侧。该韧带从上向下、从前向后斜向走行,并位于跟骨与腓骨长短肌腱之间。

4. 胫腓前下韧带 下胫腓联合韧带包括胫腓前下韧带、下胫腓后韧带、下胫腓横韧带、骨间韧带和骨间膜。

5. 分歧韧带解剖 分歧韧带为一 Y 形韧带,包括两个部分,分别为跟骰韧带与跟舟韧带。跟骰韧带起自跟骨突,止于骰骨上面,长约 2cm。而跟舟韧带实际上起自跟骰韧带,该韧带较跟骰韧带更薄、更短。

(四)支持带

1. 腓骨肌上支持带 起自外踝后下缘,止于跟骨外侧面。腓骨肌下支持带位于腓骨肌滑车与跟骨之间,其上缘与踝前部伸肌下支持带相延续,有保护腓骨长、短肌腱,防止其脱位的作用。

2. 踝前部伸肌支持带 起稳定踝前部肌腱的作用,包括伸肌上支持带和伸肌下支持带。伸肌上支持带呈带状位于踝关节前上方,连于胫腓骨下端之间。伸肌下支持带呈 Y 形,外侧端附着于跟骨外侧面,内侧端分别止于内踝和足舟骨。

(五)滑囊

在趾长伸肌腱与距骨之间有一滑囊,称为 Gruberi 滑囊。跟骨后滑囊位于跟腱和跟骨上端之间,内可有少量积液,一般不超过 3mm。跟腱后滑囊位于皮下,正常情况下超声无法显示,只有在滑囊内出现积液时才能显示。

(六)周围神经

1. 踝管内 走行的神经为胫神经,其向远侧分为足底内侧神经、足底外侧神经与跟神经内侧支。

2. 踝前部 为腓深神经,其与足背动脉相伴行,向远侧分为内侧支与外侧支。内侧支沿足背动脉外侧达第 1 跖骨间隙,和腓浅神经的内侧支相交通,分布于第 1、2 趾相对缘的皮肤。还发一细支,到邻近的骨膜、跖趾关节、趾间关节,并发支支配第 1 背侧骨间肌。外侧支的肌支支配踇短伸肌、趾短伸肌和第 2 背侧骨间肌,皮支分布于外侧三个跖骨间隙、邻近诸骨、骨膜及第 2~4 跖趾关节。

3. 踝的前外侧 有腓浅神经,其向远侧至足背分为足背内侧神经与足背中间神经。足背内侧皮神经分布于足背的内侧部、踇趾内侧缘及第 2、3 趾相对缘的皮肤;足背中间皮神经分布于足背中部和第 3~5 趾相对缘的皮肤。

4. 腓肠神经 在腘窝内腓总神经发出的腓肠外侧皮神经,和发自胫神经的腓肠内皮神经汇合成腓肠神经,继而在腓肠肌两头之间下行。腓肠神经在跟腱外侧伴小隐静脉下行,到达外踝与跟腱之间,分布于小腿下 1/3 后外侧面的皮肤,继而在外踝下方沿足外侧缘及小趾侧分布。

二、适应证

1. 踝部肿胀和疼痛。
2. 踝部外伤后疼痛或活动受限。
3. 足踝部包块。
4. 足踝部麻痛怀疑神经卡压。
5. 全身系统性病变怀疑累及足踝关节者。
6. 其他异常。

三、超声检查方法与声像图

踝关节超声检查需要 7.5MHz 以上的线阵探头。踝关节的超声检查可分为四个部分,分别为前部、内侧、外侧、后部。

(一)踝关节前部

检查踝关节前部时,患者可仰卧,膝部屈曲,足底放在检查床上。

1. 踝关节腔 踝关节腔前部的检查可采用纵切面和横切面。正常踝关节腔内可见少量积液,厚度不超过 3mm。正常踝关节囊为线状高回声,位于胫骨前部和距骨滑车软骨旁,其下端止于距骨颈(图 15-2-1A、B)。纵切检查结束后再横切检查。

2. 踝前部伸肌腱 可首先进行横切面检查,从内往外依次可见胫骨前肌腱、踇长伸肌腱和趾长伸肌腱、第 3 腓骨肌腱(图 15-2-2)。最内侧为胫骨前肌腱,较粗,其直径约为踇长伸肌腱和趾长伸肌腱的 2 倍,向下止于内侧楔骨的内侧面和第一跖骨底的足底面。胫骨前肌腱与内侧楔骨之间有一个小的滑囊,滑囊内有积液时可显示扩张。踇长伸肌腱止于踇趾远节,因此须检查至其踇趾止点处。横切面扫查可显示趾长伸肌腱在近端为一个肌腱,然后向远端分为四个肌腱,分别止于第二至第五趾,每一条肌腱在足趾的近节分为三束,其中中间束止于趾骨中节的底部,两个侧束,从两侧向远端,重新会合后止于趾骨远节的底部。

横切面检查结束后可进行纵切面检查,扫查范围上起自肌与肌腱移行处,向下至肌腱止点处(图 15-2-3)。

3. 胫腓前下韧带 胫腓前下韧带自胫骨下外

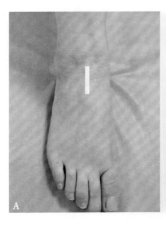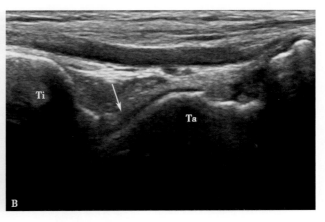

图 15-2-1　踝关节前隐窝声像图
A. 探头示意图；B. 踝前部纵切面显示踝关节隐窝（箭）。Ti，胫骨远端；Ta，距骨

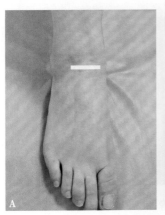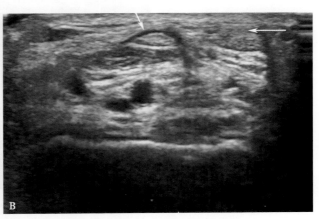

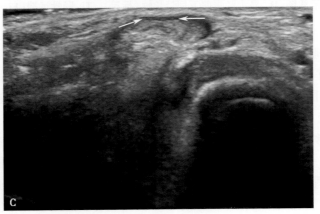

图 15-2-2　右踝前部肌腱横切面声像图
A. 探头示意图；B. 踝前部横切面从内向外依次显示胫骨前肌腱（长箭）、踇长伸肌腱（短箭）；
C. 横切显示趾长伸肌腱（箭）

缘斜向下，止于腓骨内侧缘。检查时探头横切放置于胫骨远端的外缘，可首先显示胫腓骨骨间韧带，为一薄的带状高回声；探头继续向下，并使探头的内侧始终在胫骨的前外缘上，即可显示胫腓前下韧带（图 15-2-4）。

（二）踝关节内侧

检查时让患者仰卧，腿部呈蛙状，即髋部外展、膝屈曲 45°，踝部的外侧接触床面；或者在检查踝关节前部体位的基础上，让患者膝部外展。

1. 肌腱　内踝肌腱从前向后依次为胫骨后肌

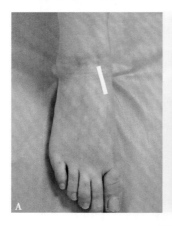
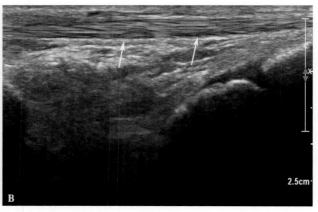

图 15-2-3　右侧胫骨前肌腱声像图
A. 探头示意图；B. 踝前部肌腱横切面踝前部纵切面显示胫骨前肌腱（箭）

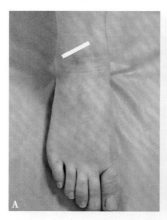
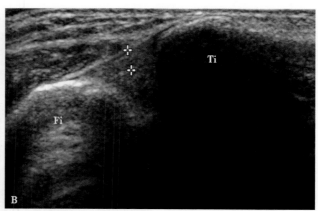

图 15-2-4　右侧胫腓前下韧带声像图
A. 探头示意图；B. 显示胫腓前下韧带长轴（标尺）。Ti，胫骨远端；Fi，腓骨远端

腱、趾长屈肌腱、踇长屈肌腱。检查可分为踝上区、踝区、踝下区。检查时，可首先在内踝处横切面检查，探头前端放于内踝处（图 15-2-5）。胫骨后肌腱为内踝处最粗的肌腱，直径 4～6mm，正常情况下其腱鞘内可见少量滑液，通常位于踝下区。踝下区检查时，注意调整探头方向，避免出现肌腱各向异性伪像。胫骨后肌腱在远端呈扇形展开，主要止于足舟骨粗隆，还有分支止于三块楔骨、载距突、骰骨、第 2～4 跖骨的底面。由于胫骨后肌腱主要附着于足舟骨粗隆，因此胫骨后肌腱可作为寻找足舟骨的标志。近足舟骨附着处胫骨后肌腱有时可含有一个副骨，显示为强回声，后方伴声影。

趾长屈肌腱位于胫骨后肌腱的后方，在内踝水平其直径约为胫骨后肌腱的一半。在踝下区，其向远侧、向后部走行进入足底，分为四个肌腱，止于趾骨远节。

在踝部，踇长屈肌腱位于距骨后部两个结节之间，然后向前走行。在踝管处其位于内踝偏后的部位，神经血管束的后方。向远端走行中经过载距突，此为一骨性标志结构，最后止于踇趾远节底部。在有些人，踇长屈肌腱的腱鞘可与踝关节腔相通。因此，踝关节腔有积液时，积液可扩展至踇长屈肌腱腱鞘内。

检查注意事项：①胫骨后肌腱有多个止点，其远端肌腱纤维呈扇形散开，超声检查时易出现各向异性伪像，切勿诊断为肌腱病；②许多肌腱在踝部改变了走行方向，因此检查踝部的肌腱时，纵切面扫查较为困难，而横切面检查则较为容易，并有利于肌腱病变的评估。

2. **内侧韧带**　三角韧带包括浅层的胫舟韧带、胫跟韧带、胫距韧带和深层的胫距韧带，深层较短、较厚，位于内踝与距骨体内侧面之间。检查时，探头后缘在内踝上保持不动，将探头前缘从前向后旋转以扫查整个三角韧带。检查内踝前部韧带时，踝部须跖屈（图 15-2-6）；检查后部韧带时，踝部须背屈（图 15-2-7），以使韧带绷紧而利于超声检查。

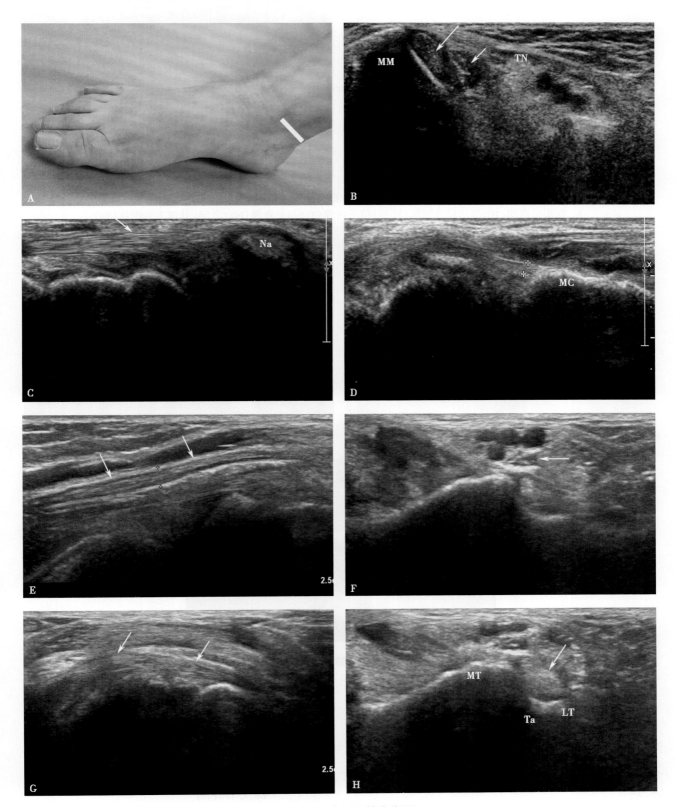

图 15-2-5　右侧踝管声像图

A. 踝管横切面探头示意图；B. 踝管处横切面显示胫骨后肌腱（长箭）、趾长屈肌腱（短箭）和胫神经（TN），MM，内踝；C. 纵切面显示胫骨后肌腱（箭）止于足舟骨（Na）；D. 显示胫骨后肌腱部分纤维（标尺）止于内侧楔骨（MC）；E. 纵切面显示胫神经（箭，标尺）；F. 横切面显示胫神经呈筛网状结构（箭）；G. 纵切面显示踇长屈肌腱（箭）；H. 横切面显示踇长屈肌腱（箭）位于距骨后突（Ta）的内侧结节（MT）与外侧结节（LT）之间

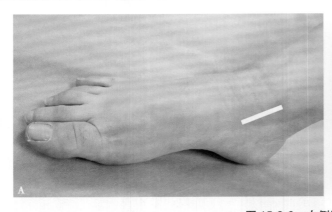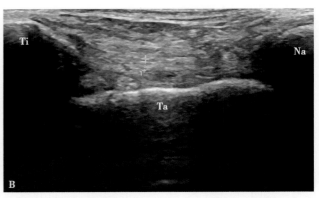

图 15-2-6 右侧胫舟韧带声像图
A. 探头示意图；B. 显示胫舟韧带（标尺）位于内踝（Ti）与足舟骨（Na）之间，其深方为距骨（Ta）

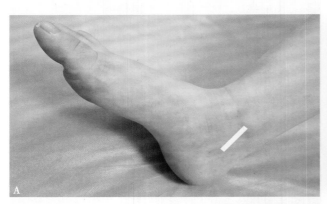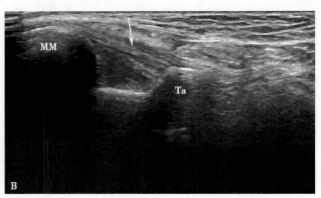

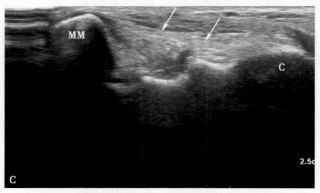

图 15-2-7 右侧胫距韧带与胫跟韧带声像图
A. 探头示意图；B. 显示胫距韧带（箭），MM，内踝；Ta，距骨；C. 显示胫跟韧带（箭）位于内踝与跟骨载距突（C）之间，MM，内踝

3. **弹簧韧带（spring ligament）** 弹簧韧带上内侧部分较易显示，位于跟骨载距突与足舟骨上内侧之间，亦称为足底跟舟韧带，其位于胫骨后肌腱的深方。

超声检查时，患者可侧卧，踝内侧朝上，探头一端位于载距突，另一端位于足舟骨的上内侧。在此位置，可见弹簧韧带的上内侧部分位于胫骨后肌腱的深方、距骨内侧面的浅侧，呈纤维状结构（图 15-2-8）。在距骨内侧面的浅侧水平可对该韧带进行测量，其厚度一般为 3～4mm。

4. **分歧韧带** 超声上可以清晰显示跟骰韧带，检查时首先显示跟骰关节，继而探头向上直至跟骨的上缘，可见跟骰韧带呈带状回声（图 15-2-9）。

（三）踝关节外侧

1. **外踝肌腱** 外踝部的肌腱包括腓骨长肌和腓骨短肌肌腱。检查外踝肌腱时，患者可坐位或仰卧，足底贴床，踝略内翻，应从肌肉肌腱移行处一直检查到其止点处，横切和纵切扫查。外踝处横切面可见腓骨短肌腱紧邻腓骨，其浅侧为腓骨长肌腱（图 15-2-10）。该处腓骨长、短肌腱共用一个腱鞘，

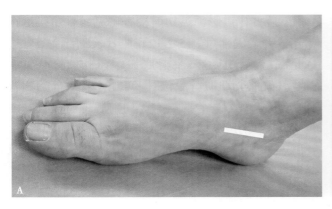
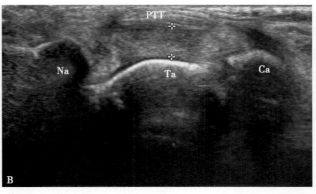

图 15-2-8　右侧足底跟舟韧带声像图

A. 探头示意图；B. 显示足底跟舟韧带（标尺）位于跟骨载距突（Ca）与远侧的足舟骨（Na）之间，其浅侧为胫骨后肌腱（PTT）

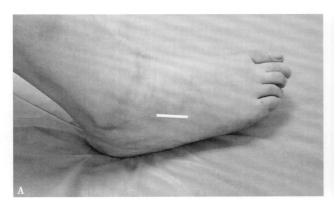
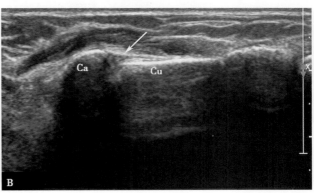

图 15-2-9　跟骰韧带声像图

A. 探头示意图。B. 显示跟骰韧带呈带状低回声，位于跟骨（Ca）与骰骨（Cu）之间；箭：跟骰韧带

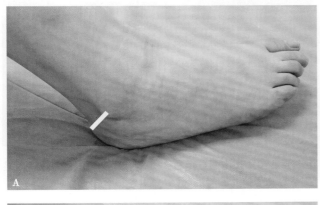
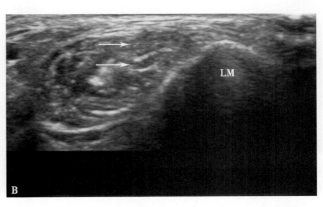

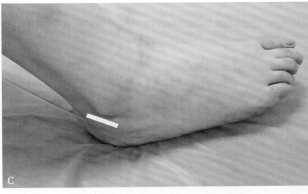
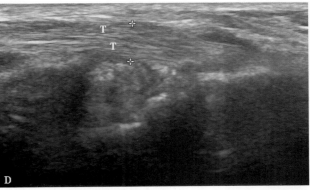

图 15-2-10　右侧外踝后方腓骨长肌腱与短肌腱短轴及长轴声像图

A、B 为短轴，A. 探头示意图；B. 显示腓骨长肌腱与腓骨短肌腱（箭），LM，外踝。C、D 为长轴，C. 探头示意图；D. 纵切面显示腓骨长肌腱与腓骨短肌腱（T，标尺）

正常腱鞘内可见少量积液,尤其是外踝远侧腱鞘内积液厚度可达3mm。连续横切面向远侧扫查至外踝远侧,可见腓骨长、短肌腱被跟骨上的一个小的骨性突起——腓骨肌滑车分开,腓骨短肌腱位于腓骨滑车的上方,而腓骨长肌腱位于下方(图15-2-11)。此时腓骨长、短肌腱有各自的腱鞘。在骰骨沟水平,有时可见腓骨长肌腱内的副腓骨,其显示为一强回声团,后方伴声影。纵切面检查可见腓骨短肌腱止于第5跖骨底部(图15-2-12),腓骨长肌腱绕骰骨进入足底,最后止于第5跖骨底部(图15-2-13)。

怀疑腓骨肌肌腱脱位时,可让患者做外翻和背屈的动作,观察腓骨肌腱有无向前脱位。检查时注意探头不要用力,探头过度用力可阻碍肌腱的脱位。

在外踝处,有时还可显示第四腓骨肌,可为肌腱或肌肉。注意与腓骨肌腱撕裂相鉴别。

2. 韧带

(1)距腓前韧带:检查时踝关节可轻度内翻以使该韧带绷紧。探头后端在外踝上,前端斜向前内放在距骨上,可显示距腓前韧带长轴切面(图15-2-14),呈带状高回声,厚度均匀。有时在韧带深部可见踝关节外侧隐窝内有少量积液。

(2)跟腓韧带:踝背屈时此韧带处于紧张状态,可在此体位进行检查。检查跟腓韧带时,探头自外踝斜向下后方,另一端放在跟骨上,可见跟腓韧带呈条形高回声,其浅侧紧邻腓骨长肌腱与腓骨短肌腱(图15-2-15)。由于跟腓韧带与腓骨长、短肌腱关系密切,故跟腓韧带损伤的患者,腓骨肌腱腱鞘内

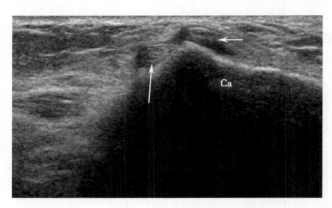

图15-2-11　声像图显示右侧踝关节腓骨肌滑车
前方为腓骨短肌腱(短箭)、后方为腓骨长肌腱(长箭)。Ca,跟骨

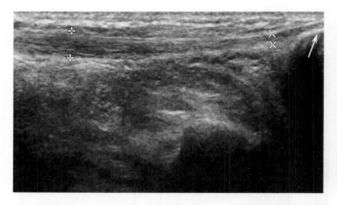

图15-2-12　声像图显示右侧腓骨短肌腱(标尺)远端止于第5跖骨底部(箭)

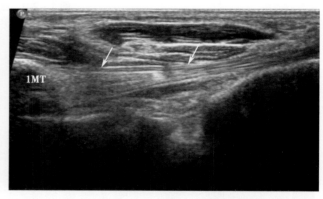

图15-2-13　声像图显示右侧腓骨长肌腱(箭)自外踝转向足底最后止于第1跖骨底部(1MT)

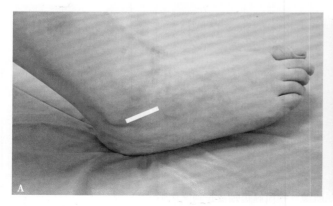

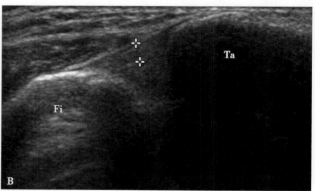

图15-2-14　右侧距腓前韧带声像图
A. 探头示意图;B. 显示距腓前韧带长轴(标尺)。Ta,距骨;Fi,外踝

常可发现积液。而踝关节腔内的积液也可通过韧带撕裂处进入腓骨肌腱腱鞘内。

（四）踝后部

1. **跟腱**　检查跟腱时，患者可取俯卧位，足悬于检查床之外。应从跟腱的肌腹与肌腱移行处开始检查至其跟骨附着处。正常跟腱呈条形高回声结构，内部可见多条平行排列的细线状回声，远段附着于跟骨，附着处跟骨骨皮质平滑（图15-2-16）。跟腱前后径随受检者的体型和性别而不同，一般横切时为5～6mm（图15-2-17）。应避免纵切时测量肌腱的前后径，因纵切时，切面易倾斜而使数值增大。

动态超声检查：怀疑跟腱撕裂时，可通过被动轻柔伸屈踝关节动态观察肌腱的两个断端之间间距有无变化，以帮助诊断。

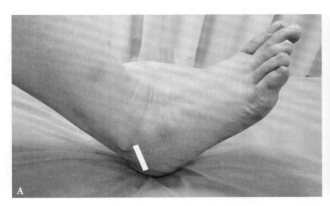
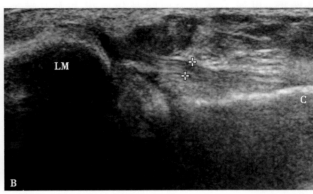

图 15-2-15　踝背屈位跟腓韧带声像图
A. 探头示意图；B. 踝外侧显示跟腓韧带长轴（标尺），其浅侧为腓骨长肌腱与腓骨短肌腱。LM，外踝；C，跟骨

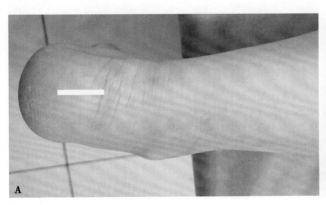
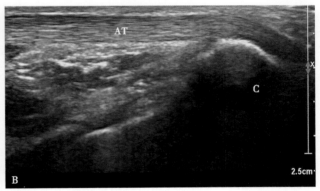

图 15-2-16　右侧跟腱纵切面声像图
A. 探头示意图；B. 纵切面显示跟腱（AT）长轴。C，跟骨

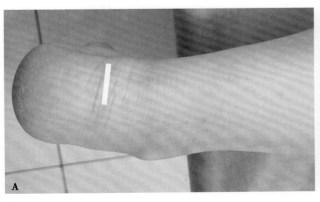
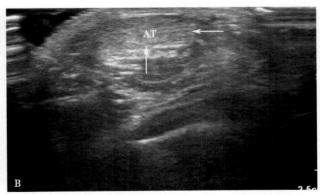

图 15-2-17　右侧跟腱横切面声像图
A. 探头示意图；B. 横切面显示跟腱（AT，箭）

跖肌腱位于跟腱的内侧，直径较细，正常时难以显示，但在跟腱断裂时常显示。

2. **滑囊**　跟骨后滑囊位于跟腱与跟骨上端之间，内可有少量积液，一般不超过 3mm。跟骨皮下囊位于跟腱远端的浅侧，正常情况下超声难以显示，当滑囊出现炎症时，超声可见该滑囊增厚或囊内出现积液。

3. **踝后部关节隐窝**　探头纵切面放在跟腱或其两侧，可显示踝关节后隐窝与后距下关节隐窝（图 15-2-18）。关节腔有病变时，可显示其内的积液、滑膜增生或关节腔游离体。

（五）足底部

足底筋膜几乎覆盖整个足底，其跟骨附着处较窄，而远段较宽，包括较厚的中心部和较薄的内侧部分和外侧部分。检查足底筋膜时，患者可俯卧，足悬于检查床之外，或者侧卧位。首先检查其跟骨

附着处，然后逐渐向远段扫查（图 15-2-19）。正常足底筋膜呈纤维状高回声，止于跟骨粗隆，位于足跟部脂肪垫的深部，其在近跟骨附着处厚度一般不超过 4mm。

（六）跗骨间关节与跗跖关节

探头纵切面放在足背各跗骨间关节，可显示跗骨间关节的关节隐窝（图 15-2-20），正常情况下无明显积液，关节面平滑。注意除观察关节腔内有无积液、滑膜增生外，还应注意有无骨侵蚀病变。

探头纵切面放在跖趾关节和趾间关节（图 15-2-21），可显示上述关节的关节隐窝。正常情况下，跖趾关节腔内常可见少量液体。对于痛风患者，检查第一跖趾关节时，除观察关节腔内有无积液、滑膜增生外，还应观察关节内侧滑膜及其周围软组织有无异常增厚以及尿酸盐沉积等征象。

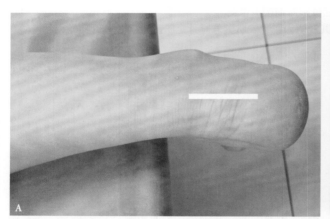
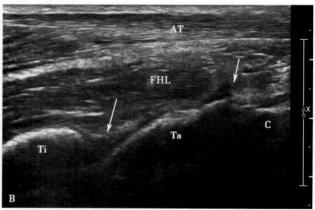

图 15-2-18　右侧踝关节后隐窝
A. 探头示意图；B. 右侧踝关节后隐窝（长箭）和后距下关节隐窝（短箭）纵切面声像图。Ti，胫骨远端；Ta，距骨；C，跟骨；AT，跟腱；FHL，踇长屈肌

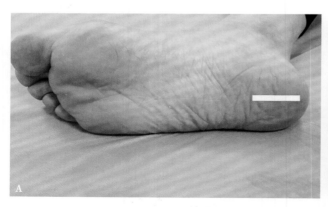
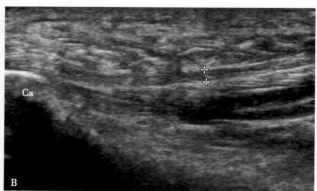

图 15-2-19　右侧足底筋膜声像图
A. 探头示意图；B. 显示足底筋膜长轴切面（标尺），其近端为跟骨（Ca）

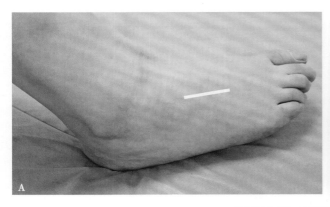
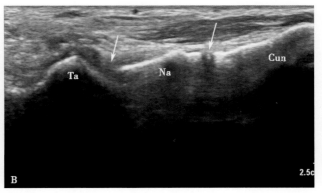

图 15-2-20　足背跗骨间关节声像图
A. 探头示意图；B. 纵切面显示右侧足背跗骨间关节（箭）。Ta，距骨；Na，足舟骨；Cun，楔骨

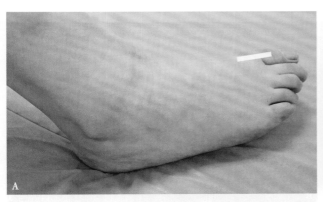
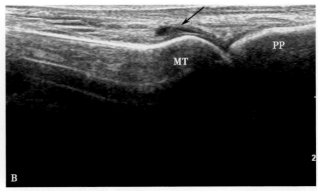

图 15-2-21　右侧第一跖趾关节声像图
A. 探头示意图；B. 纵切面显示第一跖趾关节（箭）。MT，第 1 跖骨头；PP，近节趾骨

第三节　踝部常见病变超声诊断

一、足踝部关节炎

足踝部关节炎可由多种原因造成，如急慢性创伤、全身系统性病变、局部的感染、炎症、出血、色素绒毛结节性滑膜炎、滑膜骨软骨瘤病等。

（一）关节炎超声表现

单纯性关节腔积液时，关节腔扩张，其内积液增多（图 15-3-1）。关节内滑膜增生时，可见关节腔内增生的滑膜呈低回声或等回声，急性期于滑膜内可见丰富的血流信号（图 15-3-2，图 15-3-3）。关节炎症严重时，常可发生骨侵蚀病变，表现为骨质缺损，缺损部位可见增生的滑膜。

超声可敏感显示踝关节腔内积液，检查时可分别对踝关节前隐窝和后隐窝进行检查。积液量较大时，于踝关节前部可见关节内脂肪垫被向前推移。踝关节跖屈时有利于踝关节腔前部积液的显示。应用能量多普勒（PDI）和探头加压的方法有利于鉴别

关节内积液和增生的滑膜，因增生的滑膜内常可见血流信号，而积液内不能探及血流信号；探头加压可将积液挤向别处，而滑膜被挤压时，仅能发生轻度形变。

注意事项：以上超声表现均为关节炎的非特异征象，很多情况下，仅凭超声检查很难对关节炎的病因做出诊断，需结合患者的病史、查体、实验室检查以及其他影像学资料才可能对关节炎的病因做出明确诊断。

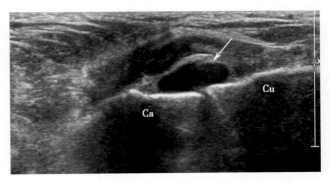

图 15-3-1　右侧跟骰关节腔积液声像图
纵切面可见跟骰关节腔扩张，其内积液为无回声（箭）。Ca，跟骨；Cu，骰骨

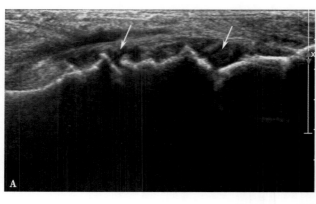
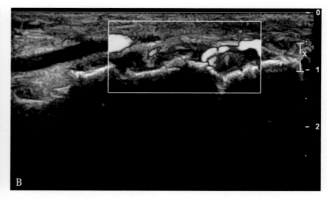

图 15-3-2　类风湿关节炎声像图
A. 纵切面显示左侧足背多个跖骨间关节滑膜增厚，呈低回声（箭）；B. PDI 显示跖骨间关节增生滑膜内可见丰富血流信号

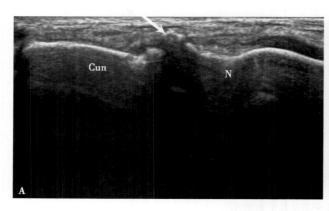
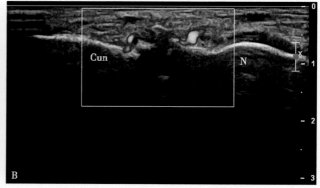

图 15-3-3　左侧舟楔关节骨性关节炎声像图
A. 足背纵切面可见舟楔关节骨赘突出（箭），关节滑膜稍增厚；B. PDI 舟楔关节内可见血流信号增多；Cun：楔骨；N：足舟骨

（二）痛风性关节炎

痛风是由于遗传性或获得性病因引起嘌呤代谢紊乱所致的疾病，其特征性病理改变为痛风石形成。痛风石为尿酸盐针状结晶，并产生慢性异物反应，周围被上皮细胞、巨噬细胞所包围形成的异物结节。痛风石常见于关节软骨、滑膜、腱鞘、关节周围组织、皮下组织、骨骺及肾间质等部位。镜下在滑液等组织检出尿酸盐结晶是诊断痛风最可靠的依据。当证据不明显时，超声检查发现的相对特异征象可提示痛风的诊断。在足踝部，痛风最易累及第一跖趾关节，因此，怀疑痛风时，应注意对第一跖趾关节进行检查。

关于痛风的诊断，欧洲抗风湿联盟（EULAR）在2020年发表了基于证据的建议，包括以下8条建议：

（1）对于怀疑有痛风的每一位患者，要在关节滑液或痛风石穿刺液中寻找有无尿酸盐结晶，因发现尿酸盐结晶为诊断痛风的确凿证据。

（2）在任何成人的急性关节炎，要考虑到痛风的诊断。如不能分析关节滑液，则可根据以下征象

做出痛风的临床诊断：足部的单关节受累（尤其是第1跖趾关节）或踝关节；既往类似的急性关节炎发作史；发展迅速的严重疼痛与肿胀（24小时以内达高峰）；皮肤发红；男性以及有相关的心血管疾病与高尿酸血症。这些特征高度提示痛风但并非诊断痛风的特异征象。

（3）对于任何未确诊的炎症性关节炎，强烈建议进行关节液抽吸以检查有无尿酸盐结晶。

（4）仅凭高尿酸血症不能做出痛风的诊断。

（5）如临床上不能做出痛风的诊断，且无法进行尿酸盐结晶的检查，应进一步行影像学检查以检测有无尿酸盐沉积的征象。常用的影像学手段包括超声、双能CT、常规CT和MRI。

（6）X线平片可用于检测有无尿酸盐结晶沉积，但对于痛风发作的诊断价值有限。对于可疑痛风发作的患者，超声检查有助于诊断的建立。超声检查还可以发现临床查体不易发现的痛风石或软骨表面的双轨征（为尿酸盐沉积在关节的高度特异征象）来帮助诊断慢性痛风性关节炎。目前，超声上的双

轨征、双能 CT 上显示的尿酸盐沉积以及 X 线上的痛风相关关节破坏征象已被列入 2015 年美国风湿病协会（ACR）/EULAR 制定的痛风诊断标准之一。

（7）对于每一位痛风患者，需检查有无慢性高尿酸血症的危险因素，尤其是慢性肾病；超重；服用药物（包括利尿剂、低剂量阿司匹林、环孢素、他克莫司）；饮酒过量（尤其是啤酒和烈酒）、含糖饮料、肉类和贝类海鲜。

（8）对于痛风患者，要进行全面检查以发现有无合并症，包括肥胖、肾脏损害、高血压、缺血性心脏病、心衰、糖尿病和血脂异常。

超声表现：痛风性关节炎时，超声检查除了可以显示一些关节炎的非特异征象如关节腔积液、滑膜增生、骨侵蚀病变等表现（图 15-3-4，图 15-3-5），还可发现以下特异性征象：

1. 关节软骨表面双轨征 于关节软骨表面见线状强回声，其与深方的软骨与软骨下骨之间的线状强回声形成双轨征（图 15-3-6）。

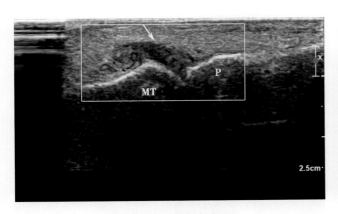

图 15-3-4 痛风声像图
纵切面显示第一跖趾关节滑膜增厚，其内血流信号增多；MT，第一跖骨头；P，近节趾骨

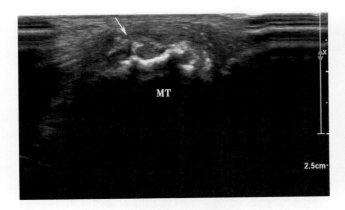

图 15-3-5 痛风声像图
显示第一跖趾关节滑膜内尿酸盐沉积呈强回声（箭），其深方可见骨侵蚀病变。MT，第一跖骨头

2. 关节或腱鞘的滑膜"落雪"征 关节或腱鞘内滑膜增厚，内可见多发散在点状强回声（图 15-3-7，15-3-8）。

3. 痛风石形成 早期痛风石显示为低回声小结节，内部回声均匀，称为软痛风石；结节逐渐增大时，回声可增强，与周围组织分界清晰，部分结节内可见钙化灶，此时称为硬痛风石（图 15-3-9，图 15-3-10）。痛风石周围组织发生炎性改变时，其周围可见低回声晕环形成。

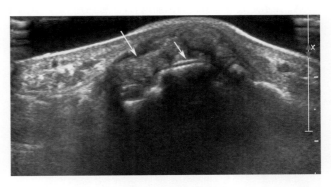

图 15-3-6 痛风声像图
显示第一跖趾关节滑膜内痛风石呈强回声（长箭），其深方关节软骨表面可见尿酸盐沉积呈双轨征（短箭）

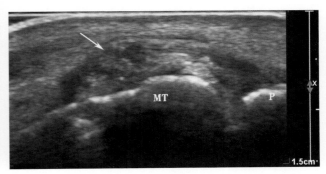

图 15-3-7 痛风声像图
纵切面显示第一跖趾关节内侧软组织增厚，内部回声增高（箭），可见多发点状强回声。MT，第一跖骨头；P，近节趾骨

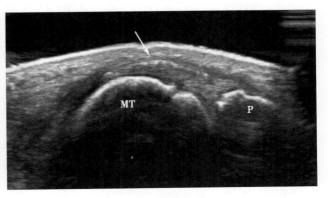

图 15-3-8 痛风声像图
纵切面显示第一跖趾关节内侧软组织内尿酸盐沉积呈多发点状强回声（箭）。MT，第一跖骨头；P，近节趾骨

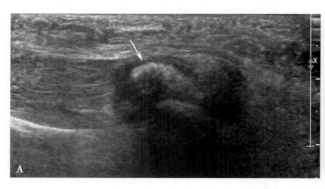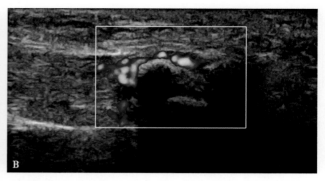

图 15-3-9　痛风声像图
A. 显示足底前部肌腱周围痛风石，呈强回声（箭），其周围组织回声减低；B. PDI 显示痛风石周围可见较丰富血流信号

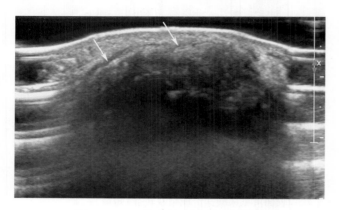

图 15-3-10　足背较大痛风石声像图
显示呈强回声团块（箭），后方伴声影

二、韧带损伤

踝部的韧带损伤较为常见。在踝部，最常见的韧带损伤为距腓前韧带损伤，约占所有踝关节韧带损伤的 70%。严重的损伤可导致距腓前韧带和跟腓韧带同时损伤，占 20%～40%。而较为强韧的距腓后韧带则较少损伤，除非在严重的踝关节损伤伴有脱位者。单独发生的跟腓韧带损伤亦较少见。

（一）韧带损伤分型

单一韧带损伤的严重程度可分为 3 型，Ⅰ型：韧带轻度拉伤而无明显撕裂；Ⅱ型：韧带部分撕裂；Ⅲ型：韧带完全撕裂。

临床上根据损伤所累及的韧带数目和韧带损伤程度可将踝关节外侧韧带损伤分为以下 4 型：

Ⅰ型：距腓前韧带拉伤或部分损伤。

Ⅱ型：距腓前韧带完全断裂。

Ⅲ型：距腓前韧带完全断裂伴跟腓韧带部分断裂。

Ⅳ型：距腓前韧带和跟腓韧带均全部断裂。

此种分类方法有助于治疗方法的选择和评估预后。Ⅰ型和Ⅱ型损伤治疗后一般不会出现关节不稳

的并发症，而Ⅲ型和Ⅳ型损伤常需要手术治疗，否则易出现踝关节不稳、慢性疼痛，继而出现骨性关节炎。

（二）超声表现

韧带Ⅰ型损伤时，超声显示韧带增厚、回声减低，局部有压痛（图 15-3-11A）。Ⅱ型损伤时，撕裂累及韧带的部分厚度，未累及韧带的全层（图 15-3-11B）。Ⅲ型损伤时，可见韧带连续性中断，两断端回缩、弯曲，断

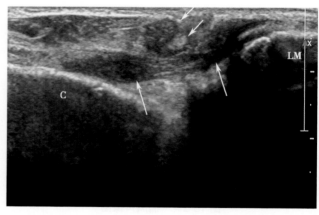

图 15-3-11A　声像图显示跟腓韧带增厚（长箭），回声减低。LM，外踝；C，跟骨。短箭为腓骨长肌腱与腓骨短肌腱

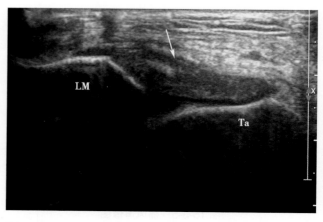

图 15-3-11B　声像图显示距腓前韧带部分断裂（箭），近外踝处韧带深层回声减低。LM，外踝；Ta，距骨

端之间可出现低回声或无回声积液（图 15-3-11C、D）。合并撕脱骨折时，于韧带附着处出现异常骨折片，后方伴声影（图 15-3-12A、B）。距腓前韧带损伤可伴有关节囊撕裂，从而导致踝关节腔内积液流至踝前外侧软组织内，而跟腓韧带的完全撕裂可导致踝关节腔与腓骨肌腱的腱鞘相通。

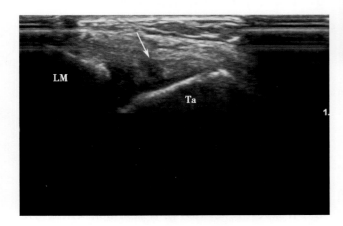

图 15-3-11C　声像图显示距腓前韧带连续性中断，两断端之间呈无回声区（箭）。LM，外踝；Ta，距骨

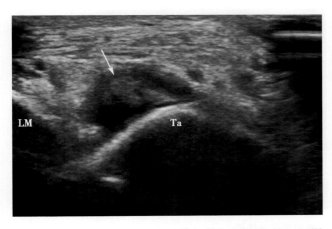

图 15-3-11D　声像图显示距腓前韧带完全断裂（箭），周围可见积液。LM，外踝；Ta，距骨

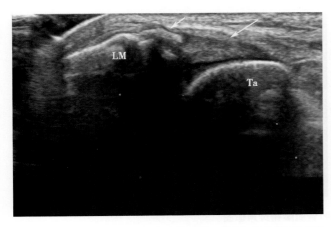

图 15-3-12A　声像图显示距腓前韧带（长箭）于外踝处可见撕脱骨折片（短箭）。LM，外踝；Ta，距骨

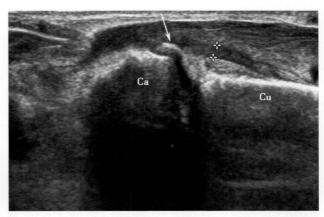

图 15-3-12B　声像图显示足背跟骰韧带增厚（标尺），其近侧跟骨端可见撕脱骨折片（箭）。Cu，骰骨；Ca，跟骨

三、肌腱病变

肌腱按有无腱鞘可分为两类，一类肌腱有腱鞘，其发生的炎症称为腱鞘炎，另一类肌腱无腱鞘，肌腱周围组织发生的炎症称为腱围炎。

对于肌腱，其最常见的病变为肌腱病。肌腱病是一种慢性非炎性退行性病变，是缺氧和黏液退行性改变所致。肌腱病的发生与年龄、缺氧、生物力学因素、反复创伤有关。其临床症状为肌腱肿胀、触痛、运动可使疼痛加重，可伴有腱鞘炎。

（一）腱围炎

腱围炎多发生于跟腱，常伴有较重的跟腱病。患者常有跟腱周围组织肿胀不适、触痛。腱围炎也可单独发生，其跟腱结构显示正常。超声检查可见跟腱周围组织增厚，回声减低，PDI 于腱围组织内可见血流信号增加。

（二）腱鞘炎与肌腱病

腱鞘炎发生于有腱鞘的肌腱，可继发于反复性微小创伤、劳损、骨性结构对肌腱的摩擦、异物、感染、邻近关节的炎症等，全身系统性疾病也可导致四肢腱鞘炎的发生。

急性腱鞘炎时，腱鞘内积液增加，多呈无回声，横切面上显示肌腱周围有环状的积液包绕。积液的宽度有时可超过所包绕肌腱的直径。根据积液内的成分，积液可呈无回声，也可见一些碎屑样低回声。碎屑可为细胞成分或代谢产物。除腱鞘内积液增加之外，腱鞘壁有时可见增厚，多呈低回声，急性期于增厚的腱鞘壁上常可见血流信号增多。亚急性或慢性腱鞘炎时，腱鞘内的积液常不明显，此时可见腱鞘壁增厚，回声减低（图 15-3-13～图 15-3-16）。感染性腱鞘炎时，积液回声可明显增高，同时可伴有周围软组织的水肿增厚、血流信号增多,局部皮肤往往有红、肿、热、痛等表现。

肌腱病为肌腱的非炎性退行性改变,为缺氧和黏液变性所致,其发生与患者年龄的增加、缺氧、生物力学因素、反复创伤有关。临床症状为病变处肿胀、触痛、肢体活动时可使疼痛加重。

肌腱病时超声显示肌腱内局灶性和弥漫性增厚、回声减低,内部纤维结构消失,有时可伴有钙化灶(图 15-3-17)。严重病例可出现肌腱止点处骨面不规则改变、肌腱部分撕裂或全层撕裂。肌腱回声减低与肌腱的水肿、黏液变性、血管增生有关。彩色或能量多普勒于病变处有时可见较丰富血流信号。肌腱病时可伴有腱鞘炎或腱围炎。

(三)附着点炎

附着点为肌腱、韧带、关节囊等结构在骨的附着部位,其功能不仅为韧带、肌腱等结构的止点以利于肢体活动,也具有显著的减震功能。附着点炎为脊柱关节病如银屑病性关节炎、强直性脊柱炎、反应性关节炎、炎性肠病相关性关节炎等疾病的重要病理生理特征。附着点发生炎性病变时,患者局部可出现疼痛、活动受限,但有时亦可无明显症状。对于一些年轻患者的肌腱病变,应注意检查肌腱有无附着点炎。在足踝部,附着点炎常累及跟腱与足底筋膜。

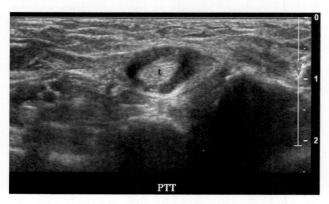

图 15-3-13 类风湿关节炎声像图
横切面显示胫骨后肌腱(t, PTT)的腱鞘增厚,回声减低

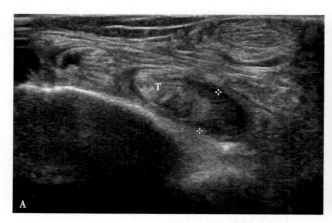
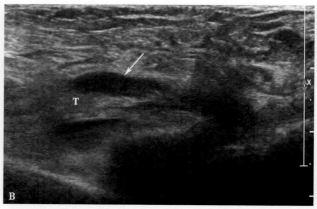

图 15-3-14 胫骨后肌腱腱鞘炎声像图
A. 横切面显示胫骨后肌腱(T)的腱鞘扩张,内呈低回声(标尺);B. 纵切面显示胫骨后肌腱(T)的腱鞘扩张,内呈低回声(箭)

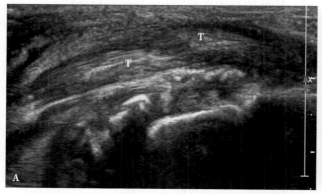
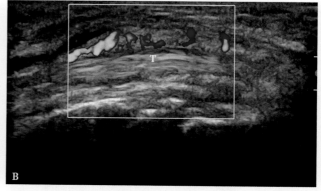

图 15-3-15 痛风所致腓骨肌腱腱鞘炎声像图
A. 纵切面显示腓骨长肌腱与腓骨短肌腱(T)的腱鞘增厚,回声减低;B. 纵切面显示腓骨肌肌腱(T)的腱鞘内可见较丰富血流信号

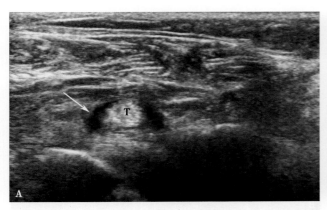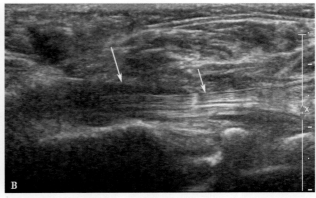

图 15-3-16 足底部腓骨长肌腱腱鞘炎声像图

A. 横切面显示腓骨长肌腱（T）的腱鞘增厚，呈低回声（箭）；B. 纵切面显示腓骨长肌腱（短箭）的腱鞘增厚，呈低回声（长箭）

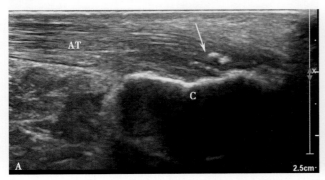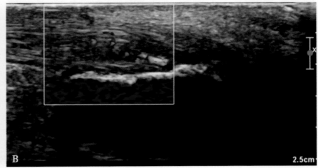

图 15-3-17 跟腱肌腱病声像图

A. 纵切面显示跟腱（AT）远段增厚，回声减低，内可见多个钙化灶（箭）。C，跟骨；B. 能量多普勒显示跟腱低回声病变内可见较丰富血流信号

超声检查附着点病变时，可根据以下特征对病变进行半定量评估：

1. 附着点结构改变（呈低回声） 表现为肌腱/韧带在附着点处失去均匀的纤维状结构（需除外各向异性伪像）（评分：0＝无该表现，1＝有该表现）。

2. 附着点增厚 表现为肌腱/韧带在附着点处厚度增加（图 15-3-18），测量时需在肌腱或韧带最厚处长轴切面上进行测量，自止点处骨皮质至肌腱或韧带外侧边缘（评分：0＝无该表现，1＝有该表现）。

3. 骨侵蚀 表现为肌腱或韧带附着点处骨皮质在两个相互垂直的切面上均显示中断、凹陷（评分：0＝无该表现，1＝有该表现）。

4. 骨表面不规则 表现为附着点处骨皮质不规则突起（评分：0＝无该表现，1＝有该表现）。

5. 附着点骨赘 表现为附着点处骨表面的显著骨性突起（评分：0＝无，1＝小骨赘，2＝中等大小骨赘，3＝大骨赘）。

6. 钙化 表现为位于附着点近侧肌腱或韧带内的强回声钙化，与骨质不连（评分：0＝无该表现，1＝有该表现）。

7. 滑囊炎 表现为位于已知解剖学部位的滑囊扩张，呈低回声，探头加压滑囊可变形（评分：0＝无该表现，1＝有该表现）。

8. 多普勒血流信号 表现为附着点处可见明确的血流信号，且在两个相互垂直的切面均可见显示，并能除外镜面伪像以及滋养血管。血流信号的部位可分为 3 个解剖学区域，分别为骨皮质近侧 2mm 以内、骨皮质近侧 2～5mm 以及邻近滑囊内。此外，血流信号的强度可分为 0～3 级：0＝无血流信号；1＝轻度增多的血流信号；2＝中度增多的血流信号；3＝显著增多的血流信号。

国外研究显示，附着点的超声表现如附着点骨赘、多普勒血流信号、骨侵蚀、附着点增厚、回声减低这些特征有助于鉴别银屑病性关节炎与其他病变，可通过检查 6 个附着点进行评估，包括髌腱上端于髌骨附着处、髌腱下端于胫骨粗隆附着处、跟腱与足底筋膜于跟骨附着处、肘外侧伸肌总腱于肱骨外上髁附着处、冈上肌腱于肱骨大结节附着处。

注意事项：跟腱附着点炎时，受累跟腱有时仅仅表现为增厚改变，内部结构常无明显改变，此时

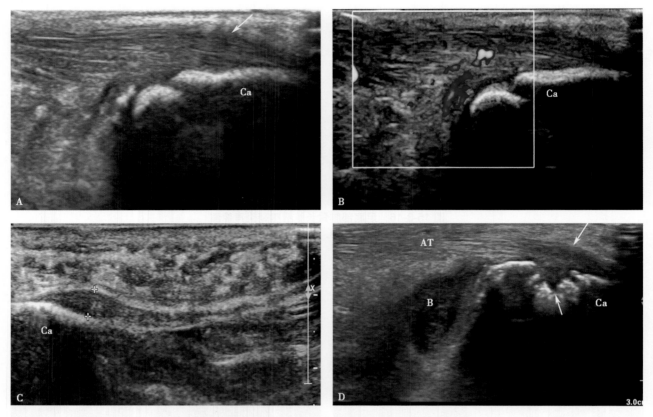

图 15-3-18　脊柱关节病所致附着点炎声像图（不同患者）

A. 纵切面显示跟腱远端增厚（箭），回声减低。Ca，跟骨。B. PDI 显示跟腱内可见较丰富的血流信号。Ca，跟骨。C. 足底筋膜于跟骨附着处可见增厚，回声减低（标尺）。Ca，跟骨。D. 纵切面显示跟腱（AT）远端增粗、回声减低（长箭），跟骨止点处（Ca）可见骨侵蚀改变（短箭）。另可见跟骨后滑囊扩张（B）

常需要做双侧对比检查，以明确跟腱是否发生异常增厚改变。另外，应用 PDI 以发现跟腱内异常增多的血流信号对于明确诊断也非常重要。应用 PDI 检查时，注意跟腱一定要处于放松状态，以利于超声对血流信号的显示。

（四）跟腱断裂

1. 临床表现　跟腱断裂多数发生在剧烈运动或劳动中用力使足跖屈或拉紧跟腱时，患者常突然感觉跟腱部位剧烈疼痛，走路时跖屈无力。临床检查可见跟腱部位肿胀、断裂处可触及凹陷，足跖屈功能障碍。

2. 超声表现　跟腱完全断裂时，超声显示跟腱连续性中断，断端不整齐如马尾状。急性撕裂可见跟腱两断端之间的血肿，呈高回声区域，数日后血肿可呈低回声或无回声（图 15-3-19）。部分撕裂时，撕裂仅累及跟腱的部分区域，横切面超声可显示残存的跟腱组织（图 15-3-20）。

动态超声检查：被动伸屈踝关节进行动态检查，有助于观察跟腱两断端之间的位移情况，以明确跟腱是部分撕裂还是完全撕裂。若跟腱两断端可见分

离，并随着踝关节的背屈而间距逐渐增大，则提示跟腱完全断裂。检查时，动作要轻柔，切勿暴力操作而增加患者疼痛症状或进一步加重跟腱的撕裂。

超声检查跟腱时，还应注意跖肌腱的完整情况。多数跟腱断裂患者，其跖肌腱仍保持完整。如跟腱断裂而跖肌腱未断裂，则跖肌腱可作为跟腱修补的移植物。

超声还可用来监测跟腱断裂缝合术后的愈合情况。如缝合处肌腱组织回声不均匀，可见范围不等的积液，则提示跟腱愈合不良。

（五）胫骨后肌腱断裂

1. 临床表现　慢性胫骨后肌腱断裂多发生于中年肥胖女性，或与系统性疾病如类风湿关节炎、血清阴性脊柱关节病有关。胫骨后肌腱撕裂后，患者的跖屈和踝内翻功能可受限。肌腱断裂的部位通常紧邻内踝的远侧，其次为肌腱在足舟骨止点处。胫骨后肌腱的部分撕裂也是慢性内踝疼痛的原因，其原因可为劳损、创伤、邻近胫骨表面骨赘的机械损伤等。

2. 超声表现　肌腱断裂急性期可见肌腱连续

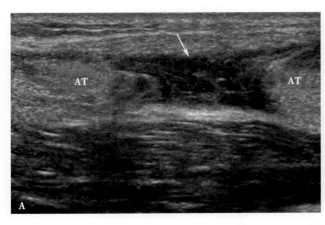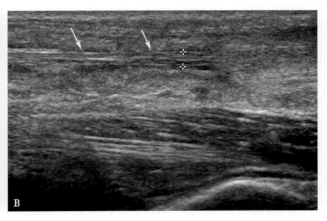

图 15-3-19 跟腱完全断裂声像图
A. 纵切面显示跟腱完全断裂，其两断端（AT）分开，断端之间为杂乱液体回声（箭）；B. 显示完整的跖肌腱，呈较细的纤维带回声（箭）

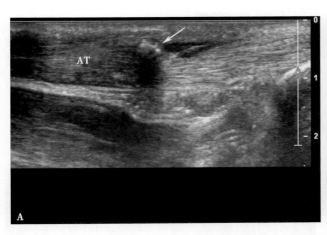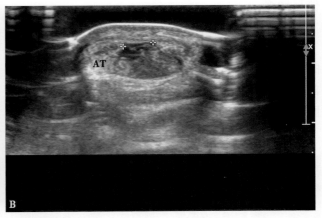

图 15-3-20 跟腱部分断裂声像图
A. 纵切面显示跟腱（AT）浅层断裂，局部可见少量积液，其近侧断端可见强回声钙化灶（箭）；B. 横切面显示跟腱（AT）浅层连续性中断（标尺），局部可见少量积液

性中断，两断端之间可见积液，而腱鞘常可保持完整。当肌腱断裂回缩后，断裂处的腱鞘可呈塌陷状（图 15-3-21）。超声可对肌腱 2 个断端之间的距离进行测量。断端距离为数厘米时，可行肌腱两断端之间的端端缝合。如断裂后较长时间才进行诊治，则

诊断和治疗均较为困难，因肌腱近侧断端可回缩至小腿而无法分辨。超声横切面可见内踝处胫骨肌腱沟空虚，纵切面可见肌腱远端呈波浪状。超声检查时应注意勿将趾长屈肌腱当作胫骨后肌腱。

3. **超声分型** 根据病变的严重程度，超声上胫骨后肌腱撕裂可分为 3 型，Ⅰ型：肌腱增厚，内可见纵行撕裂和退行性改变，肌腱表面不规则、与周围组织粘连；Ⅱ型：肌腱拉长、局部变细，且由于撕裂和纤维组织形成而导致肌腱回声异常；Ⅲ型：肌腱完全断裂，两断端之间可见积液（急性期）或低回声肉芽组织（慢性期）。

四、足底筋膜炎

足底筋膜炎的发生与足底筋膜局部反复的微小损伤、损伤后修复、组织的退变或水肿有关。肥胖、长时间负重站立、扁平足、有骨刺生成等是常见的诱发因素。

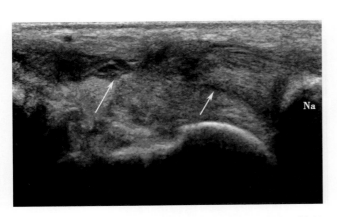

图 15-3-21 声像图显示胫骨后肌腱（短箭）完全断裂（长箭），其远端止于足舟骨（Na）

（一）临床表现

主要为负重时足跟部疼痛。患者通常在晨起下床或经过一段时间静止不动后足跟着地站立时，感到足跟部疼痛，最初迈步时疼痛加剧，行走数步后有所缓解，但随着步行距离或站立时间的增加，疼痛加剧。疼痛可以表现为抽动痛、灼痛、刺痛、刀割样疼痛，严重者可持续几个月甚至几年，赤足步行、上楼等都可加重症状。

（二）超声表现

于足底筋膜近跟骨附着处可见增厚，厚度>4mm，回声减低（图 15-3-22～图 15-3-24），有时可见钙化灶。有时病变可发生于距离跟骨附着处约 1～2cm 的部位。PDI 有时于增厚的足底筋膜内可见血流信号增多。

（三）鉴别诊断

注意与足底筋膜断裂相鉴别。足底筋膜断裂时，局部常有突发疼痛，超声检查可见足底筋膜局部结构不清，病变多呈低回声区，边界不清，病变范围常常较大。

五、足底筋膜纤维瘤病

（一）临床表现

为足底筋膜内良性纤维组织增生病变，常见于足中部和足前部。患者主要症状为足底中部结节，伴或不伴有明显的疼痛。约 1/3 的病变可为双侧，1/4 的病变为多发。

（二）超声表现

于足中部或前部足底筋膜内可见一个或数个低回声结节，边界欠清，沿足底筋膜长轴走行，而跟骨附着处的足底筋膜并不被累及（图 15-3-25）。病变多<2cm，较小者可见位于筋膜浅层部位。PDI 于病变内部常可见血流信号。

（三）鉴别诊断

需与足底筋膜炎相鉴别。足底筋膜炎常表现为足底筋膜增厚、回声减低，病变部位位于足底筋膜在跟骨的附着处或其邻近部位，多位于足底筋膜的偏内侧部分。附着处跟骨表面有时不规则。

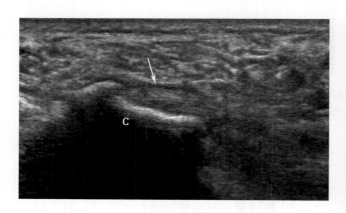

图 15-3-22　足底筋膜炎声像图
纵切面显示足底筋膜于跟骨附着处增厚，局部回声减低（箭）。C，跟骨

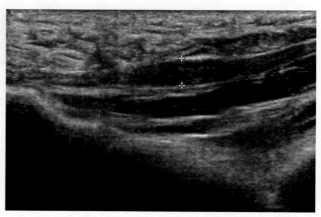

图 15-3-23　足底筋膜炎声像图
纵切面显示足底筋膜于跟骨稍远侧增厚，局部回声减低（标尺）

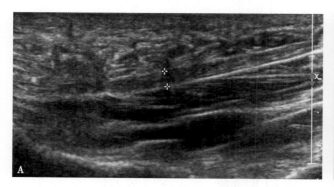

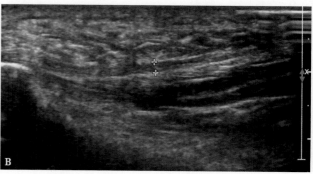

图 15-3-24　足底筋膜炎声像图
A. 纵切面显示足底筋膜于跟骨稍远侧稍增厚，局部回声减低（标尺）；B. 纵切面显示对侧足底筋膜未见增厚

足踝关节病变超声检查 第十五章

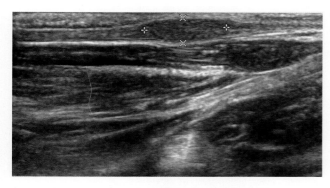

图 15-3-25 足底筋膜纤维瘤病声像图
纵切面显示足底筋膜内低回声结节（标尺）

六、足踝部滑囊炎

足踝部有很多滑囊，这些滑囊可以由于全身系统性疾病、局部的劳损、摩擦、急慢性创伤等因素而发生炎症。常见的有跟骨后滑囊炎、跟腱后滑囊炎等。

（一）临床表现

跟骨后滑囊炎可为慢性踝后部疼痛的原因之一，可单独发病，也可继发其他炎性病变，如类风湿关节炎、血清阴性脊柱关节病或反复劳损如跟腱病。跟腱后滑囊（皮下滑囊）炎时，足跟部可出现疼痛、压痛，皮下组织肿胀，多见于年轻女性，常由于较窄的鞋口上缘摩擦所致。

（二）超声表现

1. **跟骨后滑囊炎** 滑囊可见扩张，位于跟腱和跟骨后上部之间，厚度 > 3mm，囊壁不规则增厚（图 15-3-26）。

2. **跟腱后滑囊炎** 超声于跟腱远端浅侧皮下组织内可见积液，PDI 有时于滑囊壁上可见丰富血流信号。检查时，注意探头不要加压，否则不易显示局部的积液。

3. **足踝部其他部位滑囊炎** 超声可见滑囊扩张，内可见积液增多和 / 或滑膜增生（图 15-3-27，图 15-3-28）。

七、周围神经病变

（一）踝管综合征

踝管综合征是指踝管内胫神经及其分支因卡压而产生的局部和足底放射性疼痛、麻木的神经综合征。踝管可分为近侧和远侧两部分，近侧踝管综合征指胫神经在内踝后方的卡压，远侧踝管综合征是指胫神经分支的卡压，包括足底内侧神经、足底外侧神经、跟神经内侧支。

1. **踝管解剖** 踝管位于内踝后方、后踝前方，为一骨纤维性管道。踝管底部包括胫骨内踝后部、距骨内侧面、载距突和跟骨内侧面，其浅侧为屈肌支持带。屈肌支持带向深面发出了 3 个纤维隔，将

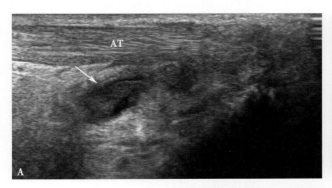
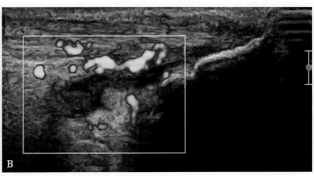
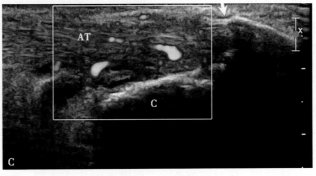

图 15-3-26 跟骨后滑囊炎声像图
A. 纵切面显示跟骨后滑囊扩张，内可见积液与增生滑膜（箭）。AT，跟腱；B. PDI 于滑囊周围可见较丰富血流信号；C. 该患者同时合并跟腱末端病，可见跟腱（AT）止点处骨赘形成（箭），跟腱内可见较丰富血流信号。C，跟骨

page number283

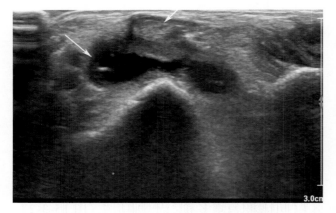

图 15-3-27　趾长伸肌腱深方慢性滑囊炎声像图
踝前部横切面显示趾长伸肌腱（短箭）深方的滑囊扩张（长箭），内可见积液与增生滑膜

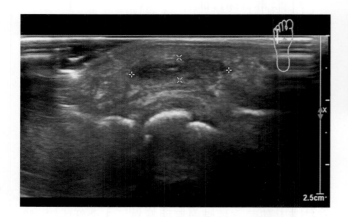

图 15-3-28　足底前部滑囊积液声像图
纵切面于足底第 5 跖骨处皮下可见滑囊扩张（标尺），内呈不均质回声

踝管分成 4 个管道，从前向后依次为：胫骨后肌腱、趾长屈肌腱、胫后动静脉、胫神经和跗长屈肌腱。踝管容量相对固定，壁硬，伸缩性小，在正常情况下被肌腱和神经、血管填满，因此任何占位性病变造成踝管容量减少和内容物体积增大，均可造成胫神经受压，从而产生足底疼痛及麻木症状。

2. 常见病因　较常见的病因为腱鞘囊肿、滑膜炎、神经源性肿瘤、瘢痕组织、距骨内侧结节的外生骨疣、增厚变紧的屈肌支持带、距跟联合、静脉曲张、局部副肌的压迫等。

3. 临床表现　起病较为缓慢，多见于单侧。开始时，患者可有足底和足内踝麻木、疼痛，尤以夜间及负重或运动后加重，休息后可有所缓解。随着病情的发展，症状可加重，疼痛呈持续性，休息或睡眠时仍有疼痛，部分患者有夜间痛醒史。查体可见足跖侧痛、温觉及触觉减退，局部 Tinel 征阳性。晚期

可见足底内侧神经和 / 或足底外侧神经支配的肌肉萎缩。

4. 超声表现　踝管内胫神经卡压时，常可见胫神经或其远侧分支局部受压变细，而卡压近侧神经明显增粗，回声减低。受压神经周围可见异常回声，如腱鞘囊肿、瘢痕组织、骨痂、曲张静脉等（图 15-3-29）。神经源性肿瘤则表现为胫神经或其分支内实性结节，良性结节边界清楚，PDI 于结节内可见血流信号。

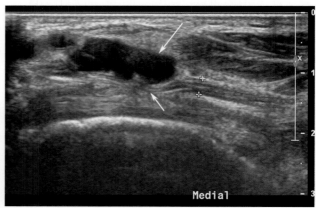

图 15-3-29　右侧足底内侧神经卡压声像图
踝管稍远侧纵切面显示足底内侧神经受囊肿（长箭）卡压，局部变细（短箭），其远侧神经增粗（标尺）

（二）Morton 神经瘤

Morton 神经瘤亦称足底趾神经卡压综合征，为足底趾总神经在跖骨间横韧带下反复磨损，继发神经变性和神经周围纤维化所致。

1. 临床表现　临床上多见于中老年女性，常为单侧发病。病变在 4 个足趾间隙均有发生，但多见于第 3、第 4 跖骨头间隙。早期患者主诉跖骨头区域轻微疼痛或不适，以后疼痛逐渐加剧，可放射至趾尖。

2. 超声表现　Morton 神经瘤常位于跖骨头或跖骨头稍近侧。超声显示为病变呈一梭形或椭圆形的结节，沿跖骨长轴走行（图 15-3-30）。除结节外，超声有时可显示神经瘤近侧或远侧的趾足底总神经，其直径较正常稍增粗而较易显示。探头按压神经瘤时，如患者出现较剧烈疼痛，则更支持诊断。有时于神经瘤背侧可见跖骨间滑囊积液，探头加压可见滑囊被压缩，而神经瘤不能被压缩。

3. 鉴别诊断　诊断 Morton 神经瘤时需密切结合患者的临床表现，并需要与其他足前部病变相鉴别，如滑囊炎、脓肿（图 15-3-31）、肿瘤性病变（图 15-3-32）等。

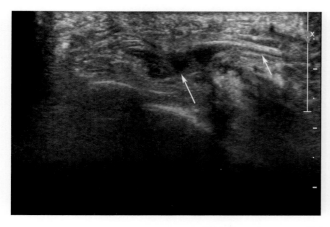

图 15-3-30　Morton 神经瘤

声像图纵切面于足底第 3～4 跖骨头间隙可见椭圆形低回声结节（长箭），其近侧与趾足底总神经（短箭）相延续

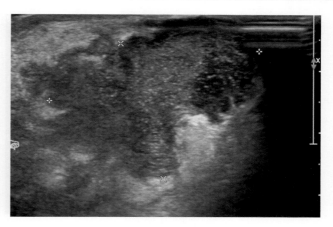

图 15-3-31　足前部皮下脓肿声像图

于足背第 4～5 跖骨间隙皮下可见不规则囊性包块（标尺），其内透声差，周围皮下组织水肿增厚

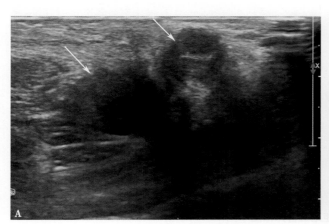

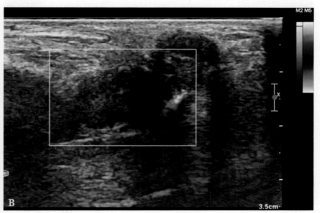

图 15-3-32　足前部腱鞘巨细胞瘤复发声像图

A. 足背前部纵切面显示第 4～5 跖骨间隙原手术切口处实性低回声结节（箭），边界清楚，形态不规则；B. 能量多普勒于结节周边可见少许血流信号

八、距跟融合

距跟融合的发生被认为与间充质干细胞异常分裂有关，导致距骨与跟骨之间异常融合或异常关节，使距下关节活动受限。距跟融合可分为骨性、软骨性和纤维性融合，也可以再细分为关节内融合（累及距下关节中骨面，少数情况下累及距下关节后骨面）和关节外融合（位于跟骨载距突后方）。

距跟融合为导致足后内侧疼痛的原因之一，且距跟融合与后足外翻、扁平足、韧带损伤和腓骨肌痉挛有密切关系。距跟融合时，如融合处明显向外突出，可导致踝管内的结构受压，其中最常累及姆长屈肌腱，使该肌腱发生肌腱损伤以及腱鞘炎，其次可累及趾长屈肌腱，少数情况下可卡压踝管内胫神经或其远侧分支。

超声表现：超声检查时，于踝管底部可见异常强回声突起（图 15-3-33），有时可见胫神经或其分支受压移位，受压处神经变细，而其近侧神经可见增粗、回声减低（图 15-3-34）。病变卡压姆长屈肌腱或趾长屈肌腱时，可见相应腱鞘内出现积液、腱鞘增厚，肌腱受累时可见肌腱增粗，内部回声均匀或不均匀。

九、后踝撞击综合征

后踝撞击综合征是由于反复的强力跖屈导致胫骨后部与跟骨后突之间的软组织受压损伤而引起的临床综合征。受压的软组织包括胫距后关节囊、距腓后韧带、踝间后韧带、下胫腓后联合。

（一）发病机制

后踝撞击综合征与急性创伤性踝关节过度跖屈动作有关，或由于反复的、过度跖屈所致的轻度损伤所致，常见于芭蕾舞演员、下山跑步、足球运动员、标枪投掷运动员、体操运动员。

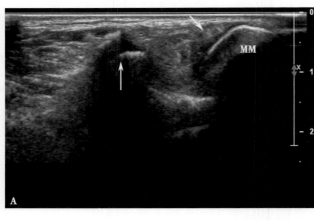
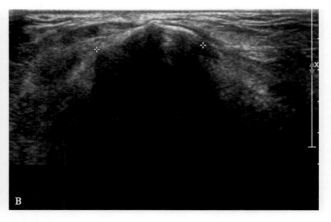

图 15-3-33 距跟融合声像图

A. 踝管横切面于踝管底部可见强回声突起（长箭），中间可见低回声裂隙。MM，内踝；短箭为胫骨后肌腱；B. 踝管纵切面可见踝管内强回声突起，长约 1.7cm，紧邻皮肤

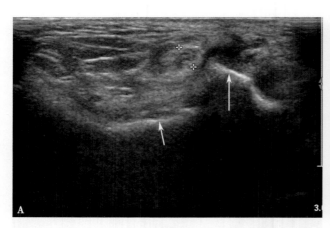
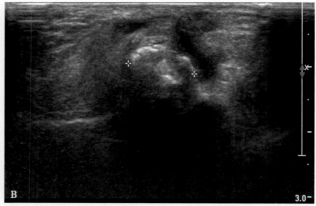

图 15-3-34 距跟融合声像图

A. 踝管横切面于踝管底部可见强回声突起（长箭），其浅侧可见胫神经，神经外膜增厚、回声增高（标尺）。短箭为距骨；B. 踝管纵切面可见踝管内强回声突起（标尺），表面不规则

距骨后部的发育异常易导致后踝撞击综合征。解剖学上，距骨后突有 2 个结节：内侧结节和外侧结节，踇长屈肌腱走行在两个结节之间。外侧结节的第二骨化中心一般出现在 7~13 岁，1 年内与距骨融合。如融合异常，可导致形成较长的距骨后外侧结节，即 Stieda 骨突，或融合失败从而形成距后三角骨。距后三角骨通过软骨联合与距骨体后部相关节。较长的距骨后外侧突与距后三角骨都可导致踝后部撞击损伤，并可引起踇长屈肌腱损伤。其他可引起后踝撞击征的病因包括：距骨滑车后部、后距跟关节的骨软骨损伤、踝关节后隐窝和距下关节后隐窝的滑膜炎症和增厚等。

（二）临床表现

主要为后方踝关节间隙压痛，极度被动跖屈可使疼痛加剧。

（三）超声表现

由于后踝撞击综合征的主要病因包括骨性病

变、踝后内侧与后外侧软组织病变、副肌等，因此超声检查时，应注意观察有无距后三角骨、Stieda 骨突（较长的距骨后外侧结节）、后部关节囊、距腓后韧带、踝间关节与胫腓韧带、踇长屈肌腱。

后踝撞击综合征在超声声像图上可出现以下一个或数个征象：

1. 踝关节和 / 或距下关节后隐窝滑膜炎，有时可见关节腔游离体（图 15-3-35）。

2. 踇长屈肌腱的腱鞘可见增厚（图 15-3-36），慢性者可出现狭窄性腱鞘炎，导致踇趾弹响和僵硬。检查踇长屈肌腱时，可让患者做踇趾伸屈动作以进行动态扫查。

3. 距骨后外侧突病变时，可见位于踇长屈肌腱外侧的 Stieda 骨突或距后三角骨。

4. 胫骨远端后方可见骨赘形成。

（四）其他影像学检查

X 线检查：侧位片可发现踝的后外侧有无 Stieda

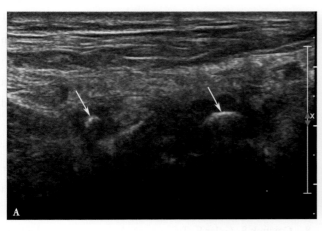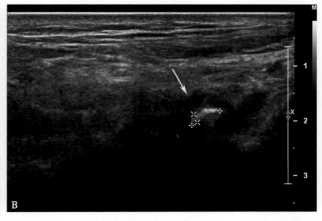

图 15-3-35　距下关节后隐窝积液伴关节内游离体

A. 踝后部纵切面显示踝关节后隐窝与距下关节腔扩张,内可见积液以及多发强回声游离体(箭);B. 同一患者踝后部纵切面显示距下关节腔积液(箭)与另一个强回声游离体(标尺)

骨突或距下三角骨。CT 可用于检查踝后部的骨性结构,可发现与后踝撞击综合征有关的骨性病变,如骨折、游离体以及骨软骨病变。MRI 检查可显示局部的软组织有无病变。

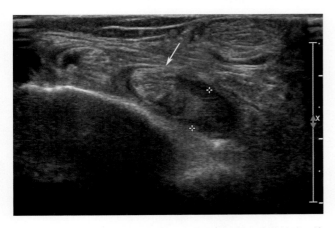

图 15-3-36　内踝横切面显示跛长屈肌腱(箭)腱鞘扩张,其内透声差(标尺)

十、应力骨折

应力骨折是反复、多次的轻微损伤引起的骨折,患者无明显外伤史。根据受累骨质的不同,应力骨折又可分为疲劳骨折和衰竭骨折。疲劳骨折是指反复异常应力作用于正常骨质的应力骨折,多见于高运动量的运动员,常累及胫骨、股骨颈、距骨与跟骨。衰竭骨折为正常应力作用于异常骨质的应力骨折,常见于一些系统性疾病,如骨质疏松和类风湿性关节炎。

(一)超声表现

应力骨折超声表现为骨膜增厚、骨膜下血肿、周围软组织肿胀、血流增多,严重者可见骨皮质连续中断(图 15-3-37)。探头加压时可引起局部明显疼痛。骨折的愈合期可见局部骨痂形成,呈强回声区。

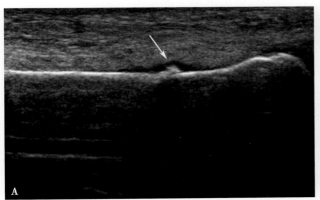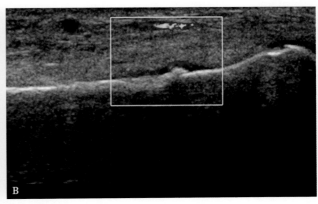

图 15-3-37　足背第 3 跖骨骨折声像图

A. 纵切面显示右侧第 3 跖骨连续性中断,其周围组织增厚,回声减低(箭);B. PDI 显示骨折处周围软组织内血流信号增多

（二）超声检查注意事项

注意对籽骨与副骨的识别，籽骨可根据其特殊的解剖学部位、一般边界清楚、周围软组织无明显异常来鉴别；骨滋养血管进入骨处，局部骨皮质处可见细小缺损，为正常表现。

（王月香）

参 考 文 献

1. Alaia EF, Rosenberg ZS, Bencardino JT, er al. Tarsal tunnel disease and talocalcaneal coalition: MRI features. Skeletal Radiol, 2016, 45（11）: 1507-1514.

2. Bianchi S, Hoffman D. Ultrasound of talocalcaneal coalition: retrospective study of 11 patients. Skeletal Radiol, 2013, 42（9）: 1209-1214.

3. Cass AD, Camasta CA. A review of tarsal coalition and pes planovalgus: clinical examination, diagnostic imaging, and surgical planning. J Foot Ankle Surg, 2010, 49（3）: 274-293.

4. Döring S, Provyn S, Marcelis S, et al. Ankle and midfoot ligaments: Ultrasound with anatomical correlation: A review. Eur J Radiol, 2018, 107: 216-226.

5. Iborra A, Villanueva M, Sanz-Ruiz P. Results of ultrasound-guided release of tarsal tunnel syndrome: a review of 81 cases with a minimum follow-up of 18 months. J Orthop Surg Res, 2020, 15（1）: 30.

6. Kaeley GS. Visualization of Enthesitis by Ultrasound: a Key Diagnostic tool in spondyloarthropathy diagnosis and management. Curr Rheumatol Rep, 2020, 22（9）: 48.

7. Moroni S, Gibello AF, Zwierzina M, et al. Ultrasound-guided decompression surgery of the distal tarsal tunnel: a novel technique for the distal tarsal tunnel syndrome-part III. Surg Radiol Anat, 2019, 41（3）: 313-321.

8. Ozyurek S, Guler F, Turan A, et al. Symptomatic talar beak in talocalcaneal coalition. BMJ Case Rep, 2013, 2013: bcr2013009309.

9. Richette P, Doherty M, Pascual E, et al. 2018 updated European League Against Rheumatism evidence-based recommendations for the diagnosis of gout. Ann Rheum Dis, 2020, 79（1）: 31-38.

10. Tom S, Zhong Y, Cook R, et al. Development of a preliminary ultrasonographic enthesitis score in psoriatic arthritis - GRAPPA Ultrasound Working Group. J Rheumatol, 2019, 46（4）: 384-390.

第十六章　软组织肿块超声检查

软组织肿块的病因多种多样。这里仅列举部分病因：正常变异（如副肌肉）；原发和继发性肿瘤；关节疾病导致的痛风石、类风湿性关节炎结节、黄色瘤和滑囊病变；胶原、代谢和内分泌疾病引起的钙沉积（硬皮病、皮肌炎、混合结缔组织病、甲状旁腺功能亢进、肾性骨营养不良、维生素 D 过多、乳 - 碱综合征）；神经和创伤因素引起的骨化（瘫痪、制动、热烧伤）；感染伴脓肿形成；血肿；动脉瘤；异物；滑囊炎、腱鞘炎和肌腱退化变性；骨肥大。在许多病例中，局部和远隔处的临床发现都提供了各种疾病鉴别诊断的重要线索。影像学的发展为我们鉴别这些多种多样的肿块提供了一种可能性，超声检查因为其便捷性、易及性已经成为软组织肿块第一线影像检查工具。

第一节　软组织肿块超声检查技术要点

随着超声、CT 和 MRI 技术的进步和发展，我们有机会分析以前所不能获得的软组织肿块信息。随着软组织肿瘤治疗的新进展，特别是与保肢治疗有关的进展，对肿瘤进行更精确分期的临床必要性变得越来越重要。超声检查作为软组织肿块影像检查的第一步，精确分析获得的声像图数据以取得可靠的诊断虽然具有一定挑战性，但是对满足临床需要还是至关重要。超声检查能够比较轻松地将绝大部分囊性肿块与实性肿块分辨开。考虑到软组织肿物特别是实性肿物的病理类型特别多，单纯利用超声检查做出精确诊断常常很困难或不可能实现。更可行和更重要的是，超声检查也许可以首先区分肿瘤或非肿瘤，或初步判断肿瘤的恶性可能性，结合 X 线片、CT 或 MRI 来进一步分析往往可以初步鉴别良恶性肿物。因为声像图可能是我们通常可获得的第一手影像数据，正确判读声像图数据在鉴别诊断中特别重要。对于软组织肿块的声像图的判读应该从以下几个方面入手。

1. 肿块大小和生长速度　肿物实际大小只能提供关于其性质的很少信息。虽然恶性肿瘤趋向于比良性的大，但良性肿块也可能会很大，而恶性肿块也可能很小。更有意义的是一段时间内连续检查或比较可以评估肿瘤生长速度。肿物的短期内过快变大可能预示着出血、炎症或可能是恶性肿瘤，而非良性肿瘤的特点。相反的，不生长或缓慢生长是典型良性肿瘤表现。

2. 肿瘤形状　和肿瘤大小相比，肿瘤形状所提供的诊断信息量和鉴别诊断价值是很有限的，断面上呈现长椭圆形的肿块更多的是良性的，断面上呈现圆形或不规则形状的则更可能是恶性的倾向。

3. 肿瘤部位和数量　某些肿瘤的生长部位特点可能对鉴别诊断具有一定的价值，但并非绝对。如特发性纤维瘤病好发于手和足，弹力纤维瘤好发于肩胛下区（图 16-1-1），韧带样纤维瘤好发于腹壁，肌腱黄色瘤好发于手、肘、跟腱，滑膜肉瘤好发于股部或下肢。非肿瘤肿块也有其典型好发部位，例如膝关节周围好发滑膜囊肿。位于筋膜深部的肿块更多是恶性的肿瘤。

某些肿瘤常是多发的，包括神经纤维瘤病和其他神经肿瘤、Kaposi 肉瘤、脂肪瘤甚至转移瘤。此外，原发软组织肿瘤周围出现的多个软组织团块常常提示为淋巴结转移，是肿瘤侵袭性生长的显著标志。大多数软组织肉瘤通过血行转移，但淋巴转移也并非少见，尤其多见于腺泡状横纹肌肉瘤、透明细胞肉瘤、上皮样肉瘤及血管肉瘤。

4. 肿块的内部回声　肿物的内部回声与肿物内部的成分混杂性有关。对于软组织肿瘤来讲，肿瘤内部成分单一，往往表现为低回声，随着间质成分的增加或出血、坏死、玻璃样变、黏液变性等的发生，内部回声会变得非常复杂。通常来讲，实性软

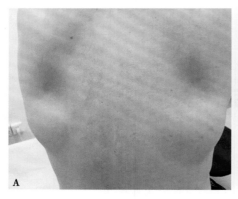
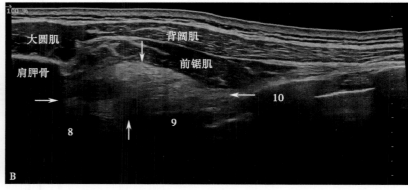

图 16-1-1 背部弹力纤维瘤

背部弹力纤维瘤（B 中箭头所示）最好发于肩胛骨下缘与胸廓间的肌层深方。B 中 8，9，10 分别代表第八、九、十肋

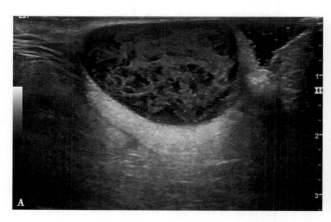
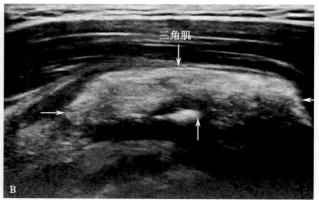

图 16-1-2 囊性病变并非都是无回声

A. 表皮样囊肿，内部呈中等回声伴有蜂窝状或裂隙样低回声；B. 三角肌下滑囊钙化性滑囊炎（箭头所示），因囊液内含有大量的羟磷灰石晶体而呈现为高回声

组织肿块内部的回声越低，恶性的可能性越高。尽管通过肿块内部的回声可以将绝大部分囊性病变与实性病变鉴别开，但是我们必须知道，很多软组织囊肿包块的内部回声往往不是无回声的，可能会呈现为低回声（如：表皮样囊肿，图 16-1-2A）、高回声（如：钙化性滑囊炎，图 16-1-2B）和混合回声，这种情况下，要注意采取多模态的评估方式，结合彩色多普勒超声甚至增强超声检查进行评估。

5. 肿瘤钙化或骨化 良性、恶性肿瘤以及正常组织中都可出现钙化。良性肿瘤如血管瘤表现为（静脉石）环形钙化。其他一些肿瘤（如黏液瘤、黄色瘤、错构瘤、脂肪瘤等）可以只在肿物周边有环形的钙化区，也可以表现为或大或小的沙砾样钙化（毛母质瘤）。恶性肿瘤出血坏死之后会继发钙化，声像图表现为不规则模糊状强回声，可见于滑膜肉瘤、多形肉瘤、横纹肌肉瘤、软骨肉瘤等。另外，钙化还可见于结节性筋膜炎中。

骨骼外的软骨肉瘤和骨肉瘤的钙化及骨化不规

则且边界不清，呈爆米花样（图 16-1-3），不同于其他形式的钙化。需要与脂肪瘤、脂肪肉瘤、滑膜肉瘤、上皮肉瘤和多形性肉瘤瘤中的小的化生骨鉴别，还需要与一些软组织的非肿瘤性骨化相区分，如创伤性骨化性肌炎。

6. 肿瘤边界和周边 良性肿瘤与其周边的组织分界清楚，周围组织分界面出现移位但不会消失。

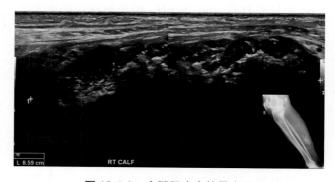

图 16-1-3 小腿肌肉内软骨肉瘤

低回声包块内大量"爆米花"样钙化。右下小图为X线所见

尽管恶性肿瘤与其周边组织的界限变得模糊，但在一些病例中这个界限还是可见的。但是在炎症性病变中，这个界限就会因为液体的周边组织的浸润而模糊。某些特殊类型的肿瘤周边还会出现特殊的回声增强或回声减低的改变，比如肌肉黏液瘤常常伴有周边的环形回声增强（亮环征）。

7. 骨质受累　皮质骨缓慢吸收是周边软组织向其靠近生长的一种征象。起源于骨质附近的良性和恶性肿瘤都会对骨膜表面产生扇形的压力，肿瘤内部的血管充血后会在其周边形成骨皮质溶解。另外骨缺损周围硬化的出现常提示为一个慢性过程，常见于良性肿瘤，这在 X 线检查时特别重要；缺少骨形成表现者的骨质破坏常提示为恶性，但不能作为诊断标准。超声检查对于这种骨硬化改变缺乏分辨能力，X 线检查是这类病变的必需辅助。

当出现软组织肿块及其相邻骨组织异常时，很难区分软组织肿瘤伴骨侵犯还是骨肿瘤伴软组织延伸。一般地，要比较软组织肿块增生向骨延伸的程度和骨组织破坏的程度，程度深者为原发病变。但也会有例外，如骨转移瘤（甲状腺、肾脏、支气管、前列腺癌来源）和浆细胞骨髓瘤，反而以更多的软组织成分为主，骨破坏相对要少，相反，一些软组织病变如滑膜肉瘤，则会出现很显著的骨质破坏。发现一个较大的软组织肿块和一个以上的骨吸收或破坏时往往提示为原发在骨外的肿瘤。

骨转移瘤可发生于几乎所有的恶性肿瘤中，往往是骨溶解多于骨硬化，常常伴有皮质骨破坏，软组织肿块和病理性骨折。

8. 肿物内的血流　彩色多普勒超声的应用使得我们能够无创分析肿块的血流灌注情况。不过绝大部分情况下，彩色多普勒超声显示的血流信号的多少对软组织肿瘤的良恶性鉴别意义不大。但是，对于一些富血管的肿瘤如血管瘤、血管球瘤、血管平滑肌瘤等，彩色多普勒超声具有重要的鉴别诊断价值意义。

超声检查已成功地运用于确定软组织肿块的性质，尤其是一些比较表浅的软组织块，它可以独立地应用，也可以结合其他影像学方法，比如 CT。最值得指出的是，滑膜囊肿、腱鞘囊肿和血管瘤等在超声下均可以很好地显现和比较准确做出判断。超声检查也可以用于其他性质的肿瘤的识别。超声检查对于病变的坏死、液化、脓肿坏死物的检出和发现更具优势。超声既可以发现局部的复发性软组织肉瘤，还可以引导经皮穿刺活检。

彩色多普勒超声是评价肿瘤内或炎性肿物内血流情况的一个非常有用的检查方法。彩色多普勒可以进行肿瘤内血流的半定量测定，尽管缺乏特异性但是这项分析仍可为临床上判断软组织肿物的生物特性提供一些非常有用的信息。

第二节　软组织肿块的声像图鉴别诊断

软组织肿块种类繁多，不同病理类型的软组织肿块在声像图上往往有相当大的重叠。因此，具体描述某种病变会表现为某种声像图特征，是一件不可能完成的任务，不同的病变可以表现为基本类似声像图特征，同一种病变也可以表现出完全不同声像图特征。因此，在这一小节中，我们尝试用肿物声像图的特征来做鉴别诊断，将分为低回声皮下肿块、高回声皮下肿块、低回声的深层（肌肉、筋膜）软组织肿块、高回声的深层（肌肉、筋膜）软组织肿块、囊性软组织肿块、钙化性软组织肿块和富血管软组织肿块几个角度进行鉴别诊断分析。要注意的是，大部分软组织包块表现为异质性的混合回声，只是会以某种回声为主。

一、低回声皮下肿块

常见的表现为低回声的皮下包块：脂肪瘤、血管畸形、表皮样囊肿、周围神经鞘肿瘤等。

少见的表现为低回声的皮下包块：血管平滑肌瘤、毛母质瘤、纤维瘤、血管球瘤、淋巴结、血肿、脓肿、脂肪坏死、类风湿结节、异物肉芽肿、汗腺瘤、转移瘤、淋巴瘤、恶性间叶肿瘤、隆突性皮肤纤维肉瘤等。

声像图上要确保病变局限于皮下组织，病变所在的层次位置对诊断和治疗有重要意义。检查时尽量不要加压扫查，以避免病变受压变形。可以使用大量耦合剂，提高对浅表病变检查效果。也可以使用凝胶垫，不过使用凝胶垫会对皮下组织产生压力。探头加压可评估肿块的可压缩性，用以提示肿块硬度，这在区分脂肪和非脂肪组织，炎性或非炎性组织时很有帮助。

以下线索可用以低回声的皮下包块的鉴别诊断：

1. 脂肪瘤　回声多样性取决于细胞结构和水脂含量比例，低回声的脂肪瘤往往含有较多的脂肪成分和较少的间质。诊断依赖于多个特征，而不是单一的特征：边缘清楚，有包膜，可压缩性好，平行于皮肤表面多条明显的细强回声线;彩色多普勒通常无血流信号(图16-2-1)。

2. 血管畸形 包括血管瘤和动静脉畸形。超声表现多样,混合回声取决于脂肪间质或扩张的血管管道的相对数量。扩张的血管或淋巴间隙可表现为低回声的血管管道或囊性间隙。明显的血管部分在动静脉畸形中表现为低回声。根据血管类型、大小和流量的不同,血管的表现各异,从无血流信号到血流丰富都可能。静脉血流缓慢,表现为适量的可压缩性和血流再充盈现象,可以伴有静脉石(图16-2-2)。

3. 表皮样囊肿 回声取决于囊肿成熟程度和角蛋白致密程度及囊肿是否破裂。边界清楚,呈卵形或分叶状,后方回声增强。大多数为混合回声,层状角蛋白聚集物及胆固醇沉积表现为线性、高回声、层状区域。缺角蛋白区表现为裂隙状或丝状无回声区或低回声区。角蛋白分散表现为低回声区增多。大多数表皮样囊肿无血管,外周和囊周血管分布是囊破裂伴囊周炎症的特征(图16-2-3)。

4. 周围神经鞘肿瘤 边界清晰的均匀低回声肿块,偶尔为混合回声。混合回声由黏液样组织、出血、纤维化或钙化引起。梭状或椭圆形沿神经走行,大多数情况下可见神经进或出,若来源于小神经,可能看不到进出神经。后方回声增强常见。通常为可见少量至中等量血管信号。

5. 血管平滑肌瘤 良性、孤立性平滑肌肿瘤多见于下肢皮下软组织。通常为圆形或卵圆形,长轴平行于肢体轴。边界光滑,回声均匀,无明显包膜的低回声肿块。发生在动脉或静脉附近。常血流丰富,可有血管聚集(图16-2-4)。

6. 毛母质瘤 毛发基质细胞产生的良性皮肤肿瘤;更常见于儿童。边界清楚、椭圆形、不均匀、真皮下实性肿块,含有基质钙化、内部血流信号和周围低回声晕(由于结缔组织被膜挤压周围软组织所致)。内部血流信号可能是周围型、中心型或混合型(图16-2-5)。

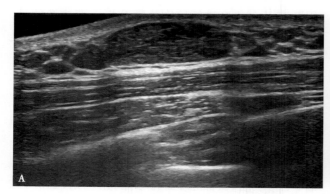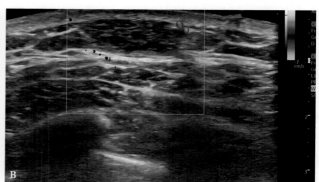

图16-2-1 低回声皮下脂肪瘤
A. 二维灰阶声像图;B. 彩色多普勒超声显示内部几无血流

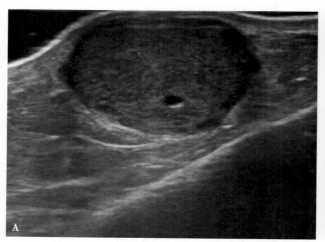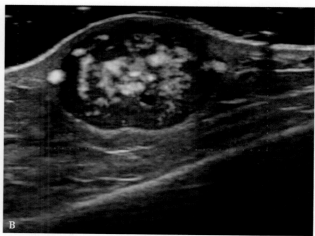

图16-2-2 低回声皮下血管瘤
肿瘤内部丰富的血流信号(B)

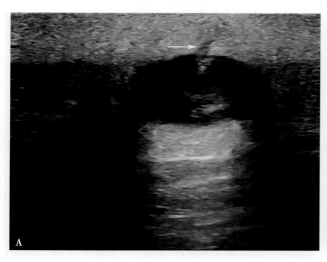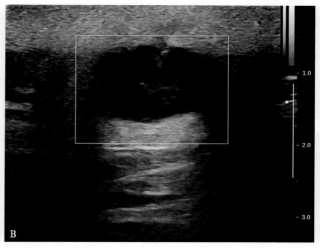

图 16-2-3 低回声为主的表皮样囊肿

A. 二维灰阶声像图，注意箭头所示为病变与表皮间的"漏斗"样链接；B. 彩色多普勒显示内部无血流

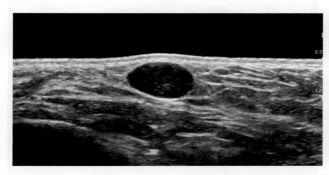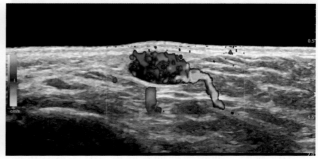

图 16-2-4 皮下血管平滑肌瘤

位于小腿皮下痛性结节，边界清晰、位置表浅，内部血流丰富

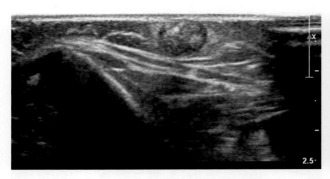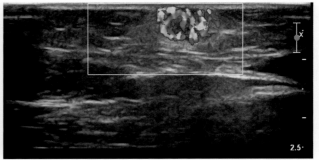

图 16-2-5 前臂皮下低回声为主的毛母质瘤

病变周缘可见低回声带，内部可见钙化，血流丰富

7. **纤维瘤** 肿瘤灶内胶原蛋白聚集，成纤维细胞稀疏。边界清，形态不规则的低回声肿块。内部血流信号极少。

8. **血管球瘤** 起源于血管球，是真皮的动静脉分流，有助于调节体温。最常见的位置在肢体远端，特别是甲下区。通常体积小、边界清、低回声、血流丰富的小结节病变（图 16-2-6）。

9. **淋巴结** 皮下淋巴结肿大可能是由于反应性增生、感染性、转移性或淋巴瘤淋巴结，一般不会误认做软组织肿物。但在某些特殊部位如肘关节内的滑车上淋巴结肿大常常误诊做软组织肿块。在反应性增生、感染性、多发淋巴瘤淋巴结中存在中央脂肪回声淋巴门及门样血流，转移灶中央脂肪回声淋巴门消失呈现为低回声肿块（图 16-2-7）。

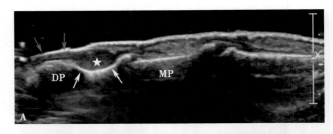
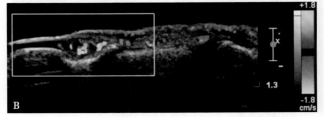
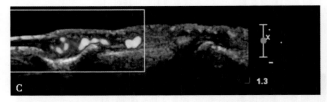
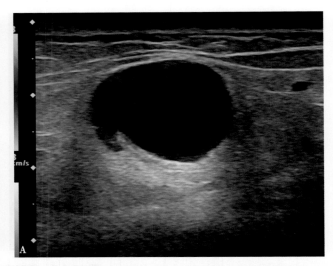

图 16-2-6　手指甲下低回声血管球瘤

A．二维灰阶声像图，MP 为中节指骨，DP 为远节指骨，白箭头显示病变对指骨的骨侵蚀，绿箭头为指甲，星号为血管球瘤结节；B、C．彩色多普勒和能量多普勒显示病变内血流丰富

10. 血肿　通常急性期有回声→几天至几周后液化→低回声。常发生在骨突起附近。

11. 脓肿　通常为低回声，但可能由于炎性碎片聚集而变为有回声。周围充血水肿，实时成像可见点状漂浮物回声（图 16-2-8）。

12. 脂肪坏死　早期皮下脂肪肿胀，回声增强，随着时间的延长回声减弱。液化伴不规则低回声区，可有钙化，晚期脂肪萎缩（图 16-2-9）。

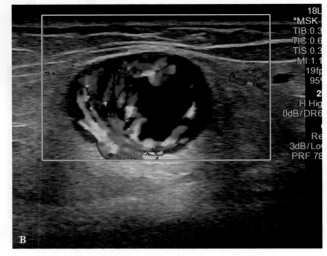

图 16-2-7　猫抓病淋巴结肿大

腹股沟区淋巴结肿大，二维灰阶超声淋巴结呈极低回声（A），显示血流丰富，呈"门"型血流（B）

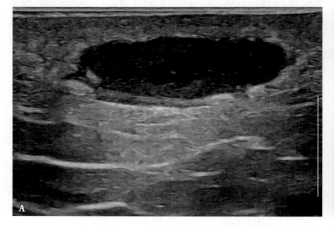
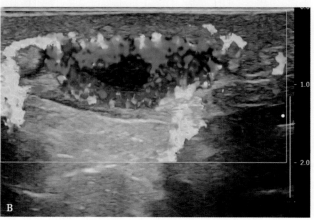

图 16-2-8　臀部皮下炎性包块伴脓肿形成

彩色多普勒显示血流丰富，血流呈向心性分布（B）

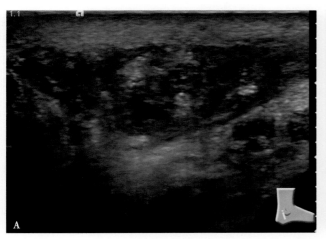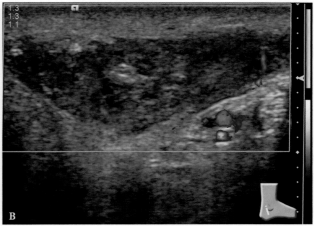

图 16-2-9 外踝处皮下脂肪坏死

二维灰阶声像图呈不均质低回声,内部无血流信号(B)

13. 类风湿结节 2% 的类风湿关节炎患者有关节外表现。最常见于受压力的皮下组织,深方为骨表面,如前臂伸肌表面、鹰嘴、指节。边界清、均匀、低回声肿块,后方无声影,可伴有极少量血流信号。

14. 异物肉芽肿 异物周围可形成增厚的充血、低回声肉芽组织。异物的回声取决于异物的类型,金属异物常常伴有彗星尾征(图 16-2-10)。

15. 汗腺肿瘤 肿瘤起源于外分泌或顶泌汗腺。低回声、不均匀的结节,少血供,可有囊性区。

16. 转移瘤 占浅表软组织肿块的 2.5%。最常见(> 50%)原发肿瘤部位包括乳腺、支气管和黑色素瘤。通常为界限清楚、不规则或圆形低回声肿块。黑色素瘤转移往往是明显的低回声,并可能由于沿着淋巴管扩散而延长("鼠尾征""串珠征")。轻度至中度内部血流信号。可能会伴有原发肿瘤特征(如黏液样、钙化)。

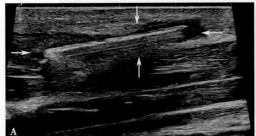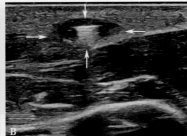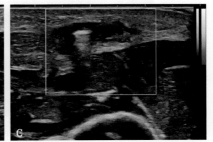

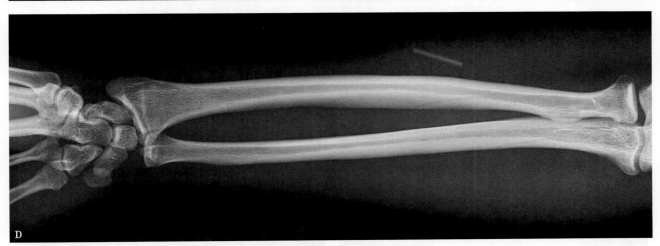

图 16-2-10 上臂外侧皮下异物肉芽肿形成

A. 为长轴声像图,B. 为短轴声像图,C. 为能量多普勒超声,D. 为 X 线所见。声像图显示异物为一伴有"彗星尾"片状高回声,周边为低回声肉芽肿包绕,其内少血流信号。术后显示异物为一薄金属片

17. **淋巴瘤**　累及表浅组织少见。皮下脂膜炎样 T 细胞淋巴瘤是一种少见的外周 T 细胞淋巴瘤，弥漫大 B 细胞淋巴瘤也可见到，不过通常位置略深（图 16-2-11）。

18. **肉瘤**　占浅表软组织肿块的 2.5%。通常体积较大（>5cm），呈现不均质，低回声肿块。彩色多普勒图像上多为丰富、杂乱的血流信号。不同于已知的良性皮下肿瘤。隆突性皮肤纤维肉瘤是最常见的浅表软组织肉瘤。

隆突性皮肤纤维肉瘤位于真皮、皮下低级别梭形细胞间质肉瘤。最常见于躯干（约 50%），特别是胸壁、背部和腹壁。边缘清楚，分叶状，低回声肿块，可沿着真皮延伸。内部可见小的、强回声斑和大的离散低回声裂隙样区域。后方回声增强，中央和外周可见血管走行（图 16-2-12）。

二、高回声皮下肿块

常见的高回声皮下肿块：脂肪瘤、血管畸形、表皮样囊肿等。

少见的高回声皮下肿块：蜂窝织炎、脂肪坏死、

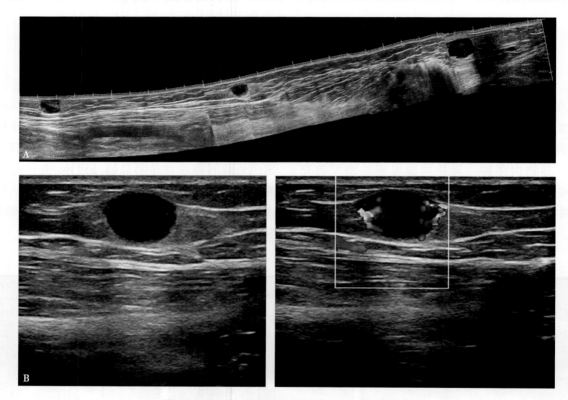

图 16-2-11　大腿皮下多发弥漫大 B 细胞淋巴瘤
A. 多个皮下低回声病变的全景成像图；B. 为其中一个病变和其血流分布图

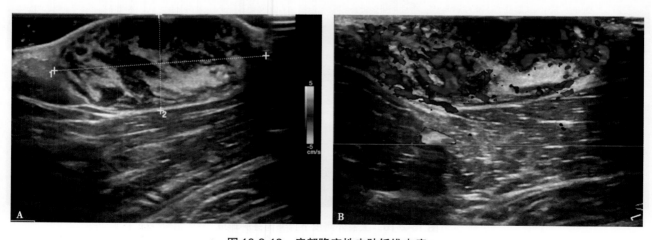

图 16-2-12　肩部隆突性皮肤纤维肉瘤
A. 二维灰阶声像图，显示病变为低回声夹杂斑片状和裂隙样高回声；B. 显示病变内部血流丰富

血肿、脂膜炎、毛母质瘤、脓肿、痛风结节、肉芽肿和纤维瘤、婴儿期纤维性错构瘤等。

扫查过程中注意避免加压，任何皮下脂肪的压缩通常会使柔软的皮下肿块显示变差。尤其是臀部，皮下脂肪与肌肉回声相似。在确定组织分层时要小心，因为这有重要的诊断和外科意义。

以下线索有助于高回声皮下肿块的鉴别诊断。

1. 脂肪瘤 高回声的脂肪瘤通常是因为瘤内的间质成分较多，高于肌肉回声。边界清、有包膜、可压缩、梭形包块。平行于皮肤表面的多条细而独特的回声线。彩色多普勒超声通常不显示血流信号。如果内部可见血流信号考虑血管脂肪瘤。如果存在多发性脂肪瘤，这些脂肪瘤往往更圆，回声更强，条纹更少，有包膜，可压缩（图16-2-13）。

脂肪增生不是脂肪瘤，是一种局部脂肪堆积增加，表现为脂肪范围的增加和皮下脂肪的深度的增加。通常影响中年妇女。边界或包膜不明显，可与脂肪瘤区分。马德龙病是一种与酗酒有关的良性对称性脂肪增生，好发于颈部和项部，男性多见（图16-2-14）。

2. 血管畸形 包括血管瘤和动静脉畸形。婴幼儿良性血管肿瘤在出生后生长，增殖，然后退化，血管畸形是由于血管发育不良，而不是实际的肿瘤，内皮细胞转化正常，出生时出现，与儿童发育成同比例，无增殖或退化。按主要血管类型分为静脉型、毛细血管型、动脉型、淋巴管型或混合型。

内部回声取决于相关的脂肪间质或血管成分的比例。扩张的血管间隙可以表现为低回声的血管通道或大的低回声的囊性结构（静脉湖）。各种基质结缔组织成分以脂肪型为主则表现为高回声。血管畸形的血管表现多样从无血流信号到血流极其丰富都有。肿块呈现中等可压缩性，可见静脉石。

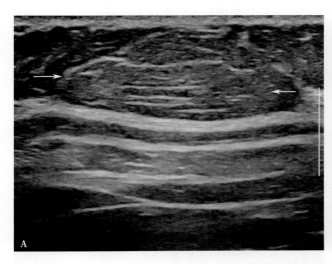
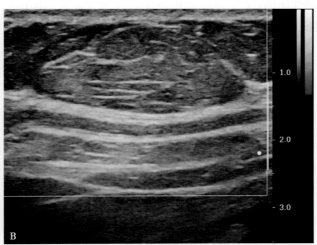

图 16-2-13　皮下高回声脂肪瘤

A. 二维灰阶声像图，箭头所示为病变，注意其内与皮肤平行的强回声线；B. 能量多普勒显示病变内几无血流

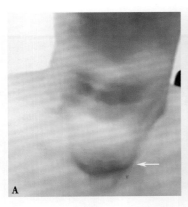
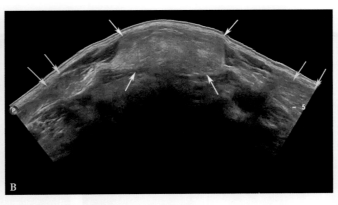

图 16-2-14　胸骨上窝良性脂肪增生（马德龙病）

56岁酗酒患者。声像图中白箭头所示为胸骨上窝良性脂肪增生，黄色箭头所示为锁骨上窝对称性增厚的皮下脂肪

3. **表皮样囊肿** 生长缓慢的真皮下囊肿,含有角蛋白,内衬复层扁平上皮,但不含真皮成分。外观取决于囊肿成熟程度和角蛋白致密程度,以及囊肿是否破裂。边界清楚,呈卵形或分叶状。后方回声增强。多为不均稍高回声。线性,高回声,圆盘状区域表示层状角蛋白聚集物及胆固醇沉积。裂隙状或丝状无回声区或低回声区是缺角蛋白的囊性区域。大多数表皮样囊肿无血流信号,外周和囊周血流是囊破裂伴囊周炎症的特征(图 16-2-15)。

4. **蜂窝织炎** 皮下脂肪的感染——以水肿和充血为特征。通常由 A 组链球菌和金黄色葡萄球菌引起的。皮下脂肪水肿时回声更强,但皮下水肿是非特异性发现,也见于许多情况,如心力衰竭、静脉功能不全等。蜂窝织炎应由水肿和充血共同组成,小叶间隔增厚,可见周围积液或封套筋膜上积液(图 16-2-16)。

5. **脂肪坏死** 早期皮下脂肪肿胀。高回声水肿性脂肪,正常条纹回声消失。大部分是因为创伤。随着逐渐进入慢性期,皮下脂肪的回声减低甚至液化,出现分散的不规则低回声区。后期可出现钙化及脂肪萎缩。筋膜和肌肉通常不受影响。

6. **血肿** 急性期可有回声,可伴有回声分层,由于出血的顺序沉积所致。实时成像可见高回声漂浮物。几天至几周后出现液化,钙化为晚期特征(图 16-2-17)。

7. **脂膜炎** 皮下脂肪局部炎症,原因很多,包括特发性、感染、系统性炎症性疾病、胰腺疾病、药物过敏、复发性结节性非化脓性脂膜炎或骨髓疾病(脂膜炎样 T 细胞淋巴瘤)等。活动期表现为局部回声增强,皮下脂肪厚度增加,轻度至中度充血。非活动期表现为皮下脂肪萎缩、低回声,血流信号少或无(图 16-2-18)。

8. **毛母质瘤** 良性皮肤肿瘤源于毛基质细胞,肿块从真皮向皮下组织延伸。边界清楚、卵圆形、不均匀、真皮下实性肿块伴基质钙化、内部血流丰富、周围低回声边缘(由于结缔组织被膜压迫周围软组织所致)。钙化范围较大时表现为以高回声为主。血流丰富,多在周边。多见于儿童,多见于头颈区域。

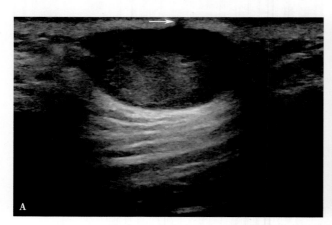
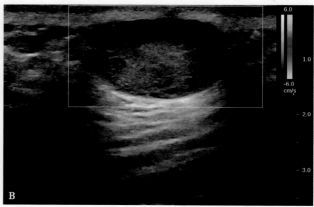

图 16-2-15 高回声为主的表皮样囊肿
A. 二维灰阶声像图;B. 彩色多普勒显示内部无血流

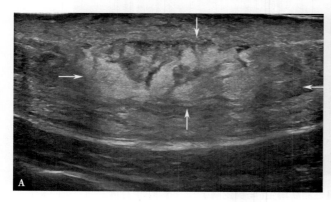
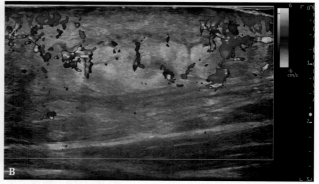

图 16-2-16 皮下蜂窝织炎
A. 二维灰阶声像图,显示病变高回声为主,无边界;B. 彩色多普勒显示内部血流较丰富

9. 脓肿 可因炎性碎片聚集而呈现为高回声。周围充血水肿，实时成像可见点状回声漂浮物（图16-2-19）。

10. 痛风结节 软痛风结节或硬痛风结节取决于沉积晶体的浓度。软痛风结节表现有轻度到中度后方声影，硬痛风结节后方有明显声影（图16-2-20）。

11. 肉芽肿和纤维瘤 常见于臀部，见于皮下注射之后。也可能发生在其他地方，无明显诱因。通常低回声，偶尔高回声，通常钙化。异物肉芽肿也可以呈现为高回声（图16-2-21）。

12. 婴儿期纤维性错构瘤 儿童早期少见的浅表良性纤维性肿瘤（<2岁），男孩更常见。主要累及躯干、腋窝、上肢。与皮肤色素沉着、多毛症、汗腺增生有关。由纤维胶原组织、原始间充质细胞、成熟脂肪组成，超声表现取决于这三种成分的比例，多为边界不清、回声不均、以高回声为主的皮下肿块。通常没有明显的内部血流信号。可能涉及筋膜，而向筋膜下延伸罕见。

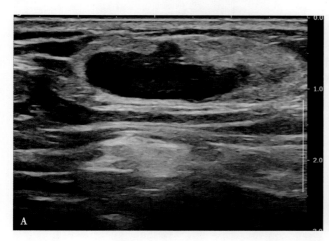
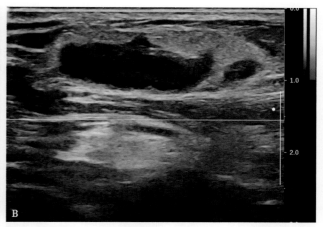

图 16-2-17 胸壁外伤后皮下血肿
A. 二维灰阶声像图显示血肿为高回声中央伴有液化区；B. 彩色多普勒显示内部无血流

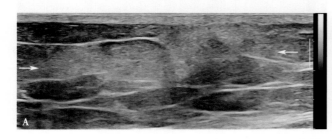
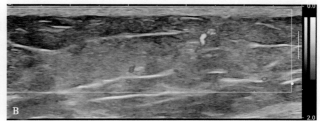

图 16-2-18 脂膜炎
A. 二维灰阶声像图，显示皮下脂肪回声增强，呈片状不规则分布，无边界；B. 彩色多普勒显示内部可见血流增多

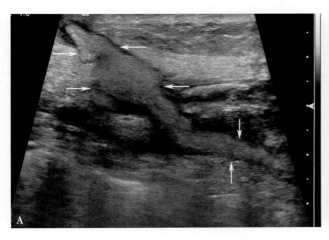
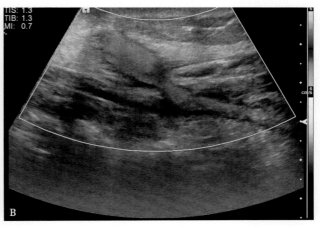

图 16-2-19 皮下脓肿向深方延伸
A. 二维灰阶声像图，箭头所示为较高回声脓腔；B. 彩色多普勒显示内部血流少

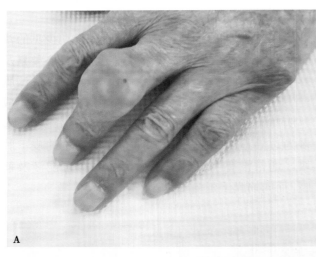
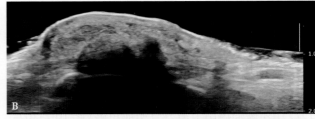
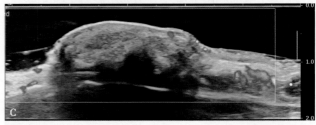

图 16-2-20 中指近节指间关节痛风结节
声像图显示结节以高回声为主,内部部分伴有声影,血流信号较少

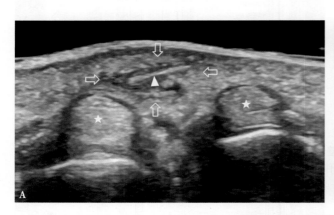
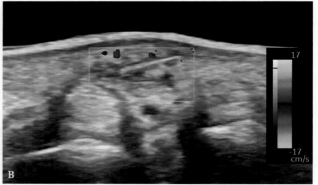

图 16-2-21 高回声异物肉芽肿
A. 二维灰阶声像图,显示手掌皮下高回声肉芽肿(空心箭头),三角箭头所示为异物(鱼刺);B. 彩色多普勒显示内部可见少量血流

三、低回声的深层(肌肉、筋膜)软组织肿块

常见的低回声深层(肌肉、筋膜)软组织肿块:血肿、肌肉撕裂、神经鞘瘤。

少见的低回声深层(肌肉、筋膜)软组织肿块:软组织肉瘤、黏液瘤、纤维瘤病、脓肿、转移瘤、淋巴管瘤、Baker 囊肿肌内扩张、血管畸形、肿瘤局部复发、肌内腱鞘囊肿、肉芽肿、糖尿病性肌肉坏死。寄生虫感染也会表现为深层(肌肉、筋膜)软组织肿块,不过比较罕见。

临床病史对鉴别任何深层(肌肉、筋膜)软组织肿块都很重要。急性血肿和感染通常容易与其他肌肉肿块区分。在采取经皮穿刺活检或抽吸前,应尽一切努力作出初步诊断。如果对肿块的性质不确定,可以安排随访或活检或其他检查。

以下线索对低回声的深层(肌肉、筋膜)软组织肿块的鉴别诊断有用。

1. 血肿 由于外伤、抗凝或血管畸形引起。大腿前侧是常见部位,因为它易受股骨干骨折压迫损伤和肌肉收缩损伤,最初是高回声或等回声,在数天至数周后,随着液化程度的增加而变得更低回声。轻度的肌肉内出血超声可能不显示,因为边界不清的高回声区与高回声肌肉混在一起。少量出血常常无肌肉结构改变,MRI 对肿瘤出血的检测比超声更敏感。

2. **肌肉撕裂** 肌肉内或肌筋膜交界处中断、肌纤维回缩。肌筋膜交界处是最常见的撕裂部位,局部撕裂充满血肿或液体。可伴有周围肌肉及皮下水肿。不要与肌肉挫伤混淆,肌肉挫伤一般无纤维间断,可跨越肌筋膜边界,因水肿、出血而呈现为边界不清的肌肉高回声。

3. **神经鞘瘤** 沿周围神经走行区域出现，边界清晰、梭状低回声肿块。常见黏液堆积引起的无回声区以及由于出血、钙化或纤维化而增加的高回声区域。后方回声增强（轻度至中度），可见增粗的神经进入或引出。如果肿瘤起源于周围小神经，可能无法看到神经的延续。位于肌肉间隙的神经鞘瘤可以出现所谓的"分脂征"，是由于肌纤维分离，肿瘤边缘脂肪清晰可见所致，不要与肿瘤边缘的增厚神经混淆。彩色多普勒检查可见轻至中度血流信号。仅凭超声无法区分神经鞘瘤和神经纤维瘤（图16-2-22）。

4. **软组织肉瘤** 通常表现为肌层内的大的、界限清楚的、低回声的肿块，多伴有中至高度丰富的血流信号，偶尔在彩色多普勒成像上出现血流信号减少甚至无血流信号。血流信号少并不排除恶性肿瘤。任何大的（>5cm）、实性、非脂肪性软组织肿瘤应被视为肉瘤，除非活检证实（图16-2-23）。大部分肌肉内肿块需要活检，活检不是很有助于区分分化良好的脂肪肉瘤和脂肪瘤，最好通过临床和MR标准以及全肿瘤切除后的组织学分析来确定脂肪肉瘤的可能性。

5. **黏液瘤** 由疏松的胶原蛋白骨架支撑的黏液成分内的少量梭形细胞组成。黏液来源于蛋白多糖生成增加的变性成纤维细胞。肿瘤呈低回声肌内肿块，周围边缘回声增强（亮环征，图16-2-24），与周围部位肌肉水肿相对应，肿块旁三角形高回声区（亮帽征，图16-2-25），对应肌肉萎缩。与相邻关节无交通。主要与黏液样脂肪肉瘤鉴别。

6. **纤维瘤病** 又称硬纤维瘤，韧带样纤维瘤。局部纤维组织侵袭性过度增生，边界清晰或浸润性生长的边界，在彩色多普勒成像上典型的无血管或血管很少。

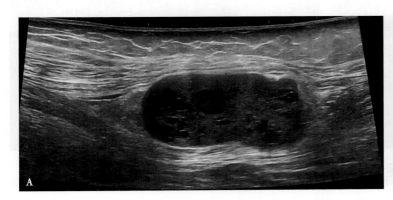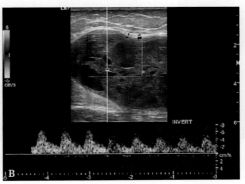

图16-2-22 大腿肌内低回声神经鞘瘤
A. 二维灰阶声像图，显示肌内低回声包块，边界清晰，注意病变两侧的三角形高回声区，这一现象对判断肌肉内神经鞘瘤有帮助，但不具有特异性；B. 彩色多普勒显示内部可见动脉血流

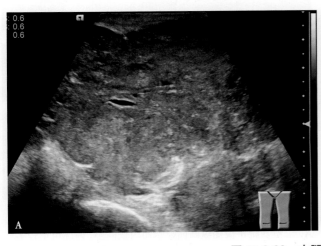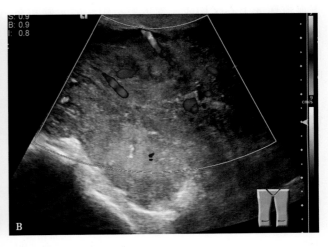

图16-2-23 大腿肌层巨大脂肪肉瘤
包块径线与18cm×20cm。A. 二维灰阶声像图；B. 彩色多普勒显示内部血流较多

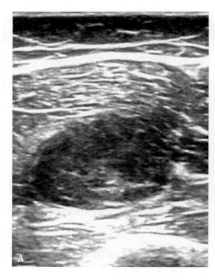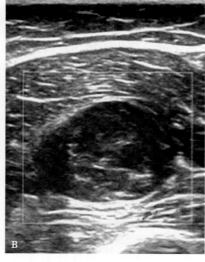

图 16-2-24　肌内黏液瘤（小腿）

A. 二维灰阶声像图显示肌内低回声，周边可见高回声环（亮环征）；B. 彩色多普勒显示内部少血流

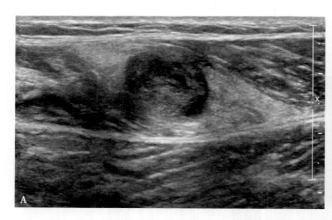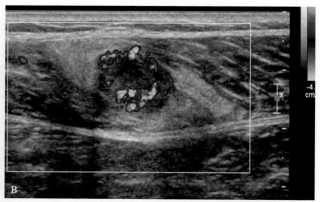

图 16-2-25　肌内黏液瘤（小腿腓肠肌）

A. 二维灰阶声像图显示肌内低回声，两侧可见三角形高回声区（亮帽征），此征象缺乏特异性，在神经鞘瘤两侧也可以出现；B. 彩色多普勒显示内部血流较多

　　7. 脓肿　多见于免疫抑制患者。表现多样，典型者为厚壁、不规则、血流丰富的外周区和低回声、无血流坏死中心区构成。邻近发炎组织的水肿和充血，在实时成像中偶尔可见气体移动（产气菌感染，图 16-2-26），常伴有区域淋巴结肿大。超声引导抽吸液体培养，有助于感染微生物的识别。

　　8. 转移瘤　通常见于具有广泛传播特征的转移性疾病。最常见的原发肿瘤是肺腺癌。声像图上与软组织肉瘤外观相似，但转移瘤一般比原发肉瘤小。

　　9. 淋巴管瘤　多见于皮下组织，多房性、薄壁、有分隔的包块。如果并发感染或出血，则为厚壁内见碎片。

　　10. Baker 囊肿肌内扩张　偶尔延伸至小腿或大腿远端肌肉，可伴有囊周渗漏或囊内出血（图 16-2-27）。

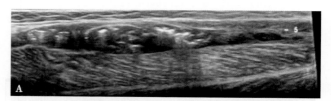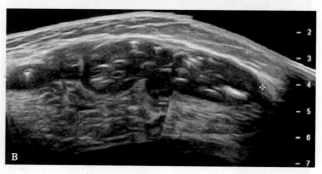

图 16-2-26　小腿肌肉布鲁氏菌病感染

A. 二维灰阶声像图纵断面显示肌内低回声，内部可见较多气体强回声；B. 二维灰阶声像图横断面显示肌内低回声伴有内部气体强回声（解放军总医院第四医学中心傅先水医师提供）

11. **血管畸形** 要确定是低流量（常见）还是高流量（不常见）血管畸形。内部常为多分隔，薄壁、有波浪状的囊腔，可伴有特征性静脉石。伴有可变的低回声或高回声基质成分。静脉血流缓慢可能仅在灰阶上显示，因为速度太慢，无法通过彩色多普勒成像显示（图 16-2-28）。

12. **肿瘤局部复发** 原发肿瘤切除部位圆形肿块。需要区分不规则低回声的瘢痕组织。复发肿瘤的声像图表现常与原发肿瘤相似。

13. **肌内腱鞘囊肿** 腱鞘囊肿从关节向肌肉的延伸。超声表现类似于其他部位的腱鞘囊肿。囊周渗漏常伴有囊周炎症（图 16-2-29）。

14. **肉芽肿** 更常见于皮下组织，特别是臀部。常常偶有外伤或异物植入史。多数有钙化边缘。

15. **糖尿病性肌梗死** 糖尿病合并血管病变患者，肌肉内不清晰的低回声区，1 周后变得清晰。肌肉结构在低回声区域内依稀可见，不伴有坏死。起病时无明显血流，约 1 周后轻度至中度充血（图 16-2-30）。

16. **寄生虫感染** 囊虫病为最常见的软组织寄生虫感染。边界清楚，小而圆的低回声肿块，伴偏心的强回声灶代表头节。周围可伴有脓肿，通过治疗反应可确诊（图 16-2-31）。

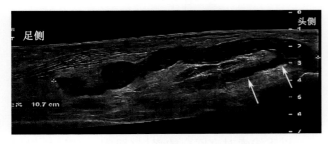

图 16-2-27 Baker 囊肿破裂扩张至腓肠肌内全景成像图
箭头所示为 Baker 囊肿与关节腔相通的颈部

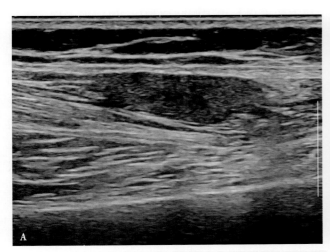
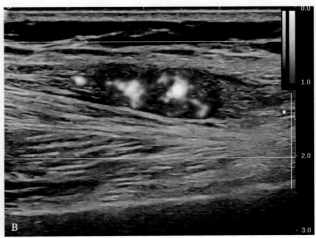

图 16-2-28 小腿腓肠肌内低流量血管畸形（静脉型血管瘤）
A. 二维灰阶声像图显示肌内低回声，边界不整；B. 彩色多普勒显示内部丰富低速血流

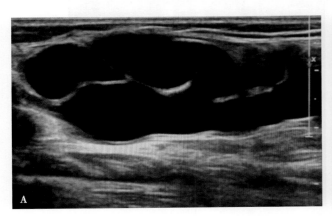
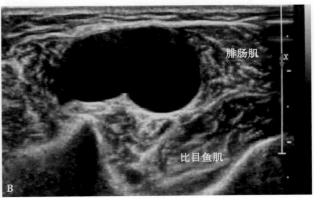

图 16-2-29 腓肠肌肌内腱鞘囊肿
A. 二维灰阶声像图纵断面；B. 二维灰阶声像图横断面

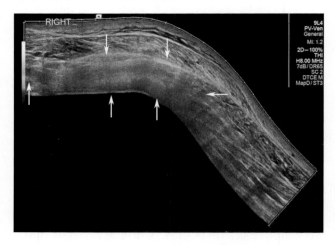

图 16-2-30 大腿股四头肌糖尿病性梗死
箭头所示为病变部位，边界不清，回声总体不均匀减低，同时伴有回声增强区

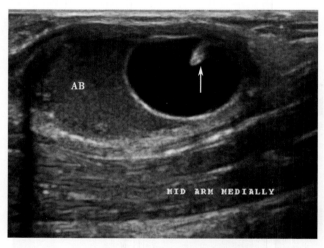

图 16-2-31 上臂中段肌内囊虫病
圆形无回声囊内箭头所示强回声为头节，AB：脓肿

四、高回声的深层（肌肉、筋膜）软组织肿块

常见高回声的深层（肌肉、筋膜）软组织肿块：肌间脂肪瘤、肌内脂肪瘤、肌肉水肿、血管畸形、血肿等。

少见高回声的深层（肌肉、筋膜）软组织肿块：异物，软组织肉瘤，肌肉转移瘤，肿瘤局部复发，纤维瘤病，周围神经鞘肿瘤，肌炎（增生性肌炎），横纹肌溶解症，静脉扩张。

肌肉的回声强度根据肌纤维和探头的方向以及肌肉组织或脂肪组织的相对比例而变化。脂肪性肌肉（脂肪性萎缩）多呈高回声。由于肌纤维在不同方向上排列，各向异性可用于界定附着的肌肉。

以下线索对高回声的深层（肌肉、筋膜）软组织肿块的鉴别诊断有用。

1. 肌间或肌内脂肪瘤 位于筋膜深处，可根据位置分为筋膜下、肌间、肌内或肌下。深部脂肪瘤在超声的表现与皮下脂肪瘤相似，但表现多样。表现通常大于皮下脂肪瘤、更少的可压缩性，偶尔发现血管，与几乎无血管的皮下脂肪瘤不同。梭形或椭圆形，长轴平行于皮肤。通常高于肌肉回声，横向和纵向均有平行于肿瘤长轴的细线性回声条纹。可表现为后方回声增强。彩超偶尔可见几条血管穿过脂肪瘤。如果有下列特征考虑恶性肿瘤（脂肪肉瘤）：肿块较大、厚分隔（> 2mm）、非脂肪瘤组织的结节状区域、肿瘤内类似囊肿或坏死区域（图 16-2-32）。

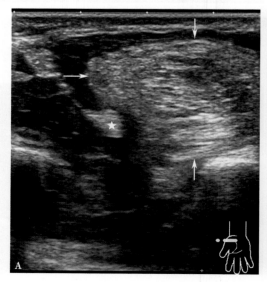 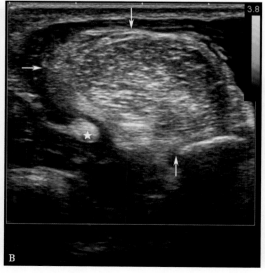

图 16-2-32 鱼际肌内脂肪瘤
A. 二维灰阶声像图显示肌内高回声脂肪瘤（箭头）；B. 能量多普勒显示内部无血流。星号：拇长屈肌肌腱

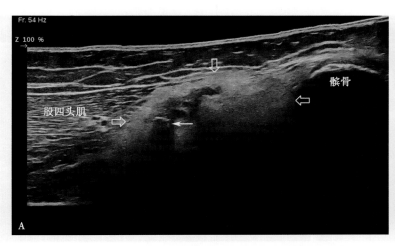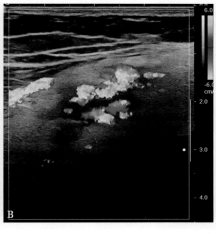

图 16-2-33　股四头肌下段高回声血管畸形（血管瘤）

A．二维灰阶声像图显示肌内高回声病变（空心箭头）伴有回声衰减，中央有低回声窦腔，实心箭头所示为静脉石；

B．彩色多普勒显示内部低回声窦腔内血流丰富

四种不同的脂肪肉瘤组织学类型：高分化脂肪肉瘤、黏液样脂肪肉瘤、多形性脂肪肉瘤和去分化型脂肪肉瘤。MRI 有助于所有深部脂肪瘤的手术计划制订。

2. 肌肉水肿　原因有炎症、感染、静脉淤血、外伤等。肌肉回声增高，强烈的水肿是低回声的。多种血流信号，常伴有皮下及筋膜周围水肿，弥漫性肌内出血也有相似的表现。

3. 血管畸形　血管畸形与血管瘤难以区分。超声有助于确定诊断，评估血流，并确定间质成分与血管成分的相对比例，间质成分多者回声变强（图 16-2-33）。

4. 血肿　肌肉内血肿可因外伤、抗凝、血管畸形或肉瘤而引起。大腿前侧为常见部位，易发生肌肉挫伤。急性血肿通常与肌肉呈等回声或高回声，超声可能忽略轻度弥漫性肌内出血，因为高回声区域与肌肉混合界限不清。MRI 在检测轻度肌肉损伤方面比超声更敏感。

5. 异物　皮下组织中比肌肉中更常见。几乎所有的异物都有回声。竹子和不结实的木头很难看到，它们吸收液体后回声类似于软组织。边缘由充血肉芽组织和纤维组织组成使异物更加显眼（图 16-2-10）。

6. 软组织肉瘤　最常见于肌肉层。大多数是低回声，偶尔因脂肪、纤维化或出血而高回声。如果可疑，通常需要穿刺活检（图 16-2-34）。

7. 肌肉转移瘤　多数患者有原发肿瘤伴播散性转移。腺癌多于鳞状细胞癌，乳腺、肺和上消化道是常见的原发部位。典型者声像图上边界不清、低回声的肌肉肿块沿长轴生长。超声表现与原发肿瘤相似，通常同一区域内会发生多处肌肉转移。经皮穿刺活检可确诊。

8. 局部肿瘤复发　原发肿瘤切除部位肿块。超声表现与原发肿瘤相似，应与术后修复性结节性纤维化区分。

9. 纤维瘤病　若纤维组织成分未完全成熟，可出现较高回声，通常为低回声或低 / 高混合回声肿瘤。通常边界清，肿瘤血流信号极少。

10. 周围神经鞘瘤　大多为低回声，表现与皮下神经鞘瘤相似，肿瘤高回声提示瘤内出血。

11. 肌炎　肌肉回声不清，肌肉肿胀，肌肉结构减少，可有局灶性充血。增生性肌炎在长轴上呈现为梭形高回声，短轴上呈现为典型的"龟背"样改变（图 16-2-35）。

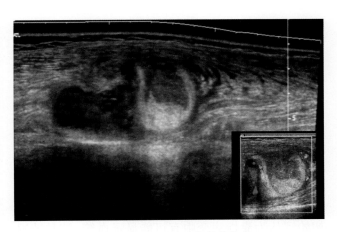

图 16-2-34　大腿肌内脂肪肉瘤

二维灰阶声像图显示肌内高回声为主包块，间以低回声和无回声（大图）；彩色多普勒显示内部血流较多（小图）

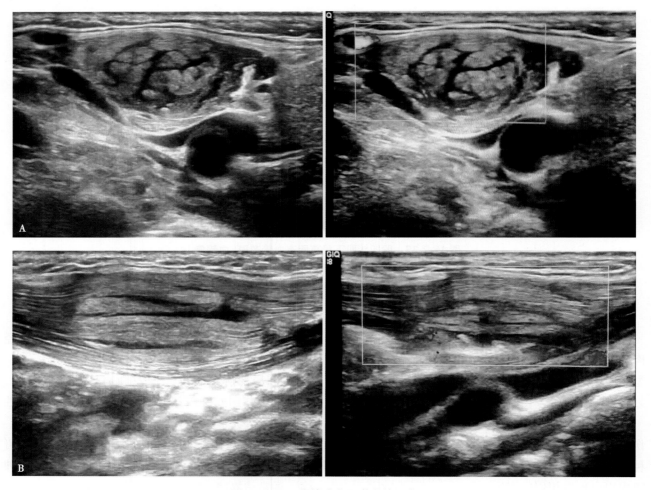

图 16-2-35 胸锁乳突肌增生性肌炎

A. 左图二维灰阶声像图横断面,肌肉增粗,肌束回声增强,肌束膜增厚回声减低,整体呈现"龟背"样外观,右图彩色多普勒显示少量血流;B. 左图二维灰阶声像图纵断面,肌肉局部梭形增厚回声增强,右图彩色多普勒显示少量血流

12. 横纹肌溶解 骨骼肌坏死,受伤肌肉细胞的内容物渗入血液循环,严重者导致电解质失衡、酸中毒、凝血障碍、低血容量甚至急性肾功能衰竭。原因很多,包括外伤、剧烈的肌肉运动、长时间的肌肉压迫。某肌肉或某肌群弥散回声增强(图 16-2-36)。

五、囊性软组织肿块

常见的囊性软组织肿块:腱鞘囊肿、滑囊积液。

少见的囊性软组织肿块:血肿、皮下积液、表皮样囊肿、半月板旁囊肿、转移瘤、血管瘤、淋巴管畸形、脂肪坏死、施万细胞瘤、黏液瘤、肉瘤、静脉曲张、动脉瘤、假性动脉瘤。

调整增益设置使内容物显示最佳。囊性肿物不一定无回声,很多囊性病变含有高回声液体或等回声点。所有囊性病变都应用彩色多普勒超声评估,初始评估为囊性病变中有可能显示血管,这种情况下要改变诊断。可能在囊性病变周边看到之前未显示的血管结构。

以下线索对囊性软组织肿块的鉴别诊断有用:

1. 腱鞘囊肿 最常见的囊性包块,充满了不同黏度的胶样物质,位于关节周围,是关节滑液于滑膜囊破损处从关节中挤出,常见指向邻近关节的角,囊肿膨胀过程中范围逐渐增大→破裂→融合。部分病变范围广、呈锯齿状,多房,可能远离原来的关节,可以延伸至肌肉,类似黏液瘤。无充血,除非周围组织轻度充血造成渗漏或囊周炎症造成的水肿。与关节的连接不一定很明显(图 16-2-37)。

2. 滑囊积液 关节周围常常有滑膜衬里的滑囊。滑膜衬里的空间在超声上不可见,除非充满液体而膨胀。大多数滑膜囊在超声上可见。超声引导下的抽吸或注射很便利。滑囊炎较常见,但感染性滑囊炎不常见。慢性滑囊炎常与壁增厚和内部碎片相关(图 16-2-38)。

3. 脓肿 大部分是低回声;若内容物有黏性,可表现为高回声。实时超声探查病灶内的漂浮物。周围有水肿或炎症伴外周充血,后方回声增强较特异。

4. **血肿** 所有血肿1周后开始明显液化。有些进展为边界明显的液化区，其他的则逐渐缩小，没有明显边界或液化。血肿可因叠加感染而复杂化。

5. **皮下积液** 只发生于手术或创伤造成的组织损伤处，无感染的征象或症状。不会自发发生。Morel-Lavallée 损伤（软组织脱套伤）损伤是指外伤

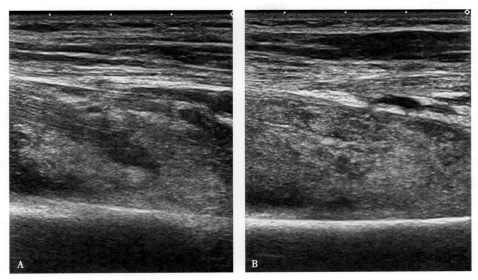

图 16-2-36 横纹肌溶解
上臂屈肌群回声增强，呈大片状、肌纤维结构消失

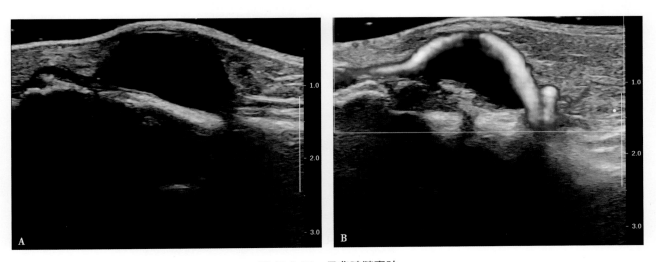

图 16-2-37 足背腱鞘囊肿
可见囊肿将足背动脉"抬起"（B）

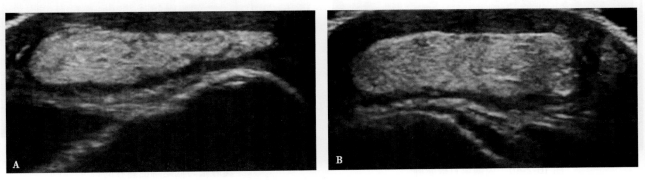

图 16-2-38 痛风性鹰嘴滑囊积液
积液内因大量尿酸盐结晶而呈现为高回声

后发生在大腿外侧筋膜处的大范围积液，病变可以沿着大腿外侧蔓延至膝关节，甚至小腿（图16-2-39）。

6. **Baker囊肿** 充满液体的囊，囊颈部起自腓肠肌内侧头与半膜肌肌腱的间隙。

7. **表皮样囊肿/植入性囊肿** 穿透性损伤造成的表皮碎片植入真皮下组织。表皮继续生长，继而形成充满复层鳞状上皮和角蛋白的囊肿。

8. **半月板旁囊肿** 从半月板边缘挤出的液体。通常边界清晰、充满胶样低回声。常与半月板撕裂（几乎均为横向撕裂）有关，半月板撕裂有时不可见（图16-2-40）。

9. **转移瘤** 转移瘤可以表现为囊性或坏死性。

10. **血管瘤** 血管瘤与血管畸形有时表现为囊性为主的改变。

11. **淋巴管畸形** 单房/多房的无回声，可为压缩、薄壁、有分隔的囊肿。无血管穿过（图16-2-41）。

12. **脂肪坏死** 脂肪损伤、脂肪炎症、脂肪坏死、脂肪液化是一个渐进过程。大面积脂肪坏死时会导致脂肪液化，可伴有脂肪酸与钙结合形成钙皂导致钙化。

13. **施万细胞瘤** 大多数周围神经鞘瘤多含有少量（≤10%）黏液组织或液体成分，少数外周神经鞘瘤含有大量（>30%）黏液组织或液体成分。因坏死、出血或肿瘤屏障改变导致的液体积聚可形成囊性成分。囊性神经鞘瘤往往体积更大，伴有更多的压迫但短暂的神经症状。神经常常在肿瘤的近端和远端有轻微肿大。

14. **黏液瘤** 发生在肌肉内、界限清楚、圆形低回声肿块，可伴有周围肌肉受压或萎缩，可有等回声胶体在肿瘤基质中聚集。

15. **肉瘤** 如有液体、出血、坏死或黏液样成分则表现为囊性。黏液样肿瘤见于脂肪肉瘤、恶性外周神经鞘瘤和恶性纤维组织细胞瘤内。

16. **淋巴结** 囊性淋巴结最常见的原因是肿瘤坏死或结核。

17. **静脉曲张** 局灶性静脉扩张（图16-2-42）。

18. **动脉瘤** 腘动脉瘤是最常见的四肢动脉瘤。与年龄、男性和动脉粥样硬化相关。

19. **假性动脉瘤** 与创伤、血管手术或带蒂骨软骨瘤撞击有关。通常为低回声或无回声结构，腔内可见血栓。假性动脉瘤通过颈部和动脉相连，该处有特征性的来回型频谱，彩色多普勒成像上的呈典型"阴阳征"。

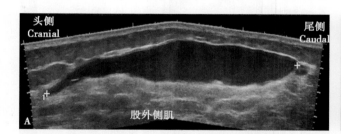

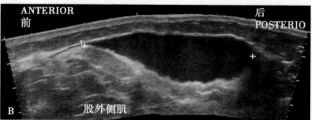

图16-2-39 大腿外侧Morel-Lavallée损伤（软组织脱套伤）

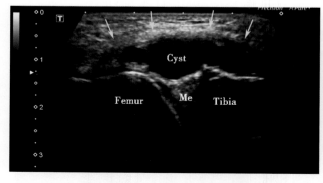

图16-2-40 内侧半月板囊肿

Femur：股骨；Tibia：胫骨；Me：内侧半月板；Cyst：囊肿；箭头：内侧副韧带

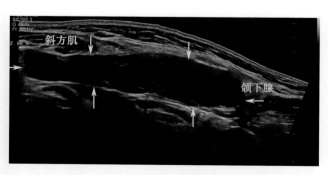

图16-2-41 颌下颈部淋巴管囊肿

囊肿张力低是淋巴囊肿的特征

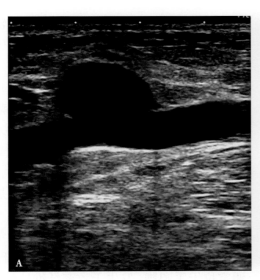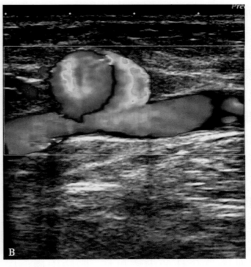

图 16-2-42　大隐静脉静脉瘤
彩色多普勒显示囊腔内血流信号呈现"阴阳"征（B）

六、钙化软组织肿块

常见的伴有钙化软组织肿块：肉芽肿、静脉血管畸形、痛风或假性痛风。

少见的伴有钙化软组织肿块：脂肪坏死、脂膜炎、毛母质瘤、肉瘤、软组织转移、神经鞘瘤、纤维瘤、软组织软骨瘤、血肿、钙化性筋膜性纤维瘤、骨化性肌炎、肿瘤性钙质沉着、皮肌炎、钙化性肌坏死、结核脓肿、寄生虫感染、异位骨化、指硬皮病等。

以下线索对钙化软组织肿块鉴别诊断有用：

1. **肉芽肿**　最常见于臀部皮下组织，常多发，曾经常在此部位行皮下注射史。多种多样的边缘钙化伴有后方声影，边界清晰、圆形，小至中等大小（一般 < 3cm），相邻的肉芽肿可能融合成一个大的、分叶状肿物。彩色多普勒显像一般无充血。当肿物较大时对邻近包裹的筋膜或肌肉会形成压痕（图 16-2-43）。

2. **静脉血管畸形**　钙化性静脉炎常见，但并非恒定征象。血流缓慢的血管畸形更常见，代表钙化血栓。超声比 X 线片更敏感。

3. **痛风或假性痛风**　位于关节、韧带、筋膜附着处。软痛风石或沉积物含矿化成分少，后方声影不明显，硬痛风石或沉积物常矿化重，声影明显。

痛风：尿酸盐单钠结晶沉积（痛风石，图 16-2-44）。

假痛风：羟基磷灰石晶体沉积。

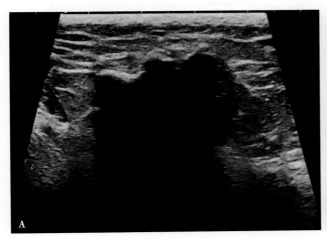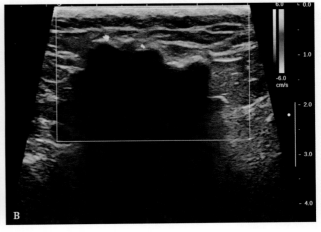

图 16-2-43　臀部钙化性肉芽肿
肌内注射病史，A. 二维灰阶声像图显示脂肪层内钙化结节，后方伴声影；B. 彩色多普勒显示血流稀少

4. 脂肪坏死　皮下脂肪易发生损伤，尤其是大腿前外侧、手臂外侧和臀部区域。较严重的脂肪坏死易发生钙化和骨化。

5. 脂膜炎　脂膜炎（脂膜炎骨化）后发生脂肪钙化或骨化，难以与脂肪坏死区分。

6. 毛母质瘤　良性皮肤肿瘤向毛发基质分化。圆形、界限清楚、不均匀、低回声肿块，部分钙化，后伴声影。有些病变可完全钙化。周围可见低回声晕并在彩色多普勒上轻度周围充血。

7. 肉瘤　良性和恶性软组织肿瘤均可钙化。钙化通常是肿瘤固有的，偶有来自骨浸润。滑膜肉瘤是最常见的钙化恶性软组织肿瘤；50% 滑膜肉瘤会钙化。其他含钙化灶的肉瘤包括：脂肪肉瘤、未分化多形性肉瘤、骨外骨肉瘤、平滑肌肉瘤、小叶性软组织肉瘤等（图 16-2-45）。

8. 软组织转移瘤　含有钙化灶的软组织转移瘤通常是原发于结肠、胃或胰腺腺癌、甲状腺髓样癌和卵巢癌。

9. 神经鞘瘤　钙化偶见。

10. 纤维瘤　皮下纤维结节可钙化或骨化。

11. 软组织软骨瘤　通常周围严重钙化，因此显示欠佳。在钙化前缘回声以外可见边界清晰的低回声软骨边缘（软骨帽）（图 16-2-46）。

12. 血肿　少数可见外周缘钙化，是慢性血肿的特征（图 16-2-47）。

13. 钙化性筋膜性纤维瘤　又称幼年型腱膜纤维瘤。儿童和年轻人的局部侵袭性成纤维细胞瘤，通常位于手和脚，发生于致密纤维结缔组织（筋膜或骨膜）旁，可能侵蚀骨骼，结节状或边界不清、有细点状钙化的浸润性肿块。50% 切除后复发。

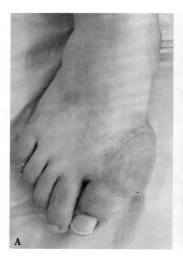
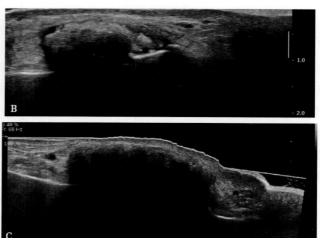

图 16-2-44　钙化性痛风石

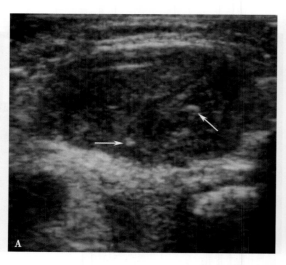
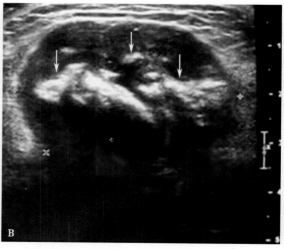

图 16-2-45　两例滑膜肉瘤的钙化
A. 点状钙化；B. 斑片状钙化

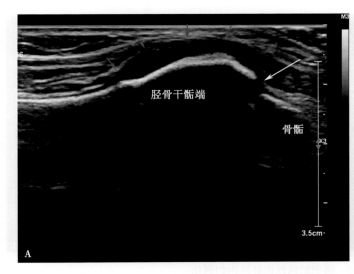
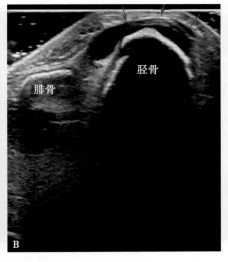

图 16-2-46 小腿胫骨下段骨软骨瘤(女,11 岁)
A 为纵断面,B 为横断面;长箭头:骺板;绿短箭头:软骨帽

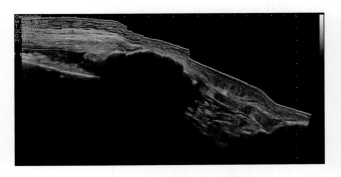

图 16-2-47 膝关节内侧血肿伴壁钙化

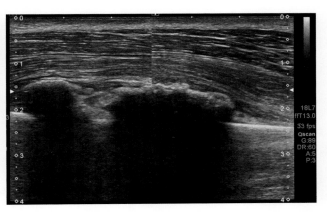

图 16-2-48 骨化性肌炎
烧伤后大腿中间肌内大块状骨化灶

14. **骨化性肌炎** 肌肉炎性假瘤;包括三种类型:①儿童患者由于遗传性疾病导致的进展性骨化性肌炎;②有外伤史年轻患者的外伤局限性骨化性肌炎;③无外伤史年轻患者的非创伤性骨化性肌炎(图 16-2-48)。

随着肌肉撕裂伴出血的时间不同而变化:第 1 周肌内不均匀、低回声、不规则点状病灶;第 2～6 周呈边缘回声增强,第 2 个月:与皮质相邻或平行的高回声带或不规则点状回声。

15. **肿瘤性钙质沉着** 关节周围(肩关节、髋关节和肘关节)软组织中的钙质沉积,大关节伸肌表面的分叶状、界限清楚、钙化团块。

16. **皮肌炎** 特发性炎性肌病和皮肤病。典型特征是有症状肌肉的弥漫性钙化。

17. **钙化性肌坏死** 外伤后单一肌肉被增大的、中央液化和周围钙化的肿块取代。可能是由于筋膜室综合征所致。创伤与钙化发生之间可见间隔数年到几十年,典型特征是腿部前筋膜室的肌肉钙化。

18. **结核脓肿** 起病隐匿的"冷脓肿",慢性期形成骨肉芽肿。含有钙化干酪样肉芽肿物质(图 16-2-49)。

19. **寄生虫感染** 囊虫病可以发生钙化,呈多发、沿肌纤维方向排列的肌间"米粒"样钙化。其他寄生虫感染也可发生钙化。

20. **异位骨化** 更常见于髋部或肘部,多见于外伤或关节置换后。

21. **指硬皮病** 与皮肤紧缩、皮下萎缩、肢端骨质溶解相关的皮下和关节周围的钙化。常与硬皮病有关;也与移植物抗宿主病和雷诺病有关。

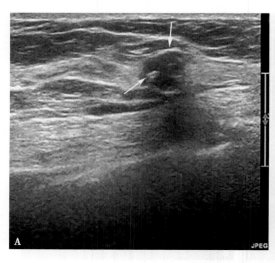
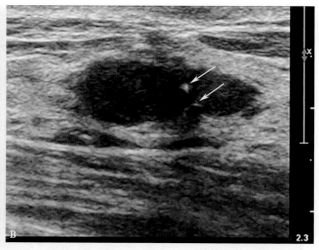

图 16-2-49 两例结核性肉芽肿内的钙化

A. 斑块状钙化；B. 点状钙化

七、富血管性软组织肿块

常见的富血管性软组织肿块：血管异常、神经鞘瘤、软组织肉瘤。

少见的富血管性软组织肿块：血管球瘤、肉芽组织或炎性肿块、血管平滑肌瘤、毛母质瘤、转移瘤、纤维瘤、腱鞘巨细胞瘤、脂膜炎、局灶性肌炎、糖尿病性肌肉梗死等。

血管分布和多少可通过灰阶、彩色多普勒和能量多普勒成像来评估。二维灰阶超声可评估慢速静脉血流，彩色多普勒可对血流方向进行评估，能量多普勒不能评估血流方向。探头不要加压以避免减少血管的检出率。注意血管分布模式主要是中心型还是外围型还是混合型。

以下线索可用以富血管性软组织肿物鉴别诊断

（本节图片可参阅前面几节中相关图片）：

1. **血管异常** 对于所有的血管异常，超声检查用来确定病变的大小和位置、主要血管类型（动脉/静脉/毛细血管）、凝血块或静脉石是否存在。根据血流特征确定是高流量型血管异常，还是低流量型血管异常。富含脂肪成分的病变常常要考虑血管脂肪瘤（图 16-2-50）。

2. **神经鞘瘤** 低回声，典型者为梭形。部分神经鞘瘤呈现为富血供状态。因出血、钙化或纤维化产生的高回声区。

3. **软组织肉瘤** 通常血管丰富、体积较大。常常伴有坏死和出血（图 16-2-51）。

4. **血管球瘤** 最常见于肢体远端，尤其是甲下区，指甲和末节指骨皮质之间的低回声、多血管小结节（图 16-2-52）。

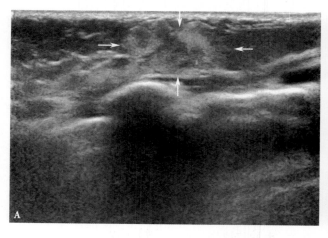
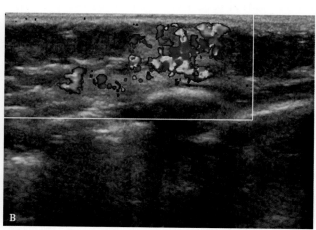

图 16-2-50 胸壁血管脂肪瘤

A. 二维灰阶声像图显示皮下高回声病变（箭头）；B. 彩色多普勒显示肿块内血流丰富

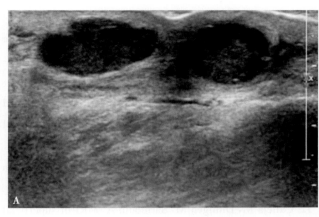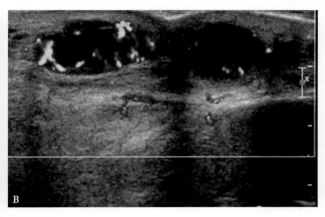

图 16-2-51　小腿皮下平滑肌肉瘤似乎复发
能量多普勒显示病变内血流丰富（B）

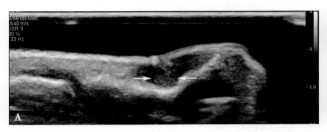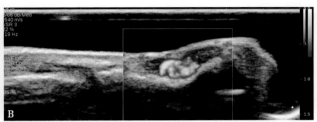

图 16-2-52　足趾甲下血管球瘤
A. 二维灰阶声像图显示甲下略高回声结节；B. 能量多普勒显示病变内血流丰富

5. 肉芽组织或炎性肿块　低回声、不规则的组织。见于感染、修复性瘢痕组织或异物周围，通常可见中到高度血管信号。

6. 血管平滑肌瘤　良性孤立性平滑肌肿瘤，多见于下肢皮下软组织，2/3 累及小腿或踝关节的近动脉或静脉处。边界清晰光滑，通常为圆形或卵圆形，长轴与肢体长轴平行，均质低回声、无被膜。内部血流丰富。

7. 毛母质瘤　来源于毛发基质细胞的良性皮肤肿瘤，可见周边低回声晕并在低回声晕处伴有较多血管信号。

8. 转移瘤　晚期转移性疾病的表现。软组织转移瘤多血流丰富。

9. 腱鞘巨细胞瘤　多数位于肌腱外周，沿腱鞘生长。呈低回声，局灶性，可见中到大量血管。

10. 脂膜炎　由感染、全身性炎性疾病、骨髓增生障碍，胰腺疾病，药物过敏，或 Weber-Christian 病引起的皮下脂肪局部炎症。局部区域回声改变及皮下脂肪增厚。早期 / 活动期轻度至中度充血，慢性 / 不活动期皮下脂肪萎缩、低回声，很少或无充血。

11. 局灶性肌炎　受累肌肉的边界不清区域是充血的高回声或低回声区。

12. 糖尿病性肌肉梗死　见于晚期糖尿病合并血管病变。起初为少血供期，10 天后多血供期。边界不清的低回声区转变为边界较清晰的低回声区，潜在的肌肉结构仍可见。糖尿病性肌肉梗死恢复期表现为充血。

软组织肿瘤和肿瘤样病变的种类众多，病理类型纷繁复杂。常规超声检查对发现软组织病变非常敏感，但是对确定诊断不太敏感。除了少数特征性的肿块外，对大多数病例不能做出特异性诊断。

尽管在很多情况下不能确定肿块的确切性质，但在软组织肿物的检查中，超声检查结合 CT 扫描和 MRI 可以提高对病变性质的判定。尽管我们在上述的内容中尽可能从声像图的角度出发去做鉴别诊断，但是由于软组织肿块在声像图上具有很大范围的重叠，单纯依靠声像图进行鉴别诊断还是非常困难的。日常工作中结合病史、临床表现等特征，能够进一步提高对软组织肿块的鉴别诊断能力。对于绝大部分软组织肿块来讲，一般情况下都是适合超声引导下穿刺活检，穿刺活检能够获得更为精确的病理诊断。

（张华斌　华兴　陈树强）

参 考 文 献

1. Andritscha E, Beishonb M, Bielacc S, et al. ECCO essential requirements for quality cancer care: soft tissue sarcoma in adults and bone sarcoma. A critical review. Crit Rev Oncol Hematol, 2017, 110: 94-105.

2. Noebauer-Huhmann IM, Weber MA, Lalam RK, et al. Soft tissue tumors in adults: ESSR-approved guidelines for diagnostic imaging. Semin Musculoskelet Radiol, 2015, 19: 475-482.

3. Wagner JM, Rebik K, Spicer PJ. Ultrasound of soft tissue masses and fluid collections. Radiol Clin North Am, 2019, 57: 657-669.

4. Martorell A, Wortsman X, Alfageme F, et al. Ultrasound evaluation as a complementary test in hidradenitis suppurativa: proposal of a standardized report. Dermatol Surg, 2017, 43: 1065-1073.

5. Pierucci A, Teixeira P, Zimmermann V, et al. Tumours and pseudotumours of the soft tissue in adults: perspectives and current role of sonography. Diagn Interv Imaging, 2013, 94: 238-254.

6. Norgan AP, Pritt BS. Parasitic infections of the skin and subcutaneous tissues. Adv Anat Pathol, 2018, 25: 106-123.

7. Esposito F, Ferrara D, Di Serafino M, et al. Classification and ultrasound findings of vascular anomalies in pediatric age: the essential. J Ultrasound, 2019, 22: 13-25.

8. Józsa L, Renner A. Tumors and tumor-like lesions arising in tendons. A clinicopathological study of 75 cases. Arch Orthop Trauma Surg, 1991, 110: 83-86.

9. Jo VY, Fletcher CD. WHO classification of soft tissue tumours: an update based on the 2013 (4th) edition. Pathology, 2014, 46: 95-104.

10. Beaman FD, Kransdorf MJ, Andrews TR, et al. Superficial soft-tissue masses: analysis, diagnosis, and differential considerations. Radio Graphics, 2007, 27: 509-523.

11. Wortsman X, Jemec GBE. Dermatologic ultrasound with clinical and histologic correlations. Springer, 2013.

12. Calleja M, Dimigen M, Saifuddin A. MRI of superficial soft tissue masses: analysis of features useful in distinguishing between benign and malignant lesions. Skelet Radiol, 2012, 41: 1517-1524.

13. Catalano O, Nunziata A, Siani A. Fundamentals in oncologic ultrasound. Springer, 2009.

14. Kransdorf MJ, Murphey MD, Wessell DE, et al. Expert panel on musculoskeletal imaging: ACR appropriateness criteria: soft-tissue masses. J Am Coll Radiol, 2018, 15: S189-S197.

15. Al-Qattan MM, Al-Namla A, Al-Thunayan A, et al. Magnetic resonance imaging in the diagnosis of glomus tumors of the hand. J Hand Surg [Br], 2005, 30: 535-540.

16. García Bustos, de Castro A, Ferreirós Domínguez J, et al. PET-CT in presurgical lymph node staging in non-small cell lung cancer: the importance of false-negative and false-positive findings. Radiología (English Edition), 2017, 59 (2): 147-158.

第十七章　儿童常见骨与软组织疾病超声

第一节　婴幼儿发育性髋关节发育不良

一、概述

发育性髋关节发育不良（developmental dysplasia of the hip，DDH）是儿童骨骼系统最常见的致残性疾病之一，最初的名称为"先天性髋关节脱位（congenital hip dislocation，CDH）"，1992年北美骨科学会将CDH正式更名为DDH，更准确地表明了该病的特点。一方面，出生时发现的髋关节发育轻微"异常"可能在出生后几周内逐渐趋于正常；另一方面，出生时"正常"的髋关节也可能逐渐发展为DDH。这种生长发育过程中出现的不确定性使DDH的诊断更加复杂。出生后髋关节不稳定的发生率为1%，髋关节脱位为0.1%～0.2%，地域之间略有差异。DDH的确切病因不明，但发病有其内在诱因和外在诱因。内在诱因包括关节韧带松弛、女性、基因缺陷（家族倾向性）等。外在诱因包括臀位产、第一胎、羊水过少等。新生儿及婴幼儿绑腿或强迫伸髋并腿的襁褓方式也与DDH有关。另外，如果存在先天性肌性斜颈或足部畸形，DDH的风险增加。

目前公认DDH通过早期筛查和规范化诊断、治疗可有效避免发生严重的后遗症。治疗越早，治疗采用的方法越简单，也更容易获得正常或接近正常的髋关节，未及时诊断及治疗的DDH可能导致髋关节退化性疾病，从而成为60岁以下患者髋关节置换术最常见的原因之一。DDH晚发现病例治疗较困难，且很难保全髋关节功能。

6个月以下婴儿髋关节主要由软骨构成，股骨头多尚未骨化，X线很难准确显示髋关节结构形态，超声是髋关节首选的影像学检查方法，当股骨头骨化后，超声无法清晰显示Y状软骨，超声的诊断价值降低，故6个月以上婴儿的髋关节应用X线检查更为可靠。

二、超声检查技术

（一）检查目的

1. 观察髋关节及周围软组织解剖结构。
2. 评估髋关节髋臼发育情况。
3. 评估股骨头与髋臼的相对位置。
4. 评估DDH应用Pavlik支具或其他固定装置治疗效果。

（二）适应证与禁忌证

1. 体格检查或影像学检查发现髋关节有异常或可疑异常。
2. 有DDH家族史或遗传史。
3. 臀先露。
4. 羊水过少等其他胎产式因素。
5. 神经肌肉病变　如先天性肌性斜颈和先天性足部畸形等。
6. 监测应用Pavlik支具或其他固定装置治疗的DDH患儿。
7. 有DDH危险因素的婴儿　巨大儿、胎儿过度成熟、婴儿襁褓、羊水过少和其他引起胎儿体位性变形的宫内因素。
8. DDH超声检查没有绝对禁忌证。

（三）超声检查注意事项

1. **检查时间**　婴幼儿一般应在出生后4～6周内接受超声检查，6个月以内的婴幼儿髋关节超声检查结果最为可靠，如临床检查婴儿髋关节有可疑发现，则应尽早行超声检查。

2. **检查设备**　推荐使用5～7.5MHz或更高频率线阵探头（不推荐使用梯形或扇形探头），超声波照射应该遵循国际辐射防护最优化原则（as low as reasonably achievable，ALARA），即在保证获得必要的超声诊断信息前提下，用尽可能小的声强和尽可能短的时间完成检查。

三、检查方法及观察内容

（一）髋关节冠状切面检查（Graf 法）

1. Graf 标准冠状切面可显示的结构　婴儿侧卧位、待检测髋关节处于生理状态（轻微屈曲 15°～20°）。探头置于髋关节外侧股骨大转子处，与身体长轴保持平行，声束垂直于骨盆矢状面，获得髋臼窝正中冠状切面。在标准冠状切面中可显示以下结构（图 17-1-1）。

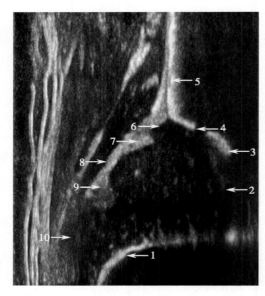

图 17-1-1　正常髋关节

1. 软骨 - 骨交界；2. 股骨头；3. 髂骨支下缘；4. 骨缘转折点；5. 平直髂骨外缘；6. 软骨性髋臼顶；7. 盂唇；8. 关节囊；9. 滑膜皱襞；10. 股骨大转子

软骨 - 骨交界：股骨头及股骨近端主要由透明软骨构成，"软骨 - 骨交界"是软骨结构与股骨骨性结构的分界。

股骨头：新生儿的股骨头呈类椭圆形而非球形，股骨头由透明软骨构成，呈低回声，其中心区域可见呈短线样高回声的血窦组织。

滑膜皱襞：关节囊在股骨颈处反折、并移行为股骨大转子软骨膜的区域，声像图中称为"滑膜皱襞"。

关节囊：股骨头的外侧被覆关节囊，关节囊自"滑膜皱襞"向头侧延伸覆盖股骨头、盂唇、软骨性髋臼顶。

盂唇：由纤维软骨构成的盂唇在声像图中表现为位于关节囊内的三角形高回声结构，盂唇基底部附着于软骨性髋臼顶的外侧缘。

"近端软骨膜"："近端软骨膜"为超声专用术语，由三个解剖结构组成，分别为股直肌反折头的腱性部分、包含脂肪垫的关节囊附丽及软骨膜本身，在声像图中被称为"近端软骨膜"。软骨膜是软骨性髋臼顶的外侧边界，其近端与髂骨骨膜相融合，远端与关节囊相融合。

髋臼顶：髋臼顶部由髂骨构成，包括骨性和软骨性部分。骨性髋臼顶，描述可分为好、合适的、有缺陷、差。

骨性边缘：骨性边缘为骨性髋臼顶的外侧缘，描述可分为锐利、稍钝、圆钝、平。

骨缘转折点：是骨性髋臼窝凹面最外侧的点，即从凹面移行为凸面处。

髂骨支下缘：髂骨支下缘是髋臼窝内的骨性结构，是髋臼窝正中冠状切面的标志，呈强回声突起，髂骨支下缘足侧是低回声的 Y 状软骨。在偏心型髋关节中，股骨头向髋臼外移位，此时髂骨支下缘多无法准确显示。

2. Graf 标准冠状切面的测量　Graf 检查法要求在髋关节标准冠状切面声像图上才能进行测量，测量前需再次确认：髂骨支下缘、平直髂骨外缘、盂唇。

以髋臼窝内髂骨支下缘与骨性髋臼顶的切线为骨顶线，自近端软骨膜移行为骨膜处向足侧与髂骨外缘回声相切划基线，然后确定骨缘转折点（骨性髋臼顶凹面向凸面移行处）和关节盂唇中心点，这两点相连形成软骨顶线（图 17-1-2）。基线与骨顶线相交成 α 角。基线与软骨顶线相交成 β 角，基线、骨顶线及软骨顶线三者很少相交于同一点，仅出现在骨性髋臼边缘锐利的 Graf I 型髋关节。α 角主要衡量骨性髋臼发育的程度，α 角小表明骨性髋臼较浅，由于髋臼软骨部分和软骨顶线个体差异较大，故 β 角测值较 α 角测值显示出更多的个体差异。

3. 髋关节 Graf 分型　Graf 法将髋关节分为四大类型及多个亚型（表 17-1-1）。

I 型髋关节是中心性髋关节，髋关节发育完全成熟，骨性髋臼顶发育良好，骨性边缘形态锐利或稍钝，软骨性髋臼顶覆盖股骨头良好。

II 型髋关节仍然是中心性髋关节，但骨性髋臼顶发育有缺陷，骨性边缘形态圆钝，骨性髋臼顶覆盖股骨头减少，软骨性髋臼顶覆盖股骨头相对增多。

IIa 型：α 角 50°～59°，受检婴儿月龄应不超过 12 周，髋关节生理性不成熟（图 17-1-3）。

IIb 型：α 角 50°～59°，受检婴儿月龄应大于 12 周，髋关节骨化延迟（图 17-1-4）。

IIc 型：α 角 43°～49°；β 角小于 77°（图 17-1-5）。

D 型：α 角 43°～49°；β 角大于 77°（图 17-1-6）。

胀、回声减低，骨质改变常不明显。进展期以骨破坏为主，声像图上表现为干骺端出现不规则骨质破坏区，可延伸至骨干，骨质破坏区内部及周围软组织内可见浑浊液性暗区及强回声死骨，探头加压可见脓液流动。CDFI 和 PDI 显示病变内部及周边见较丰富血流信号。骨膜受炎症刺激呈层状、花边状或放射状增生，部分形成强回声包壳，包壳可被穿破，形成瘘孔排出死骨。骨质破坏严重者常并发病理性骨折，可见强回声骨皮质中断（图 17-2-1）。

2. 放射学表现 X 线片、CT 均可见骨质破坏，X 线可清晰显示骨膜新生骨，CT 对软组织改变、小的骨质破坏和死骨的显示要优于 X 线片，有助于早期诊断和确定隐匿性病变。MRI 易于显示髓腔内的炎症浸润范围，可确定骨质破坏前的早期感染。

3. 鉴别诊断 急性化脓性骨髓炎应与骨结核、骨肉瘤、尤因肉瘤等相鉴别。骨结核：两者均可表现为骨质破坏、软组织肿胀或脓肿、死骨形成及骨膜增厚。两者不易鉴别，主要依赖于临床症状，骨髓炎起病急，有高热。骨肉瘤及尤因肉瘤：主要鉴别点为急性化脓性骨髓炎中的死骨、骨肉瘤中的肿瘤骨和骨尤因肉瘤中的骨硬化在形态、大小、位置以及排列方式上不同。

4. 超声检查的临床意义 超声对显示病变早期骨膜下脓肿有意义，这种改变最早可在症状出现后 24 小时内出现，比 X 线显示骨破坏早 7～10 天。除此之外还可以在超声引导下进行脓肿引流。

二、慢性化脓性骨髓炎

慢性化脓性骨髓炎（chronic pyogenic osteomyelitis）多数为急性骨髓炎因有死骨形成而延续成为慢性骨髓炎。少数病例无明显急性病史，就诊时已成慢性骨髓炎。临床表现多有局部肿痛，反复发作或有瘘道形成。

1. 超声表现 慢性期（一般 ＞ 6 周），骨皮质表面凹凸不平，骨质局限性破坏或缺损、内可见浑浊液性暗区及强回声死骨，脓肿可延续至皮肤或周围软组织形成瘘管或窦道。脓液经引流后，病灶在声像图上表现为骨质破坏区内部及周围软组织内残留的低回声肉芽肿改变。CDFI 显示病灶周围血流信号增多（图 17-2-2）。

2. 放射学表现 X 线片与 CT 表现相似，能很好地发现死骨和脓腔，CT 还可明确有无小的活动性病灶。MRI 可以作为 X 线片、CT 的补充，在显示死腔和脓腔方面较为敏感。

3. 鉴别诊断 需与骨嗜酸性肉芽肿鉴别。后者病灶主要位于髓腔内，周围无软组织脓肿形成。

4. 超声检查的临床意义 超声可清晰显示脓液、瘘管及窦道的形成，对骨质破坏、死骨和周围骨包壳的形成也可显示。

三、骨与关节结核

骨与关节结核（tuberculosis of bone and articulation）多见于儿童时期，通常为单侧发生。病初，结核灶只限于骨松质和滑膜，如及时治疗可不累及关节。当蔓延至关节时，关节功能受限。早期局部症状出现疼痛、肿胀和功能障碍。无明显发红、发热。后期可有冷脓肿产生，穿破后产生窦道，继发化脓性感染。

1. 超声表现

（1）长管状骨结核：多发生于年幼儿童，好发于胫骨及尺、桡骨，多偏于骨干一侧。病变早期常局限于骨内，进展性可表现为：①骨质破坏，表现为干

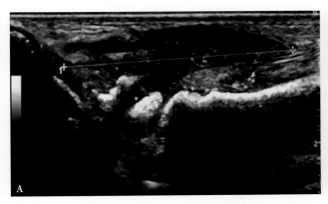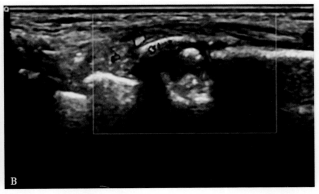

图 17-2-1 急性化脓性骨髓炎声像图

患儿，女，13 岁，声像图显示左侧桡骨骨质破坏，内部及周围可见浑浊液性暗区及团块状强回声，周围可见较多血流信号

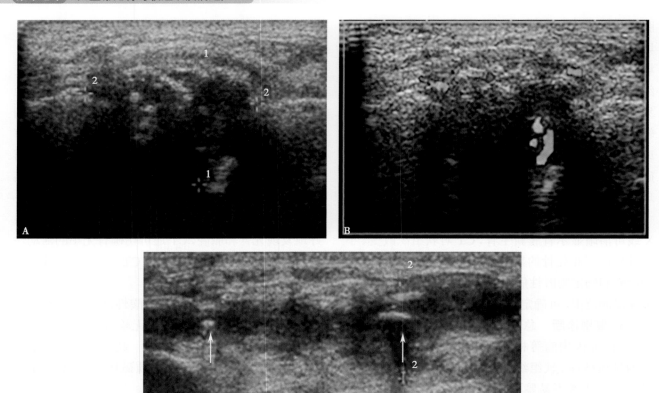

图 17-2-2　慢性骨髓炎声像图
患儿，男，18 岁，左足内侧楔骨骨质破坏，内呈低回声，可见多个强回声死骨（箭号↑）

骺端或骨干骨皮质连续性中断，呈不规则骨质破坏区；②软组织脓肿，探头挤压软组织可见骨质破坏区内部及周围液性区内有斑点状高回声浮动；③死骨形成，表现为骨质破坏区内较多斑片状及斑点状强回声，可延伸至周围形成窦道或瘘管；④CDFI 显示病灶周围血流信号增多；⑤关节积液，关节周围可见液性暗区；⑥软组织肿胀，表现为包绕病变骨及脓液周围肌层增厚、纹理紊乱、回声减低，与周围正常肌层分界欠清；⑦骨膜抬高，骨皮质表面完整连续的层状稍高回声；⑧骺软骨及骨骺破坏，正常低 - 无回声骺软骨及骨骺边缘模糊、回声不均（图 17-2-3）。

（2）短管状骨结核：多发生在 5 岁以下小儿，且双侧多发性居多。手短管状骨结核较足短管状骨结核更为多见，易累及近侧中节指（趾）骨。病变早期见软组织肿胀，手指或足趾呈较对侧增粗，呈梭形。进展期髓腔内可见骨质破坏，呈低回声，内可见多发分隔样残存骨嵴，骨皮质变薄，可见层状骨膜增生，骨干膨大，称为"骨气臌"。

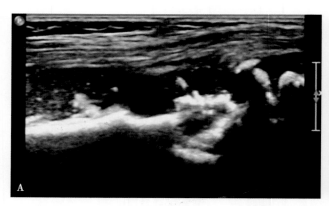
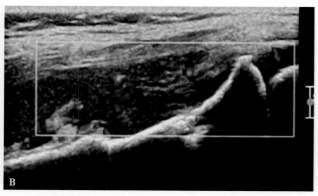

图 17-2-3　骨与关节结核声像图
患儿，女，8 岁，右股骨下段骨质破坏、骨膜抬高，周围软组织内见浑浊液性暗区，周边可见丰富血流信号

2. **放射学表现** X线片和CT均可显示骨质破坏、骨膜增生，CT对于显示细小骨质破坏区以及微小钙化非常有价值。对于显示软组织、结核肉芽肿、干酪性脓肿及早期渗出性病变，MRI较CT和X线片更好，MRI还可清楚地显示病灶向关节内侵犯的情况。

3. **鉴别诊断** 主要与骨非特异性炎性病变，如急性化脓性骨髓炎相鉴别。两者均可表现为骨质破坏、软组织肿胀或脓肿、死骨形成及骨膜增厚。两者在早期不易鉴别，主要依赖于临床症状，骨髓炎起病急，有高热。

4. **超声检查的临床意义** 超声可显示骨质破坏、软组织脓肿、死骨、血流、关节积液、软组织肿胀、骨膜抬高、骺软骨及骨骺破坏，除此之外，骨结核早期出现的骨髓受累和晚期出现的骨质疏松、关节间隙变窄，由于超声扫查骨骼受限，可借助MRI观察。

四、化脓性关节炎

化脓性关节炎（pyogenic arthritis）为化脓性细菌侵犯关节而引起的急性炎症。发病年龄较早，常小于3岁。患儿患处疼痛显著，体温升高，白细胞增多、血沉增快，可迅速发展为败血症和多器官衰竭。在新生儿，化脓性关节炎常与骨髓炎同时发生。

1. **超声表现** 受累关节腔可见积液，其内透声差，关节周围可见低回声增厚滑膜，关节软骨破坏表现为强回声骨表面的低回声软骨薄厚不均，关节周围软组织肿胀增厚、回声减低（图17-2-4）。

2. **放射学表现** X线早期表现为关节囊和关节周围软组织肿胀，关节内渗液、关节间隙增宽，邻近骨质疏松；晚期表现为关节间隙狭窄、骨质破坏和增生。CT在细微病变的显示方面较X线清晰。MRI能早期发现病变，可清晰显示关节软骨的异

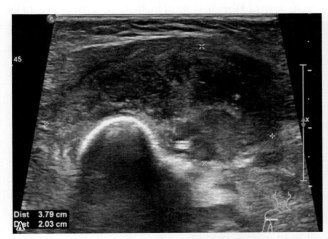
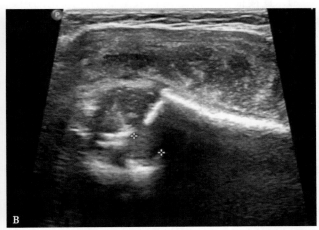
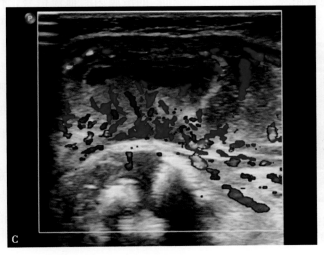

图17-2-4 化脓性关节炎声像图

患儿，男，1岁，左肩关节周围浑浊积液，肱骨干骺端骺板可见骨质破坏，临床诊断为化脓性关节炎

常，在判断病变范围及严重程度方面明显优于 X 线及 CT。

3. 超声检查的临床意义 由于超声无法鉴别增厚的滑膜为感染性还是非感染性，因此，怀疑化脓性关节炎时，需行超声引导下穿刺抽液进行化验以明确诊断。

第三节 暂时性髋关节滑膜炎

暂时性髋关节滑膜炎（transient synovitis of the hip，TSH），又叫髋关节一过性滑膜炎，是造成儿童急性髋关节疼痛的最常见原因，为良性、自限性疾病。男童发病率高出女童 3 倍，大多数患儿起病突然。发病高峰年龄为 2～5 岁，右侧多于左侧，双侧髋关节发病的占 5%。该病原因尚不明确，可能与病毒感染、创伤、细菌感染及变态反应（过敏反应）有关。病理检查可见非感染性炎症和滑膜增生。

（一）超声表现

声像图显示髋关节前隐窝积液表现。

1. 直接征象 前隐窝积液呈低回声或无回声，病程稍长者积液内也可有少量点状回声（图 17-3-1）。

2. 间接征象

（1）患侧前关节囊前层外界轮廓呈凸形。

（2）前关节囊增厚（均值 4.9mm，范围 3～7mm），患侧与健侧前关节囊厚度之差 >1mm（前关节囊厚度：股骨颈骨表面至前关节囊前外缘之间的最大距离，随年龄不同而变化，Bruyn 建议 4 岁以内≤5mm，4～8 岁≤7mm）。

因部分前隐窝积液呈等回声，难与前关节囊前后层回声区别，或肥胖等原因致前关节囊显示不清，可通过间接征象，提示前隐窝积液。

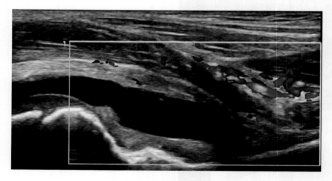

图 17-3-1 暂时性髋关节滑膜炎声像图
患儿，男，8 岁，左髋关节前隐窝积液

（二）超声检查的临床意义

超声还用于监测任何进展，以及报告暂时性髋关节滑膜炎积液的处理情况。超声检查还可以排除任何感染性髋关节炎。

第四节 幼年特发性关节炎

幼年特发性关节炎（juvenile idiopathic arthritis，JIA）是一组炎症性疾病，18 岁以前起病，病程持续 6 周以上（必须符合下列分类标准之一），并除外其他疾病。JIA 是儿童最常见慢性风湿性疾病，可在所有年龄段的儿童和青少年中发病，但总体发病率在 2 岁左右达到高峰，发病率为（0.6～1.9）/1 000。JIA 分为 6 种亚型：①全身型 JIA；②类风湿因子（RF）阳性型 JIA；③附着点炎 / 脊柱炎相关型 JIA；④早发性抗核抗体（ANA）阳性型 JIA；⑤其他类型 JIA；⑥未分类型 JIA。

JIA 发病原因不明，在遗传背景、临床特征、疾病进程及预后转归等方面均存在高度异质性。其特点是炎症过程主要针对滑膜和关节周围组织。目前对 JIA 的几种分型尽管存在异质性，但所有的形式都以慢性滑膜炎和 / 或附着点炎为特征，多数病例预后良好，少数病例如果控制不当，最终可能导致软骨损伤和骨破坏，进而导致长期的关节功能障碍。因此早期诊断是改变预后的关键。

1. 超声表现 主要的超声表现为关节积液、滑膜增厚、腱鞘炎、附着点炎、软骨改变、骨侵蚀。关节积液表现为关节腔内异常的、移动的无回声或低回声区，无血流信号；滑膜增厚表现为关节腔内异常的、不可移动的低回声区，CDFI/PDI 检测到增生的滑膜内有血流信号，才能诊断为滑膜炎。腱鞘炎表现为至少在两个垂直平面内可见腱鞘增厚，呈低回声，可见血流信号；附着点炎表现为附着于骨的肌腱末端增厚、正常回声消失，内可见血流信号，还可伴有骨侵蚀、增生或钙化；软骨改变表现为低回声软骨边缘模糊、软骨变薄或不均匀；骨侵蚀表现为至少在两个垂直平面内可见强回声骨皮质中断、伴有骨缺损（图 17-4-1）。

2. 超声检查的临床意义 超声是评估 JIA 患者滑膜炎、腱鞘炎和附着点炎的重要检查，可以帮助区分 JIA 分型，在诊断、治疗和监测 JIA 过程中发挥着越来越大的作用。

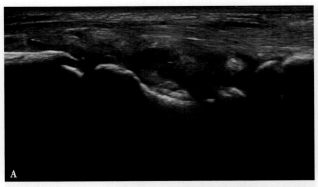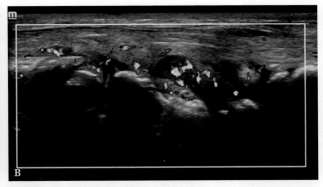

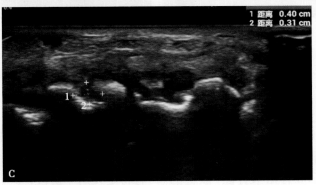

图 17-4-1 幼年特发性滑膜炎声像图
患儿，男，14岁，右腕背关节旁滑膜明显增厚，关节周围积液，邻近腕骨骨皮质表面破损

第五节 胫骨结节软骨病

胫骨结节软骨病又称 Osgood-Schlatter 病（OSD）、胫骨结节骨软骨炎、胫骨结节骨骺炎。1903 年由 Osgood 和 Schlatter 分别同期报告。好发于 10～15 岁爱好剧烈运动的少年，男孩较多见，单侧或双侧发病。目前多认为 OSD 的发病机制是，胫骨结节是胫骨前上方的局部隆起，是髌腱附着止点，而髌腱由股四头肌部分腱纤维越过髌骨向下延续而成。青少年生长期骨骺未闭合前，胫骨结节尚未与胫骨主骨融合，当反复、强烈的运动使股四头肌强力收缩牵拉，髌腱及胫骨结节易发生损伤及炎症，髌腱胫骨结节附着处张力增高肿胀，胫骨结节累积性劳损甚至撕脱骨折。临床主要以胫骨结节处疼痛，局部肿胀、活动后加重为主。本病绝大多数患者根据临床表现可得到诊断，但 X 线片有助于除外其他疾患，膝关节侧位片对诊断最有帮助，表现为胫骨结节前方可见一个或数个游离的新生小骨片，不规则骨化，髌韧带内钙化。

1. OSD 分为三种类型或分期 Ⅰ型：胫骨结节内骨化呈拱桥状变形、髌下深囊滑囊炎、髌腱继发性改变；Ⅱ型：胫骨粗隆骨折，伴有髌下深囊滑囊炎和髌腱炎性改变；Ⅲ型：骨化中心骨折，胫骨结节不规则变形，髌下深囊滑囊炎，髌腱炎性改变，伴或不伴钙化。

2. 超声表现 髌腱增厚，以胫骨附着点髌腱末端增厚为主，髌腱回声减低不均，纤维纹理不清，部分髌腱内见点片状或团状强回声，呈髌腱炎声像改变。胫骨结节骨骺增大，骨骺表面不规则，回声不连续、中断，边缘毛糙。胫骨结节撕脱骨折，表现为骨骺与骨干分离。胫骨结节骨骺碎裂、骨碎片呈斑点状钙化。髌下深囊等滑囊积液。少许严重者髌腱撕裂，髌腱不连续，可见不规则无回声区。胫骨结节和髌腱周边软组织肿胀，回声强弱不均，血流信号增多（图 17-5-1）。

3. 鉴别诊断 Sinding-Larsen-Johansson 病：又称髌骨骨软骨病，由于髌腱长时间反复的微创伤收缩力牵拉，导致髌骨下极病变。好发年龄比 OSD 年龄稍小，10～12 岁之间最为常见。超声表现为髌骨下极骨折，骨表面轮廓不规则；髌腱增厚呈低回声，髌腱近端肿胀。OSD 通过显示钙化病变和髌下深囊滑囊受累，与 Sinding-Larsen-Johansson 病进行鉴别。

4. 超声检查的临床意义 以往本病主要靠临

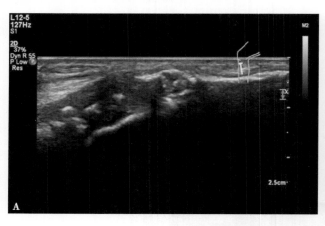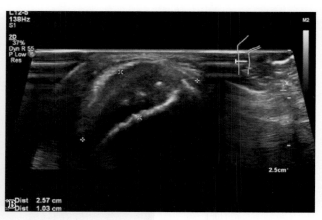

图 17-5-1 Osgood-Schlatter 病声像图

胫骨附着点髌腱末端明显增厚，回声减低不均，内见点片状或团状强回声；胫骨结节骨骺增大，骨骺表面不规则；周边软组织肿胀

床表现诊断及 X 线，但 X 线仅能显示胫骨结节增厚、骨骺边缘不规则及有碎骨片分离，但无法显示软组织损伤。超声可以显示胫骨结节骨骺、髌腱的异常改变及周围软组织损伤情况，图像更直观清晰，可以获得 X 线无法得到的重要信息，为临床早期诊断和病程判断提供影像学依据，可作为 OSD 首选的影像学检查方法。

第六节 股骨头骨骺滑脱

股骨头骨骺滑脱（slipped capital femoral epiphysis，SCFE）是指在青少年快速生长期，股骨近端骺板无法承受剪切应力时，股骨近端骺板及股骨颈相对于股骨骨骺出现移位或旋转的髋关节疾病。总体发病率为 0.02%～0.03%，人群中发病率差异主要取决于种族、年龄、性别以及地域分布。男性发生率高于女性，体胖者多见，左侧发生率高于右侧。该病有特定发病年龄段，多发生在 10～16 岁进入迅速生长期的青少年。SCFE 与遗传、机械、内分泌和代谢因素有关，可能病因是股骨头骺板肥大细胞层胶原纤维合成障碍，骺软骨不能正常化骨而转化为纤维组织，导致骺板自股骨近端干骺端上松动。临床表现主要是髋关节周围疼痛、屈髋内旋受限、跛行等。髋关节前后位 X 线片显示股骨颈上缘切线穿过股骨头骺的部分减少或不穿过，干骺端邻接骺板区域的弯月形密度增高。

1. 超声表现 股骨近端干骺端相对于股骨头骨骺突出。股骨近端干骺端与股骨头骨骺表面不延续，出现相对位移。股骨近端干骺端和髋臼前缘距离缩短。髋关节积液（图 17-6-1）。

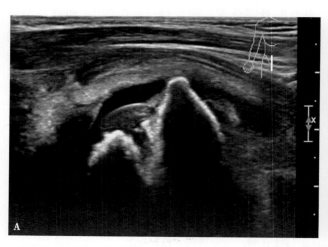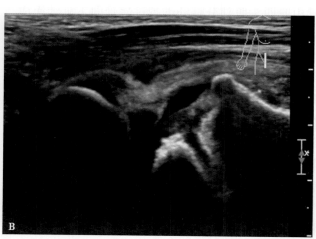

图 17-6-1 股骨头骨骺滑脱声像图

股骨近端干骺端与股骨头骨骺表面不延续，出现相对位移，股骨近端干骺端相对于股骨头骨骺突出

2. **鉴别诊断** 暂时性髋关节滑膜炎：超声表现为髋关节积液及滑膜增厚，多集中在髋关节前隐窝。由于超声对髋关节积液的敏感性较高，因此当超声发现髋关节积液时，要注意同时观察股骨近端干骺端的位置，从而鉴别二者。

3. **超声检查的临床意义** 超声作为股骨头骨骺滑脱的一线诊断工具，可以及时发现轻度股骨头骨骺滑脱，从而及时治疗，避免病情加重及延误治疗造成并发症，如股骨头缺血性坏死。超声发现髋关节积液的敏感性较高，这可以作为股骨头骨骺滑脱的早期依据之一，当超声发现髋关节积液时，要注意同时关注股骨近端的情况的位置。

第七节　幼年型股骨头骨软骨病

　　幼年型股骨头骨软骨病，又称 Legg-Calve-Perthes 病（LCPD），简称 Perthes 病，于 1910 年分别由 Legg、Calve 和 Perthes 三位研究者报道，是一种原因不明的儿童特发性股骨头坏死，表现为受累部位的骨化核生长停止，骨密度增高，随后逐渐被吸收，被新骨替代。在此过程中，股骨头的力学特征发生改变，趋于扁平和膨大，股骨头缓慢重新塑形直到骨发育成熟。该病好发年龄为 4～8 岁，男孩多见，在 10%～12% 病例中双髋受累。目前，病因学尚不清楚，推测与隐匿的凝血异常有关。临床表现主要为跛行，常在活动后加重、休息后减轻，以及腹股沟区、髋关节前侧外侧疼痛及膝部放射痛。疾病的不同时期有不同 X 线表现。疾病早期，X 线片表现可正常，或关节软骨间隙轻度增宽，或在股骨头侧位片上可见特异性的透光区。股骨头坏死塌陷时，X 线表现为股骨头变小且密度增高，本期可持续约 6～12 个月。在 X 线表现为多处片状去骨化表明自愈过程，当新骨重建形成时，股骨颈增宽。

1. **超声表现** 股骨近端骨骺表面圆弧扁平或塌陷，回声不均匀。股骨近端干骺端形态明显膨大。股骨头骨化中心碎裂、骨折。早期关节渗出，髋关节积液及滑膜增厚。在血管重建阶段，能量多普勒评估对股骨头血流评估有一定作用，但具有操作者依赖性（图 17-7-1）。

2. **鉴别诊断** 股骨头骨骺滑脱：二者都表现髋关节周围疼痛、活动受限及跛行。但是股骨头骨骺滑脱发病年龄集中在青春期，超声表现为股骨近端干骺端裸露，与股骨头骨骺表面不延续。而 Perthes 病发病年龄较早，超声可见股骨近端干骺端与股骨头骨骺表面延续。

3. **超声检查的临床意义** 超声能提供股骨头的相关信息，包括透明软骨的形状、回声及骨化核大小及轮廓，并可进行双侧对比，同时可以观察髋关节积液，从而对 Perthes 病的早期诊断、治疗提供较客观的证据。部分 Perthes 病患者，膝关节疼痛可能是唯一的症状。对于年龄适当且自诉膝盖疼痛的患者，应进行髋关节超声评估。

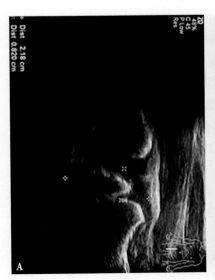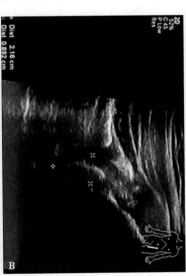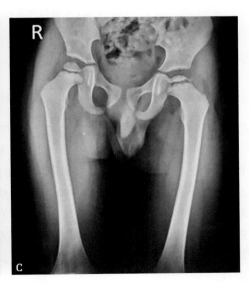

图 17-7-1　Legg-Calve-Perthes 病（LCPD）声像图与 X 线图
患儿，6 岁，男，双侧髋关节图像。A. 右侧股骨头（骨化核）大小及形态未见明显异常；B. 左侧股骨头（骨化核）较对侧小，形态扁平。股骨近端骨骺表面塌陷，回声不均匀。股骨近端干骺端形态明显膨大。C. 同一患儿双侧髋关节 X 线正位片，左侧股骨头较对侧小，形态扁平

第八节　骨肿瘤及肿瘤样病变

一、总论

小儿肌肉骨骼系统肿瘤相比其他系统来讲比较少见，但是早期诊断并给予合理的治疗是非常重要的。因为早期发现小儿恶性骨肿瘤，不仅能够及时挽救患者的生命，而且还能采取保肢手术，避免截肢。

（一）骨肿瘤的分类

骨肿瘤可分为原发性和继发性两类。原发性骨肿瘤起源于骨的基本组织（包括骨、软骨和骨膜）和骨的附属组织（包括血管、神经、脂肪及骨髓网状内皮系统）。体内其他组织或器官的恶性肿瘤经血液循环、淋巴系统或直接侵犯骨组织所致的肿瘤为继发性肿瘤。

原发性儿童骨骼和软组织肿瘤的分类根据组织起源分类见表17-8-1。

表17-8-1　小儿骨骼系统肿瘤按组织起源分类

骨肿瘤	
起源于骨组织	骨样骨瘤，骨母细胞瘤，骨肉瘤
起源于软骨	骨软骨瘤，软骨母细胞瘤，软骨黏液纤维瘤，内生软骨瘤，骨膜软骨瘤，软骨肉瘤
起源于纤维组织	纤维皮质缺损，非骨化性纤维瘤，纤维结构不良，骨纤维结构不良，促结缔组织生成纤维瘤，硬纤维瘤
其他起源	单纯性骨囊肿，动脉瘤样骨囊肿，骨巨细胞瘤，嗜酸性肉芽肿，尤因肉瘤
白血病在骨骼肌肉系统的表现	
骨淋巴瘤	
转移瘤	神经母细胞瘤，视网膜胚细胞瘤，肝胚细胞瘤

骨肿瘤的诊断应强调临床、影像学和病理三方面的结合。临床表现是骨肿瘤最为基本的、必不可少的分析和诊断的依据，其中年龄和发病部位具有重要的参考价值。在不同年龄期内，常有好发某类肿瘤的倾向；不同肿瘤亦有其不同的好发部位。虽然病理学是最主要的确诊诊断手段，但其也存在局限性。

（二）超声概述

在正常情况下，声束不能穿透致密坚硬的骨组织，仅能显示骨皮质表面的形态，不能显示深部结构。当肿瘤等原因导致骨皮质破坏、连续性中断，或骨皮质明显膨胀变薄时，声束才能穿透病变骨皮质，显示深部病变。超声在骨肿瘤诊断中有一定的应用价值，尤其当病变破坏骨皮质并向周围软组织侵犯时。

二、常见的骨肿瘤

（一）良性骨肿瘤及肿瘤样变

1. 骨囊肿　骨囊肿（bone cyst）为病因未明的骨内良性、膨胀性病变，多呈单房囊腔，囊内有淡黄色清亮液体。病理上，骨囊肿囊壁菲薄，内壁覆盖一层光滑的纤维薄膜，囊腔内为澄清或半透明的黄色略带血红的液体。多见于青少年，男女比例为（2~3）：1。多见于四肢的长管状骨，好发于肱骨及股骨的干骺端或靠近生长板处，并逐渐向骨干移动。临床上发展较慢，病程长，症状轻，以疼痛、局部肿胀为主，约2/3患者的首发症状是病理骨折。

（1）超声表现。病变骨骨皮质膨胀变薄呈壳状强回声，表面光滑，骨内呈单房、圆形或椭圆形囊性无回声区，透声良好，局部无骨膜反应及软组织肿块。CDFI显示病变内无血流信号。如合并骨折，局部可见骨皮质凹凸不平，连续性中断（图17-8-1）。

（2）X线表现。病变位于长骨的干骺端或骨干，邻近或远离生长板，很少延伸至骨骺。X线表现为骨内呈中心性分布的低密度灶，边界清晰伴硬化边。较大的病变可引起周围骨皮质均匀变薄及骨的膨胀性改变；有时病变内可见骨嵴，呈多囊样表现。多数骨囊肿患者可合并病理性骨折，肌肉的紧张度可使骨折断端互相嵌插，病变内可见到骨折的骨皮质碎片——"骨片陷落"征——提示病变为空心或其内充满了液体，是本病的特征性表现。本病无骨膜反应，无周围软组织肿块；但在发生了病理性骨折的病例中则可见骨膜反应。

2. 动脉瘤样骨囊肿　动脉瘤样骨囊肿（aneurysmal bone cyst，ABC）是一种非肿瘤性单发的良性骨病变。病因不明，有学者认为病因是骨内血管静脉血流障碍造成血管床扩大和充血，有报道认为原发ABC中，大约2/3的病例可能存在血管畸形、静脉阻塞或动静脉瘘。创伤有可能使这些血管畸形产生局部循环的改变，使血流溢出，骨内压力增加，进而导致溶骨破坏。病理学上，动脉瘤样骨囊肿大体表现为充满血液的海绵样囊腔，病变由薄层新生反应骨壳包绕。按照是否有明确原发病灶可将ABC分为原发性和继发性。本病发病率无性别差异，75%

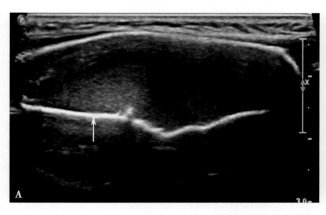
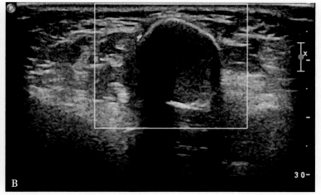

图 17-8-1　骨囊肿声像图

患儿，12 岁。A. 右侧肱骨孤立性骨囊肿长轴切面，骨干骨皮质膨胀变薄（↑），骨内可见单房囊性无回声区，透声良好。B. 孤立性骨囊肿短轴切面，CDFI 示病灶内未见明显血流信号

的患者的发病年龄在 5～20 岁。病变 70% 位于长管状骨，多见于股骨和胫骨，也常发生于胸椎和腰椎棘突、横突。临床上主要表现为病变部位疼痛和肿胀，病变邻近关节可出现关节运动障碍，易发生病理骨折。

（1）超声表现。典型表现为病变骨局限性骨皮质膨胀、变薄，骨内呈边界清晰低回声区或不规则多房多隔状囊实性结构，部分病例可见红细胞沉积形成的液 - 液平面。CDFI 显示肿物边缘及内部分隔可见少许血流信号（图 17-8-2A、B）。

（2）X 线表现。动脉瘤样骨囊肿的特征性 X 线表现为骨的多囊性、偏心性、吹气样膨胀性改变，伴骨膜反应形成的薄层骨壳。病变边界清晰，常伴硬化边。囊内可因粗细不一的不完全小梁状分隔或骨嵴呈多囊性皂泡样外观。发生于长管状骨的病变多沿骨的纵轴发展，其长轴与载瘤骨的长轴一致。可

分为偏心型和中心型，其干骺端膨胀性骨质破坏（图 17-8-2C）。

3. **骨朗格汉斯细胞组织细胞增生症（骨嗜酸性肉芽肿）**　骨朗格汉斯细胞组织细胞增生症（Langer-hans cell histiocytosis，LCH）又称骨嗜酸性肉芽肿（eosinophilic granuloma of bone，EGB），属于中间型肿瘤样变，该病以溶骨性骨质破坏、不明原因的大量组织细胞增生及嗜酸性粒细胞浸润为主要特点。骨 LCH 随病程进展可分为朗格汉斯细胞聚集期（早期）、肉芽肿期（中期）、退缩期（晚期、修复期）。早期病灶充血扩张，朗格汉斯细胞在髓腔内散在分布，并夹杂嗜酸性粒细胞、破骨细胞，骨髓坏死、溶解；肉芽肿期病变进展迅速伴大量炎性细胞，常突破骨皮质形成肿块；退缩期病变周围可见大量骨纤维成分及骨性成分。其基本病理改变是以组织细胞增生及嗜酸性粒细胞浸润所形成的肉芽肿，自骨髓腔开

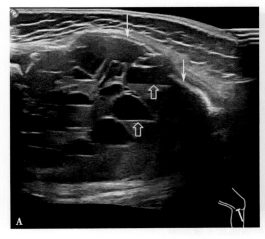
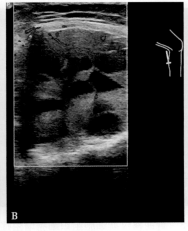
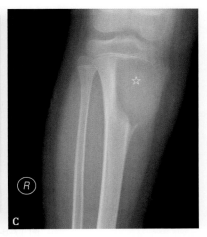

图 17-8-2　动脉瘤样骨囊肿声像图及 X 线图像

患儿，9 岁。A. 左侧胫骨近端可见骨质破坏，骨皮质膨胀变薄（实心箭），髓腔内呈多房分隔囊实性结构，可见液 - 液平面（空心箭）。B. CDFI 示病灶内分隔处可见血流信号。C. X 线片胫骨近端骨皮质膨胀、变薄，骨内低密度肿物，伴骨膜反应

始侵犯骨皮质，可突出骨皮质累及软组织，软组织肿块主要是由于病变周围软组织反应性水肿或黏液性变所导致。多发生于儿童及青少年，男稍多于女，发病率为 0.002‰～0.004‰。临床以疼痛、骨折或偶然发现就诊，缺乏特异性。由于病变部位及病变时期不同，影像学表现复杂多样，单发多见。病变累及干骺端或骨干骨髓腔，极少累及骨骺。

（1）超声表现。病灶可见骨破坏，骨皮质可呈膨胀性，有时可见骨膜反应，骨髓腔呈低回声包块伴死骨或残留骨强回声，病灶突破骨皮质可形成软组织包块，包块呈低回声，内可见黏稠液性区，周围软组织肿胀，血流信号较丰富（图 17-8-3A、B）。

（2）X 线表现。骨髓内低密度灶向外侵蚀呈膨胀性改变、溶骨性骨质破坏，破坏区多形成骨皮质扇贝样压迹、虫噬样改变。病变早期以局限性溶骨性破坏为主，未突破骨皮质，少有骨膜反应；骨皮质破损后软组织肿块突出后刺激骨膜，形成线状或层样骨膜反应，骨膜多连续，少数可中断，病变后期骨膜与相邻骨质或层状骨膜之间融合（图 17-8-3C）。

4. 骨巨细胞瘤 骨巨细胞瘤（giant cell tumor of bone，GCT）是较常见的原发性骨肿瘤之一，发病率占骨肿瘤的 4%～9.5%。组织学上主要由单核基质细胞和多核巨细胞组成。WHO 骨肿瘤分类将其归类为富含破骨巨细胞的肿瘤，分为良性、中间性和恶性三种，目前趋向认为是一种介于良、恶性之间的交界性肿瘤，有侵袭性，易局部复发。多见于青壮年，发病的高峰年龄在 20～40 岁，男女发病率无差异。好发于四肢长骨，最多见于股骨下端和胫骨上端，其次为桡骨远端、骶骨、股骨及肱骨近端，

一般发生在骨骺融合后的成熟骨的骨端。骨巨细胞瘤多单发。临床表现主要以局部肿胀、疼痛、肿块及关节活动受限为主，偶有病理骨折，发生于脊柱者，可致椎体压缩骨折引起相应的神经症状。

（1）超声表现。发生在长骨骨端的 GCT 表现为骨端偏心性的骨破坏，骨皮质膨胀变薄，可有微小破损，肿瘤内为实性不均质低回声，边界清晰。偏良性 GCT 边界清晰，内部及边缘可见血流信号。偏恶性 GCT 边界不清，肿瘤可突破骨皮质侵犯周围软组织形成软组织肿块，形态不规则，呈分叶状及多发结节样，瘤体内可显示丰富的血流信号（图 17-8-4）。

（2）X 线表现。好发于紧邻骨性关节面的骨端，很少穿透关节软骨。呈偏心、膨胀性生长的溶骨性骨质破坏。瘤内可见数量不等的骨嵴，使肿瘤呈分房或皂泡状。有些病例的病变可观察不到分隔。病灶边缘清楚、锐利，可形成骨壳，近骨干侧边缘可以观察到筛孔样改变。一般无硬化、软组织肿块和骨膜反应。肿瘤恶性变的征象包括：生长迅速，骨包壳破坏、中断，邻近骨质破坏、骨膜反应，软组织肿块形成等。

5. 骨软骨瘤 骨软骨瘤（osteochondroma），又叫外生骨疣，是最常见的良性骨肿瘤，发生率为良性骨肿瘤的 31.6%～45%，由瘤体及其顶端透明软骨帽和外层纤维包膜构成，其外还可有滑膜囊。发病原因可能为骨骺软骨在生长板异常时，由小片内生软骨分离后，经过化骨形成骨软骨瘤，可一直长到骨骺板闭合时。好发年龄 10～35 岁，常在 20 岁之前发现，男女比例为 2:1，85% 发生在股骨、肱骨及胫骨的干骺端，自骨表面向骨外生长，顶端背向

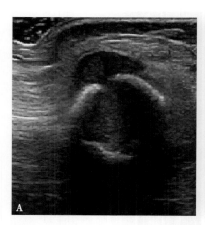 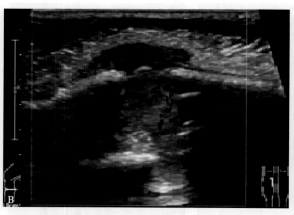 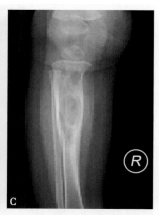

图 17-8-3 骨朗格汉斯细胞组织细胞增生症声像图及 X 线图像

患儿，10 月龄。A. 胫骨近端横断面图像，骨破坏、皮质破损，骨内呈低回声，骨旁软组织包块，内可见黏稠样液体回声。B. 胫骨近端长轴图像彩色多普勒，骨内及软组织包块稍多血流信号。C. X 线片示胫骨近端干骺端及骨干膨胀，溶骨性骨破坏，骨内低密度，伴硬化缘

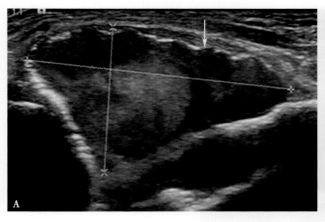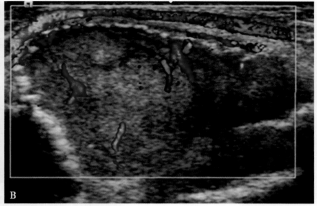

图 17-8-4　骨巨细胞瘤声像图

A. 左侧桡骨远端可见偏心性、膨胀性生长的骨破坏区,骨皮质膨胀变薄(↓),骨内可见实性不均质低回声肿块,回声不均。
B. CDFI 示病灶内可见较丰富血流信号

关节面。生长缓慢,病程较长,常无症状。当肿瘤较大压迫邻近血管、神经、肌肉时,可出现相关症状和体征。

(1)超声表现。骨软骨瘤呈骨性强回声突起,从骨的干骺端突出于骨表面,顶端背向关节面生长,肿瘤基底部与正常骨皮质相连续。肿瘤顶端表面可见低-无回声软骨帽,呈月牙状或镰刀状,其厚度与年龄相关,年龄越小越厚,当软骨帽快速增大时要怀疑恶变。CDFI:病变处无明显血流信号。部分肿瘤瘤体较大,形状不规则,对周围肌肉、神经及血管等产生不同程度压迫;部分骨软骨瘤周围可出现滑囊扩张积液(图 17-8-5A、B)。

(2)X 线表现。表现为背向关节生长的骨性突起,肿瘤皮质和髓腔与骨干的皮质和髓腔相延续。带蒂者常呈柱状和锥形,表面光滑或呈结节状。宽基者常呈半球形或菜花状。透明软骨帽在 X 线上不显示,发生钙化时,可见不规则斑片状或菜花状致密影。软骨帽钙化层连续性中断、肿瘤短期内迅速增大,出现软组织肿块,肿块内伴有不同程度的钙化斑时,提示恶变(图 17-8-5C)。

(二)恶性骨肿瘤

1. 骨肉瘤　除了来源于造血系统的恶性肿瘤以外,骨肉瘤(osteosarcoma)是儿童最常见的恶性骨肿瘤,多发生于 10~25 岁之间,另一发病高峰年龄是在 40 岁之后。根据临床特点、肿瘤在骨内的位置以及组织学特点,骨肉瘤可分为几种不同类型,其共同特点是含有恶性结缔组织形成的骨与骨样基质。大部分骨肉瘤为原发性,无明确的发病原因,而有一小部分由某些已知的病变发生恶性变形成或某些外源性因素导致,这部分被称为继发性骨肉瘤。

导致继发性骨肉瘤的病变外源性因素包括 Paget 病、纤维发育不良和放射线。根据病变在骨的位置,以骨内骨肉瘤最为多见,其次为骨表面骨肉瘤,骨外骨肉瘤较少见。骨内骨肉瘤中,较为常见类型依次为寻常性骨肉瘤、毛细血管扩张性骨肉瘤、低分级中心性骨肉瘤。

寻常性骨肉瘤是最常见的骨肉瘤类型,约占全部骨肉瘤的 85%,最常见于 10~20 岁的患者,儿童骨肉瘤以此型最多见,男性发病略多见于女性。膝关节(股骨远端、胫骨近端)是骨肉瘤最好发的部位,其次为肱骨近端、腓骨及骨盆。位于长骨的病变多起源于干骺端。骨肉瘤的常见症状是局部疼痛、软组织肿块和运动障碍。局部疼痛最常见,可为间断性或持续性疼痛,夜间尤其明显,药物治疗一般无效。随病变进展,局部可触及质韧肿块,伴局部皮温增高,表明静脉曲张和水肿,后期可出现发热、消瘦等全身症状。

骨肉瘤首先破坏骨小梁,并沿骨髓腔扩散、向外侵犯邻近骨皮质、沿骨膜下生长或穿透骨膜、侵犯软组织、扩展至骨骺或关节腔、在病灶周围或关节另一侧形成不连续的跳跃灶、经血流发生以肺为主的远处转移。

(1)超声表现。超声图像显示寻常性骨肉瘤骨皮质小破损,继而可见骨膜增厚、抬高与骨皮质分离,形成三角形结构,与放射学描述的 Codman 三角完全符合;随病程进展骨质破坏的深度和范围增大,肿瘤突破骨膜屏障侵犯软组织,局部可出现包绕骨皮质的软组织肿块,可呈低回声、高回声及混合回声,肿块内可见大量垂直于骨皮质方向、放射状排列的强回声瘤骨,早期针状瘤骨细小,晚期针

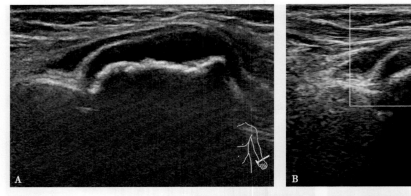
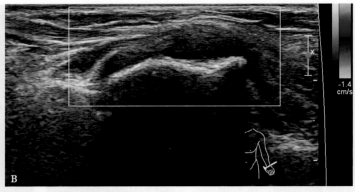

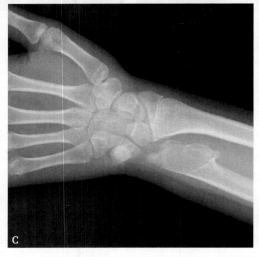

图 17-8-5　桡骨远端骨软骨瘤声像图及 X 线图像

患儿，13 岁。A. 桡骨远端长轴图像。B. 桡骨远端短轴图像，桡骨表面突起，表面见极低回声软骨帽，内未见血流信号，周围软组织未见肿物及积液。C. X 线片，桡骨远端骨性突起

状瘤骨粗大且排列密集，与放射学描述的"日光"征较一致；或者肿块内团状、絮状强回声瘤骨。彩色多普勒超声显示肿瘤内血供丰富，新生血管走行紊乱，可探及丰富血流信号（图 17-8-6A、B）。

（2）X 线表现。寻常性骨肉瘤（conventional osteosarcoma）骨质破坏、肿瘤骨形成及软组织肿块是骨肉瘤最主要的影像学征象，根据骨质破坏及肿瘤骨的比例，可将 X 线表现分为成骨型、溶骨型和混合型三种：①成骨型，以肿瘤骨为主，可表现为云絮样、斑片样或象牙质样；②溶骨型，以骨质破坏为主，可出现少量肿瘤骨；③混合型，骨质破坏和肿瘤骨混合存在。寻常性骨肉瘤起源于干骺端的骨髓腔，早期表现为松质骨斑片状或地图样溶骨破坏，皮质边缘呈虫蚀样改变，以后骨质破坏逐渐融合扩大，同时向髓腔远端和骨外蔓延，部分可突破骺板软骨向骨骺甚至关节对侧骨侵犯。骨破坏区边缘模糊，周围无反应性硬化带，部分病变可出现髓腔扩张，但骨皮质多不完整，常可见明显软组织肿块形成。肿瘤骨由肿瘤性成骨或成软骨细胞形成，分布

于骨破坏区或软组织内的肿瘤实质中，是骨肉瘤最本质和特征性的表现，病灶局部可见层状、花边样或放射针状骨膜反应，在肿瘤生长快速区域骨膜反应可被破坏，上下两端残留三角骨膜，即 Codman 三角，此征象虽常见于骨肉瘤，但并非特异，也可见于其他骨肿瘤或骨髓炎等（图 17-8-6C）。

2. 软骨肉瘤　软骨肉瘤（chondrosarcoma）是起源于软骨细胞的恶性骨肿瘤，在原发恶性骨肿瘤中，发病率仅次于骨肉瘤。根据肿瘤发生部位，可分为中心型和周围型，前者起源于髓腔，呈中心性生长，后者起源于骨皮质或骨膜，向外生长。两型又可分为原发性和继发性两种，继发性常继发于骨软骨瘤、畸形性骨炎、骨纤维异常增殖症、软骨黏液样纤维瘤等。中心型以原发性居多，周围型则以继发性多见。男性发病多于女性，约为女性的两倍，好发年龄为 30～60 岁，儿童的软骨肉瘤几乎均由骨软骨瘤或内生软骨瘤恶变而来。四肢骨、躯干、扁骨皆可发病，以长管状骨多见，以此股骨、肱骨、胫骨、腓骨、尺骨等，骨盆发病也较常见。一般恶性程度高

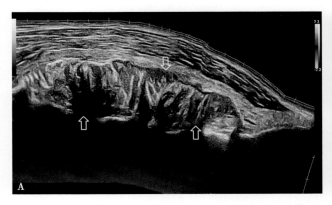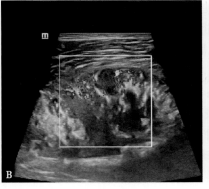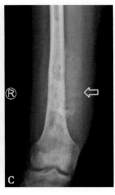

图 17-8-6　股骨远端骨肉瘤声像图及 X 线图

患儿，15 岁。A. 股骨肿瘤长轴声像图（空箭指示肿物）。B. 彩色多普勒图像。股骨破坏伴骨膜抬高，可见 Codman 三角，软组织可见实性低回声肿物，伴放射状瘤骨强回声，内可见丰富血流信号。C. 空箭指示肿瘤高密度瘤骨

的原发软骨肉瘤病程短，症状出现早而重，与骨肉瘤表现相似，继发者病程可长达数十年，疼痛突然加重、肿块突然长大、肿块由硬变软等症状都是良性软骨类肿瘤恶变的表现。位于骨盆的巨大软骨肉瘤可向盆腔内生长，导致直肠、膀胱受压等症状。肿瘤肉眼呈分叶状、灰白色、半透明，常有淡黄色钙化灶，黏液变明显时可有囊腔形成。恶性程度高者常合并出血、坏死。

（1）超声表现。紧贴骨皮质表面生长的极低回声肿块，形态多不规则，内部回声不均匀或杂乱，以极低回声为主，当肿块生长较快、内部出现缺血坏死时，可出现液化无回声，瘤骨形成时肿块内可见点状、斑片状或环弧状强回声。彩色多普勒成像显示肿块多无血流或少量血流信号（图 17-8-7）。

（2）X 线表现。原发性中心型软骨肉瘤多位于长骨干骺端，表现为髓腔内大小不等、形态不规则的溶骨破坏，内可见散在环状、斑点样的软骨钙化，边缘模糊，骨皮质可有轻度膨胀，病变可穿破骨皮

质形成软组织肿块。继发性中心型软骨肉瘤多来源于内生软骨瘤恶变，恶变时可见肿瘤中心透亮区范围增大、边缘模糊、不规则钙化点增多、形成软组织肿块。周围型软骨肉瘤起源于骨膜下皮质或骨膜，多为继发性，常来源于单发骨软骨瘤或骨软骨瘤病，后者更常见。骨软骨瘤恶变表现为软骨帽不规则增大变厚、边缘模糊，内原有钙化影变淡、模糊、消失、或出现大量环点状、雪片状钙化，原有瘤体及基底部可出现骨质破坏，偶伴有 Codman 三角。

3. 尤因肉瘤　尤因肉瘤（Ewing's sarcoma）居小儿原发恶性骨肿瘤的第二位。好发年龄为 10～15 岁，男性多见。全身骨骼均可发生，以四肢长骨，如股骨、胫骨和肱骨多见，扁骨中多见于髂骨和肋骨。肿瘤的发生部位与年龄及红骨髓的分布有关。疼痛为本病主要症状，起初为间歇性隐痛，后迅速发展为持续性剧痛。局部可触及压痛性肿块，伴表面皮肤发红、发热、静脉曲张。肋骨病变可引起胸腔积液。全身症状包括不规则发热、贫血。病程发

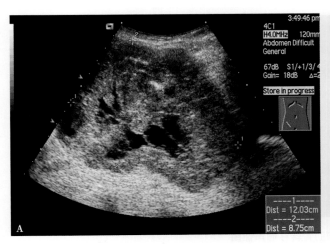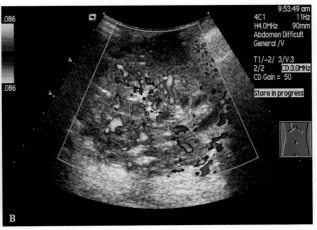

图 17-8-7　髂骨软骨肉瘤声像图

A. 右髂骨表面实性低回声肿物，形态欠规则，内回声不均，可见少量液化区，伴散在强回声斑。B. 肿物内可见较多血流信号

展很快，早期可发生广泛转移，累及全身骨骼、内脏及淋巴结，病理骨折少见。大体病理标本肉眼见肿瘤为髓腔内灰白色质软肿物，内可见坏死液化和出血灶。

（1）超声表现：骨破坏、骨皮质呈虫蚀样改变；骨膜反应明显，可表现为多层状，可见 Codman 三角；包绕病变骨可见实性低回声组织肿块，血流丰富，肿块内可探及高阻的动脉血流频谱（图 17-8-8A、B）。

（2）X 线表现：长骨病变位于骨干中段或干骺端，分为中心型和周围型。中心型可见髓内斑点样溶骨破坏，周围骨皮质呈筛孔样改变，局部可见葱皮样骨膜增生，并可形成 Codman 三角，肿瘤内部可有细短放射状骨针（图 17-8-8C）。早期即可穿破皮质形成巨大软组织肿块。周围型骨皮质外缘呈碟形破坏，内缘保持完整，肿瘤呈圆形或分叶状向外生长。扁骨及不规则骨病变呈片状溶骨破坏，伴巨大软组织肿块，内部亦可见放射状骨针。

4. 骨转移瘤（bone metastases）任何器官的癌瘤都可发生骨转移，其中以乳腺癌、前列腺癌、肺癌、甲状腺癌最多见。儿童骨转移瘤见于神母细胞瘤、肾母细胞瘤等。

病程初期无明显症状，后可出现疼痛。疼痛开始为间歇性钝痛，逐渐加剧变为持续性剧痛。转移到脊柱者，常由于压迫脊髓和神经根引起神经方面的症状。

（1）超声表现：显示为局限性骨破坏，骨皮质连续性中断，肿瘤内部可呈低回声或不均匀高回声。肿瘤穿破骨皮质后，在软组织内出现局限性肿块，多无完整包膜。但当肿瘤位于骨内而骨皮质尚未受损时，超声可无阳性发现（图 17-8-9、图 17-8-10）。

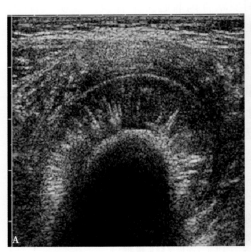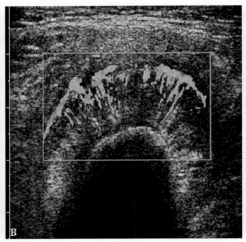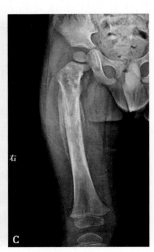

图 17-8-8　股骨尤因肉瘤声像图及 X 线图

A. 围绕右股骨骨干实性低回声肿物，边界清楚，内回声不均，可见放射状强回声瘤骨。B. 肿物内丰富血流信号。C. 右股骨 X 线图，股骨溶骨样骨破坏，可见层状骨膜反应

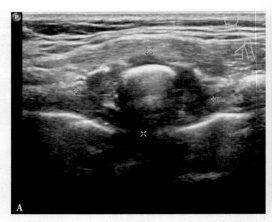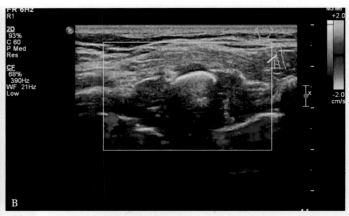

图 17-8-9　骨肉瘤肋骨转移瘤声像图

患儿，14 岁。A. 包绕左侧第 5 前肋可见不规则实性低回声肿块，范围约 3.7cm×2.9cm×1.8cm，累及肋骨周围肌层。B. 包块内未见明显血流信号

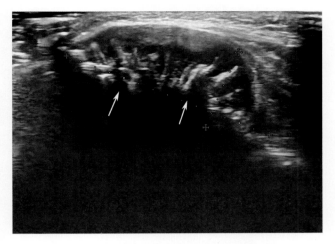

图 17-8-10 神经母细胞瘤骨转移瘤声像图

患儿，男，14 月龄，双侧额部及右侧上颌骨神经母细胞瘤转移。前额部骨质破坏区，可见放射状瘤骨形成（→）

（2）X 线表现：X 线检查常不能早期发现骨骼的转移性肿瘤，图像可以显示出溶骨性和成骨性病变。

第九节 常见的软组织包块

一、血管瘤和脉管畸形

（一）分类概述

血管瘤与脉管畸形是儿童常见的疾病。

1982 年，J B Mulliken 和 J Glowacki 首次提出基于血管内皮细胞生物学特性的分类方法，将此前传统意义的"血管瘤"（vascular anomalies）重新分为血管瘤（hemangioma）和脉管畸形（vascular malformation），并阐释了两者最本质的差别，即血管肿瘤存在血管内皮细胞的异常增殖，而血管畸形则无此现象。在 1996 年，国际血管异常研究学会（ISSVA）根据 Mulliken 和 Glowacki 最初发表的分类，将血管异常分为血管肿瘤和畸形，这是目前最广泛接受的分类系统，是诊断和治疗血管异常的基础（表 17-9-1～表 17-9-3）。

暂未归类的脉管性病变包括：肌间血管瘤、角化性血管瘤、窦状血管瘤、肢端动静脉"瘤"、多发性淋巴管内皮瘤病合并血小板减少 / 皮肤内脏血管瘤病合并血小板减少（MLT/CAT）、PTEN（型）软组织错构瘤 / 软组织"血管瘤病"（PHOST）和纤维脂肪性血管性病变（FAVA）等。

其中，某些血管瘤或脉管畸形合并血小板减少和 / 或消耗性凝血功能障碍。

（二）发病机制与临床

大多数类型的脉管系统病变是由生殖细胞种系突变和 / 或体细胞突变引起的。血管肿瘤主要由内皮细胞增生而增殖。典型病变为婴儿血管瘤（IH），表现为出生后生长迅速，逐渐生长缓慢。而脉管畸形有一个静止的内皮，被认为是血管或淋巴管的先天性发育畸形。脉管畸形不会自行消退，随患者的生长发育等比例生长。

淋巴管畸形（lymphatic malformation，LM）以往称为"淋巴管瘤"，是常见的一种先天性脉管畸形疾病。LM 分为巨囊型、微囊型和混合型 3 型。巨囊型 LM 由一个或多个体积≥2cm³ 的囊腔构成（即以往所称的囊肿型或囊性水瘤），而微囊型 LM 则由多个体积 <2cm³ 的囊腔构成（即以往的毛细管型和海绵型），二者兼而有之的则称为混合型 LM。该病多在 2 岁前发病，LM 约 75% 的病变好发于头、颈部。

（三）超声表现

1. 良性血管肿瘤 超声声像图通常表现为低回声或混合回声肿物，边界清或无明显边界，内回

表 17-9-1 血管瘤与脉管畸形分类（2019 ISSVA 分型）

血管肿瘤	脉管畸形			
	单纯性	混合性	知名血管畸形	并发其他病变
良性	毛细血管畸形	毛细血管—静脉畸形	其他	其他
局部侵袭性或交界性	淋巴管畸形	毛细血管—淋巴管畸形		
恶性	静脉畸形	淋巴—静脉畸形		
	动静脉畸形	毛细血管—淋巴—静脉畸形		
	动静脉瘘	毛细血管—动静脉畸形		
		毛细血管—淋巴—动静脉畸形		
		其他		

表 17-9-2 血管肿瘤分类表（2019 ISSVA 分型）

类型	名称
良性脉管肿瘤	婴幼儿血管瘤
	先天性血管瘤：快速消退型、不消退型、部分消退型
	丛状血管瘤
	梭形细胞血管瘤
	上皮样血管瘤
	化脓性肉芽肿（又称分叶状毛细血管瘤）
	其他：靴钉样血管瘤、微静脉血管瘤、交织状血管瘤、肾小球样血管瘤、乳头状血管瘤、血管内乳头状内皮增生、皮肤上皮样血管病样结节、获得性弹性组织变性血管瘤、鼻窦岸细胞血管瘤
	其他相关病变：小汗腺血管瘤样错构瘤、反应性血管内皮细胞瘤病、杆菌性血管瘤病
局部侵袭性或交界性脉管肿瘤	卡波西型血管内皮瘤
	网状血管内皮瘤
	乳头状淋巴管内血管内皮瘤，Dabska 瘤
	复合性血管内皮瘤
	假肌源性血管内皮瘤
	多形性血管内皮瘤
	其他未另列明的血管内皮瘤
	卡波西肉瘤
	其他
恶性脉管肿瘤	血管肉瘤
	上皮样血管内皮瘤
	其他

表 17-9-3 淋巴管畸形分类（2019 ISSVA 分型）

畸形类型	名称
淋巴管畸形	普通（囊性）淋巴管畸形：巨囊型淋巴管畸形、微囊型淋巴管畸形、混合囊型淋巴管畸形
	泛发性淋巴管异常：卡波西型淋巴管瘤
	Gorham-Stout 综合征中的淋巴管畸形
	管道型淋巴管畸形
	"获得性"进行性淋巴管病变（又称获得性进行性"淋巴管瘤"）
	原发性淋巴水肿：Nonne-Milroy 综合征、原发性遗传性淋巴水肿、淋巴水肿 - 双睫症、稀毛症 - 淋巴水肿 - 毛细血管扩张、原发性淋巴水肿伴脊髓发育不良、原发性泛发性淋巴管畸形（Hennekam 淋巴管扩张 - 淋巴水肿综合征）、小头畸形伴 / 不伴脉络膜视网膜病变，淋巴水肿，或智力发育迟缓综合征、淋巴水肿 - 鼻后孔闭锁

声多不均匀，可呈多囊状或多隔样结构或见扩张管道样结构（图 17-9-1），有时能观察到肿物内低速流沙样回声、血栓低回声或静脉石强回声斑，肿物内常较多血流信号充盈（图 17-9-2）。

2. 淋巴管畸形 超声声像图表现为以无回声为主的囊性包块，边界可清晰或不清晰，部分包块无回声区内可见分隔样结构，彩色多普勒显示无血流信号（图 17-9-3）。

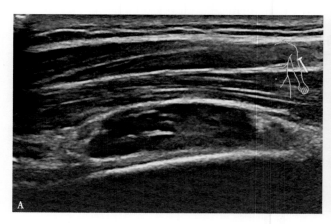
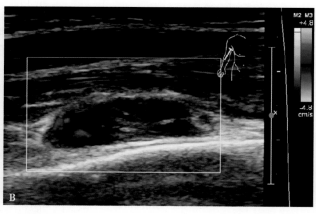

图 17-9-1 上臂血管瘤声像图

患儿，13 岁，三角肌内肿物。A. 上臂长轴声像图：肌层内低回声肿物，边界清，内回声不均，可见隔状结构。B. 彩色多普勒：肿物局部稍多血流信号

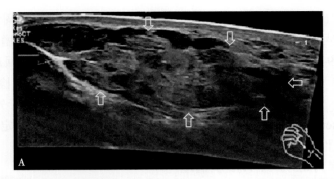

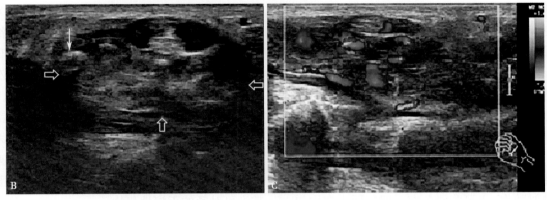

图 17-9-2　手掌血管瘤声像图

A. 手掌长轴图像：肿物位于指屈肌腱掌侧，边界尚清楚，呈低回声，内回声不均，可见管状结构，于管状结构内局部显示流沙样低回声，可见弧形静脉石样强回声斑，挤压软组织时肿物内可见较丰富血流信号充盈；空箭指示肿物。
B. 手掌短轴图像：空箭指示肿物，实箭指示静脉石。C. 彩色多普勒超声图像：肿物内可见较丰富血流信号充盈

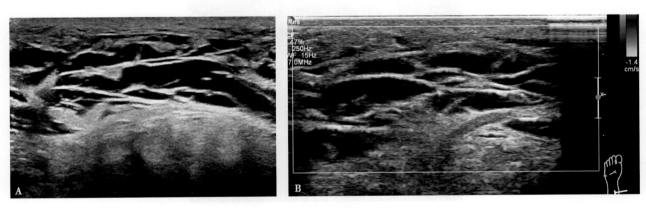

图 17-9-3　淋巴管畸形声像图

患儿，13 岁，足底质软包块。A. 足底皮下软组织多隔状囊性包块，边界不清。B. 彩色多普勒显示包块内未见血流信号

二、韧带样型纤维瘤病

韧带样型纤维瘤病（desmoid-type fibromatosis, DF）是一种少见的间叶组织来源肿瘤，侵袭性较强，术后易复发，但不发生转移，部分病变可呈多灶性。2020 年 WHO 软组织肿瘤分类标准中将其归类为来源于成纤维细胞或肌成纤维细胞性肿瘤，为中间性（局部侵袭性）软组织肿瘤。发病年龄峰值为 30～40 岁，女性多见。按病变部位为腹外型、腹壁型、腹内型。临床症状多以发现包块就诊，质硬，多数活动差。病理表现为由分化良好的成纤维细胞和肌成纤维细胞构成，瘤细胞之间可见大片或成束状排列的胶原纤维伴玻璃样变性，并可见增生的小血管。部分瘤细胞间质内也可见黏液样变性。

超声表现　表现为实性低回声包块，无明显包膜，形态欠规则或规则，边界模糊或清晰，回声不均，部分肿块呈沿肌束走行的梭形低回声，与肌纤维分界不清，且内部或边缘偶见条索状或片状高回

声区，内部无明显的钙化、出血、液化坏死等。彩色多普勒显示肿物内血流信号程度不同，可无血流信号或较多血流信号（图17-9-4）。

三、肌性斜颈

儿童的肌性斜颈（muscular torticollis）为常见的婴幼儿肌肉骨骼系统先天性病变之一，是一侧的胸锁乳突肌紧缩变短，发病率为0.3%～1.9%。其病理主要表现为肌束的纤维化，确切病因并未清楚，常见诱因包括难产、产钳助产或臀位产，目前普遍认为产时颈部牵拉及压迫创伤可能引起胸锁乳突肌的损伤、肌内小静脉闭塞、肌肉部分坏死、继发肌纤维变性和纤维化。临床表现为患儿一侧颈部无痛性肿块，一般在新生儿期即可触及肿块，颈部歪斜。以单侧、右侧多见。常见于生后2～6周婴儿，多数患儿在4～8个月内逐渐自愈。

1. 超声表现 患侧胸锁乳突肌呈梭形增厚，局限型者酷似肿物，也可弥漫分布。局部回声多均匀，肌束结构不清晰，病变周边可见薄层低回声包绕，CDFI：局部血流信号常增多。纤维化明显时，胸锁乳突肌内可见条索状高回声区（图17-9-5）。

2. 临床意义 超声检查能够判断病变的来源，帮助明确病变性质。对于先天性肌性斜颈的患儿，通过双侧对比扫查，能够确定诊断并可进行随访观察。

四、横纹肌肉瘤

横纹肌肉瘤（rhabdomyosarcoma，RMS）是儿童和青少期原发恶性肿瘤，源于能分化为骨骼肌的胚胎间充质。儿童RMS可见于有骨骼肌的部位及骨骼肌外任何部位。最常见部位为头颈部、泌尿生殖系，发生于四肢软组织的约占20%。在儿童中RMS是继神经母细胞瘤和肾母细胞瘤后第三位常见的恶性实体瘤。好发年龄是2～5岁及15～19岁。发生于四肢软组织的RMS病理常见分型是腺泡型。其临床表现与原发部位有关，发生于肢体软组织的通常为可触及的无痛性包块。

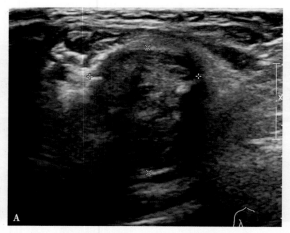

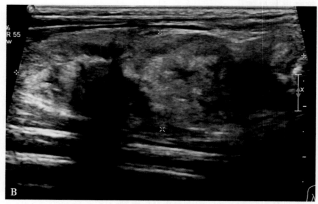
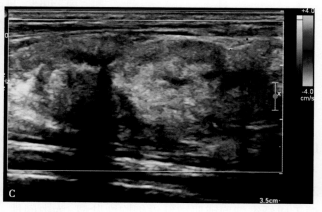

图17-9-4 韧带样纤维瘤声像图

患儿，男，9岁，右前臂质硬肿物。A. 前臂短轴图像。B. 前臂长轴图像：肌层内实性低回声肿物，部分边界欠清晰，内回声不均，可见斑片状高回声，无液化或钙化。C. 彩色多普勒图像：肿物内未见明显血流信号

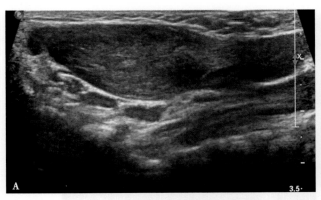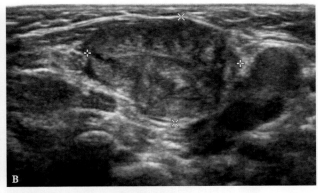

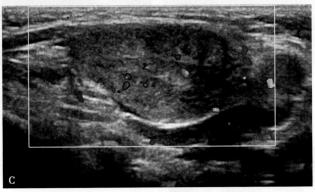

图 17-9-5 肌性斜颈声像图

患儿，男，5 月龄，发现右侧颈部包块 1 个月。A. 长轴切面：右侧胸锁乳突肌近胸锁瘤样增粗，上端与正常肌层相延续，呈梭形。B. 短轴切面：增粗的胸锁乳突肌横断面呈包块样，无纹理结构。C. 血流情况：少量点状血流信号

超声表现：肌层内低回声包块，边界清晰，光整，可探及被膜。内部回声相对均匀，也可有坏死囊变区，通常见不到钙化。血流信号较丰富。有时与血管瘤难以鉴别（图 17-9-6、图 17-9-7）。

五、婴儿纤维肉瘤

纤维肉瘤属间叶组织肿瘤，包含成人型和婴儿型两种病理亚型。发生在婴幼儿时期的婴儿纤维肉瘤（infantile fibrosarcoma），又称先天性纤维肉瘤。组织学上与成人型相似，但恶性程度低，临床预后相对较好。

本病临床罕见，1 岁以下患者约占 80%，约 40% 于生后即发现，多见于四肢，进行性增大。就诊时，表浅瘤灶可表现为无痛性增大肿物，呈浅蓝色或紫红色，张力高，光亮，可出现破溃，但相对少见。本病易与软组织血管瘤相混淆，有文献报道婴儿纤维肉瘤病例初诊时误诊比例高达 80%。

1. **超声表现** 回声呈现多样性，整体以低回声最为多见。边界轮廓清晰。血流特点表现为富血供（图 17-9-8、图 17-9-9）。

2. **超声检查的临床意义** 本病超声表现具有一定规律性，但与好发年龄内的其他软组织肿瘤尤其是血管瘤容易混淆，故单一依靠超声鉴别有一定局限性，近年来有学者采用综合上述表现的诊断比值比以建立多因素诊断模型，结果证实联合诊断可有效改善采用单一超声指标的鉴别效能。

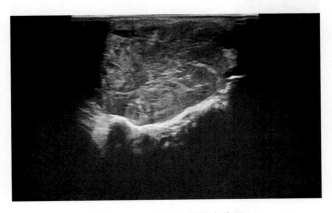

图 17-9-6 横纹肌肉瘤声像图

患儿，女，4 岁，发现面部肿物 3 个月。图中显示右侧面部软组织内低回声包块。破坏右侧鼻部骨质

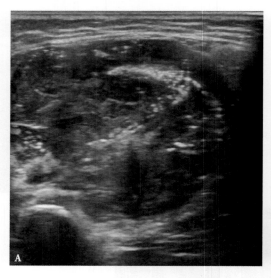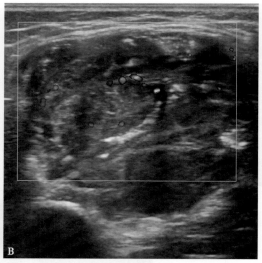

图 17-9-7　横纹肌肉瘤声像图

患儿，女，2岁，发现右大腿包块4个月。A. 大腿外侧肌层内混杂回声包块，边界清晰，多发点状钙化。B. 血流信号稍多

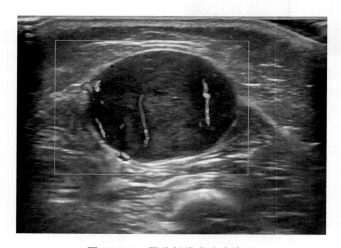

图 17-9-8　婴儿纤维肉瘤声像图

患儿，男，6个月，发现腿部肿物半个月。左大腿外侧肌层低回声包块，边界清晰、光整，血供丰富

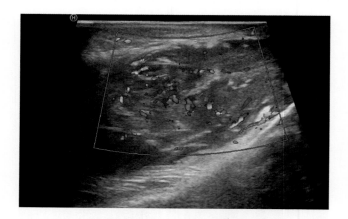

图 17-9-9　婴儿纤维肉瘤声像图

患儿，男，1个月，生后发现右上肢肿物。右上臂肌层内低回声包块，边缘不光整，血供丰富

（陈　涛　王晓曼）

参 考 文 献

1. Mulpuri K，Song KM，Gross RH，et al. The American Academy of Orthopaedic Surgeons Evidence-Based Guideline on Detection and Nonoperative Management of Pediatric Developmental Dysplasia of the Hip in Infants up to Six Months of Age. J Bone Joint Surg Am，2015，97（20）：1717-1718.

2. Graf R，Mohajer M，Plattner F. Hip sonographyupdate. Quality-management，catastrophes-tips and tricks. Medical ultrasonography，2013，15（4）：299-303.

3. Synder M，Harcke HT，Domzalski M. Role of ultrasound in the diagnosis and management of developmental dysplasia of the hip：an international perspective. OrthopClin North Am，2006，37（2）：141-147.

4. 李佳，熊屏，龚霞，等. 动静脉畸形与静脉畸形的超声图像对比分析. 中国超声医学杂志，2019，35（1）：22-24.

5. American Institute of Ultrasound in Medicine. AIUM practice guideline for the performance of an ultrasound examination for detection and assessment of developmental dysplasia of the hip. J Ultrasound Med，2013，32（7）：1307-1317.

6. 中华医学会小儿外科分会骨科学组，中华医学会骨科学分会小儿创伤矫形学组. 发育性髋关节发育不良临床诊疗指南（0～2岁）. 中华骨科杂志，2017，37（11）：641-650.

7. 中国医师协会超声医师分会. 中国肌骨超声检查指南. 北京：人民卫生出版社，2017：58-66.

8. 周永昌，郭万学. 超声医学. 北京：人民军医出版社，2014.

9. Yalcinkaya M，Lapcin O，Arikan Y，et al. Surface Aneurysmal

Bone Cyst: Clinical and Imaging Features in 10 New Cases. Orthopedics, 2016, 39(5): 897-903.

10. Freyschmidt J, Ostertag H. Ewing's sarcoma, fibrogenic tumors, giant cell tumor, hemangioma of bone: Radiology and pathology. Radiology, 2016, 56(6): 520-535.

11. Wang C, Song RR, Kuang PD, et al. Giant cell tumor of the tendon sheath: Magnetic resonance imaging findings in 38 patients. Oncol Lett, 2017, 13(6): 4459-4462.

12. McCarville MB. What MRI can tell us about neurogenic tumors and rhabdomyosarcoma. Pediatr Radlol, 2016, 46(6): 881-890.

13. 吉士俊, 潘少川, 王继孟. 小儿骨科学. 济南: 山东科学技术出版社, 2001.

14. 司建荣, 姜兆候, 老昌辉, 译. 骨关节肿瘤和肿瘤样病变的鉴别诊断. 北京: 中国医药科技出版社, 2004.

15. 吴瑞萍, 胡亚美, 江载芳. 实用儿科学. 第6版. 北京: 人民卫生出版社, 1997.

16. 曹来宾. 实用骨关节影像诊断学. 济南: 山东科学技术出版社, 2001.

17. Boland, Huvos AG. Malignant fibrous histiocytoma of bone. Clin Orthop, 1986, 204: 130-134.

18. Fechner RE, Mills SE. Tumors of the bones and joints. Washington, DC: Armed Forces Institute of Pathology, 1993.

19. Dahlin DC, Unni KK. Bone tumors. General aspects and data on 8542 cases. 4th ed. Springfield, IL: Charles C Thomas, 1986.

20. Kaplan H. Hodgkin Disease. 2nd ed. Cambridge, MA: Harvard University Press, 1980.

21. Enzinger FM, Weiss SW. Malignant vascular tumors // Enzinger FM, Weiss SW. Soft tissue tumors. 3rd ed. St Louis: CV Mosby, 1995.

22. 中华医学会整形外科分会血管瘤和脉管畸形学组. 血管瘤和脉管畸形的诊断及治疗指南 (2019版). 组织工程与重建外科杂志, 2019, 15(5): 277-317.

23. 《软组织和骨肿瘤分子病理学检测专家共识 (2019年版)》编写专家委员会. 软组织和骨肿瘤分子病理学检测专家共识 (2019年版). 中华病理学杂志, 2019, 48(7): 505-509.

24. 国际血管联盟中国分部血管畸形专家委员会. 静脉畸形中国专家共识. 介入放射学杂志, 2019, 28(4): 307-311.

第十八章　肌骨介入超声

第一节　概　述

近年来,随着肌骨超声的应用和普及,使用肌肉骨骼超声进行诊断和治疗的需求已显著增加。超声不仅能准确评估肌骨系统包括关节、肌腱、韧带、滑囊、周围神经等结构的病变情况,还能准确引导穿刺针进入病变组织结构,实时监测整个治疗过程,越来越多的专科医生开始使用超声来引导介入治疗以提高注射的准确性和有效性,可见超声引导下肌骨介入治疗具有广泛的临床需求。超声不仅是超声医师的诊断"武器",也是骨科、康复科、麻醉科、疼痛科等临床医生开展超声引导介入手术的"第三只眼"。目前在超声引导下已经能够完成各种类型的肌骨介入治疗,包括关节腔抽液、关节腔注射、滑囊注射、腱鞘注射、神经松解、肌腱针刺等。既往这些操作大多是操作者结合经验在触诊引导下完成的,因而无法准确评估药物是否有效地注入到目标区域,导致不同患者之间的疗效差异很大,且盲穿常常损伤其他邻近组织结构如神经和血管等。透视或 X 线引导关节腔注射尽管能提高注射的有效性和精准性,但存在射线辐射、费用较高、不便携及不能显示软组织结构等缺点。在肌骨疾病介入引导注射方面,超声优势明显,不仅便携、操作简便、没有电离辐射、价格低、可动态评估,还能清晰显示周围软组织结构,尤其可实时动态显示穿刺针、针尖和目标结构,因而操作更加安全、精准,疗效也更显著。

一、适应证与禁忌证

1. 超声引导下肌骨疾病介入治疗的适应证
(1)关节腔的积液抽吸、冲洗及药物注射。
(2)肌腱炎的注射治疗。
(3)狭窄性腱鞘炎的松解治疗。
(4)神经病变的注射及松解治疗。

2. 超声引导下肌骨疾病介入治疗禁忌证
(1)全身感染。
(2)凝血功能障碍。
(3)穿刺部位肿瘤。
(4)穿刺部位为结核。
(5)麻醉药过敏。

二、仪器调节和图像存储要求

1. 仪器调节
(1)超声引导操作的先决条件为术者熟悉超声仪器并能调节仪器获得最优超声图像。
(2)超声扫描可在两个互相垂直的平面显示检测目标。每次扫查时都需要调节超声仪器如深度、频率、焦距和增益(时间增益不长)来获得被检结构的最佳成像。
(3)治疗前及治疗中可使用彩色多普勒或能量多普勒技术评估检测目标中的血管结构。
(4)在扫描过程中还需要调整探头方向,避免各向异性的影响。

2. 图像存储
(1)穿刺前应对穿刺目标进行初步扫查,储存所有的重要结构的相关图像(特别是一些具体的测量值,如肌腱撕裂的程度,囊肿或积液范围,和相应的注释),以利于将来参考。
(2)在穿刺过程中,应保留穿刺针在目标结构内的图像,以及穿刺后的图像。将整个操作过程录像并存储视频。

三、常用器材及药物

超声引导肌骨介入治疗常用的器材包括:高频线阵超声探头、耦合剂、碘伏、棉签、纱布、洞巾、探头套、穿刺针、注射器等。对于肩关节、髋关节等位置较深的结构有时也需要使用中低频凸阵探头。最常用的药物主要是生理盐水、利多卡因和类固醇激素,有时也使用富血小板血浆、高渗葡萄糖等。

四、肌骨介入超声的一般操作步骤和方法

超声引导下肌骨介入治疗没有绝对统一的操作方法,但有序的操作方法可帮助提高操作的安全性和成功率。

1. 病史和体格检查 进行适当的病史采集和体格检查,包括查看之前的各种诊断性检查结果。

2. 签署患者知情同意书 告知患者介入穿刺及超声引导的原因、方式、方法和可能的风险,征得患者知情同意,并签署知情同意书。

3. 仪器和材料准备 一般来说,肌骨系统的穿刺较少使用专用穿刺探头或穿刺架。应根据穿刺目标的大小、深度等选择合适的超声探头。线阵探头最常用于扫查浅表结构和引导较表浅的进针,对深部结构进行穿刺可选择凸阵探头。

材料准备包括耦合剂、穿刺针、导管、注射器、药品、洞巾、绷带和敷料等。在操作台或桌子上选择一块无菌区域放置操作器材。

4. 选择最佳的患者体位 在保证能充分显示目标结构的条件下,尽量使患者处于舒适的体位,充分暴露病变组织。此外为保证操作者舒适性,应将检查床、超声仪显示屏、仪器等调整到最合适的高度和位置。

5. 操作前超声扫查 注射之前常规先对目标结构行超声扫查,目的是获得目标组织的主要信息并制订操作计划。

(1)有助于识别并避开周围邻近的重要结构,如神经血管结构、变异解剖结构或未能预料的包块和病变组织。在穿刺前扫查时调整深度、频率和焦距可对图像进行优化。

(2)有助于明确诊断并且识别操作中可能损伤的重要组织结构,在扫查过程中制订穿刺方法(平面内和平面外),规划穿刺路径,选择穿刺针、注射器等型号。

6. 确定进针位置后在皮肤进行标记 首选平面内进针,可使用记号笔或其他方法标记皮肤进针点和探头位置,帮助操作者在完成皮肤消毒后快速定位。通过对靶目标位置深度的评估来选择进针角度及穿刺针;如果进针角度过陡,则不利于显示穿刺针,当靶目标位置较深时,应使用较长的穿刺针。

7. 戴无菌手套

8. 皮肤消毒

9. 抽吸药物,必要时进行局部麻醉 可使用或不使用超声引导完成局部麻醉,超声引导下局部麻醉可确保麻醉适当范围内的皮下组织,同时也能测试穿刺路径是否合适。

10. 探头准备 使用一次性无菌探头套或无菌塑料薄膜包裹涂有耦合剂的探头。

11. 超声引导下进针 肌骨介入通常使用徒手操作,即不需要穿刺架,通常使用非优势手握持探头,优势手持针。由于操作者双手均需保持无菌,所以通常推荐有一位助手在旁边协助调整超声设备参数、储存图像、传递其他物品、协助抽吸药品。操作者根据提前规划好的进针路径,一手持探头一手进针,进针过程中时可轻轻抖动穿刺针或调整探头,以确定针尖位置,但注意不要同时动针尖和探头。

第二节 肌骨疾病介入治疗操作

一、常见的肌骨介入超声操作

常见的肌骨介入超声操作包括超声引导下关节腔抽吸与注射治疗、超声引导下囊性病变(如腱鞘囊肿、滑膜囊肿、腘窝囊肿等)抽吸治疗、超声引导下滑囊炎注射治疗、超声引导下腱鞘炎介入治疗、超声引导下肌腱病介入治疗和超声引导下神经松解/阻滞等方面内容。此外还有一些较为特殊的操作,如超声引导下腕管松解治疗、钙化性肌腱炎捣碎冲洗治疗、莫顿神经瘤注射治疗等。

由于肌骨介入内容非常多,下面将按照部位分别进行简要介绍。

1. 肩关节 肩关节常见的疾病包括肩袖损伤、肩峰下三角肌下滑囊炎、钙化性肌腱炎、关节腔病变、粘连性关节囊炎等。

肩关节腔的介入治疗可以采用前入路及后入路的方式,但多采用后入路,这样不容易损伤神经、血管及肌腱。

使用高频线阵探头或中频凸阵探头。穿刺针:18~22G。肩关节有积液时,选择液体多的地方行穿刺抽吸(图18-2-1),如果是粘连性关节炎时,需在肩关节腔注射类固醇激素,必要时用生理盐水松解扩张关节囊。

2. 肘关节 肘关节常见的疾病是关节腔积液、网球肘、高尔夫球肘等介入治疗。

网球肘又称肱骨外上髁炎,其本质是发生在伸肌总腱肱骨外上髁附着处的肌腱病。穿刺针:腱周

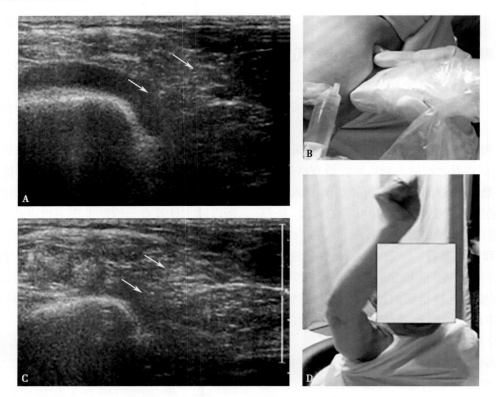

图 18-2-1 超声引导下肩关节腔积液抽吸治疗
A. 肩关节腔液体抽吸；B. 抽出黄色液体；C. 抽吸后；D. 抽吸后手能上举

注射选择 22～25G 穿刺针，肌腱针刺选择 18～22G 穿刺针。药物：局麻药、生理盐水、皮质类固醇激素。

患者坐位或仰卧位，肘关节屈曲（图 18-2-2）。探头放在肱骨外上髁处，显示伸肌总腱长轴切面（图 18-2-3），平面内进针法，腱周注射时，长轴切面引导针尖到达伸肌总腱表面腱周组织；肌腱针刺时，超声引导针尖到达肌腱病变区域并反复针刺（图 18-2-4）。

3. **手腕关节** 手腕关节常见的疾病是腱鞘囊肿、腕关节腔积液、腕管综合征、指屈肌腱炎、掌指关节炎、指间关节炎、狭窄性腱鞘炎等。

下面以临床常见的狭窄性腱鞘炎为例，介绍超声引导下指屈肌腱狭窄性腱鞘炎介入治疗。

腱鞘由外层的腱纤维鞘和内层的腱滑膜鞘共同组成，可固定、保护和润滑肌腱，使其免受摩擦或压迫。肌腱在通过关节处长期过度摩擦即可发生腱鞘炎，部分炎性关节病患者如类风湿关节炎、痛风性关节炎等也可发生腱鞘炎。声像图上可表现为腱鞘增厚、回声减低、腱鞘积液，急性期血流信号增加。临床上以肱二头肌长头肌腱腱鞘炎、指屈肌腱腱鞘炎、桡骨茎突狭窄性腱鞘炎、胫后肌腱腱鞘炎等多见，主要临床表现为疼痛和肌腱活动受限。传

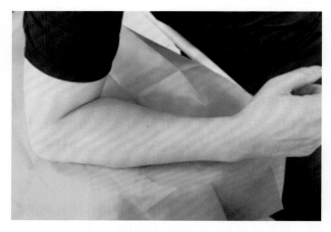

图 18-2-2 右肘屈曲

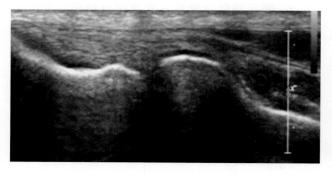

图 18-2-3 伸肌总腱长轴切面

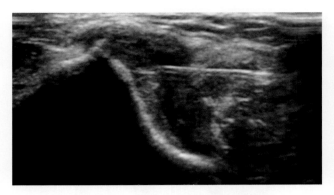

图 18-2-4　超声显示针刺伸肌总腱病变区域

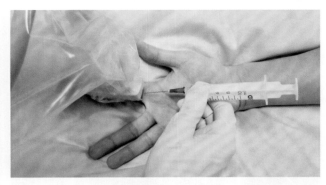

图 18-2-5　探头放在掌侧掌指关节处

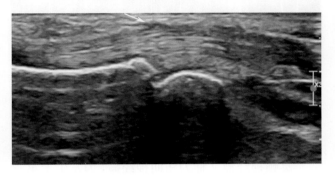

图 18-2-6　超声显示 A1 滑车增厚（箭头）

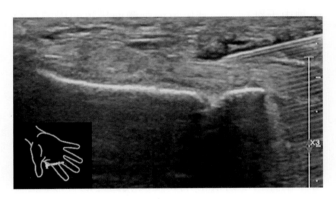

图 18-2-7　针尖反复针刺增厚的 A1 滑车

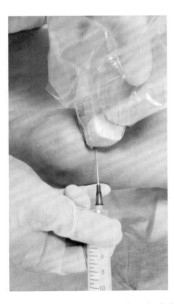

图 18-2-8　超声引导下髌上囊穿刺

统的治疗方法包括休息、制动、口服非甾体类抗炎药、理疗等，起效较慢，止痛效果一般。而超声引导下腱鞘内注射类固醇激素起效快，且止痛效果好。这主要是因为类固醇激素具有抗炎作用，可减轻肌腱组织充血，降低局部毛细血管通透性，抑制炎症细胞移动，减轻炎性反应，因此能快速缓解疼痛症状。腱鞘内注射时可选择肌腱短轴或长轴切面，实时引导针尖到达病变腱鞘内，当腱鞘内积液较多时，可先抽吸液体，后注射适量局麻药与类固醇混合液，使药物在肌腱与腱鞘之间弥散分布。

以肌腱活动受限为主要临床表现的狭窄性腱鞘炎如指屈肌腱狭窄性腱鞘炎（又称扳机指），其病因是屈指肌腱与掌指关节处 A1 滑车反复摩擦，产生慢性无菌性炎症反应，局部出现渗出、水肿和纤维化，使 A1 滑车增厚，肌腱局部变粗粘连，阻碍了肌腱在 A1 滑车的滑动。因此，可采用超声引导下 A1 滑车松解或联合腱鞘内注射类固醇药物进行治疗，具有安全、治疗效果更持久、复发率低等优点。

穿刺针：25G。药物：局麻药、皮质类固醇注射液、生理盐水。患者坐位或仰卧位，探头放在掌侧掌指关节处（图 18-2-5），长轴切面显示增厚的 A1 滑车（图 18-2-6）。进针方法平面内进针法，从近心端向远心端进针，针尖反复针刺增厚的 A1 滑车（图 18-2-7）。

4. 膝关节　膝关节常见的疾病包括髌上囊积液伴滑膜增生、髌前滑囊炎、髂胫束综合征等。

超声引导时选择合适的进针点，规划穿刺路径，避开血管、神经，将针穿刺进入关节腔。膝关节髌上囊积液常用 16～18G 穿刺针，液体抽吸后注入皮质类固醇注射液或玻璃酸钠注射液。患者坐位或仰卧位。探头横切，显示髌上囊横断面（图 18-2-8）。平面内进针，超声监测下穿刺针尖进入髌上囊内（图 18-2-9）。

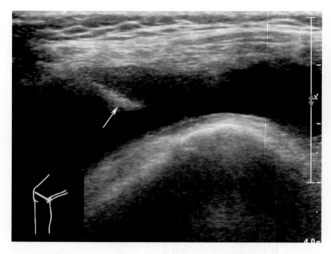

图 18-2-9　超声显示针尖（箭头）位于髌上囊积液内

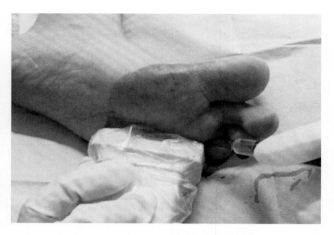

图 18-2-10　超声引导下莫顿神经瘤注射治疗

5. 足踝关节　常见的足踝关节疾病包括踝关节腔积液、肌腱病变、跖趾关节炎、足底筋膜炎、莫顿神经瘤等。

莫顿神经瘤又称为跖间神经瘤，为发生于第三和四跖骨间的病灶，其并非真正的神经肿瘤，而是一种由于趾神经受到压迫或刺激而导致的周围神经纤维化、局部血管增生和跖神经退行性变形成的良性结节，是前足疼痛的一种常见原因，常发生在女性，多单发。常表现为 3、4 跖趾间麻木或刺痛、压痛、烧灼感、有"走在鹅卵石上"感，走路和穿鞋时会使症状加重，严重影响患者日常生活质量。

对于经物理治疗后症状仍不能缓解的莫顿神经瘤患者，可进行超声引导下介入治疗，即在超声引导下瘤体内注射麻醉剂和皮质类固醇混合液，皮质类固醇通过引起间隙组织萎缩，以减少瘤体的压迫和炎症，从而减轻患者疼痛。下面介绍超声引导下肌腱病介入治疗的操作方法。

穿刺针：25G。药物：局麻药、皮质类固醇注射液；患者仰卧位，患肢伸直，脚踝下方垫棉垫适当抬高患肢。探头放在足底纵切面（图 18-2-10）。进针方法为平面内进针法，穿刺针自趾间、脚掌或脚背进针，超声引导针尖逐渐进入神经瘤内后缓慢注射药物（图 18-2-11）。

二、经验和教训

临床上各种原因如感染、创伤、骨性关节炎、类风湿关节炎、痛风性关节炎、银屑病关节炎等都可引起关节腔积液，表现为关节疼痛、肿胀和活动障碍。关节积液可累及膝关节、肘关节、踝关节、髋关节、腕关节等，临床上以膝关节腔积液最常见。超

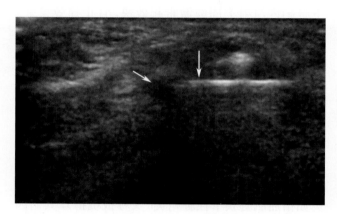

图 18-2-11　超声引导下针尖进入莫顿神经瘤内注射药物

声诊断关节腔积液敏感性非常高，超声引导下关节腔穿刺也是关节疾病诊治的常用手段之一。对于病因不明或感染引起的关节腔积液，即使关节积液量较少，也可行诊断性的超声引导下关节腔穿刺，通过关节液送检协助判断病因，尽早诊断、治疗。

对于创伤、感染、类风湿性关节炎等引起的关节腔积液，超声引导下关节腔积液抽吸能确保针尖始终位于关节腔内，并通过实时观察积液量的多少，随时调整进针深度和角度，确保能够达到满意的抽吸效果。对于骨关节炎、类风湿关节炎、痛风性关节炎等疾病，在关节腔积液抽吸的同时，还可注射皮质类固醇激素，有利于抑制滑膜炎症，缓解疼痛，迅速改善临床症状。对于膝关节骨性关节炎引起的关节疼痛、不适等，临床上还常使用关节腔内注射玻璃酸钠来增加关节液的黏度，润滑关节、保护软骨，减少骨面摩擦。液体抽吸过程中，根据积液的部位、量等调整针尖位置，也可由助手协助将积液向针尖部位挤压。

肌骨介入超声 第十八章

肌腱炎腱周注射时，针尖到达病变肌腱表面后缓慢推注药物，切勿将药物直接注入肌腱内。肌腱针刺时，动作一定要轻柔，具体的针刺次数没有明确的规定，可交替使用平面内法和平面外法，确保使整个肌腱病变区域从浅面到深面、从内侧到外侧均能被针刺到。另外，还应对肌腱骨附着处进行弥漫性针刺使其出血以促进肌腱的炎症吸收。当穿刺针能在肌腱病变区域自由穿过（几乎没有阻力）时，治疗即可结束。腱周注射和肌腱针刺可联合使用，但针刺治疗前应进行局部麻醉，减少针刺过程中患者的疼痛感。针刺治疗后，患者可出现短暂的疼痛加重，但会在1~2周内逐渐好转，在此期间，患者必须限制患肢过度活动，避免肌腱反复处于紧张状态。

狭窄性腱鞘炎治疗时，可先在A1滑车与肌腱表面之间（即腱鞘内）注入少量类固醇混合液，再松解增厚的腱鞘和A1滑车，减轻肌腱粘连卡压情况。松解后可主动或被动活动患指观察肌腱运动和弹响，病变严重者可分次进行松解治疗。进针前可人为地将穿刺针掰弯减小针体与皮肤表面的进针角度，在松解过程中使针体尽量与肌腱平行，利于松解增厚的腱鞘或A1滑车。

莫顿神经瘤体较大时可行多点注射，注意避免药物注射至瘤体外。注射结束后用无菌纱布包扎穿刺点，嘱患者注意患足休息、勿沾水。治疗后瘤体可能出现变大，但如疼痛较少的话多为瘤体坏死膨胀所致，可观察待坏死组织吸收后可缩小。

三、术后护理

肌骨介入治疗完毕，贴上敷贴，嘱患者24小时避免沾水，减小感染风险。关节治疗后，三天内尽量不负重。皮下浅面类固醇治疗后有可能会出现皮肤颜色改变或脂肪萎缩，不要紧张。如果穿刺治疗部位有发红、发热现象，应及时到医院复诊。

（卢　漫）

参 考 文 献

1. Lee RKL, Griffith JF. Top-Ten Tips for Ultrasound-Guided Joint Injection. Semin Musculoskelet Radiol, 2019, 23(4): 419-428.
2. Messina C, Banfi G, Orlandi D, et al. Ultrasound-guided interventional procedures around the shoulder. Br J Radiol, 2016, 89(1057): 20150372.
3. Shergill R, Choudur HN. Ultrasound-Guided Interventions in Lateral Epicondylitis. J Clin Rheumatol, 2019, 25(3): e27-e34.
4. Smith J, Finnoff JT. Diagnostic and interventional musculoskeletal ultrasound: part 1. Fundamentals. PM R, 2009, (1): 64-75.
5. Klontzas ME, Koltsakis E, Kakkos GA, et al. Ultrasound-guided treatment of Morton's neuroma. J Ultrason, 2021, 21(85): e134-e138.

347

第十九章 超声引导下脊柱区域神经阻滞技术

第一节 前 言

　　神经阻滞术是一种有效治疗各种急慢性疼痛的主要手段。广泛应用于颈源性疼痛、癌痛、腰背部疼痛、神经卡压性疼痛等的治疗。神经阻滞是指在神经干、神经丛、神经节的周围局部注射麻醉药，阻滞神经冲动传导，麻醉其所支配的区域、产生镇痛作用。神经阻滞只需注射一处，即可获得一定范围的麻醉区域和良好的镇痛效果。神经阻滞治疗的关键在于注射的精准性。随着影像引导介入技术的发展，使得神经阻滞注射术更精准、更安全，疗效更好。在众多影像技术中，超声因具有高分辨率、实时、无辐射、简便可重复性等优点，已被常规作为影像引导工具在临床上广泛应用，为神经阻滞技术在各级医院的大力推广起到至关重要的作用。

第二节 常见的超声引导下 神经阻滞技术

一、超声引导下颈神经根阻滞

（一）解剖

　　颈神经根共有 8 根，C_1 神经从 C_1 椎体上方穿出，C_8 神经从 C_7 椎体下方穿出，其他颈神经从该颈椎上方穿出。颈神经根分别从相应的椎间孔发出后立即分为前支和后支。前支向前下走行，从横突的前后结节之间的横突沟穿出，$C_1 \sim C_4$ 神经前支形成颈丛，$C_5 \sim T_1$ 神经前支形成臂丛（图 19-2-1）。

（二）超声扫查方法

　　患者侧卧位，使用高频线阵探头进行检查。探头横置于颈部侧方可得到颈椎的短轴图像（图 19-2-2）。根据各颈椎节段解剖上特点，在超声图上可以很容易地识别颈椎横突，超声上表现为高回声的"双驼峰"表现，两个峰分别代表横突的前后结节，两者之

间峰谷内的圆形或类圆形低回声结构即为神经根（图 19-2-3）。

　　准确判断颈椎节段尤为重要，通常是首先确定第七颈椎横突（C_7），因为其有鲜明的特点，即其只有一个巨大的后结节，而前结节退化不显示（图 19-2-4）。然后探头向头侧移动，可以依次显示各个节段的横突及神经根，C_6 横突沟最深，前后结节最尖锐

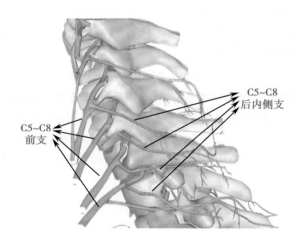

图 19-2-1 颈神经解剖示意图

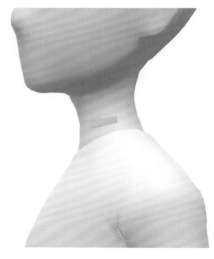

图 19-2-2 颈神经根（横突沟水平）超声探头位置示意图

（图 19-2-3），C₆ 以上节段的横突，前结节变短，与后结节大小相等，横突沟明显变浅（图 19-2-5）。另一个还可通过追踪椎动脉来确定颈椎节段，90% 的病例椎动脉在进入 C₆ 横突孔之前从 C₇ 横突前方上行（图 19-2-6）。不过大约 10% 的病例中椎动脉在 C₅ 或更高水平进入横突孔。

（三）超声引导穿刺阻滞方法

患者可取侧卧位，头稍偏向对侧，将高频线阵超声探头（6～15MHz）横置于胸锁乳突肌旁。首先确定 C₇ 横突（仅有巨大后结节），显示 C₇ 神经根，探头往头侧移动，依次扫查显示其他节段颈椎横突及相应神经根。局部常规消毒，采用平面内技术将穿刺针穿刺到达颈神经根周围（图 19-2-7），回抽无血、

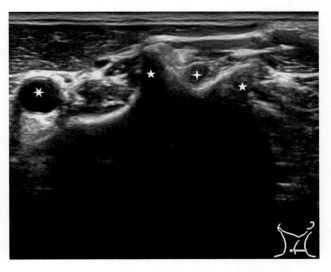

图 19-2-5　颈 5 神经根（横突沟水平）灰阶超声图像
图中五角星为颈 5 横突前后结节；十字星为颈 5 神经根；六角星为颈动脉

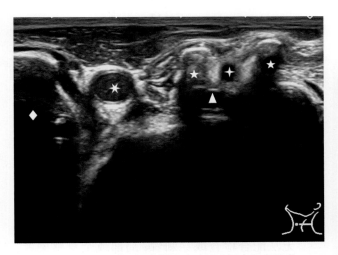

图 19-2-3　颈神经根（横突沟水平）灰阶超声图像
图中五角星为颈 6 横突前后结节；十字星为颈 6 神经根；六角星为颈动脉；箭头端为椎动脉

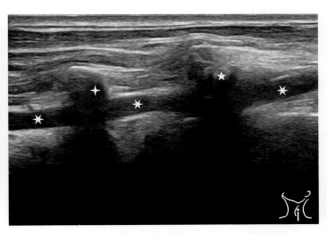

图 19-2-6　椎动脉在颈 6 水平进入横突孔
图中五角星为颈 6 横突；十字星为颈 5 横突；六角星为椎动脉

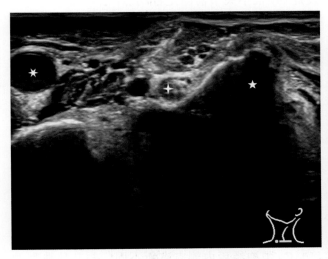

图 19-2-4　颈 7 神经根（横突沟水平）灰阶超声图像
图中五角星为颈 7 横突后结节；十字星为颈 7 神经根；六角星为颈动脉

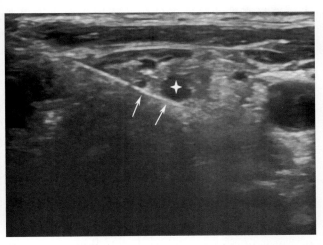

图 19-2-7　颈 6 神经根（横突沟水平）超声引导下穿刺注药
图中箭头所指为穿刺针超声成像；十字星为颈 6 神经根

无脑脊液之后，缓慢注入 2ml 药液（曲安奈德、利多卡因、生理盐水按照 1∶3∶3 组成），同时超声实时观察药物弥散的情况。退针后，局部按压，避免血肿形成。穿刺时采用彩色多普勒模式可以确定椎动脉的位置，以避免损伤。

（四）适应证

颈神经根阻滞适用于保守治疗无效的颈神经根源性疼痛。

（五）禁忌证

无法配合检查或穿刺者；局部或全身感染者；服用抗凝剂或有出血倾向者；局麻药过敏者。

（六）并发症

局部的出血感染；药物误入血管，或被血管吸收出现药物中毒反应；神经损伤；误入硬膜外、硬膜下或蛛网膜下而引起严重并发症。

二、超声引导下颈椎关节突关节阻滞

（一）解剖

除了寰枕和寰枢关节外，颈椎关节突关节是由上一椎体的下关节突与下一颈椎的上关节突在椎板和椎弓根交界处组成，均为真性关节，由关节囊包裹，关节囊内衬滑膜。根据关节囊内脂肪和纤维组织含量的不同，形成了不同类型的滑膜皱襞，参与了各种关节功能障碍的病理生理过程。关节囊有丰富的神经分布，每个颈椎小关节由 2 个脊髓节段的神经支配，即由同一脊髓及上一脊髓的脊神经内侧支支配。关节退行性变在老年人中普遍存在，而且小关节病变参与慢性颈部痛的 35%～55%。

（二）超声扫查方法

C_1 颈椎没有或只有退化的棘突基部，超声显示最上面有分叉的棘突为 C_2，之后可以依次向尾侧扫查。选择高频线阵或者低频凸阵探头取决于患者的体型。首先在正中线上进行长轴扫查，可显示棘突，之后向侧方移动探头，很容易显示椎板，继续向外侧移动探头即可显示关节突关节的超声图像，呈"锯齿征"改变（图 19-2-8）。如果不确定是否为关节突关节，可以继续向外侧移动探头，直到其在超声图像上消失，即可判断。下关节突在上方，上关节突在下方均呈高回声，关节腔在二者之间表现为近似无回声间隙。

（三）超声引导穿刺阻滞方法

患者取俯卧位，这样双侧注射时不需要改变体位。首先进行超声扫查，清晰显示关节突关节，并准确确定相应的节段，局部消毒，超声引导下将穿

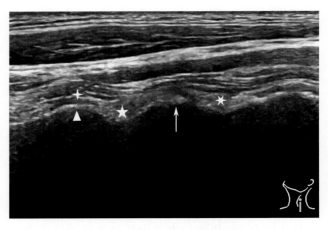

图 19-2-8 颈椎小关节灰阶超声图像

图中十字星为第三枕神经（TON）走行的区域；五角星、六角星为颈神经根后内侧支走行的区域；箭头端为 C_2C_3 关节突关节；箭头为 C_3C_4 关节突关节。

刺针从尾侧向头侧穿刺进针，穿刺到位后，回抽无血、无气，缓慢注入 1ml 药液。退针后，局部按压，避免血肿形成。

（四）适应证

关节突关节引起的疼痛常常不能仅根据临床检查或影像学检查诊断。所以颈椎关节突关节阻滞可用于小关节源性疼痛的诊断和治疗，临床上主要表现为颈椎活动不当或过度引起的颈部疼痛或活动受限。

（五）禁忌证

无法配合检查或穿刺者；局部或全身感染者；服用抗凝剂或有出血倾向者；局麻药过敏者。

（六）并发症

局部的出血、感染；神经损伤；严重中枢神经并发症（颈椎小关节前即是椎动脉，所以要避免药物注入）。

三、超声引导下第三枕神经和颈神经后内侧支阻滞

（一）解剖

支配颈椎关节突关节神经是颈神经后内侧支。C_3～C_7 颈神经后支从各自的脊神经发出后从相应的横突根背侧通过。颈神经后内侧支发出关节支，一支支配上方的关节突关节，一支支配下方的关节突关节。因此，每一个 C_2C_3 以下的颈椎关节突关节都有双重神经支配，来自其上方和下方的后内侧支。

C_3 颈神经后内侧支有所不同。与其他典型的后内侧支相似，其深部的内侧支绕过 C_3 关节柱腰部支配 C_3C_4 关节突关节。C_3 颈神经后支浅表的内侧

支较粗大，被称作第三枕神经（TON）（图19-2-9）。它从 C_2C_3 关节突关节侧方绕行至后方并发出关节支支配该关节。

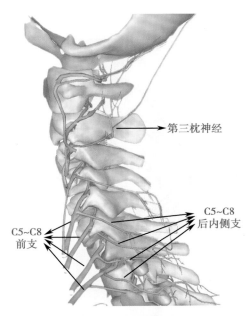

图19-2-9 颈神经解剖示意图

（二）超声扫查方法

将高频超声探头头侧置于乳突上，探头方向与颈椎长轴平行。缓慢前后移动探头距乳突尾侧几毫米处，可以看到上颈段最表浅的骨性标志，即 C_1 的横突。再向尾侧移动并稍旋转探头，可在同一个超声图像中见到距 C_1 横突尾侧约2cm处的 C_2 横突。将探头向背侧移动约5～8cm，即可显示 C_2C_3 关节突关节，随后探头继续向尾侧移动，可同时显示 C_2C_3 和 C_3C_4 关节突关节，表现为"山谷"和"山峰"，颈神经后内侧支即走行于"山谷"内。TON从距骨面约1mm的距离越过 C_2C_3 关节突关节，表现为细小的圆形或椭圆形筛网状结构。

（三）超声引导穿刺阻滞方法

患者取侧卧位。通过触诊确定阻滞侧的乳突，将高频线阵超声探头（6～15MHz）探头长轴放置扫查，确定乳突下缘，将探头向颈椎中心缓慢移动，确认 C_1 和 C_2 的关节柱，再往骶部移动，确认所需阻滞的小关节所在，微微调整方向，直到看到颈神经内侧支所在的两个相邻小关节的"山谷"。

确认颈神经内侧支后，常规消毒，超声引导下将穿刺针从前往后穿入，直至针尖到达颈神经内侧支，回抽无血、无脑脊液后，注入1ml药液。退针后，局部按压，避免血肿形成。进针时应避免进入椎动脉和椎管内结构。

（四）适应证

颈型颈椎病或颈肩上肢带状疱疹等神经痛。

（五）禁忌证

无法配合检查或穿刺者；局部或全身感染者；服用抗凝剂或有出血倾向者；局麻药过敏者。

（六）并发症

局部的出血、感染；神经损伤；药物误入血管或被血管吸收出现药物中毒反应；误入硬膜外、硬膜下或蛛网膜下而引起严重并发症。

四、超声引导下星状神经节阻滞

（一）解剖

星状神经节是指颈胸部或颈下的交感神经节，由颈下神经节和 T_1 神经节融合而成。它位于 T_1 小头与 C_7 横突下缘之间，颈长肌的前面，椎动脉的前内侧，颈总动脉和颈静脉后中间，在气管和食管外侧。为了防止气胸，一般阻滞平面选择在 C_6 水平。

（二）超声扫查方法

在环状软骨切迹水平，将高频探头横向进行扫查。首先确定 C_6 水平，显示 C_6 "双驼峰"椎体横突的前后结节、C_6 神经根、颈动脉和颈长肌（图19-2-10）。星状神经节即位于颈长肌表面的疏松结缔组织，星状神经节呈低回声，常不能在超声图像上显示，所以在行星状神经节阻滞时，将药物注射到颈长肌前方的疏松结缔组织内即可达到良好的效果。

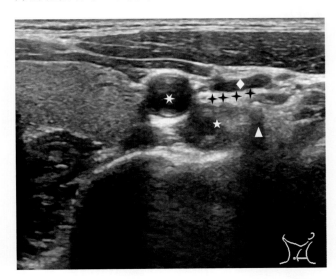

图19-2-10 星状神经节（ C_6 横突水平）灰阶超声图像

图中五角星为颈长肌；菱形为颈内静脉；箭头端为颈6横突前结节；六角星为颈动脉；十字星为星状神经节所在区域

（三）超声引导穿刺阻滞方法

患者取侧卧位。将高频线阵超声（6～15MHz）探头横向置于环状软骨切迹水平，位置确认后，通过彩色多普勒模式选择穿刺途径。局部常规消毒，采用平面内进针方法将穿刺针安全穿刺到达颈动脉外侧颈长肌表面（图19-2-11），避开重要的血管（甲状腺下动脉、椎动脉），回抽无血，注入5～8ml药液。退针后按压局部以防止血肿形成。

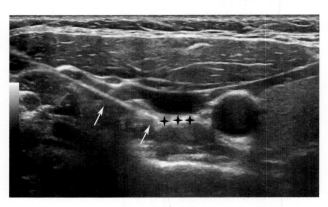

图19-2-11 星状神经节（C₆横突水平）穿刺阻滞
图中箭头所指为穿刺路径及穿刺针针尖到达的位置；十字星为星状神经节所在区域

（四）适应证

1. 头、颈及上胸部带状疱疹引起的神经痛。
2. 反射性交感神经萎缩症（幻肢痛，灼痛），多汗症。
3. 头面部疾病（偏头痛、紧张性头痛等）。
4. 耳鼻喉科疾病（突发性耳聋、耳鸣、过敏性鼻炎等）。
5. 伴有循环障碍的疼痛（雷诺综合征、闭塞性动脉疾病等）。
6. 全身性疾病的辅助治疗。

（五）禁忌证

无法配合检查或穿刺者；局部或全身感染者；服用抗凝剂或有出血倾向者；局麻药过敏者。

（六）并发症

局部的出血、感染；神经损伤；附近脏器损伤（气管、甲状腺损伤，并发气胸等）；误入血管，引起中毒反应。

五、超声引导下腰椎关节突关节阻滞

（一）解剖

在腰椎前方，椎体通过椎间盘与相邻椎体连接，腰椎后方则由椎体关节突关节连接。双侧椎弓根短而圆，沿椎体背侧缘向后方延伸。双侧椎弓根逐渐延伸成为规则的扁平椎弓板，形成椎间孔后壁。脊神经根穿出椎间孔，分为腹侧支、背侧支以及后支。

后支再发出三个分支：外侧支、内侧支和中间支。椎体小关节受同水平或上一节段的脊神经内侧支支配。内侧支走行在上关节突和横突形成的凹槽内，即横突与椎体结合部的神经沟内（图19-2-12）。

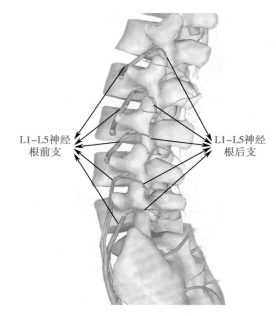

图19-2-12 腰神经根解剖示意图

（二）超声扫查方法

患者俯卧位，腹部垫薄枕以减少腰椎前凸。使用低频超声探头从骶骨中线开始纵向扫查。可以用记号笔在探头旁标记来帮助定位脊柱节段。准确判断脊柱节段是阻滞的关键，因骶骨骨质连续，故骶骨超声图像中显示为连续高回声（图19-2-13），依次往头侧确定腰椎节段。

将探头从矢正中线向外侧移动，直到图像上出现"锯齿状"高回声（图19-2-13），即为关节突关节。关节间隙常不能在超声图像上显示。纵向扫查显示关节突关节后，探头旋转90°，可显示关节突关节短轴切面（图19-2-14）。

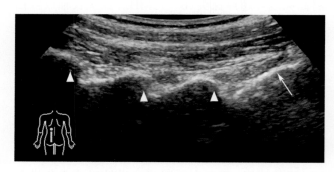

图19-2-13 腰椎关节突小关节（纵切面）灰阶超声图像
图中箭头所指为骶骨表面；箭头端为关节突关节

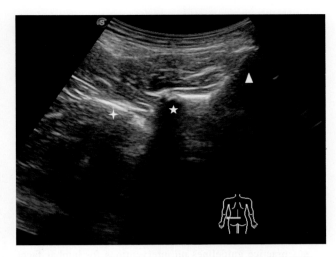

图 19-2-14　腰椎关节突小关节（横切面）灰阶超声图像
图中五角星为关节突关节；十字星为横突；箭头端为棘突

（三）超声引导穿刺阻滞方法

患者取俯卧位，腰部略垫高。首先定位腰椎节段。常规皮肤消毒，超声探头套上无菌套。短轴切面显示需要阻滞的关节突关节，利用平面内穿刺方法，选择合适穿刺点及穿刺路径，将穿刺针扎入，直到针尖接触到相应的关节突关节（图 19-2-15）。回抽无血即可注入 2ml 药物。同时超声实时观察药物弥散情况。

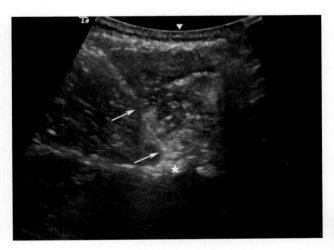

图 19-2-15　腰椎关节突小关节穿刺注药
图中箭头所指穿刺路径及穿刺指尖到达的位置；五角星为关节突关节

（四）适应证

腰椎小关节退行性变引起的腰背痛。

（五）禁忌证

无法配合检查或穿刺者；局部或全身感染者；服用抗凝剂或有出血倾向者；局麻药过敏者。

（六）并发症

误入血管、椎间孔和椎管内甚至蛛网膜下隙；神经损伤；局部感染、血肿或瘀斑等。

六、超声引导下选择性腰神经根阻滞

（一）解剖

腰神经根自脊髓发出，经椎间孔向前下外斜行。五对腰神经根均经下一个节段椎间孔上缘穿出。椎间孔的顶部和底部是相邻椎体的椎弓切迹；前界为相邻椎体后缘、椎间盘、后纵韧带外侧延伸部分；后界为上、下关节突，黄韧带外侧延伸部分（图 19-2-16）。

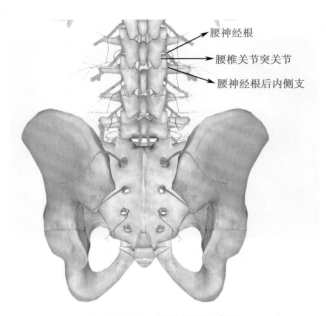

腰神经根
腰椎关节突关节
腰神经根后内侧支

图 19-2-16　腰椎解剖示意图

（二）超声扫查方法

患者取俯卧位，将低频探头横向置于目标腰椎节段棘突水平，首先在超声图像上显示关节突关节和横突（图 19-2-14）。将探头向尾端慢慢移动，至横突完全消失，即可显示椎间孔外口，部分可见神经根声像图（图 19-2-17）。

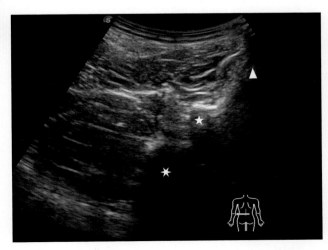

图 19-2-17　腰椎椎间孔（神经根）横切面灰阶超声图像
图中五角星为关节突关节；六角星为椎体；箭头端为棘突

（三）超声引导穿刺阻滞方法

患者取俯卧位，腰部略垫高。首先定位腰椎节段。常规皮肤消毒，超声探头套上无菌套，短轴切面显示需要阻滞节段的椎间孔，利用平面内穿刺方法，选择合适穿刺点及穿刺路径，将穿刺针刺入，直到针尖达椎间孔（图 19-2-18）。回抽无血即可注入 2ml 药物。同时超声实时观察药物弥散情况。穿刺时应仔细辨别椎间孔，注意进针路径及进针深度，注药前仔细回抽，确认回抽无血液或脑脊液。

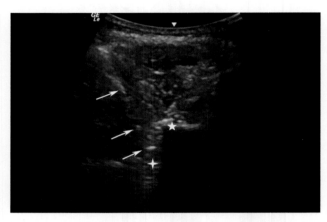

图 19-2-18　腰椎椎间孔（神经根）穿刺进针示意图
图中箭头所指穿刺路径及穿刺针尖到达的位置；十字星为椎间孔（神经根）；五角星为关节突关节

（四）适应证

各种原因引起的根性神经痛；累及腰神经的带状疱疹神经痛等。

（五）禁忌证

无法配合检查或穿刺者；局部或全身感染者；服用抗凝剂或有出血倾向者；局麻药过敏者。

（六）并发症

误入椎管甚至蛛网膜下隙；神经损伤；局部感染、血肿或瘀斑等。

（金凤山）

参 考 文 献

1. Narouze SN. 超声引导疼痛介入治疗图谱. 倪家骧, 译. 天津：天津科技翻译出版有限公司, 2016.
2. 哈季奇. 外周神经阻滞与超声介入解剖. 李泉主, 译. 北京：北京大学医学出版社, 2014.
3. Cohen Steven P, Bhaskar Arun, Bhatia Anuj, et al. Consensus practice guidelines on interventions for lumbar facet joint pain from a multispecialty, international working group. Reg Anesth Pain Med, 2020, 45: 424-467.
4. Ehsanian Reza, Schneider Byron J, Kennedy David J, et al. Ultrasound-guided cervical selective nerve root injections: a narrative review of literature. Reg Anesth Pain Med, 2021, 46: 416-421.
5. Gofeld Michael, Bristow Sandee J, Chiu Sheila. Ultrasound-guided injection of lumbar zygapophyseal joints: an anatomic study with fluoroscopy validation. Reg Anesth Pain Med, 2012, 37: 228-231.
6. Li Jinpu, Szabova Alexandra. Ultrasound-Guided Nerve Blocks in the Head and Neck for Chronic Pain Management: The Anatomy, Sonoanatomy, and Procedure. Pain Physician, 2021, 24: 533-548.

第二十章　肌骨超声在免疫性疾病中的应用

第一节　概　　述

自身免疫性疾病是免疫系统对宿主自身抗原发生正性应答、造成其组织或器官的病理损伤、影响其生理功能、并最终导致各种临床症状的状态。多数自身免疫性疾病好发于女性。其损伤机制主要是Ⅱ型、Ⅲ型、Ⅳ型超敏反应，与自身免疫性疾病相关的自身抗体主要包括：类风湿因子（RF）、抗核周因子（APF）、抗环瓜氨酸肽抗体（抗 CCP 抗体）、抗核抗体（ANA）、抗 -dsDNA（抗双链 DNA 抗体）、抗着丝点抗体、抗线粒体抗体等。

自身免疫性疾病常常造成关节、肌肉、肌腱、骨骼以及关节周围软组织等的骨关节系统损伤，这些损伤主要由影像学检查来进行诊断、评估和随访。既往对于四肢骨骼的显像主要依赖 X 线、CT 和 MRI，然而随着科技的发展，超声对解剖结构的分辨率已经能达 0.1mm，对很多肌骨病变的成像都比较敏感，加之其无创、无放射、价格低廉等优点，使超声得到广泛的应用和推广。许多报道指出，超声对骨侵蚀的评估已经优于 X 线与 CT，尤其是在疾病早期明显优于 X 线。有很多研究显示肩、肘、手指、足趾方面的超声对骨侵蚀的检出率与 MRI 对等甚至优于 MRI，但研究同时也指出，超声对腕关节的骨侵蚀检出率落后于 MRI。

超声不仅对很多肌骨病变的敏感性较高，对部分疾病的特异性也较好：如干燥综合征时腮腺及颌下腺的改变、脊柱关节病时肌腱附着点炎的发现等；但超声对部分疾病的诊断仍存在局限，大多数的超声图像，如关节积液、滑膜增生、骨侵蚀等是非特异的，难以从声像图本身的特点用于免疫性疾病间的鉴别诊断，而仅能从疾病的基本病变、部位和炎症改变的活动性予以评价，需结合临床症状体征以及实验室检查。与临床检查相比，关节、肌腱、关节周围软组织病变及血流的显示是肌骨超声的主要优势，对这些结构病变的观察可以影响决策、指导治疗，并增加对疾病性质的认识。与肌骨软组织相关的自身免疫性疾病主要包括：类风湿关节炎、脊柱关节炎、干燥综合征、硬皮病等多种疾病。

第二节　应　用　现　状

一、免疫性疾病的常见肌骨超声表现

自身免疫性疾病累及关节、骨骼、肌腱等结构时往往会导致相似的肌骨超声表现，包括：关节滑膜炎、软骨和骨侵蚀、肌腱病及腱鞘炎等，这些表现提示免疫性疾病的可能，但声像图是非特异性的，具体诊断需结合临床症状体征以及实验室检查。

（一）关节滑膜炎

关节滑膜炎是指滑膜增生肥厚并充血，是免疫性疾病最常见的肌骨超声表现之一，早期关节间隙增宽，中晚期关节间隙变窄，伴或不伴有关节积液。滑膜炎本身在关节炎的鉴别诊断中意义不大，骨关节炎、类风湿关节炎和银屑病性关节炎等都可以有滑膜增生的现象。滑膜增生与关节腔积液有时都表现为低回声，两者很难鉴别，可用探头对关节进行加压，加压后被压缩或位置发生移动的就是积液，不能压缩或位置无变化的就是增厚的滑膜。多普勒超声有助于判断炎症活跃性及对治疗的反应，炎症活跃时，可见滑膜内血流信号丰富。滑膜血流分级评分系统可分为 4 级：0 级：关节内无多普勒血流信号；1 级：滑膜内可见血流信号，小于等于 3 个点状或一个融合血流信号加两个点状血流信号，或者最多两个融合血流信号；2 级：滑膜内血流信号高于 1 级但在滑膜面积的 50% 以下；3 级：血流信号在滑膜面积的 50% 以上（图 20-2-1）。

（二）关节骨质及软骨破坏

长期的关节滑膜炎会导致关节骨质和软骨的破

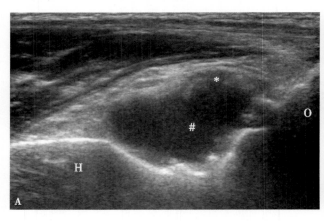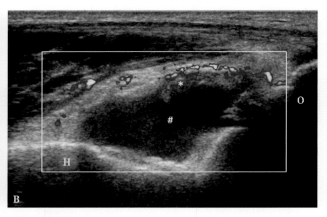

图 20-2-1　肘关节滑膜炎声像图

A 为滑膜炎灰阶图像，B 为滑膜炎能量多普勒图像，可见肘关节内滑膜增生（＊）及积液（#），滑膜内可见较丰富的血流信号。
O：鹰嘴，H：肱骨

坏。根据欧洲抗风湿联盟（EULAR）指南建议，骨侵蚀超声图像特点为在两个相互垂直的切面上均出现骨皮质不光滑，连续性中断，严重者呈"虫蚀样"改变。凡是超声能够显示的骨面均可以进行骨侵蚀的评估。正常的关节透明软骨表现为关节骨皮质表面均匀的低 - 无回声结构。软骨破坏早期超声可表现为关节软骨肿胀、回声增强，之后软骨表面不规则、变薄，严重者软骨回声消失（图 20-2-2）。

（三）肌腱病及腱鞘炎

肌腱在免疫性疾病也常常受累。超声是评估肌腱的最佳成像方式之一。免疫性疾病导致的肌腱病超声表现为肌腱增粗、回声减弱，可伴血流信号增多，以附着点处常见，发生于附着点处又称为附着点炎或起止点炎。正常情况下肌腱附着点在超声下表现为纤维状或均匀线状的高回声束，不伴多普勒信号。附着点炎的超声表现为相互垂直的两个平面

均可见肌腱附着处回声减低和 / 或附着处增厚（有时可见钙化），有时可见多普勒血流信号和 / 或附着处骨质改变（包括骨赘、骨侵蚀或骨皮质不光滑）。肌腱附着点炎的病变分为慢性 / 非活动性和急性 / 活动性两种，前者以肌腱附着端骨赘、钙化和骨侵蚀为主，后者以肌腱附着端增厚、回声降低和出现多普勒信号为主。经有效治疗，急性 / 活动性病变可得到改善。腱鞘炎超声表现为肌腱周围无回声或低回声包绕，炎症活跃时内血流信号丰富（图 20-2-3）。

二、肌骨超声在不同免疫性疾病中的应用

（一）类风湿关节炎

类风湿关节炎（rheumatoid arthritis，RA）是一种慢性、致残的自身免疫病，主要以对称性多关节的滑膜炎引起肿胀、晨僵、疼痛和进行性关节破坏为特征。既损伤大关节也损伤小关节，其中以双侧

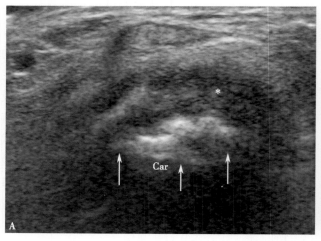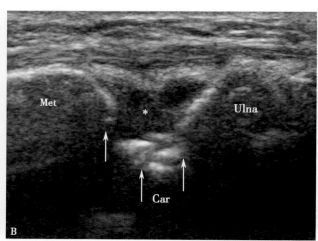

图 20-2-2　腕关节骨侵蚀声像图

A 为腕关节背侧横断面，B 为腕关节背侧纵断面，可见关节内滑膜增生（＊）伴骨侵蚀（箭头）。Car：腕骨，Met：掌骨，Ulna：尺骨

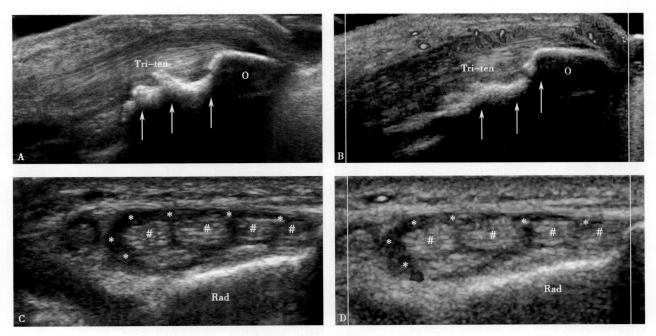

图 20-2-3 肌腱附着点炎及腱鞘炎声像图

A、B. 分别为肱三头肌腱附着点炎灰阶及能量多普勒声像图,可见肌腱附着处增厚,回声减弱,附着处骨赘和骨侵蚀(白箭),内可见点线状血流信号;C、D. 分别为腕部指伸肌腱腱鞘炎灰阶及能量多普勒声像图,可见肌腱(#)周围低回声(*)包绕,内可见点状血流信号。Tri-ten:肱三头肌腱,O:鹰嘴,Rad:桡骨

掌指关节、近端指间关节、腕、膝、踝和跖趾关节受累最常见。女性患病率约为男性的 3 倍。RA 在各个年龄均可发病,但 40～60 岁好发。RA 的早期表现为关节疼痛和肿胀。病理表现为关节滑膜的慢性炎症、血管翳形成,并出现关节软骨和骨破坏,最终导致关节畸形和功能丧失。早期发现病变及早期诊断,对实现患者早期缓解、预防或减少残疾至关重要。近年来,随着影像学技术的发展,超声和 MRI 被推荐用于诊断和监测 RA 患者的疾病活动。研究发现,无论是在疾病活动期还是缓解期,超声和 MRI 在检测滑膜炎方面都比临床检查更敏感,影像学检查在 RA 诊断和预后中都具有重要意义。虽然 MRI 可以直接显示关节炎症,但由于资源有限,MRI 作为初步检查存在困难。常规使用 MRI 对多个关节的评估是费时且昂贵的,相比之下,肌骨超声具有医疗成本相对较低、无创性、实时性、对关节滑膜炎检测的高敏感性、通过多普勒血流信号显示关节炎症等优势,已成为 RA 临床诊断特别是早期诊断及评估的重要辅助方法。

关节滑膜炎是 RA 最常见的肌骨超声表现,常为对称性多关节滑膜炎(图 20-2-4)。肌骨超声可用于确认 RA 滑膜炎的存在,监测疾病活动和进展、评估炎症情况。骨侵蚀是 RA 骨质破坏与结构性损伤,是 RA 病情进展和预后判断的重要标志。

EULAR 指南建议,手足传统 X 线检查是检测骨侵蚀的初始影像技术,当 X 线检查阴性或者为达到早期检测的目的时,可考虑采用肌骨超声技术检查。目前已证实,超声检测骨侵蚀的敏感性优于传统 X 线检查。此外,对于软骨损伤,X 线检查仅能通过间接征象判断,而肌骨超声却能提供透明软骨的精细影像,识别 RA 患者关节软骨的微小病变。RA 常累及肌腱,导致腱鞘炎或腱周炎。腱鞘炎的反复发作、腱鞘滑膜增生会继发肌腱结构性改变,如肌腱粘连或撕裂等,从而导致严重的关节功能不全。静态与动态超声检查中,肌腱损伤都有特征性表现;而且,肌骨超声可对肌腱从炎症到部分撕裂、完全撕裂的病理发展过程予以区分与判定。需要指出的是,关节炎症和骨侵蚀检查是 RA 患者超声检查的重点内容,肌腱超声检查应为此基础上的重要补充。

(二)脊柱关节炎

脊柱关节炎(spondyloarthritis,SpA)既往又被称为血清阴性脊柱关节病或脊柱关节病,这是一组与 *HLA-B27* 基因密切相关的慢性自身免疫性炎性疾病,具有特定的病理生理、临床、放射学和遗传特征。这一类疾病包括:强直性脊柱炎(最常见的表型)、银屑病性关节炎、反应性关节炎、炎性肠病性关节炎(多与克罗恩病或溃疡性结肠炎相关)以及未

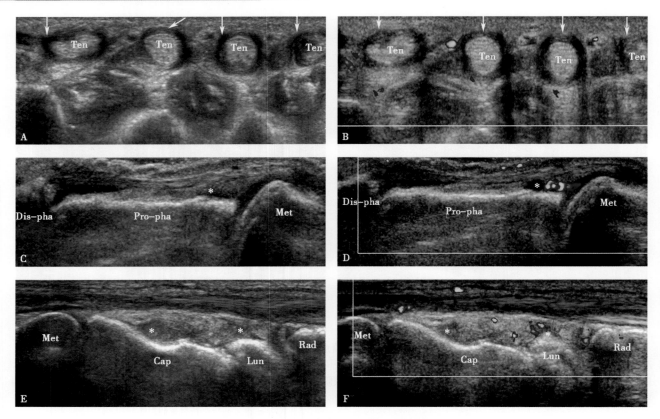

图 20-2-4　RA 患者手、腕关节病变声像图

A、B 分别为指屈肌腱腱鞘炎灰阶及能量多普勒声像图，可见肌腱（Ten）周围低回声包绕（白箭），内可见血流信号；C、D 分别为拇指掌指关节及指间关节灰阶及能量多普勒声像图；E、F 分别为腕关节灰阶及能量多普勒声像图，可见关节内滑膜增生（*），内可见点线状血流信号。Dis-pha：远节指骨，Pro-pha：近节指骨，Met：掌骨，Cap：头骨，Lun：月骨，Rad：桡骨

分化的脊柱关节炎等。该类病变的主要临床特征为炎性腰背痛伴或不伴外周关节炎，以及一定特征的关节外表现。其炎症过程最初发生于韧带或肌腱附着于骨的附着点、软骨和较小范围的滑膜组织，随着新骨在纤维瘢痕组织上的形成，最终导致关节强直和中轴与外周关节不可逆的骨化。依据 SpA 病理改变与临床表现的不同，可分为中轴型 SpA 和外周型 SpA：前者主要是指累及颈、胸、腰椎和骶髂关节的关节炎、韧带/肌腱附着点炎等；后者主要指脊柱以外的外周关节滑膜炎及韧带/肌腱附着点炎。肌骨超声可以显示脊柱关节炎的几种病理情况：附着点炎、骨侵蚀、关节滑膜炎、滑囊炎和腱鞘炎。

其中附着点炎是所有脊柱关节病亚型（包括未分化脊柱关节病）的一个特征性表现，但需注意与运动创伤或退变所致的肌腱病进行鉴别。肌腱附着点炎的临床表现可以有压痛也可以没有压痛，对于无症状者只能通过影像学检测（MRI 或超声）来了解炎症存在与否。超声检测附着点炎特异性很高，其中多普勒超声优于灰阶超声，灰阶超声所见肌腱末端可以增粗肿胀也可以完全正常，但彩色多普勒

或能量多普勒超声对肌腱末端血流信号的检出，则可判定为附着点炎，敏感性与特异性均很高。多普勒超声不仅能够显示外周关节与肌腱的滑膜炎和附着点炎，也能显示中轴区域骶髂关节的活动性病灶。需注意，在骶髂关节面内部（非周围）探及的低阻动脉频谱是评价强直性脊柱炎的可靠指标，在疾病早期发生骨破坏之前即可捕捉到这一改变。

1. 强直性脊柱炎（ankylosing spondylitis，AS）　AS 的病因尚未明确，已证实与 *HLA-B27* 相关，但约 80% 的 *HLA-B27* 阳性者不发病，发病者中又有 10% 的 *HLA-B27* 呈阴性。AS 多见于青少年，男性多见，起病隐匿，以中轴关节受累为主，严重者可发生脊柱畸形和关节强直，是一种慢性自身免疫性炎性疾病。其病理主要表现为附着点炎和关节滑膜炎，严重者伴有骨质破坏。AS 临床表现多为腰背部或骶髂部疼痛，早期首发症状常为下腰背痛伴晨僵、夜间痛，由下至上发展，属于炎症性腰痛，不同于机械性腰痛。

肌骨超声在 AS 患者中的主要表现是肌腱或韧带末端的附着点炎，并可见骶髂关节内低阻动脉血

流信号，AS 病程久者，四肢各大小关节均可见滑膜增厚、骨质破坏（图 20-2-5）。

2. 银屑病性关节炎（psoriatic arthritis，PsA） PsA 或称关节病型银屑病，是一种与银屑病相关的炎性关节病，有银屑病皮疹并伴有关节和周围软组织疼痛、肿胀、压痛、僵硬和运动障碍。在中国，银屑病患者中的 PsA 发生率为 6%～13%。本病病因主要是遗传和感染，本病可发生于任何年龄，高峰年龄为 30～50 岁，无明显性别差异。部分患者可以有骶髂关节炎和 / 或脊柱炎，脊柱受累以男性多见，病程迁延，易复发，晚期可有关节强直。患者皮损和关节炎的严重程度不平行，75%～84% 的患者先有皮损，约 15% 皮损与关节炎同时发生或者关节炎先于皮损，给早期诊断造成了困难。

超声检查越来越广泛地应用于 PsA 的评估，主要用于外周关节的探查。灰阶超声可观察病变结构改变，多普勒超声尤其是能量多普勒超声通过血流信号的有无及多寡可敏感地反映病变区的炎症活动情况，二者结合可显示 PsA 患者的关节炎、腱鞘炎、

附着点炎、指（趾）炎、甲病变和皮损改变，其中附着点炎、指（趾）炎表现更有特征性。

（1）关节和关节旁病变

1）附着点炎：根据风湿病学临床试验结果测量小组（OMERACT）所提出的概念，附着点炎的超声定义为：相互垂直的两个平面上均可见肌腱 / 韧带附着处（骨皮质表面 2mm 以内）回声减低和 / 或附着处增厚（有时可见钙化），有时可见多普勒血流信号及 / 或附着处骨质改变（包括骨赘、骨侵蚀或骨皮质不光滑）。近年来则认为只要出现以上超声征象的一种即可被认为是附着点炎。PsA 常见受累部位包括跟腱、髌腱、股四头肌腱等。最近的观点认为从解剖及生理上，可以将附着端看成一个整体器官，或者将其称为滑膜 - 附着端复合体（SEC）。根据该理论，附着端的异常会引起邻近关节滑膜炎或滑囊炎。可以将附着点炎的超声表现分为炎性改变及结构损伤改变。炎性改变包括附着处增厚、回声减弱、回声不均匀、肌腱内、附着处及邻近滑囊的血流信号；结构损伤改变包括附着处钙化、骨侵蚀及骨

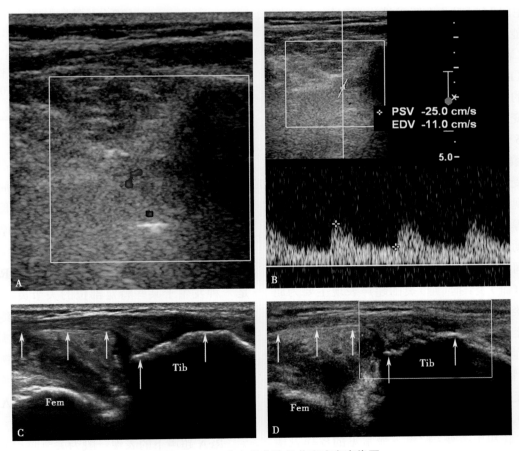

图 20-2-5 AS 患者关节及关节旁病变声像图
A、B 分别为骶髂关节彩色多普勒声像图及血流频谱图，可见骶髂关节内低阻动脉频谱；C、D 分别为髂胫束灰阶及能量多普勒声像图，可见髂胫束（白箭）附着于胫骨 Gerdy 结节处增厚，回声减弱，可见点状血流信号。Tib：胫骨，Fem：股骨

赘。附着点的常用超声评分系统包括 GUESS 评分及 MASEI 评分。

　　GUESS 评分：对 5 个附着端进行双侧扫查，只观察灰阶特征，根据特征的有无评 0/1 分，最多评 36 分（表 20-2-1）。

表 20-2-1　GUESS 评分

检查部位	超声特征	
股四头肌腱附着端	肌腱厚度≥6.1mm、髌上囊滑囊炎、髌骨上极骨侵蚀、髌骨上极骨赘	
髌腱近侧附着端	肌腱厚度≥4mm、髌骨下极骨侵蚀、髌骨下极骨赘	
髌腱远侧附着端	肌腱厚度≥4mm、髌下滑囊炎、胫骨结节骨侵蚀、胫骨结节骨赘	
跟腱附着端	肌腱厚度≥5.29mm、跟骨后滑囊炎、跟骨后份骨侵蚀、跟骨后份骨赘	
跖筋膜附着端	跖筋膜厚度≥4.4mm、跟骨前份骨侵蚀、跟骨前份骨赘	

　　MASEI 评分：对 6 个附着端进行双侧扫查，观察灰阶及能量多普勒血流信号特征，每个特征分别进行评分（表 20-2-2）。附着端钙化 / 骨赘评 0/1/2/3 分；附着区血流信号：包括骨皮质周围、附着处及周围滑囊内的血流信号评 0/3 分；骨侵蚀评 0/3 分；肌腱结构改变、附着处厚度增加及滑囊炎各评 0/1 分。最多评 136 分。

　　2）滑囊炎：主要表现为滑囊积液及滑囊滑膜增生。常见受累部位为跟骨后滑囊、鹰嘴滑囊等。滑囊积液表现为滑囊内无回声区。滑囊炎表现为滑囊内滑膜增厚伴或不伴有积液，炎症活跃时滑膜内可探及多普勒血流信号。根据 SEC 理论，滑囊炎常与附着点炎同时存在。

　　3）指（趾）炎：指（趾）炎的超声表现主要为屈肌腱腱鞘炎，弥漫性皮下软组织炎症，远端指间关节滑膜炎症也可能参与其表现。

　　4）其他：PsA 还可出现关节滑膜炎、腱鞘炎、关节腔积液、骨赘及骨侵蚀等多种炎症和结构性病变，与其他炎症或非炎症性疾病中的此类改变表现相似（图 20-2-6）。

　　（2）皮肤和甲改变：超声下最常见的皮损表现为表皮、真皮增厚，真皮浅层低回声，且能量多普勒超声提示血流增加。高频超声下正常甲板显示 3 层结构，背侧、腹侧两层甲板呈高回声，中间为较细的

表 20-2-2　MASEI 评分

检查部位	超声特征
跖筋膜附着端	跖筋膜结构改变（0/1 分）、跖筋膜厚度≥4.4mm（0/1 分）、跟骨前份骨侵蚀（0/3 分）、附着端钙化 / 骨赘（0/1/2/3 分）、附着区血流信号（0/3 分）
跟腱附着端	肌腱结构改变（0/1 分）、肌腱厚度≥5.29mm（0/1 分）、跟骨后滑囊炎（0/1 分）、跟骨后份骨侵蚀（0/3 分）、附着端钙化 / 骨赘（0/1/2/3 分）、附着区血流信号（0/3 分）
髌腱远侧附着端	肌腱结构改变（0/1 分）、肌腱厚度≥4mm（0/1 分）、胫骨结节骨侵蚀（0/3 分）、附着端钙化 / 骨赘（0/1/2/3 分）、附着区血流信号（0/3 分）
髌腱近侧附着端	肌腱结构改变（0/1 分）、肌腱厚度≥4mm（0/1 分）、髌下滑囊炎（0/1 分）、髌骨下极骨侵蚀（0/3 分）、附着端钙化 / 骨赘（0/1/2/3 分）、附着区血流信号（0/3 分）
股四头肌腱附着端	肌腱结构改变（0/1 分）、肌腱厚度≥6.1mm（0/1 分）、髌骨上极骨侵蚀（0/3 分）、附着端钙化（0/1/2/3 分）、附着区血流信号（0/3 分）
肱三头肌腱附着端	肌腱结构改变（0/1 分）、肌腱厚度≥4.3mm（0/1 分）、鹰嘴骨侵蚀（0/3 分）、附着端钙化 / 骨赘（0/1/2/3 分）、附着区血流信号（0/3 分）

低 - 无回声板间隙。早期银屑病甲腹侧高回声甲板锐度逐渐丧失，随疾病进展板间隙出现局灶或完全消失，最终导致全甲板增厚和融合。甲母质和远端指（趾）骨缘间的甲床也可同时出现增厚和血流增加（图 20-2-7）。

　　3. 反应性关节炎（reactive arthritis，ReA）　ReA 是一种发生于某些特定部位的关节炎，可由细菌、病毒、衣原体、支原体、螺旋体等在内的绝大多数微生物感染后引起，儿童及成年人均可发病，是临床常见的一种关节炎类型。ReA 的发病机制实质上就是免疫应答，是病原体抗原通过全身及关节局部激活免疫应答从而诱发反应性关节炎。ReA 除了关节本身的表现外，还有明确的关节外表现。

　　ReA 超声下的表现一般为关节腔积液和滑膜增厚，不伴有骨质破坏性改变。大多发生于下肢关节，以膝关节与踝关节多见，如发生于上肢关节，则以腕关节多见。

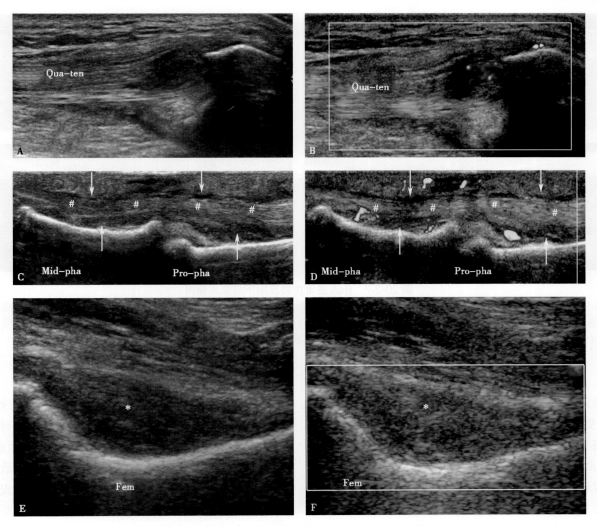

图 20-2-6 PsA 患者关节及关节旁病变声像图

A、B 分别为股四头肌肌腱附着点炎灰阶及能量多普勒声像图,可见肌腱增粗,回声减弱,内可见点线状血流信号;
C、D 分别为手指指屈肌腱灰阶及能量多普勒声像图,可见肌腱(#)周围低回声,皮下软组织增厚,腱鞘内和皮下
软组织(白箭)内均可见点线状血流信号;E、F 分别为髋关节灰阶及能量多普勒声像图,可见关节内滑膜增生(*)。
Qua-ten:股四头肌肌腱,Pro-pha:近节指骨,Mid-pha:中节指骨,Fem:股骨

4. 炎性肠病性关节炎 炎性肠病性关节炎是一种与炎性肠病相关的关节炎,虽然一些关节炎病变可伴发于多种胃肠道疾病,如炎性肠病、肠道感染、Whipple 病、小肠旁路等,但肠病性关节炎仅特指溃疡性结肠炎和克罗恩病所伴发的关节病变,两者引起的关节炎表现相似,发病原因均涉及免疫异常,属于自身免疫性疾病。炎性肠病性关节炎的临床症状除了受累关节疼痛或腰背疼痛外,还会伴有腹痛、腹泻、血便等肠道问题。

炎性肠病性关节炎可分为两种类型:①周围关节炎:先有慢性肠病后发生关节炎。系不对称性关节炎,有自限性,一般不出现骨侵蚀性病变,即使出现也很轻微。以膝、踝及腕关节最常受累,但髋关

节、肩关节及肘关节也可发病。②肠炎并发强直性脊柱炎:病变主要累及脊柱及骶髂关节,X 线片所见与典型 AS 相似。

对于炎性肠病性关节炎,我们既可以获得受累关节的声像图,也可以获得相应肠道的声像图。受累关节表现为滑膜增厚、关节腔积液,很难与其他关节病相鉴别;受累肠道表现为肠壁增厚,血流丰富。

(三)硬皮病

硬皮病是一组以增厚硬化的皮肤病变为共同表现的异质性疾病,可见局限性或弥漫性皮肤增厚和 / 或纤维化以及内脏器官(包括胃肠道、肺脏、肾脏和心脏等)结构功能异常,并常伴有免疫异常及微血管病变。目前,硬皮病病因不明,遗传、感染、

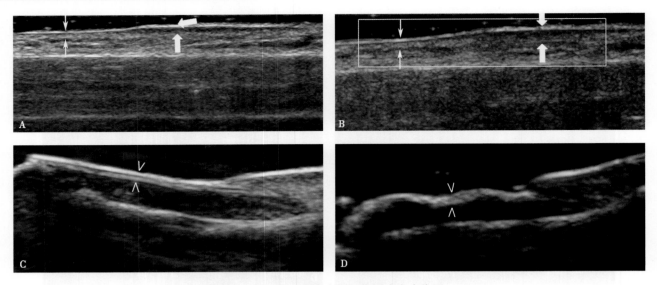

图 20-2-7　PsA 患者皮损及指甲病变声像图

A、B 分别为银屑病皮损灰阶及能量多普勒声像图，可见皮损处皮肤层（粗箭）较正常皮肤层（细箭）明显增厚，真皮层回声减弱，该患者皮损处于消退期，因此血流信号未见明显增多；C、D 所示分别为正常指甲和银屑病甲灰阶声像图，可见正常指甲甲板（箭头）由浅到深呈现"高 - 低 - 高"回声三层结构，而银屑病甲甲板明显增厚，凹凸不平，深浅层甲板融合

环境及药物等因素均可能参与其中；其发病机制复杂，免疫紊乱、血管内皮细胞损伤、成纤维细胞增殖及胶原合成异常为疾病主要的病理表现。患者皮肤、血管、内脏均可受累，预后与受累器官及受累程度密切相关。硬皮病主要分为两大类。其一为局限性硬皮病，单纯只有皮肤受累而无明显内脏系统受累，可呈斑状损害（硬斑病）、带状损害或点滴状损害，可单发亦可多发，一般预后较好。其二为系统性硬皮病（systemic sclerosis，SSc），也称为系统性硬化症，可见广泛的皮肤硬化伴内脏系统受累。SSc 虽然是一种少见病，但其确诊后 10 年死亡率高达 45.5%，患者的生存质量也受到严重影响。SSc 主要依靠临床症状和体征明确诊断，但大多数患者需要影像检查评估其结构受损程度。目前，越来越多的临床及超声医生开始探索超声评估 SSc 不同器官受累的价值，如皮肤、关节、肌腱及肺等。

皮肤增厚变硬是硬皮病的主要临床特征，皮肤受累程度及范围与患者的疾病分型、内部器官受累程度及预后直接相关。典型的硬皮病皮肤受累依次经历水肿期、硬化期与萎缩期，因此定量评估硬皮病皮肤情况至关重要，也是评估硬皮病整体病情的基本步骤之一。改良 Rodnan 皮肤评分（modified Rodnan skin score，mRSS）是通过临床体检，根据皮肤增厚情况及是否可捏起及移动而进行的一种皮肤评分方法（0 = 正常；1 = 轻度增厚，可捏起可移动；2 = 明显增厚，可捏起不可移动；3 = 极度增厚，不可

捏起不可移动）。因该法简单易行、不需要特殊设备，在临床中得以广泛应用。但是 mRSS 是一种主观的半定量评价，且不能鉴别皮肤变厚、变硬或变紧，同时其对小而有临床意义的皮肤改变也不敏感。而高频超声能够区分皮肤的不同层次（包括表皮层、真皮层、皮下脂肪层及肌层）并评估 SSc 皮肤厚度，能够可靠有效地定量评估皮肤的形态结构学改变。研究均证实高频超声测量 SSc 皮肤厚度较正常人增厚，并且 SSc 进展到不同时期的皮肤厚度不同（水肿期 > 硬化期 > 萎缩期），许多研究随访发现 SSc 患者皮肤厚度随病程进展而变薄。近年来弹性超声也逐渐应用于 SSc 的皮肤评估。新生代的弹性超声技术如声辐射力脉冲成像（acoustic radiation force impulse imaging，ARFI）、剪切波弹性成像（shear wave elastography，SWE）等通过分析组织内的剪切波速度来定量组织弹性特性。研究表明，ARFI 与 SWE 均能发现病变皮肤较正常皮肤变硬，与高频超声定量皮肤厚度及回声相比，超声弹性定量皮肤硬度能更敏感地反映 SSc 皮肤改变。因此，高频超声与剪切波弹性超声在 SSc 的联合应用有望成为 SSc 皮肤受累程度、病变分期、病情进展及治疗随访的可靠定量评价指标，但仍需更多的研究证实（图 20-2-8）。

除皮肤受累外，半数以上的 SSc 患者常见关节受累，临床认为关节痛是常见的临床表现，而炎性关节病和腱鞘受累少见。近来，超声研究发现了相反的事实：SSc 炎性关节病有高的发病倾向，甚至像

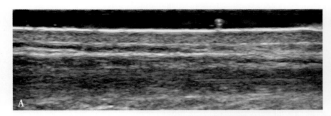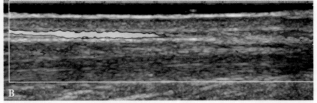
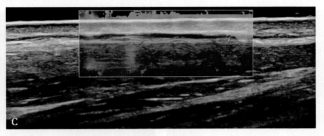

图 20-2-8　硬皮病患者前臂皮肤声像图
A~C 分别为前臂皮肤灰阶、能量多普勒和剪切波弹性成像声像图，可见皮肤层增厚，血流信号未见明显增多，弹性值明显增加

其他慢性侵蚀性关节病一样具有侵袭性。肌骨超声在 SSc 关节受累评估中比临床及 X 线检查更加敏感。SSc 累及手及腕关节时的超声表现包括关节积液、滑膜增生、滑膜内血流信号、骨侵蚀、腱鞘炎、肢端骨质溶解、皮下及关节周围钙化。有研究认为硬化性腱鞘炎与肢端骨质溶解为 SSc 的特征性超声表现。硬化性腱鞘炎超声表现为腱鞘增厚，回声增强，典型者呈"分层"现象，内可伴血流信号。正常末节指骨背侧表现为平直或中间略凹陷伴远端微微弧形隆起的线状高回声，其溶解破坏表现为其末端骨皮质线的截然中断，严重者骨皮质线缩短或消失。骨质溶解破坏区常伴血流信号显示，同时这种患者的甲床区多无血供显示（图 20-2-9）。

（四）系统性红斑狼疮

系统性红斑狼疮（systemic lupus erythematosus，SLE）是一种多因素参与、累及全身多系统多脏器的自身免疫性结缔组织疾病，90% 的患者为 20~40 岁的育龄妇女。发病机制不完全清楚。血清具有以 ANA 为代表的多种自身抗体，病程以缓慢与急性发作交替为特点。SLE 的主要病理改变为炎症改变和血管异常。最常见的临床症状为发热，临床表现主要为皮肤、关节、肾脏等脏器的损害，约 80% 的患者在病程中出现皮肤黏膜改变，如暴露部位的对称性皮疹、特征性的颊部蝶形红斑、四肢躯干的盘状红斑等。SLE 常因伴有内脏损害，预后较差。

肌骨超声对于 SLE 可提供辅助诊断信息，包

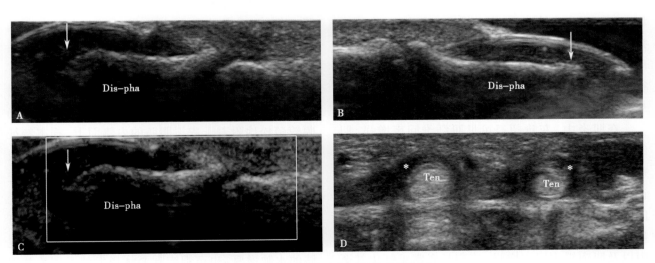

图 20-2-9　硬皮病患者手指病变声像图
A、C 分别为受累远节指骨灰阶和能量多普勒声像图；B. 为对侧正常远节指骨灰阶声像图，对比可见受累指骨末端骨皮质线明显缩短（白箭）；D. 可见指屈肌腱（Ten）周围低回声（星号）包绕。Dis-pha：远节指骨

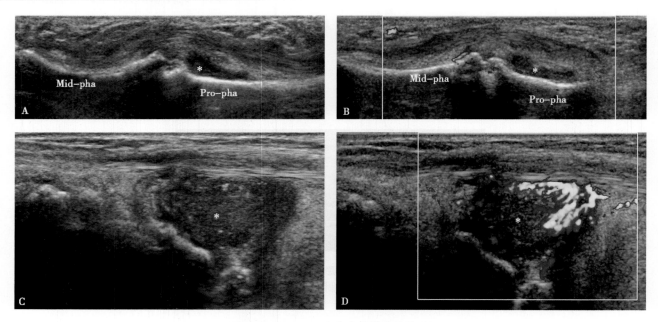

图 20-2-10　SLE 患者多关节炎声像图

A、B 为指间关节灰阶和能量多普勒声像图；C、D 为腕关节灰阶和能量多普勒声像图，可见关节内滑膜增厚（*），内可见点线状血流信号

括：皮肤及皮下超声可以发现红斑处皮肤增厚、皮下脂肪组织局限性或弥漫性回声增强、皮下可伴有数目较多的小钙化灶；狼疮性关节炎表现为关节腔积液和滑膜增厚（图 20-2-10）。

（五）多发性肌炎和皮肌炎

多发性肌炎（polymyositis，PM）与皮肌炎（dermatomyositis，DM）是一组以四肢近端肌肉受累为突出表现的异质性疾病，属自身免疫性疾病范畴。PM 指无皮肤损害的肌炎，伴有皮疹的肌炎称 DM，后者病变既累及皮肤也累及皮下筋膜和肌肉组织，有皮肤损害甚至破溃，严重的皮肌炎还可伴有骨皮质破坏。DM 皮疹比较典型，包括 Gottron 皮疹、向阳皮疹、V 区皮疹、披肩征。此外，还可出现技工手、钙质沉着、皮肤异色症、手枪套征等。骨骼肌受累的特征性表现主要是对称性四肢近端肌无力，约 50% 的患者可同时伴有肌痛或肌压痛，晚期可出现肌萎缩。

在肌炎中，灰阶超声可见肌纤维回声增强、肌纹理模糊、肌肉萎缩变薄等改变，根据病程长短和病情轻重而有所差异。彩色多普勒和能量多普勒可评估患者肌肉内血流的变化，研究表明，超声检测的高血流状态与血清肌酸激酶活性密切相关。皮肌炎则除了显示皮疹所致的皮肤增厚，还可见皮下筋膜以及肌肉组织回声增强、病程长者常见钙化甚至骨破坏。肌骨超声能用于肌炎与化脓性肌炎、脓肿、

静脉炎等具有相似临床症状的软组织病变的鉴别诊断（图 20-2-11）。

（六）其他疾病

弥漫性筋膜炎（diffuse fasciitis，DF）是一种少见的主要以筋膜发生弥漫性肿胀和硬化为特征的自身免疫性疾病，因而有学者也称之为硬化性筋膜炎，弥漫性筋膜炎有伴嗜酸性粒细胞浸润和不伴粒细胞浸润两种情况。本病好发于秋冬季节，30%～50%的患者有过度劳累、外伤、受寒及上呼吸道感染等诱因，起病突然，首发症状为肢体和躯干部的皮肤肿胀、变硬和绷紧，或兼有皮肤红斑及肢体活动受阻，其次为关节或肌肉酸痛、乏力或发热等。本病可以有皮肤损害、皮肤外损害和系统损害，其中系统损害少见，皮肤病变可累及四肢，首发部位以下肢尤以小腿下端为多。皮肤外的基本病理改变为附着于肌肉的筋膜炎症、肥厚、水肿和纤维化，病变筋膜较疏松地附着于皮下脂肪的内侧面上，损害特征为皮下深部组织硬化肿胀，边缘弥漫不清，患处表面凹凸不平，在肢体上举时呈橘皮样外观，并可在沿静脉走向部位出现条沟状凹陷。本病皮肤可不受累或受累程度较轻，因此皮肤色泽、皮纹和质地可以正常。在肌骨超声上 DF 可观察到皮下和/或皮肤的水肿增厚，也可观察到 DM 引发的个别关节积液现象。

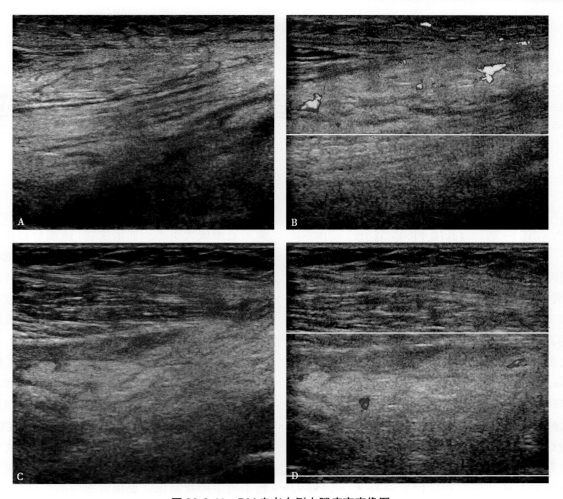

图 20-2-11　DM 患者右侧大腿病变声像图

A、B 为右侧大腿后方皮下脂肪层灰阶和能量多普勒声像图；C、D 为右侧大腿后方肌肉灰阶和能量多普勒声像图，可见皮下脂肪层和肌层均增厚，回声增强，内可见裂隙状无回声，内可见点线状血流信号。Pro-pha：近节指骨，Mid-pha：远节指骨

（邱　逦　刘秉彦）

参 考 文 献

1. Padovano I, Costantino F, Breban M, et al. Prevalence of ultrasound synovial inflammatory findings in healthy subjects. Ann Rheum Dis, 2016, 75（10）: 1819-1823.

2. Carstensen SMD, Terslev L, Jensen MP, et al. Future use of musculoskeletal ultrasonography and magnetic resonance imaging in rheumatoid arthritis. Curr Opin Rheumatol, 2020, 32（3）: 264-272.

3. Kaoru TM, Nobuyuki H, Kouji K, et al. Diagnostic test accuracy of ultrasound for synovitis in rheumatoid arthritis: systematic review and meta-analysis. RHEUMATOLOGY, 2018, 57（1）: 49-58.

4. Falsetti P, Conticini E, Mazzei MA, et al. Power and spectral Doppler ultrasound in suspected active sacroiliitis: a comparison with magnetic resonance imaging as gold standard. RHEUMATOLOGY, 2021, 60（3）: 1338-1345.

5. 《中国关节病型银屑病诊疗共识（2020）》编写委员会专家组. 中国关节病型银屑病诊疗共识（2020）. 中华皮肤科杂志, 2020, 53（8）: 585-595.

6. Krajewska-Włodarczyk M, Zuber Z, Owczarczyk-Saczonek A. Ultrasound Evaluation of the Effectiveness of the Use of Acitretin in the Treatment of Nail Psoriasis. J Clin Med, 2021, 10（10）: 2122.

7. 杨裕佳, 邱逦. 系统性硬皮病多器官受累超声评估研究进展. 国际医学放射学杂志, 2018, 41（4）: 445-449.

8. Mahmoud K, Zayat AS, Yusof MYM. Ultrasound to identify SLE patients with musculoskeletal symptoms who respond best to therapy: The USEFUL longitudinal multi-centre study. RHEUMATOLOGY, 2021, keab288.

第二十一章　肌骨超声在代谢性疾病中的应用

第一节　痛风性关节炎

痛风（gout）是由于尿酸盐沉积于关节囊、滑囊、软骨、骨质、肾脏及皮下等组织中，引起局部的病损和炎性反应，与嘌呤代谢紊乱及 / 或尿酸排泄减少所致的高尿酸血症直接相关。分为原发性和继发性两大类。痛风累及关节称为痛风性关节炎（gouty arthritis，GA）。严重者可导致骨关节病变，骨关节活动障碍与畸形。GA 的发病与高尿酸血症的水平和持续时间有关，临床上 5%～15% 高尿酸血症患者发展为 GA。随着生活水平的提高，我国 GA 患病率逐年上升，目前约为 1%～3%。国家风湿病数据中心网络注册及随访研究的阶段数据显示，男：女为15：1，平均年龄 48.28 岁，近年来逐步趋于年轻化。

血尿酸超过其在血液或组织液中的饱和度可在关节局部形成尿酸盐晶体并沉积。尿酸盐沉积可趋化中性粒细胞和巨噬细胞，细胞活化后可释放白三烯 B4（LTB4）、糖蛋白、白介素 1（IL-1）等化学趋化因子，诱发局部炎症反应，引起急性关节炎。尿酸盐长期沉积被单核细胞、上皮细胞、巨大细胞等浸润包裹后可形成异物结节，即痛风结节。

根据临床表现，痛风可分为无症状高尿酸血症期、急性 GA 发作期、痛风发作间歇期和慢性痛风石性关节炎期。①无症状高尿酸血症期：血尿酸值升高，但没有明显的临床症状。血尿酸水平越高，高尿酸血症持续的时间越长，发生 GA 的可能性越大，有些可终身不出现症状。②急性 GA 发作期：患者1 个或多个关节可出现明显红、肿、热、痛和功能障碍，多数 2 周内可自行缓解。常累及第一跖趾关节、踝、膝、腕、指、肘等关节。③痛风发作间歇期：初次发作后出现间歇期，随着病情进展，间歇期逐渐缩短。④慢性痛风石性关节炎期：随着病程进展，沉积的尿酸盐被炎症细胞及增生的纤维组织包裹即形成痛风结节，可于耳廓、尺骨鹰嘴、跟腱、髌骨滑囊等处形成大小不一的赘生物，破溃后可排出白色粉状或糊状物经久不愈。关节内大量沉积的痛风石可造成关节骨质破坏、关节间隙变窄、关节周围组织增生或纤维化，严重可致关节残毁，临床表现为持续性的关节肿痛、畸形及功能障碍，严重影响患者的生活质量。

痛风诊断被广泛认可的是美国风湿病学会（American College of Rheumatology，ACR）1977 年痛风分类标准及 2015 年美国 ACR 和欧洲抗风湿病联盟（European League Against Rheumatism，EULAR）共同制定的痛风分类标准。2018 年 EULAR 推荐三步诊断痛风：第一步，寻找关节滑液或痛风石抽吸物中的尿酸盐晶体。如果发现尿酸盐结晶，则是确诊本病的依据，但这是有创检查，难以被急性期患者接受。如果第一步不可行，第二步通过临床诊断 [建立在存在高尿酸血症和痛风相关临床特征的基础上，满足下列特征时考虑临床诊断（高度怀疑但非特异性表现）：足部（特别是第一跖趾关节）或踝关节单关节受累，既往类似的急性关节炎发作史，快速开始的剧烈疼痛和肿胀（24 小时内达峰），皮肤发红，男性并存在相关的心血管疾病和高尿酸血症]。第三步，当痛风的临床诊断不确定且不能证实存在晶体时，建议寻找尿酸盐晶体沉积的影像学证据，特别是超声或双能 CT（dual-energy CT，DECT）。早期诊断、早期治疗可控制患者关节疼痛症状及关节损伤程度，显著改善预后。由于 GA 病程早期症状的非特异性和临床表现的多样化，及时和正确的诊断依然是临床医师面临的挑战。

传统 X 线检查能够发现 GA 患者中晚期骨骼及关节结构的异常改变，表现为偏心性圆形或卵圆形囊性变，甚至呈虫噬样、穿凿样缺损，缺损边缘可呈"悬挂边缘征"，晚期可出现关节间隙明显变窄甚至消失，但对早期病变尤其是关节周围软组织病变的检出较为困难。CT 检查骨骼结构异常、微小痛风结节、微小痛风石钙化的诊断敏感性较高，可鉴别痛风石及其他非尿酸盐结节，但对软组织炎症如滑膜炎、腱鞘炎等的检测敏感性不高。X 线、CT 发现的异常结构改变常在 GA 首次发作后 6～12 年才出现。DECT 能提供有关尿酸盐结晶的信息，以彩色编码的形式显示，可以鉴别尿酸盐晶体与钙化及骨骼系统，有较高的准确性，诊断痛风的敏感性为 84%，特异性为 93%。但对较小的尿酸盐结晶检出敏感度不如高频超声，同时也有假阳性的情况，两者合用可提高诊断的准确性。MRI 对早期软组织炎症及早期骨质破坏检测均有较高的敏感性和准确性，尤其对深层组织的评价非常有效。图像质量高，且无电离辐射，但检查时间长，费用昂贵，体内有金属时不能使用。

一、超声应用现状

1. 超声表现 近年来超声成像对浅表组织的分辨率越来越高，使得超声对骨、软骨及关节周边软组织早期病变检测敏感性及准确性不断提高，彩色多普勒及能量多普勒技术对低速血流的检测能力越来越高，为早期评价 GA 软组织炎症，尤其是活动性炎症提供了较为敏感的指标。且超声具有多角度动态观察、双侧对比、容易多次反复检查等优点，在 GA 关节病变检查中的应用越来越广泛。2015 年美国风湿病学会（ACR）和欧洲抗风湿病联盟（EULAR）的痛风诊断标准中，已经把超声发现的"双轨征"纳入诊断行列之中。依据临床症状、体征、实验室及影像学检查结果累计赋分，超声发现尿酸盐沉积可赋 4 分，总分≥8 分即可诊断痛风。

近年来国内外研究指出，GA 在超声上有特征性表现，超声能帮助早期诊断。GA 患者超声表现主要有两类，一类是特征性表现："双轨征"、"暴风雪征"、关节内、肌腱或腱鞘内、皮下组织强回声、滑膜肉芽肿内伴钙化，伴炎症反应时可见血流信号。以上主要为尿酸盐沉积所致。另一类是非特征性表现：滑膜炎、关节积液、骨侵蚀等。2015 年风湿病预后评估组织（Outcome Measures for Arthritis Clinical Trials，OMERACT）超声 GA 组为了规范超声在 GA 中的合理应用，首次就 GA 的 4 项基本超声表现发布了国际共识：①双轨征（double contour，DC）：关节透明软骨表面异常的高回声带，与声波角度无关，规则或不规则，连续或间断，能与软骨界面征鉴别。双轨征常见部位有股骨髁、距骨、跖骨头等。②痛风石（tophus）：与位置无关（可位于关节内、关节外

或肌腱内），环形、不均质的高回声和 / 或低回声聚集物，伴或不伴后方声影，周围可以有小的无回声晕环绕。③聚集体（aggregates）：与位置无关（可位于关节或肌腱内）异质性的高回声灶，即使增益最小化或声波角度改变仍然保持高反射性，有时伴后方声影。④侵蚀（erosion）：关节内和 / 或关节外骨表面连续性中断，需经 2 个垂直平面证实。基于 GA 的病理基础，主要超声表现如下：

（1）尿酸盐沉积于关节软骨：尿酸盐沉积于关节软骨上是 GA 的特征性改变（图 21-1-1），高频超声可以早期发现尿酸盐在关节软骨上的沉积，表现为透明软骨表面增厚，回声增强。声像图上表现为软骨表面出现一条与关节骨皮质平行的线样强回声，称为"双轨征"（图 21-1-2）。双轨征是早期痛风最容易显示也最灵敏的超声征象，其诊断 GA 的敏感度为 78%，特异度为 97%。

（2）尿酸盐沉积于滑膜或关节周围软组织：由于 GA 炎症反复刺激关节周边软组织，可导致关节周边软组织水肿、增厚，腱鞘积液或增厚，软组织内尿酸盐沉积，软组织纤维化甚至撕裂等。超声可敏感地发现上述异常改变。当尿酸盐黏附并沉积于滑

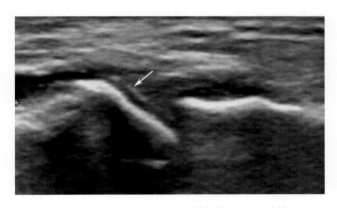

图 21-1-1　GA 患者第一跖趾关节软骨表面尿酸盐沉积

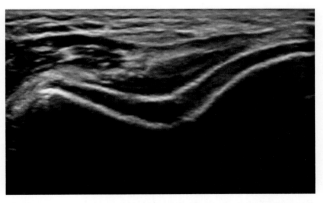

图 21-1-2　GA 患者膝关节股骨滑车软骨表面尿酸盐沉积，呈"双轨征"

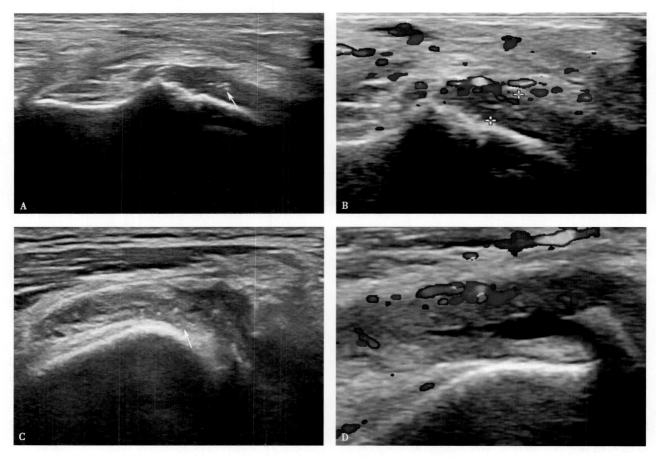

图 21-1-3　GA 患者关节滑膜增厚并尿酸盐沉积声像图

A、B. 右足第一跖趾关节滑膜增厚并充血,滑膜内尿酸盐沉积;C、D. 同一患者右膝关节滑膜增厚并充血,滑膜内尿酸盐沉积

膜上时,超声检查可在滑膜内发现高亮的点状回声(图 21-1-3)。而尿酸盐长期沉积于韧带上时,在超声中即显示条带状的略高回声(韧带)中出现高回声点、高回声带或高回声团块(尿酸盐)。尿酸盐沉积于肌腱、腱鞘、滑囊或皮下,可见点状、簇状或团块状高回声,可呈"云雾状",后方可伴声影(图 21-1-4～图 21-1-6)。如果团块状高回声呈结节样,即可诊断为痛风石(图 21-1-7,21-1-8),这是 GA 的特征性诊断要点之一。Filippucci 等对 GA 第一跖趾关节腔内痛风石的研究显示,关节内侧部位痛风石检出 34 例,明显高于关节背侧(8 例)和跖侧(0 例)。

（3）滑膜炎:GA 早期可表现为关节滑膜增厚,关节腔内可见滑膜增厚形成的片状或团块状低回声,可伴滑膜表面血管增生、扩张及充血(图 21-1-9)。常见于急性发作期,常见受累部位为第一跖趾关节(图 21-1-10),对该关节进行超声检查对 GA 具有"预警"作用。Stewart 等的 Meta 分析显示,约 73% 的痛风患者至少经历一次第一跖趾关节急性关节炎发作。增厚的滑膜内多普勒血流信号的强度与其病理切片中微血管分布的密度密切相关。滑膜表面及周围软组织的血流越丰富,反映炎症程度越严重。彩色多普勒超声可对滑膜或关节周围软组织血流进行评估,从而判断炎症的活动性。以钆增强 MRI 作为诊断滑膜炎的"金标准"。能量多普勒探查滑膜炎的敏感性达 88.8%,特异性为 97.9%,因此可以早期发现滑膜炎,并且在治疗过程中,可以通过随访滑膜

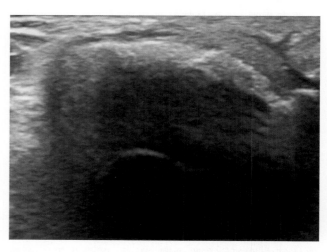

图 21-1-4　GA 患者第一跖趾关节内侧皮下云雾状回声伴后方声影

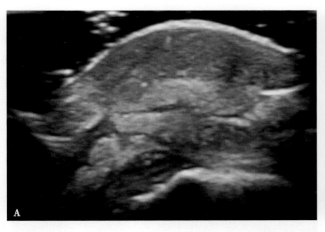 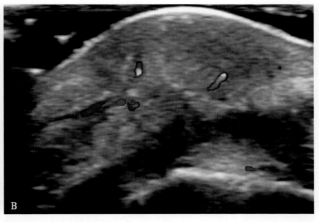

图 21-1-5　GA 患者足背部软组织肿胀并尿酸盐沉积声像图
A. 足背部皮下软组织肿胀并尿酸盐沉积；B. 足背部皮下肿胀的软组织内充血

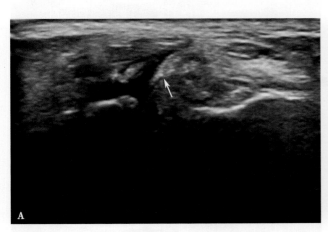 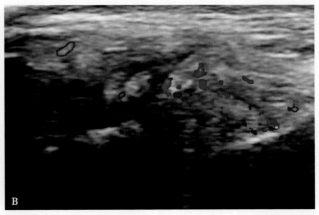

图 21-1-6　GA 患者踝内侧软组织尿酸盐沉积声像图
A. 踝关节内侧皮下软组织尿酸盐沉积；B. 肿胀的踝关节内侧皮下软组织内充血

厚度及血流的变化判断治疗的效果与转归。尤其对临床缓解的患者，如果超声检查发现仍然存在滑膜炎，可以指导临床继续抗炎治疗，避免因过早停药或减药导致持续的关节炎症及骨质破坏。超声

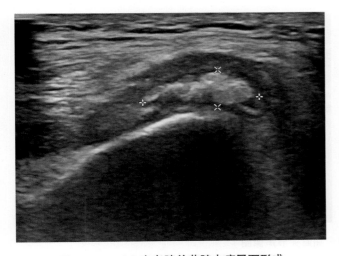

图 21-1-7　GA 患者膝关节腔内痛风石形成

跟踪随访检查对这些患者的疗效评估、预测疾病复发，以及临床持续治疗、调整用药方案具有重要指导价值。

（4）关节腔积液：超声检查关节腔积液的敏感性近 100%（图 21-1-11，图 21-1-12）。急性 GA 患者关节腔多可见积液无回声，有时可在积液内探及强回声漂浮，表现为"暴风雪"征。在 GA 治疗的过程中，超声可动态观察积液量的变化，进而监测疾病的进展或恢复程度。临床医生进行关节腔积液穿刺抽吸或注射药物时，实时超声可帮助确定穿刺点、监测穿刺过程，尤其对穿刺操作技术难度较高的关节部位，超声引导可极大地提高穿刺的精确度和成功率。

（5）骨侵蚀及骨质破坏：GA 炎症的持续存在，会造成骨皮质侵蚀改变，从而发生关节畸形和致残。骨侵蚀是痛风患者骨皮质最重要的改变，但并非痛风的特异性表现，常出现于第 1 跖趾关节。骨侵蚀表现为局部骨质表面形态不规则，骨质不连续，基

底不清晰。超声诊断骨侵蚀的征象是两个垂直平面上观察到的骨皮质不连续（图21-1-13，图21-1-14）。超声可以远早于X线发现骨侵蚀，有很好的可重复性，并且与MRI有相当的诊断效能，尤其适用于早期诊断骨侵蚀。Ogdie等对824例受检者（包括416

例病例组和408例对照组）进行超声检查，结果显示在痛风侵蚀性病变的检出上，超声的敏感度、特异度分别为76.9%和84.3%，阳性预测值、阴性预测值分别为83.3%和78.2%，病程≥2年和有皮下结节（可疑痛风石）的病例组敏感度更高。

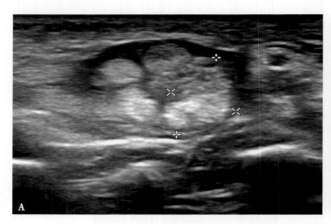 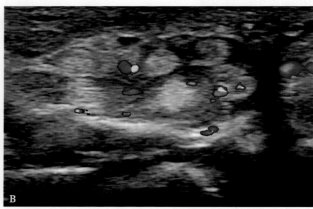

图21-1-8　GA患者腕管声像图
A. 腕管内痛风石形成；B. 腕管内肿胀的腱鞘充血

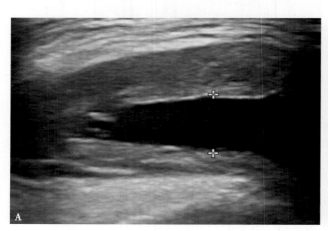 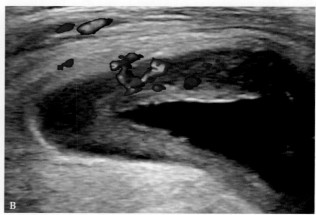

图21-1-9　GA患者膝关节声像图
A. 右膝关节滑膜增厚；B. 增厚的滑膜内充血

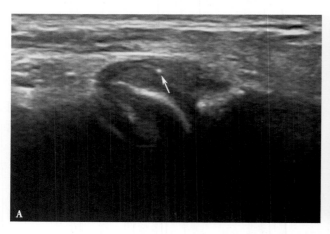 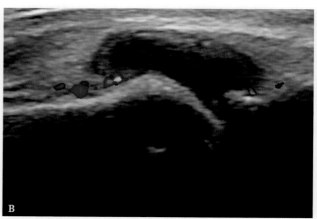

图21-1-10　GA患者跖趾关节声像图
A. 右足第一跖趾关节滑膜增厚并尿酸盐沉积；B. 左足第一跖趾关节内积液，周边滑膜增厚并见少许血流

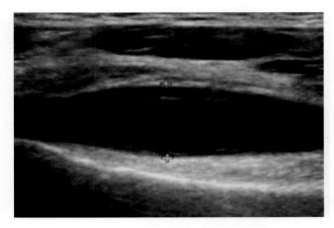

图 21-1-11　GA 患者膝关节髌上囊积液

少或消失，高频超声可以敏感地发现这种异常改变，间接反映患者体内尿酸水平的变化。邓雪蓉等的研究表明，急性期 74% 的患者发生滑膜炎，双轨征、骨侵蚀和痛风石的比例较低，分别为 28%、19%、16%。未处在急性发作期的关节仍可存在亚临床的滑膜炎症，双轨征和痛风石的出现均与病程呈正相关。Miguel 等对 26 例无症状高尿酸血症患者行超声检查，发现 11 例有痛风结石或双轨征。这就提示临床医生，对于症状不典型的患者，要注意与其他炎症关节病如类风湿关节炎等进行鉴别，重视患者在无症状高尿酸血症期和间歇期的影像学表现，提早治疗和强化降尿酸治疗可能延缓影像学进展。

2. 鉴别诊断

（1）假性痛风：又称软骨钙质沉着症，为焦磷酸盐聚集在关节或纤维软骨内部沉积所致的疾病，超声表现为软骨或纤维软骨（如半月板）内部的点状或条带状高回声。而 GA 尿酸盐沉积于软骨表面，超声图像表现为软骨表面的条带状高回声。假性痛风肌腱炎、滑囊炎少见。

不同时期 GA 的表现不同。GA 急性发作期的患者超声表现为"双轨征"、痛风石等特征性改变的比例并不高，还有和其他关节炎类似的滑膜炎、关节腔积液、骨侵蚀等表现，并且急性期和间歇期关节的表现也有较多的差别。患者接受药物治疗，尿酸水平下降后，沉积于关节软骨内的尿酸盐可以减

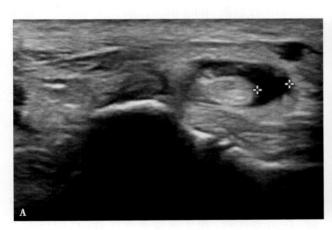
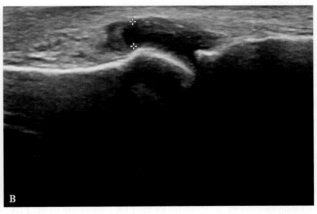

图 21-1-12　GA 患者左足积液

A. 胫骨后肌腱腱鞘积液；B. 左足第一跖趾关节积液

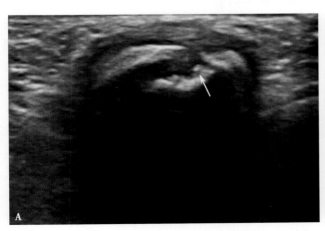
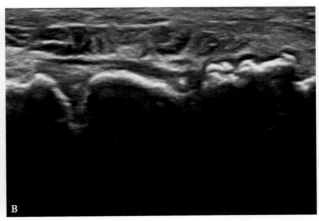

图 21-1-13　GA 患者左足骨质破坏

A. 左足第一跖趾关节表面骨质破坏；B. 左足距骨及楔骨表面骨质破坏

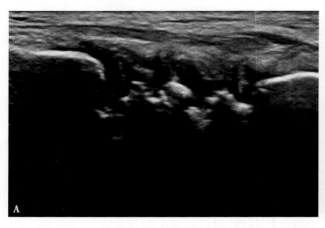 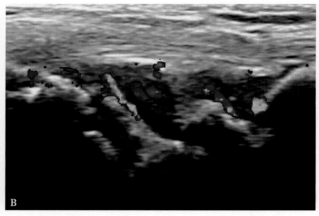

图 21-1-14 GA 患者左手腕部骨质破坏
A. 左手腕部骨表面骨质破坏；B. 同一患者左手腕部表面滑膜增厚充血

（2）类风湿性关节炎：是一种系统性自身免疫病，可出现与 GA 相似的超声表现，如滑膜增厚、充血、关节腔积液、骨质破坏等。但类风湿性关节炎以小关节受累为主，多为双侧，关节软骨表面不会出现由于尿酸盐结晶沉积导致的相应表现，如多发点状强回声、双轨征、暴风雪征等。

（3）骨性关节炎：以中老年患者为主，好发于髋关节、膝关节等负重关节。表现为关节软骨变薄、分布不均、骨质增生与破坏、关节腔积液、关节腔内游离体等，但不会出现 GA 关节病所特有的双轨征、暴风雪征等。

3. 临床意义

（1）超声可清晰显示骨关节内尿酸盐结晶、双轨征、痛风石等病变，有很高的敏感性和特异性，有助于 GA 的早期诊断及鉴别诊断。超声在无症状高尿酸血症、急性发作或间歇期 GA、慢性进展期 GA 诊断中均有重要作用。对于无明显临床症状的高尿酸患者，超声可以敏感发现关节软骨表面尿酸盐沉积，从而提示临床对患者进行有效的干预，预防疾病进展，降低其 GA 急性发作的风险。

（2）超声引导下介入穿刺可对 GA 关节病变软组织进行活检，或抽吸关节腔内的滑膜液，应用显微镜对获取的软组织或滑膜液进行分析，明确有无尿酸盐结晶，从而对影像学表现不典型的患者进一步明确诊断。并且可以在超声引导下向病变的关节腔内注入药物，以提高治疗的安全性和疗效。超声引导下关节腔穿刺可以更快速地缓解急性患者的疼痛及功能受限，减轻炎症反应。

（3）在 GA 患者治疗过程中，超声可对疗效进行定期检测。通过检测关节腔积液量、滑膜增厚与充血程度，尿酸盐结晶多少，双轨征的有无及显著程度，痛风石的大小及内部结构变化等来判断治疗的效果。Villaverdea 等在一篇回顾性系统综述中，筛选出了 3 篇关于应用超声评估 GA 疗效的文章，结果表明 GA 患者血尿酸水平由治疗前的 >6mg/dL 下降到治疗后的 ≤6mg/dL 后，病变关节的超声征象（包括双轨征，关节积液内的点状高回声，云雾状高回声，痛风石等）范围均明显减小，相反，血尿酸水平没有下降到 ≤6mg/dL 的患者则没有出现上述超声征象的改变。该研究未发现应用 MRI 对 GA 疗效进行有效评估的证据。

二、临床应用进展

超声在 GA 的早期诊断、鉴别诊断、疗效评估和介入治疗等方面都有着重要作用，具有准确、便捷、经济等优势，便于反复多次检查，已经写入了国内外多个痛风诊疗指南中，确定了其重要性。随着超声技术的进步和临床研究的开展，越来越多的超声新技术被应用于 GA 的诊治中。三维超声可获得 GA 病变的三维立体图像，可在二维超声的基础上提供更多信息，从而更为直观、全面的评估病变。与二维超声相比，三维超声对操作者的依赖性较小，可对滑膜炎、腱鞘炎及骨侵蚀等病变进行直观显示，可立体显示尿酸盐在关节内外的沉积情况，提高微小骨质破坏的检出率。超微血管成像（super microvascular imaging，SMI）技术通过智能化的算法将低速血流的多普勒信号同组织运动产生的多普勒信号区分开，清晰显示低速血流影像，可敏感地显示滑膜增生的低速血流信号，为 GA 患者滑膜炎症的活动性评估提供有价值的诊断信息。超声造影技术利用造影剂的强反射性能，提高对细小血管内血流显示的敏感性。超声造影剂被注入人体静脉后，可通过体循环向微小血管灌注，可定性、定量评估 GA 患者增生滑膜或关节周边软组织内血流灌注的程度，并可在治疗过程中检测其灌注程度的动态变化，从而评估疗效。GA 关节积液内伴沉积物时，与滑膜增厚有时难以区分，弹性成像有助于显示滑膜与积液的分界，将二者进行鉴别。超声萤火虫技术利用特殊的滤波处理技术，减少干扰伪像，可将能被设备检测到但无法显示出来的细微组织信号即微结晶凸显出来。研究表明，与普通二维超声相比，超声萤火虫技术可有效增加对 GA 患者病变组织内微结晶的显示率。超声的缺点在于对操作者的水平依赖程度较高，今后随着更多超声新技术的出现，标准化、系统化培训的不断开展和更多临床经验的积累，超声在 GA 诊治中的应用将被逐步推广并不断创新。

（李振洲）

第二节 含钙晶体沉积类疾病

晶体沉积类疾病除了尿酸钠沉积引起的痛风外，还有含钙晶体沉积引起的关节病。焦磷酸钙（calcium pyrophosphate，CPP）和碱式磷酸钙（basic calcium phosphate，BCP，又称为羟基磷灰石）是最主要的两种含钙晶体，可沉积于所有关节、韧带、肌腱、肌肉和软组织中（表 21-2-1）。晶体的沉积多无症状，但也可引起一些临床表现和综合征，包括急性关节炎或关节周围炎、慢性肌腱炎、快速破坏性关节病、骨关节炎样损伤以及神经卡压。高龄因素及骨性关节炎可与 CPP 和 BCP 在透明软骨和纤维软骨的沉积相关，有一部分膝关节骨性关节炎老年患者可同时有 CPP 和 BCP 沉积。CPP 和 BCP 晶体沉积性疾病的诊断依赖于临床病史、影像学检查和滑囊液的分析。

一、焦磷酸钙沉积症

焦磷酸钙沉积症（calcium pyrophosphate deposition，CPPD）又称假痛风，按临床表现可分为无症状性 CPP 沉积、急性 CPPD 性关节炎、慢性 CPPD 性关节炎、骨关节炎相关性 CPPD、其他特殊类型（脊柱相关性 CPP 沉积、齿状突加冠综合征、关节出血相关性 CPP 沉积等）。依据病因可分为散发性 CPPD、代谢疾病相关性 CPPD 及遗传性 CPPD。相关的代谢疾病包括甲状旁腺功能亢进、血色病、甲状腺功能减退、黄褐病、痛风、糖尿病、医源性库欣综合征、淀粉样变、低镁血症、低磷血症、Wilsons 病等。多无症状，影像学检查偶然发现。急性 CPPD 性关节炎可表现为受累关节突发疼痛、关节周边软组织肿胀、关节活动性下降，可累及单关节和多关节，是老年女性单关节炎的常见原因，膝关节、腕关节、掌指关节最常受累。慢性 CPPD 炎症性关节炎可表现为受累关节的反复疼痛、肿胀。诊断主要依据临床病史、影像学检查以及在显微镜下检测到滑膜液内的 CPP 晶体。

1. 超声表现

（1）直接表现：在纤维软骨内（如半月板、腕部三角纤维软骨）或透明软骨内部（而不是表面）的点状或带状强回声，对诊断 CPPD 具有较高的特异性。透明软骨表面也可有散在的点状强回声。肌腱及其附着点、滑膜积液内也可有点状、带状或团状强回声，伴有或不伴有声影（图 21-2-1，图 21-2-2）。

（2）伴随表现：受累关节可有关节炎的表现，如关节积液、滑膜增生、滑膜内检测到血流信号。

2. 鉴别诊断
急性 CPPD 性关节炎要注意与痛风性关节炎鉴别。慢性 CPPD 炎症性关节炎要注意与类风湿性关节炎鉴别。超声检测发现关节纤维软骨或透明软骨内的点状或带状强回声有利于 CPPD 的诊断。

表 21-2-1 尿酸钠、二水焦磷酸钙结晶、碱式磷酸钙沉积病

	痛风	焦磷酸钙沉积病	碱式磷酸钙沉积病
晶体成分	单钠尿酸盐（MSU）	二水焦磷酸钙（CPP）	碱式磷酸钙（BCP），又称羟基磷灰石
晶体化学式	$C_5H_3N_4O_3Na$	$Ca_2P_2O_7 \cdot 2H_2O$	$Ca_{10}(PO_4)_6(OH)_2$
最常累积关节	第1跖趾关节、膝关节、踝关节	膝关节、第2、3掌指关节、腕关节	冈上肌腱、臀中肌腱
最常见特征性超声表现	透明软骨表面带状强回声（双轨征）	透明软骨中心的点状或带状强回声；纤维软骨*中的点状强回声	肌腱内点状或团状强回声

*纤维软骨：包括半月板、腕部三角纤维软骨、肩锁关节纤维软骨等

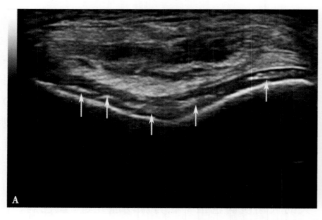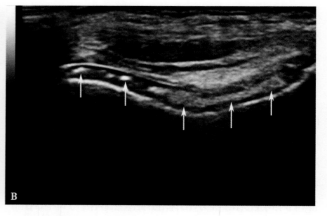

图 21-2-1　股骨滑车软骨内焦磷酸钙沉积声像图

箭头所示透明软骨内部、与软骨表面平行排列的带状强回声为焦磷酸钙沉积（此声像图由华中科技大学同济医学院附属同济医院风湿免疫科沈桂芬教授提供）

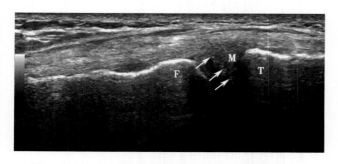

图 21-2-2　膝关节内侧半月板内焦磷酸钙沉积声像图

箭头所示纤维软骨内部多个点状强回声为焦磷酸钙沉积。F：股骨；T：胫骨；M：半月板

3. 临床意义　超声可发现 CPPD 晶体在关节软骨内部的特征性沉积，诊断特异性高，具有很重要的临床意义。

二、碱式磷酸钙沉积

碱式磷酸钙（basic calcium phosphate，BCP）又名羟基磷酸钙、羟基磷灰石，与 BCP 晶体沉积相关的疾病有慢性肾衰竭、糖尿病、甲状旁腺功能亢进、皮肌炎、硬皮病、CREST 综合征、系统性红斑狼疮、创伤、感染等。BCP 晶体可沉积在关节外以及关节内。可无症状，由影像学检查偶然发现；也可急性发作，引起钙化性肌腱炎、急性关节周围炎、滑囊炎、腱鞘炎，表现为突发疼痛、软组织肿胀、关节活动性下降等，症状多在 1~2 周自行缓解，局部晶体沉积也可能会消失；特殊位置的 BCP 沉积可引起神经卡压症状；关节内的 BCP 沉积可引起密尔沃基肩关节综合征（Milwaukee shoulder syndrome，MSS）。诊断主要依据既往自限性发作的病史、影像学检查及滑膜液的光谱分析。

1. 超声表现　多表现为受累肌腱内的团状强回声，单发或多发，数个毫米至厘米，后方伴有或不伴有声影（图 21-2-3~图 21-2-6）。

2. 鉴别诊断　钙化性肌腱炎要与肌腱末端病

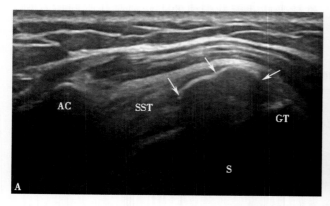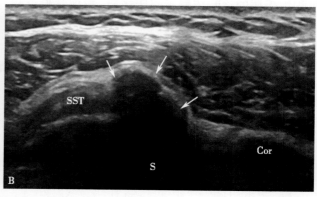

图 21-2-3　冈上肌腱钙质沉积声像图

患者男，57 岁，肩部无明显不适。纵切面（A）及横切面（B）显示左冈上肌腱内的团状强回声（箭头所示）。AC：肩峰；SST：冈上肌腱；GT：肱骨大结节；S：声影；Cor：喙突

鉴别,后者可表现为肌腱附着端骨表面不规则,伴有与骨相连、与肌腱牵拉方向平行的强回声(骨质增生);与骨皮质撕脱性骨折鉴别,后者有明确运动损伤或外伤病史,超声表现为位于肌腱末端、与肌

腱牵拉方向垂直的斑片状强回声,与局部骨表面之间可见低至无回声区(出血);尿酸盐也可沉积在肌腱内,多同时伴有关节软骨双轨征等其他痛风相关表现。

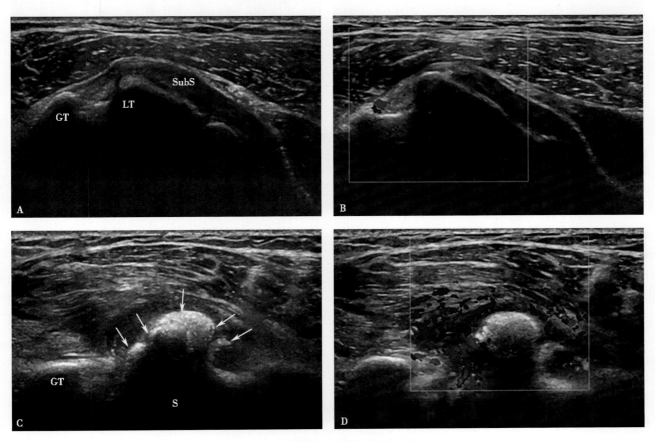

图 21-2-4 肩胛下肌腱钙质沉积声像图

患者女,56 岁,左肩部疼痛加重、活动受限。超声声像图显示肩胛下肌腱长轴切面。A、B.显示右侧正常肩胛下肌腱声像图表现及彩色多普勒血流情况;C.箭头所示左侧肩胛下肌腱内团状强回声(箭头所示),后方伴声影;D.显示肩胛下肌腱内丰富的血流信号,提示肌腱炎。GT:肱骨大结节;LT:肱骨小结节;SubS:肩胛下肌腱;S:声影

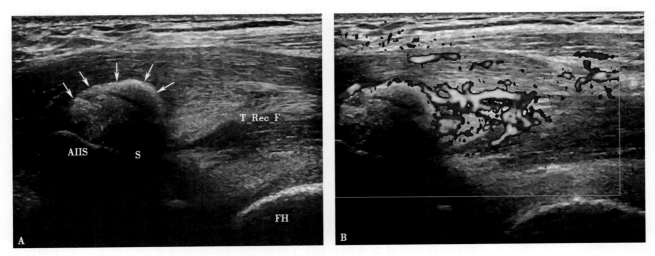

图 21-2-5 股直肌腱钙质沉积灰阶及能量多普勒声像图

患者女,64 岁,突发右髋部疼痛并髋关节活动受限。超声检查显示股直肌腱髂前下棘附着点处团状强回声(箭头所示),后方伴弱声影,彩色多普勒能量图显示股直肌腱内血流丰富,提示肌腱炎。患者理疗 1 周后症状缓解。AIIS:髂前下棘;T_Rec_F:股直肌腱;FH:股骨头;S:声影

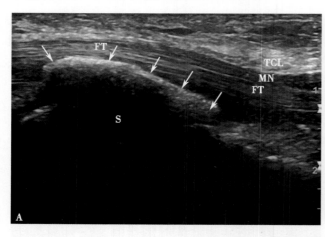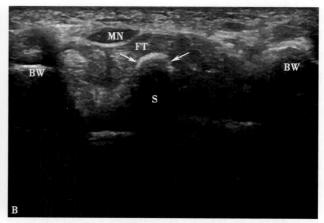

图 21-2-6 腕管内钙质沉积并正中神经受压声像图

患者女,68 岁,"腕管综合征",超声检查可见腕横韧带增厚,正中神经受压,指屈肌腱深部另可见一团状强回声(箭头所示),后方伴声影。A. 纵切面;B. 横切面。TCL:腕横韧带;MN:正中神经;FT:指屈肌腱;BW:腕骨;S:声影

3. 临床意义 超声检查可清晰显示肌腱内的强回声,对于急性发作的引起明显症状的钙化性肌腱炎,可在超声引导下抽出乳糜状钙乳或捣碎晶体,起到快速缓解症状及促进晶体吸收的作用。

三、临床应用进展

含钙晶体沉积,特别是 CPP 与 BCP 晶体,常出现在骨性关节炎等关节病变的滑膜液中。有研究表明,近 20% 骨性关节炎的患者中检测到了 CPP 晶体,18%~43% 骨性关节炎患者滑膜液中检测到了 BCP 晶体。虽然很多研究把这两种晶体的沉积归因于炎性作用,但晶体沉积在骨性关节炎的临床症状方面的作用仍存在争议。CPP 晶体的准确发病率尚不明确,随年纪增高发病率增加,是引起关节炎的最常见原因之一。

CPP 和 BCP 晶体可能与关节疾病的严重程度有关。接受膝关节置换的患者中,70% 的滑膜液及 100% 的组织中检测到了含钙晶体。体内及体外研究证实含钙晶体会导致骨性关节炎,NLRP3 炎性小体等介导了含钙晶体导致的病理反应。

虽然 CPP 的确切诊断依赖于在显微镜下检测到滑膜液内的晶体,但滑膜液分析的敏感性只有 70%,会有约 1/3 的患者漏诊。BCP 晶体太小,光镜下无法检测,Alizarin 红染可检测到含钙晶体,但无法区分 BCP 与 CPP。光谱分析法如 X 线衍射和傅里叶变换红外光谱分析可对二者进行区分。由于滑膜液分析对 CPP 检测存在局限性,有必要寻求其他检测方法用于临床诊断。

传统的 X 线检查诊断 CPPD 的准确率低。双能 CT 近年来用于诊断 CPPD,可以与其他钙质沉积性疾病鉴别,但其临床应用价值仍有待证实。MRI 一直被认为无法检测 CPP,但近年来,新的 MRI 技术在识别 CPPD 方面取得了一定的成果。

自 1995 年超声首次用于检测 CPPD 至今,多项研究证实了超声对 CPPD 诊断的作用。但对超声识别 CPPD 的诊断标准不一。近年 OMERACT 组织的超声工作组对 CPP 在纤维软骨、透明软骨、肌腱和滑膜液中的沉积的超声表现进行了定义,后续不同研究证实按照这种超声表现诊断 CPPD,不同检查者间的可重复性高。一项多中心研究表明,超声诊断膝关节 CPPD 的准确率是 75%,敏感性 91%,特异性 59%。如果把内侧半月板和股骨内侧髁透明软骨的超声表现相结合,诊断 CPPD 的敏感性为 88%,特异性 76%。

OMERACT 超声工作组提出的 CPPD 超声表现:纤维软骨(如半月板、腕关节三角形纤维软骨、髋臼盂唇及肩锁关节纤维软骨)中的 CPPD 表现为不同形状、与骨皮质回声相似的强回声,位于纤维软骨内部,动态检测(活动关节或探头加压)时保持不变,随纤维软骨共同移动;透明软骨(如股骨髁间软骨、掌指关节软骨)中的 CPPD 表现为不同形状和大小、与骨皮质回声相似的强回声,后方不伴声影,位于透明软骨内部,动态检测(活动关节或探头加压)时保持不变,随透明软骨共同移动;肌腱内 CPPD 表现为多发的、线状(与肌腱纤维结构平行,与骨表面不连续)强回声(相对于肌腱的高回声),后方通常无声影,即使在很低的增益也表现为较高的回声,不受周边肌腱各向异性的影响,位于肌腱内部,动态检测(活动关节或探头加压)时保持不变,随肌腱共同移动;滑膜液内 CPPD 表现为不同

大小的（点状或更大）强回声（与骨皮质回声相似），通常无后方声影，位于滑膜液内，随关节活动和探头加压而移动。

超声对于深部的结构如脊柱的 CPPD 检测敏感性不高。CT 是检测脊柱钙化（如齿状突加冠综合征）的"金标准"。

（张　超）

第三节　肌腱黄色瘤

肌腱黄色瘤（tendon xanthomas）是家族性高胆固醇血症的一个临床表现，超半数 30 岁以上家族性高胆固醇血症患者会出现肌腱黄色瘤。也有研究认为，肌腱黄色瘤也可见于 Ⅲ 型高脂蛋白血症、脑腱黄瘤病、β 谷固醇血症以及非家族性高胆固醇血症。肌腱黄色瘤主要累及跟腱、指伸肌腱、髌腱等。表现为缓慢生长的弥漫性、无痛性肌腱增大。由于同

样的病理生理过程也会导致胆固醇在动脉的沉积，因此，肌腱黄色瘤的存在提示发生心血管疾病的风险增高。

一、超声应用现状

1. **超声表现**　受累肌腱不同程度增厚，内伴有单发或弥漫分布的低回声区，低回声区内可伴有高回声，肌腱纤维纹理可消失，低回声区内可检测到少许血流信号或无血流信号（图 21-3-1）。

2. **鉴别诊断**　跟腱腱病也可表现为肌腱增厚、回声减低、纹理紊乱，但跟腱黄色瘤为慢性进行性增大，可同时伴有其他部位肌腱受累。肌腱炎可伴有疼痛症状和血流信号增多；肌腱末端病病变仅累及肌腱附着端。

3. **临床意义**　对受累肌腱的检测有利于对家族性高胆固醇血症及其他相关疾病的诊断。超声检测到肌腱黄色瘤的患者需要接受降胆固醇治疗。

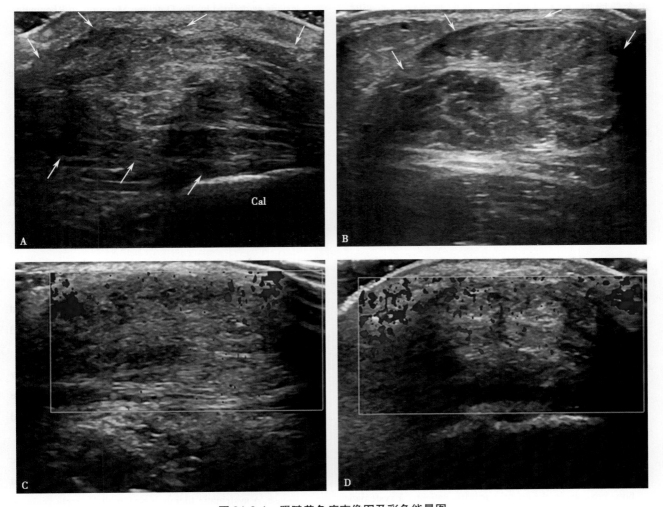

图 21-3-1　跟腱黄色瘤声像图及彩色能量图

患者女，25 岁，无明显家族史，全身多处肌腱黄色瘤十余年，声像图（A 纵切面，B 横切面）显示跟腱（箭头所示）明显增厚，凸向体表，肌腱纤维纹理模糊，呈不均质低回声及稍高回声。彩色多普勒能量图（C，D）显示低回声区内少许血流信号。Cal：跟骨

二、临床应用进展

Tuthill 等对回声纹理进行频率分析,发现跟腱黄色瘤患者跟腱的相关参数值超过正常值,但文章病例数很少,未明确其统计学意义。

Griffith 等对 24 例家族性高胆固醇血症的 48 个跟腱进行超声及 MRI 评估,与 10 例正常人的 20 个跟腱进行对照。超声测量跟腱厚度、宽度、横截面积以及回声特点,3.0T MRI 测量跟腱厚度、宽度、横截面积、体积和脂水分离成像(fat-water separation)。服用降胆固醇药物后 3 个月和 6 个月再次进行上述检查。结果发现,在治疗前,跟腱黄色瘤的患者超声和 MRI 各参数均比对照组高。治疗前黄色瘤患者的跟腱平均相对水含量(42.0%±6.7%)高于对照组(24.5%±5.8%)。胆固醇治疗 6 个月后 MRI 测量的肌腱体积、相对脂肪含量和相对水含量有明显改变。由于脂含量随治疗下降,相对水含量有所增加,他们得出结论,跟腱黄色瘤导致的跟腱增大多由于水含量增加,而不是脂含量。在监测治疗后改变时,相对水含量是最敏感的指标,其次是肌腱体积和相对脂含量。

(张　超)

参 考 文 献

1. 中国医师协会风湿免疫科医师分会痛风专业委员会. 痛风诊疗规范. 中华内科杂志, 2020, 59(6): 421-426.

2. Neogi T, Jansen TL, Dalbeth N, et al. 2015 Gout classification criteria: an American College of Rheumatology/European League Against Rheumatism collaborative initiative. Ann Rheum Dis, 2015, 74(10): 1789-1798.

3. Gutierrez M, Schmidt WA, Thiele RG, et al. OMERACT Ultrasound Gout Task Force group. International Consensus for ultrasound lesions in gout: results of Delphi process and web-reliability exercise. Rheumatology(Oxford), 2015, 54(10): 1797-1805.

4. Stewart S, Dalbeth N, Vandal AC, et al. The first metatarsophalangeal joint in gout: a systematic review and meta-analysis. BMC Musculoskelet Disord, 2016, 17: 69.

5. Baillet A, Gaujoux-Viala C, Mouterde G, et al. Comparison of the efficacy of sonography, magnetic resonance imaging and conventional radiography for the detection of bone erosions in rheumatoid arthritis patients: a systematic review and meta-analysis. Rheumatology(Oxford), 2011, 50(6): 1137-1147.

6. Ogdie A, Taylor WJ, Neogi T, et al. Performance of ultrasound in the diagnosis of gout in a multicenter study: comparison with monosodium urate monohydrate crystal analysis as the gold standard. Arthritis Rheumatol, 2017, 69(2): 429-438.

7. 邓雪蓉, 耿研, 张卓莉, 等. 不同时期 GA 性关节炎的超声特征. 中华风湿病学杂志, 2016, (20)1: 23-27.

8. Kang MH, Moon KW, Jeon YH, et al. Sonography of the first metatarsophalangeal joint and sonographically guided intraarticular injection of corticosteroid in acute gout attack. J Clin Ultrasound, 2015, 43(3): 179-186.

9. 中华医学会内分泌学分会. 中国高尿酸血症与痛风诊疗指南(2019), 中华内分泌代谢杂志, 2020, 36(1): 1-13.

10. Young Ho Lee, Gwan Gyu Song. Diagnostic accuracy of ultrasound in patients with gout: A meta-analysis. Semin Arthritis Rheum, 2018, 47(5): 703-709.

11. Sara Nysom Christiansen, Mikkel Østergaard, Ole Slot, et al. Ultrasound for the diagnosis of gout-the value of gout lesions as defined by the Outcome Measures in Rheumatology ultrasound group. Rheumatology(Oxford), 2021, 60(1): 239-249.

12. Villaverdea V, Rosariob MP, Loza E, et al. Systematic review of the value of ultrasound and magnetic resonance musculoskeletal imaging in the evaluation of response to treatment of gout. Reumatol Clin, 2014, 10(3): 160-163.

13. Filippou G, Scirè CA, Adinolfi A, et al. Identification of calcium pyrophosphate deposition disease(CPPD)by ultrasound: reliability of the OMERACT definitions in an extended set of joints-an international multiobserver study by the OMERACT Calcium Pyrophosphate Deposition Disease Ultrasound Subtask Force. Annals of the rheumatic diseases, 2018, 77(8): 1194-1199.

14. Filippou G, Pascart T, Iagnocco A. Utility of Ultrasound and Dual Energy CT in Crystal Disease Diagnosis and Management, 2020, 22(5): 15.

15. Filippou G, Scanu A, Adinolfi A, et al. Criterion validity of ultrasound in the identification of calcium pyrophosphate crystal deposits at the knee: an OMERACT ultrasound study, 2021, 80(2): 261-267.

16. Filippou G, Adinolfi A, Iagnocco A, et al. Ultrasound in the diagnosis of calcium pyrophosphate dihydrate deposition disease. A systematic literature review and a meta-analysis. Osteoarthritis and cartilage / OARS, Osteoarthritis Research Society, 2016, 24(6): 973-981.

17. Filippou G，Filippucci E，Mandl P，et al. A critical review of the available evidence on the diagnosis and clinical features of CPPD: do we really need imaging? Clinical rheumatology，2021，40（7）：2581-2592.

18. Barskova VG，Kudaeva FM，Bozhieva LA，et al. Comparison of three imaging techniques in diagnosis of chondrocalcinosis of the knees in calcium pyrophosphate deposition disease. Rheumatology（Oxford，England），2013，52（6）：1090-1094.

19. Löffler C，Sattler H，Peters L，et al. Distinguishing gouty arthritis from calcium pyrophosphate disease and other arthritides. The Journal of rheumatology，2015，42（3）：513-520.

20. Ea HK，Lioté F. Diagnosis and clinical manifestations of calcium pyrophosphate and basic calcium phosphate crystal deposition diseases. Rheumatic diseases clinics of North America，2014，40（2）：207-229.

21. Filippucci E，Di Geso L，Girolimetti R，et al. Ultrasound in crystal-related arthritis. Clinical and experimental rheumatology，2014，32（1 Suppl 80）：S42-47.

22. Grassi W，Okano T，Filippucci E. Use of ultrasound for diagnosis and monitoring of outcomes in crystal arthropathies. Current opinion in rheumatology，2015，27（2）：147-155.

23. Scott A，Zahradnik TM，Squier K，et al. Diagnostic accuracy of ultrasound and MRI for Achilles tendon xanthoma in people with familial hypercholesterolemia: A systematic review. Journal of clinical lipidology，2019，13（1）：40-48.

24. Yunisova G，Tufekcioglu Z，Dogu O，et al. Patients with Lately Diagnosed Cerebrotendinous Xanthomatosis. Neurodegenerative diseases，2019，19（5-6）：218-224.

25. Griffith JF，Hu M，Yeung DKW，et al. Achilles Tendon Xanthomas: Fat-Water Separation at Baseline and after Treatment. Radiology，2017，285（3）：876-884.

第二十二章　肌骨超声在骨关节炎中的应用

第一节　概　　述

骨关节炎（osteoarthritis，OA）是一种由多因素引起的以关节疼痛为主要症状的退行性疾病，常累及膝、手、髋和足等关节，其病理特点主要表现为关节软骨退化损伤、关节边缘和软骨下骨反应性增生以及滑膜炎等。OA 具有影响多个关节和关节结构的复杂病理生理学过程，国际骨关节炎研究协会指出：该疾病首先表现为分子紊乱（关节组织代谢异常），然后是解剖和/或生理紊乱（以软骨退化、骨重塑、骨赘形成、关节炎症和正常关节功能丧失为特征），最终导致疾病发生。OA 常见于中老年人群，目前全球已有超过 3 亿 OA 患者，我国 40 岁以上人群原发性 OA 的总体患病率高达 46.3%。OA 的主要临床表现早期多为非对称的关节疼痛，活动过多时疼痛加剧，休息后减轻，严重时可出现关节畸形与功能障碍。OA 患者实验室检查中血沉、血常规和血清免疫学多为正常，类风湿因子阴性。

第二节　骨关节炎的超声表现

一、骨关节炎主要病理改变的超声表现

超声检查能识别滑膜炎及关节积液、骨的结构病变（如骨赘）、软骨的退行性病变等与 OA 相关的主要病理改变。

（一）滑膜炎

OA 的滑膜炎（synovitis）有典型的间歇过程，通常伴随疼痛症状的出现或恶化。与类风湿关节炎等免疫相关性滑膜炎相比，OA 的滑膜炎具有非破坏性和非侵袭性的特点。滑膜炎和相关促炎介质在 OA 的发病及病情进展过程中产生重要作用，并与 OA 疼痛和关节结构病变密切相关。常规超声检测的 OA 相关滑膜炎征象主要包括滑膜增厚和关节积液，滑膜血流信号少见。参照类风湿关节炎和结缔组织病预后评估组织（Outcome Measures in Rheumatology，OMERACT）定义，滑膜增厚表现为关节内的异常低回声组织，不移位也不可压缩，其内可检测到多普勒信号；关节积液为关节内的异常低回声或无回声，可移位且可压缩，其内无多普勒信号（图 22-2-1）。

（二）骨赘

常规超声通常无法探及骨的内部结构，但能清楚显示高回声的骨皮质表面。正常情况下，骨皮质是一条连续光滑的亮线。骨赘（osteophyte）是骨性关节炎的主要特征之一，被定义为两个垂直超声检查切面均可显示的关节边缘处的皮质突起，伴或不伴声影（图 22-2-2）。超声检测骨赘比 X 线及临床表现更敏感，与 MRI 有较高的一致性。

（三）软骨病变（cartilage damage）

超声可被用来测量关节软骨的厚度，以及检测其表面和内部特征的变化，如表面光滑度和内部清晰度等。正常关节透明软骨在超声下表现为表面光滑、厚度及内部回声均匀的无回声条带。软骨厚度从近节指骨头部关节面 0.1mm 到膝关节股骨外侧髁 2.6mm 不等。关节软骨内部回声模糊、表面不平整是软骨损伤的早期表现；随着病情的进展，可出现软骨带的不均匀变窄甚至消失（图 22-2-3）。超声对于软骨病变的评价与组织学有较高的一致性。目前，超声评价软骨病变主要用于股骨滑车软骨，在手、足关节软骨评价中的应用也有少量报道。相对于 MRI，超声对软骨的评估存在局限性，因为仅部分软骨可以在声窗内成像。以膝关节为例，膝关节位于极度屈曲位时，股骨滑车软骨可部分显像，但膝关节中胫骨和髌骨软骨大部分无法探及。在 MRI 存在禁忌或无法获取时，超声能提供一部分 X 线无法获取的直观的软骨病变影像。

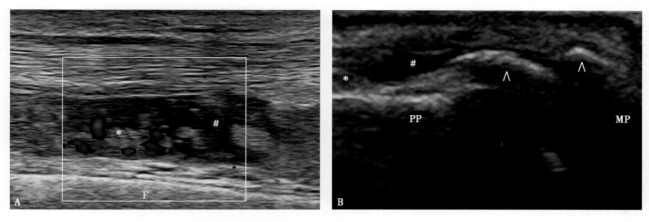

图 22-2-1 滑膜炎声像图

A. 膝 OA 患者髌上囊滑膜炎能量多普勒声像图，B. 手 OA 患者近节指间关节背侧滑膜炎灰阶声像图，均可见关节内滑膜增生（*）和积液（#），A 所示增生滑膜内可见多普勒血流信号，B 所示近节及中节指骨边缘可见骨赘形成（∧）。F：股骨；PP：近节指骨；MP：中节指骨

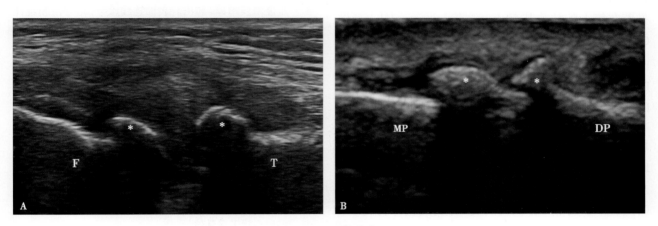

图 22-2-2 骨赘声像图

A. 为膝关节内侧间隙，可见股骨及胫骨内侧髁骨赘形成（*）；B. 为远节指间关节背侧，可见中节及远节指骨边缘骨赘形成（*）。F：股骨，T：胫骨，MP：中节指骨，DP：远节指骨

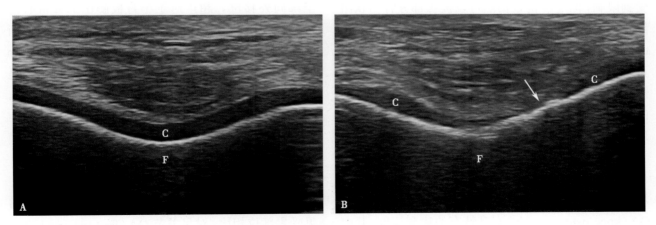

图 22-2-3 股骨滑车软骨声像图

A. 为正常股骨滑车软骨；B. 为膝关节 OA 患者滑车软骨，可见局部软骨表面不规则，内部回声不均匀，部分软骨完全消失（箭头所示）。C：软骨，F：股骨

二、特定关节骨关节炎的超声表现及评价方法

2017 欧洲抗风湿病联盟发布了应用于风湿病学的肌骨超声新指南，对各大关节的扫描程序（即患者位置、探头放置、扫描方法等）进行了详细描述。为了对 OA 病情进行更准确的评估，同时提高检查者之间的诊断信度，国际权威组织和专家学者为 OA 的超声评价制定了一系列的评分方案。这些方案内容既包括了 OA 的常见病变特征，如骨赘、软骨病变和滑膜炎性病变等，也包括了不同关节所特有的改变，例如膝关节的半月板膨出等。

（一）手关节 OA

手 OA 通常累及多个关节，并可能有多种关节受累模式，所以手关节 OA（hand osteoarthritis）的超声检查也往往包括多关节评估。过去 OMERACT 推荐在第一腕掌关节（the carpo-metacarpal 1 joint，CMC1）的桡掌侧、第 1～5 掌指关节（metacarpo-phalangeal，MCP）、近节指间关节（proximal inter-phalangeal joint，PIP）及远节指间关节（distal inter-phalangeal joint，DIP）的背侧纵向扫查评估骨赘和滑膜炎性改变，在此基础上 2021 年新版的指南建议增加扫查 PIP 2～5 的掌侧（滑膜炎性改变和软骨）、DIP 2～5 的掌侧（滑膜炎性改变）以及舟骨 - 大 - 小多角（scapho-trapezio-trapezoid，STT）关节的桡掌侧（骨赘）。手关节 OA 结构病变（骨赘及软骨病变）和滑膜炎性改变（滑膜增厚，关节积液及多普勒血流信号）的严重程度参照最新版的 OMERACT 半定量评价系统（表 22-2-1）。

（二）髋关节 OA

髋关节的深部解剖位置和物理结构使超声显像受到限制，但超声检查仍然可以提供部分骨与软组织病变的信息。超声显像下髋关节 OA（hip osteoarthritis）的改变包括骨赘（最常见于股骨头前下缘）、正常弯曲的股骨头形状改变、滑膜增厚或渗出导致髋关节囊扩张等。E Qvistgaard 等提出髋关节 OA 的半定量 US 评分系统，这个系统包括骨赘、股骨头形状、滑膜炎和关节积液的半定量评价（表 22-2-2）。

（三）膝关节 OA

膝关节是典型的负重关节，也是 OA 的常见累及部位。由于膝关节本身的解剖结构特点，膝关节 OA（knee osteoarthritis）有其特有的病变征象，其中最突出的即半月板膨出和腘窝囊肿（图 22-2-4）。半月板膨出即半月板从胫骨平台或胫骨关节部分或

表 22-2-1　手关节 OA 的半定量超声评价系统

骨赘分级（0～3 级）

0	无骨赘
1	小的骨赘
2	中等大小的骨赘
3	非常大的骨赘

PIP 2～5 关节软骨病变分级（0～2 级）

0	正常软骨（软骨边缘光滑）
1	局部或全部软骨层变薄，或软骨边缘毛糙
2	局部或全部软骨缺失

滑膜增厚（0～3 级）

0	无滑膜增厚
1	轻度滑膜增厚，不超过骨表面连线水平
2	中度滑膜增厚，超出骨表面连线水平，增厚滑膜延伸到关节线以外，但上表面凹陷或平坦
3	重度滑膜增厚，超出骨表面连线水平，增厚滑膜延伸到关节线以外，上表面凸起

关节积液（0～3 级）

0	无积液
1	少量积液
2	中等量积液
3	大量积液

多普勒血流信号（0～3 级）

0	无多普勒信号
1	少量多普勒信号，1 个汇流多普勒信号或单个或数个单一点状多普勒信号
2	中等量多普勒信号，多普勒信号小于滑膜增厚区域的 50%
3	大量多普勒信号，多普勒信号大于滑膜增厚区域的 50%

全部向外移位。超声对于半月板膨出的评价有定量和半定量两种方法。定量评价时，与 MRI 诊断标准一样，当半月板外缘超出胫骨平台边缘≥3mm 时诊断为半月板膨出。腘窝囊肿则被普遍认为是膝关节滑膜炎的一部分，与膝关节 OA 密切相关。OMERACT 为膝关节 OA 的病变制定了全面的超声评价系统，包括骨赘、软骨病变、半月板膨出及滑膜炎（表 22-2-3）。

（四）足关节 OA

OA 常累及足关节复合体，但与膝、手等其他常见受累部位相比，对足关节 OA（foot osteoarthritis）的超声研究相对较少。不同部位的足关节受累的频率不同，后足 OA 少见，前足 OA 则是一种常见的

关节疾病，尤其是第一跖趾关节。因此，对于足关节 OA 的评价主要集中于前、中足关节。在足背侧纵向扫查评估中足关节（midfoot joint）和跖趾关节（metatarsophalangeal，MTP）的骨赘和滑膜炎性病变，前者包括距舟关节（talo-navicular joint，TN），跟骰关节（calcaneocuboid joint，CC），内、中、外侧舟楔关节（medial/intermediate/lateral naviculocuneiform joint，NCM/NCI/NCL）及第 1 至 5 跗跖关节（tarsometatarsal joint，TMT 1～5）。足关节软骨病变主要评价

MTP1，MTP1 保持最大屈曲位（接近 90°），在跖骨头中央水平进行纵向背侧扫描。2019 年，OMERACT 对足关节 OA 的各项超声指标进行了诊断信度检验。这项研究中，OMERACT 没有提出新的评价系统，而是参照 OMERACT、欧洲抗风湿病联盟（European League Against Rheumatism，EULAR）或权威

表 22-2-2　髋关节 OA 的半定量超声评价系统

股骨骨赘分级（0～3 级）	
0	无骨赘
1	轻度（仅见软骨 - 骨过渡处的不规则改变）
2	中度（明确的骨赘，股骨颈不规则）
3	重度（显著的骨赘，整个股骨颈受累）
股骨头形状分级（0～3 级）	
0	圆形
1	轻度变平（仍然可见曲率，但半径异常增大）
2	明显变平（弯曲的形状消失）
3	轮廓不清（股骨头无法定义为骨赘或是骨侵蚀）
滑膜炎分级（0～2 级）	
0	股骨颈前关节隐窝表面凹陷
1	股骨颈前关节隐窝表面变平
2	股骨颈前关节隐窝表面凸出
关节积液分级（0～2 级）	
0	无积液
1	可能存在积液
2	明显积液

表 22-2-3　膝关节 OA 的半定量超声评价系统

胫骨、股骨骨赘分级（0～3 级）	
0	无骨赘，即骨皮质表面光滑
1	骨表面小而明显的皮质突起
2	骨表面较大的突出物
3	骨表面非常大的突出物
股骨滑车软骨病变分级（0～3 级）	
0	正常
1	软骨表面不规则，但厚度没有变薄
2	内侧或外侧软骨部分变薄或完全消失
3	内侧和外侧软骨均变薄或消失
半月板膨出分级（0～2 级）	
0	高回声三角区，外缘不超出胫股关节间隙
1	高回声三角区向外膨出，部分超出胫股关节间隙
2	高回声三角区向外膨出，完全脱离胫股关节间隙
滑膜炎分级（0～3 级）	
0	无滑膜炎
1	异常的关节腔内部低回声或无回声（相对于皮下脂肪组织）致关节腔轻度扩张
2	异常的关节腔内部低回声或无回声（相对于皮下脂肪组织）致关节腔中度扩张，关节囊表面平坦或凹陷
3	异常的关节腔内部低回声或无回声（相对于皮下脂肪组织）致关节腔明显扩张，关节囊表面向外膨出

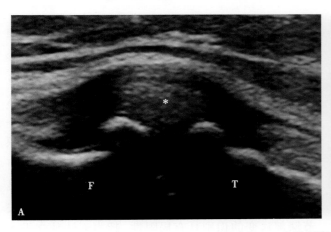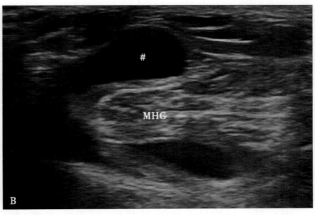

图 22-2-4　半月板膨出和腘窝囊肿声像图

A. 为膝关节内侧间隙，可见内侧半月板膨出（*）；B. 所示为膝关节后方内侧，可见腘窝囊肿声像（#）。F：股骨，T：胫骨，MHG：腓肠肌内侧头

专家的报道，对骨赘、软骨、滑膜增厚、关节积液及多普勒血流信号进行了分级评价（表22-2-4）。中足关节可以分别评估，也可以合成一个整体关节评估，OMERACT超声专家组建议将中足关节作为一个整体关节评估时，各个指标最高的得分记录为整体关节的相应得分。

表22-2-4 足关节OA的半定量超声评价系统

骨赘分级（0～3级）	
0	无骨赘
1	小的骨赘
2	中等大小的骨赘
3	非常大的骨赘
关节软骨病变分级（0～1级）	
0	正常
1	软骨层变薄或无回声结构消失
滑膜增厚分级（0～3级）	
0	无滑膜增厚
1	轻度滑膜增厚，不超过骨表面连线水平
2	中度滑膜增厚，超出骨表面连线水平，增厚滑膜延伸到关节线以外，但上表面凹陷或平坦
3	重度滑膜增厚，超出骨表面连线水平，增厚滑膜延伸到关节线以外，上表面凸起
关节积液分级（0～1级）	
0	无积液
1	有积液
能量多普勒信号分级（0～3级）	
0	无多普勒信号
1	最多3个单一点状多普勒信号；或最多1个汇流+2个点状多普勒信号；或最多2个汇流多普勒信号
2	>1级，但多普勒信号小于滑膜增厚区域的50%
3	多普勒信号大于滑膜增厚区域的50%

第三节 鉴别诊断

骨关节炎的主要超声表现，如滑膜炎、骨赘和软骨损伤本身不具有特异性，在多种关节疾病中均可出现，主要与类风湿关节炎（rheumatoid arthritis，RA）和银屑病性关节炎（psoriatic arthritis，PsA）相鉴别。

RA是一种慢性炎症性关节炎，以关节疼痛、肿胀和僵硬为代表，尤其是手脚对称性小关节滑膜炎。与OA多见于中老年人群不同，RA各年龄段均可发

病，女性居多，常为多关节受累，以侵袭性的滑膜和骨质病变为主要特征。RA患者常表现为血清类风湿因子（rheumatoid factor，RF）和抗环瓜氨酸肽抗体（anti-cyclic peptide containing citrulline，抗CCP抗体）等自身抗体阳性，可作为与OA的鉴别要点。但部分RA患者血清中未检测到相应抗体，早期诊断困难，与OA难以鉴别。超声检查在鉴别诊断RA和OA的过程中可提供一些有价值的线索。首先，骨侵蚀是RA的一个重要的骨质破坏表现，超声对骨侵蚀的识别非常敏感；其次，滑膜病变在RA的病理过程中早期出现，程度重，范围广；而OA的滑膜炎则多数程度较轻，范围相对局限；最后，RA患者也可表现出明显的软骨损伤，但其各处软骨损伤程度差异较小，而OA则因为关节磨损和应力的差异，各处软骨病变程度差异较大。

PsA是一种与银屑病相关的慢性炎症性关节炎，大约30%的银屑病患者会出现PsA。PsA存在银屑病特征性皮损是其诊断的重要依据。其他有助于鉴别诊断OA与PsA的特征包括附着点炎、指端炎、葡萄膜炎及伴银屑病的指甲营养不良等。附着点炎在PsA中比在其他风湿性疾病中更常见，影响35%～50%的PsA患者。超声常用于评价附着点炎，银屑病和银屑病关节炎研究与评估小组（The Group for Research and Assessment of Psoriasis and Psoriatic Arthritis，GRAPPA）超声工作组制定了PsA的超声附着点炎评分。此外，超声成像还可识别指端炎特征性的屈肌腱鞘炎和皮下软组织肿胀。

综上，OA与其他关节疾病的鉴别诊断需结合病史、临床表现、实验室检查等进行综合判断。

第四节 临床意义

OA的准确诊断和评估对疾病的治疗和管理至关重要，影像学在其中发挥重要作用。X线是诊断OA及评估其严重程度的常用检查方法。然而，X线对OA的早期和随时间的变化不敏感，且对软组织的评估价值有限。磁共振成像（magnetic resonance imaging，MRI）和超声（ultrasound）都可以识别OA相关的结构和炎性改变，与MRI相比，超声具有廉价、便携、多关节实时评估、无需增强即可显示增厚滑膜等优点。但超声波的物理特性使其对关节深部病变的识别具有局限性，超声无法独立于X线或MRI对OA做出全面的诊断。

超声检查在基层医院普及，并可以提供软组织

病理变化（例如，滑膜炎、半月板损伤和腘窝囊肿）的相关附加诊断信息，而常规 X 线则无法提供这些信息。因此，在 2017 年 EULAR 的 OA 影像学指南中，超声被推荐应用于 OA 患者临床诊疗过程中的软组织评估。另外，超声是指导治疗干预和监测治疗效果的有用工具，实时评估后的超声引导下治疗、活检等手段也是超声检查的显著优势。总之，超声已成为 OA 病情评估、监测及精准治疗的重要辅助手段，将其与 X 线相结合，可以在初级医疗保健水平上对 OA 做出更准确、更具成本效益的评估。

（姜　婷）

参 考 文 献

1. 中华医学会骨科学分会关节外科学组，中国医师协会骨科医师分会骨关节炎学组，国家老年疾病临床医学研究中心（湘雅医院），等. 中国骨关节炎诊疗指南（2021 年版）. 中华骨科杂志，2021，41（18）：1291-1314.

2. Kraus VB，Blanco FJ，Englund M，et al. Call for standardized definitions of osteoarthritis and risk stratification for clinical trials and clinical use. Osteoarthritis Cartilage，2015，23（8）：1233-1241.

3. Wakefield RJ，Balint PV，Szkudlarek M，et al. Musculoskeletal ultrasound including definitions for ultrasonographic pathology. J Rheumatol，2005，32（12）：2485-2487.

4. Mathiessen A，Haugen IK，Slatkowsky-Christensen B，et al. Ultrasonographic assessment of osteophytes in 127 patients with hand osteoarthritis：exploring reliability and associations with MRI，radiographs and clinical joint findings. Ann Rheum Dis，2013，72（1）：51-56.

5. Hammer HB，Iagnocco A，Mathiessen A，et al. Global ultrasound assessment of structural lesions in osteoarthritis：a reliability study by the OMERACT ultrasonography group on scoring cartilage and osteophytes in finger joints. Ann Rheum Dis，2016，75（2）：402-407.

6. Mathiessen A，Hammer HB，Terslev L，et al. Ultrasonography of Inflammatory and Structural Lesions in Hand Osteoarthritis：An OMERACT Agreement and Reliability Study. Arthritis Care Res（Hoboken），2021.

7. Qvistgaard E，Torp-Pedersen S，Christensen R，et al. Reproducibility and inter-reader agreement of a scoring system for ultrasound evaluation of hip osteoarthritis. Ann Rheum Dis，2006，65（12）：1613-1619.

8. Bruyn GA，Naredo E，Damjanov N，et al. An OMERACT reliability exercise of inflammatory and structural abnormalities in patients with knee osteoarthritis using ultrasound assessment. Ann Rheum Dis，2016，75（5）：842-846.

9. Zabotti A，Filippou G，Canzoni M，et al. OMERACT agreement and reliability study of ultrasonographic elementary lesions in osteoarthritis of the foot. RMD Open，2019，5（1）：e000795.

10. Sakellariou G，Conaghan PG，Zhang W，et al. EULAR recommendations for the use of imaging in the clinical management of peripheral joint osteoarthritis. Ann Rheum Dis，2017，76（9）：1484-1494.

第二十三章　肌骨超声在血友病中的应用

第一节　概　　述

血友病（hemophilia）是一种 X 染色体连锁的隐性遗传性出血性疾病。男性人群中，血友病 A 的发病率约为 1/5 000，血友病 B 的发病率约为 1/25 000；女性血友病患者罕见。根据凝血因子缺乏类型的不同，可分为血友病 A（凝血因子Ⅷ缺乏）和血友病 B（凝血因子Ⅸ缺乏），两者的临床表现主要是关节、肌肉和深部组织内出血，出血年龄和程度取决于患者的凝血因子活性水平；轻型患者一般很少自发出血，只有在外伤或手术后才发生；而重型患者自幼就可出现自发性出血（可发生于身体的任何部位）。

血友病性关节病（haemophilic arthropathy，HA）是由于反复关节出血导致关节功能受损或关节畸形，是血友病常见的严重并发症之一，直接影响患者的生活质量，严重者甚至导致患者残疾。血友病性关节病常发生于膝关节、踝关节和肘关节等承重关节，患者首次关节出血的中位年龄常小于 3 岁，约 90% 的重型血友病患者会逐渐出现关节受累。因此，早期识别关节改变并给予适当的治疗是保持关节良好功能、防治血友病性关节病的关键。

血友病性关节病的典型病理特征是慢性滑膜炎和骨、软骨破坏。血友病关节因反复出血、过量红细胞分解产生大量含铁血黄素等产物，致关节腔内滑膜增生，同时含铁血黄素等产物可上调原癌基因（如：*c-myc*、*mdm2*）的表达、促进多种促炎因子（如：IL-1β、TNFα 和 IL-6 等）及胶原酶等酶类的分泌，最终导致滑膜无限增殖。滑膜过度增殖造成的缺氧微环境及大量炎症因子的作用，促进了促血管生成因子的生成，导致滑膜内新生血管形成。新生血管极其脆弱，再次出血后会进一步刺激滑膜增生。软骨及骨直接暴露于血液、血细胞的分解产物以及滑膜分泌的炎症因子和酶类等多种介质中，是软骨及骨损伤的病理基础。软骨及骨受侵破坏后导致关节表面不光整，又极易损伤滑膜内新生血管，形成恶性循环，更进一步地促进血友病性关节病的进展。

根据血友病性关节病发病机制，可将病程变化分成以下三期：

1. **单纯积血期**　关节内出血导致关节内压力增高、关节囊肿胀，同时引起滑膜增生，此时关节结构基本正常。

2. **关节炎期**　关节内反复出血、血液不能很快被吸收，引起滑膜过度增生，进而关节软骨受侵，软骨下骨不光整伴部分囊性变，关节面粗糙，关节间隙狭窄，髁间凹增宽、加深。

3. **修复期**　关节内积血逐渐吸收，炎性反应渐渐消退，轻者关节功能慢慢恢复，重者继发骨性关节病或遗留关节强直、畸形。

第二节　超声检查技术

一、适应证

1. 存在或可疑存在软组织病变，如出血、积液、滑膜增厚、含铁血黄素沉积等。

2. 已明确存在关节血肿或伴滑膜病变，需检测治疗效果及指导临床治疗。

3. 由于镇静不成功（患儿）或关节变形严重无法完成或拒绝做磁共振（MRI）检查的患者。

4. 由于肢体运动障碍而临床查体病变关节不明确的多关节筛查。

5. 对于存在骨软骨病变的患者，可作为常规评估方法，但由于中心盲区的存在，为减少病变遗漏，建议视情况行 MRI 检查：1 次/（1～2）年，进行全面评估。

二、超声扫查规范

（一）设备要求

应用高端彩色多普勒超声诊断仪，选择5～12MHz高频线阵探头，选择肌骨（MSK）条件；使用能量多普勒超声（PDUS）观察增生滑膜内新生微血管。

（二）检查体位

根据患者不同受检关节采取不同的检查体位。常规患者取坐位或平卧位扫查关节前方及两侧区域，俯卧位扫查关节后方及两侧区域，双侧关节对比动态扫查，重点观察关节囊、关节软骨、骨等内容。

1. 肘关节 依次扫查前方肱尺关节、肱桡关节、肱骨远端表面软骨、内侧及外侧关节面、背侧尺骨远端及鹰嘴窝。

2. 膝关节 依次扫查髌上囊、髌骨两侧区域、髌下囊区、内侧及外侧关节面及腘窝区。

3. 踝关节 依次扫查踝关节前隐窝、胫骨远端及距骨上缘关节面、内踝、外踝及关节后隐窝。

三、超声表现

血友病性关节病的超声表现随病变的不同阶段和严重程度有所变化。重点观察关节囊、关节软骨、骨等（图23-2-1）。

（一）关节积液或血肿

在二维超声图像上，关节积液是无回声或低回声。出血的不同阶段，血肿回声的表现各异，可表现为低回声、混杂回声或稍高回声。探头加压后关节积液可变形，彩色多普勒显示其内未见血流信号。测量位置选择积液最深层面以短轴方向测量径线。诊断关节内是否出血可有效鉴别血友病患者急性关节疼痛事件发生的病因，避免不必要的凝血因子补充治疗，更合理地使用凝血因子制品和为患者节省治疗费用。

（二）滑膜增生

通常在二维超声图像上，相对于周围肌肉组织的回声，增生滑膜表现为弥漫性或结节性增厚的等回声或稍高回声。增生滑膜分布常不均匀，探头按压不变形，其内部分可探及血流信号。测量位置选择滑膜增生最厚层面以短轴方向测量径线。

（三）滑膜内微血管

血友病性关节病滑膜新生血管微小且为低速血流，使用彩色多普勒敏感度不高，因此超声检测滑膜内新生血管多采用PDUS，血流信号可表现为点状、线状，甚至树枝状。近年来随着越来越多的研究发现增生滑膜内新生和重塑的血管可显著促进血友病关节出血和疾病进展，PDUS检测显得尤为重要。通过PDUS检测可反映滑膜炎症的活动性，增加的PD信号与急性关节疼痛及出血事件密切相关，且关节急性出血时PD信号显著增加。

（四）含铁血黄素沉积

关节内沉积的含铁血黄素可沿增生滑膜表面与增厚的滑膜混杂分布，多表现为不规则低回声，也可表现为点状或粗点状稍高回声，相对于积液，含铁血黄素沉积位置较固定且不易变形。尽管含铁血黄素沉积是出血性关节疾病特异性的超声表现，但由于含铁血黄素沉积在二维超声上表现各异，因此目前超声检测的敏感性国际上尚存在争议，磁共振成像依然是目前检测含铁血黄素沉积的"金标准"。

（五）关节软骨及骨损伤

在二维超声图像上，正常关节软骨表现为平滑规则、回声均匀的低至无回声带，软骨下骨表现为规则连续的线状强回声。超声对检测关节软骨及骨的异常非常敏感，疾病早期关节软骨的损害表现为细微的回声结构改变，晚期则表现为不同厚度软骨缺损甚至广泛消失；软骨下骨的损害表现为线状强回声局灶性或弥散性表面不规则，呈锯齿状、"虫蚀状"或"鹅卵石"样改变，部分关节表面可突起形成骨赘。

（六）关节面下囊肿

关节面下囊肿为关节面下小囊状改变，在二维超声图像上表现为关节面局部骨质缺损下的类圆形液性暗区，部分呈狭颈瓶样改变。关节面下囊肿多位于关节中央部位的超声检查盲区，超声诊断效能较MRI差。

（七）血友病肌肉病变

血友病肌肉病变主要包括反复肌肉出血、急性筋膜间隔综合征、假性肿瘤形成、肌肉萎缩等。二维超声可实时动态显示肌肉形态及纹理改变（图23-2-1），准确判断肌肉血肿的部位、范围、吸收程度，肌肉水肿及坏死程度，指导临床制订科学的治疗方案，并对疗效进行评估和调整。

四、超声评分

血友病关节病变超声检查的标准化方法减少了不同操作者之间的评估误差，同时为制定超声评分系统奠定了基础。近年来，国内外超声专家已经提出了多种超声评分系统。通过建立标准探查切面，量化关节的各项病变，超声评分使随访过程中关节

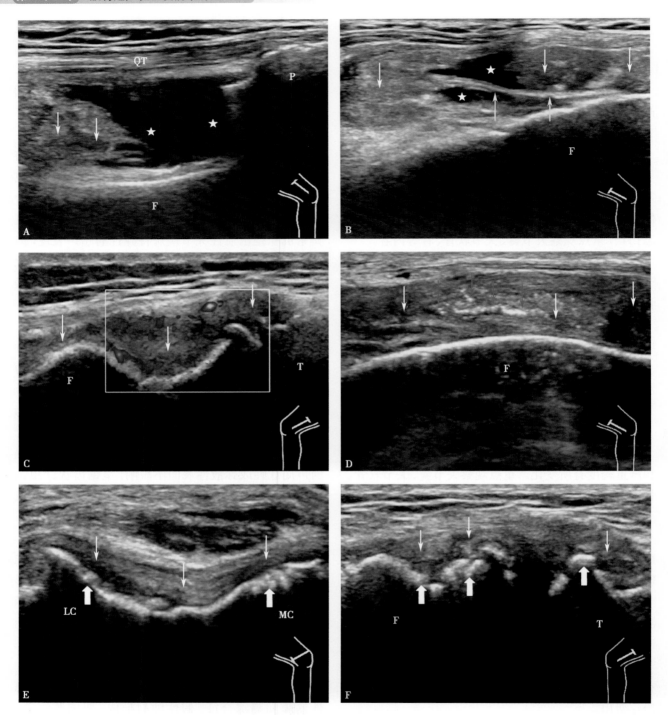

图 23-2-1　膝关节血友病性关节病声像图

A. 膝关节髌上囊内可见关节腔内积液（星号）伴滑膜增生（白色细箭头）；B. 膝关节髌上囊内可见关节腔内积液（星号）伴滑膜增生（白色细箭头），关节腔内可见条状纤维分隔（黄色细箭头）；C. 内侧膝关节滑膜炎，可见滑膜增生（白色细箭头），能量多普勒示滑膜内点线状血流信号；D. 膝关节髌上囊内可见滑膜增生（白色细箭头），滑膜内可见点片状高回声的含铁血黄素沉积（蓝色细箭头）；E. 膝关节股骨滑车软骨消失，代之增生滑膜，骨皮质表面不光滑，连续性中断，白色细箭头所示为关节腔内滑膜增生，白色粗箭头所示为骨侵蚀；F. 外侧膝关节内滑膜增生（白色细箭头），软骨消失，骨皮质表面不光滑，连续性中断，可见骨赘形成（白色粗箭头）。F：股骨；P：髌骨；QT：股四头肌腱；T：胫骨；LC：股骨外侧髁；MC：股骨内侧髁

病变的变化更加直观，既方便量化记录，又能帮助判断病情，及时指导临床治疗；同时，标准化的超声评分系统有助于超声大数据的建立和分析。目前国内主要采用 Melchiorre 量表（表 23-2-1）、HEAD-US 量表和 HEAD-US-C 量表（表 23-2-2）三种评分量表对关节病变进行超声评估。

三种常用的评分系统各有优劣：Melchiorre 量表涵盖了所有超声能探查到的病变，评分项目多，

表 23-2-1　Melchiorre 评分量表细则

观察项目	积分标准
渗出（关节积液或积血）	无=0；少量=1；中度=2；大量=3
纤维隔膜	无=0；存在=1
滑膜厚度（正常值<1mm）	≤1.5mm=1；1.5～2.5mm=2；>2.5mm=3
滑膜增厚伴滑膜血管增生（能量多普勒在增生滑膜上探及血流信号）	少于3处血流信号=1；大于3处血流信号=2
含铁血黄素沉积（弥散的点状/粗点状回声）	无=0；少量=1；中度=2；大量=3
软骨改变	回声增强、表面粗糙=1；轮廓不规则=2；钙化=3
骨侵蚀（纵向和横向切面的形状不规则的骨皮质破坏）	无=0；存在=1
骨赘（关节边缘的骨质增生形成）	无=0；存在=1
骨重建（关节面的不规则和不一致性）	无=0；存在=1

但部分病变评分标准不完善（如含铁血黄素的定量评分），骨破坏评分不能充分反映病情进展情况；关节积液渗出、滑膜增厚及滑膜血管增生是血友病性关节病超声改变主要的疾病活动性生物指标，HEAD-US 量表简便快捷，但是缺少了关节渗出及滑膜血管增生两项活动性指标，降低了急性期（早期）的疾病活动性超声评价客观性和敏感性；HEAD-US-C 量表是针对我国血友病患者（关节急性出血患者比例较高）的优化评估量表，包含了三项活动性指标，并参照 Melchiorre 评分系统给予分级赋值。国内研究表明 HEAD-US-C 评分量表较 HEAD-US 更为敏感，且与血友病关节健康评估量表（HJHS）及功能独立性评分量表（FISH）间有较好的相关性，可以客观评估血友病患者关节损伤情况，为临床疗效评估提供有效指标。

五、超声检查注意事项

技术因素可能导致假阴性或假阳性诊断。探头频率选择不当，扫查手法的不规范，不适当调整焦点位置、深度等，都会影响检查结果。例如超声声束未垂直于骨表面，可能会产生软骨缺损的错误诊断。

由于在二维超声上回声相近而导致的错误诊断：例如超声上表现为低回声的增生滑膜和含铁血黄素沉积，表现为高回声的增生滑膜与脂肪组织等。

表 23-2-2　HEAD-US 与 HEAD-US-C 评分量表细则

项目	HEAD-US评分	HEAD-US-C评分
关节渗出		
无		0
少量		1
中量		2
大量		3
滑膜血管增生		
无		0
ROI<3 处血流信号		1
ROI≥3 处血流信号/树枝状血流信号		2
滑膜增生		
无	0	0
轻/中度	1	1
重度	2	2
软骨		
正常	0	0
靶表面<25%的关节软骨缺失	1	1
靶表面≤50%的关节软骨缺失	2	2
靶表面>50%的关节软骨缺失	3	3
靶表面的关节软骨完全缺失	4	4
骨		
正常	0	0
软骨下骨轻度不规则伴/不伴关节周围小骨赘	1	1
软骨下骨明显不规则和/或显著的关节周围骨赘形成	2	2

生长发育阶段儿童骨骺的骨化中心的超声表现与骨破坏相似，需要特别注意鉴别。

由于超声本身的局限性，大部分关节腔中心部位为检查盲区，但血友病性关节病是弥漫性累及关节内软骨和骨，超声这方面缺陷并未显著影响检测及评估关节病变的敏感性。相对于骨改变，超声在评价关节周围软组织病变方面更具优势。

第三节　临床应用进展

血友病性关节病是血友病常见的严重并发症之一，影像学检查在血友病关节病变的评估中具有重要作用。X 线检查应用的时间最长，但更适合评估已经存在骨质改变的晚期血友病关节病变；MRI是诊断血友病性关节病的"金标准"，能够准确地观察到含铁血黄素沉积、关节积液/积血、滑膜增生等关节早期病变，还能够提供骨侵蚀、关节面下小囊肿、关节间隙变窄等进展期病变的信息，但是MRI价格昂贵、耗时，且儿童患者需要镇静，限制了MRI在临床中的广泛应用；超声可观察血友病性关节病的关节囊、软骨及骨等关节病变，且能发现亚临床型的早期关节软组织病变，为临床提供早期关节受累的信息，针对性地指导临床制订、调整治疗方案，减少关节出血，稳定关节状态，另外超声检查还具有价格低廉、无辐射、容易操作、儿童患者不需要镇静等优势，故在临床实际应用中受到广泛的推崇。

在补足凝血因子的前提下，超声介导下关节腔穿刺抽液、注射药物，目前在血友病性关节病的治疗中越来越受到青睐，超声能够动态显示、调整穿刺路径，避免损伤关节内结构及关节周围的肌腱、神经及血管等，降低了因为穿刺造成关节再次损伤

出血的风险；超声介导下穿刺抽液注药不仅能够抽出积血/积液，而且能提高局部用药浓度，增强疗效（图23-3-1）。

超声造影成像（contrast-enhanced ultrasound，CEUS）通过血管内注射微泡造影剂，在不影响血流动力学的状态下显著提高组织微循环灌注水平，充分提高靶目标组织的对比显像。目前国内有学者将CEUS应用于血友病关节病变评估中，研究结果表明：与二维超声相比，CEUS模式下较PDUS更准确地显示滑膜新生血管化程度，也能更清晰显示滑膜增生的范围。尽管CEUS有助于评估滑膜病变，但是使用该技术增加的成本以及造影剂评估儿童血友病性关节病尚存在争议，还需要在临床应用中进一步探索。

患者自成像（patient self-imaging）是在2020年世界血友病联盟世界大会上提出的最新概念。随着便携式或手持式超声设备和电信技术的发展，超声图像可以轻松地远程传输给专家进行实时分析，这

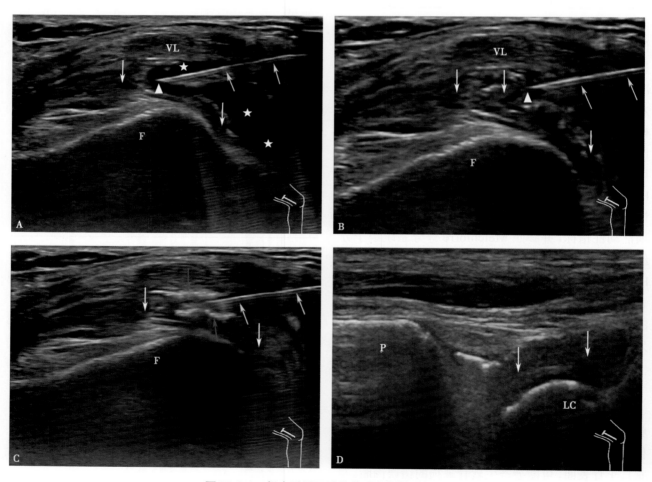

图23-3-1　超声引导下膝关节腔穿刺抽液注药

A. 超声引导下膝关节髌上囊外侧抽液前，黄色箭头：穿刺针，△：针尖，白色箭头：滑膜，星号：积液，F：股骨，VL：股外侧肌；B. 膝关节髌上囊外侧抽液后积液消失，F：股骨，VL：股外侧肌；C. 膝关节髌上囊外侧抽液后注药，蓝色箭头：药物，白色箭头：滑膜；F：股骨；D. 膝关节穿刺注药后，蓝色箭头：药物，白色箭头：滑膜；P：髌骨；LC：股骨外侧髁

使得患者自成像的实现成为可能,将帮助不能及时进入专业血友病中心进行检查治疗的患者,提高医疗服务质量。患者自成像在临床的应用目前尚存在诸多挑战:如何对患者进行标准化操作培训,如何保证图像的完整性、真实性和机密性,如何确保临床决策的有效性等,患者自成像在临床的广泛开展还需要更深入的探索研究。

当前,超声医学进入大数据时代,人工智能技术因其提高超声诊断效率及准确率、辅助疾病预测、提高基层服务能力、减轻医务人员工作量等众多优势在超声研究中开展得如火如荼。目前,血友病关节超声评估大部分是半定量评分系统,我们期待在未来人工智能算法自动量化和评估滑膜增生、软骨厚度损失、骨损害和血管新生等的程度,从而大大减少关节评估过程中对操作者的依赖性和耗时。

(夏炳兰)

参 考 文 献

1. 中华医学会血液学分会血栓与止血学组,中国血友病协作组. 血友病治疗中国指南(2020年版). 中华血液杂志,2020,04:265-271.

2. Pulles AE, Mastbergen SC, Schutgens RE, et al. Pathophysiology of hemophilic arthropathy and potential targets for therapy. Pharmacol Res,2017,115:192-199.

3. Di Minno MND, Pasta G, Airaldi S, et al. Ultrasound for Early Detection of Joint Disease in Patients with Hemophilic Arthropathy. J Clin Med,2017,6(8):77.

4. Martinoli C, Della Casa Alberighi O, Di Minno G, et al. Development and definition of a simplified scanning procedure and scoring method for Haemophilia Early Arthropathy Detection with Ultrasound(HEAD-US). Thromb Haemost,2013,109(6):1170-1179.

5. Soliman M, Daruge P, Dertkigil SSJ, et al. Imaging of haemophilic arthropathy in growing joints:pitfalls in ultrasound and MRI. Haemophilia,2017,23(5):660-672.

6. Buccheri E, Avola M, Vitale N, et al. Haemophilic arthropathy:A narrative review on the use of intra-articular drugs for arthritis. Haemophilia,2019,25(6):919-927.

7. von Drygalski A, Pasta G, de la Corte-Rodriguez H. Ultrasound and patient self-imaging in hemophilia. Haemophilia,2021,27(2):e298-e301.

第二十四章　肌骨超声在康复医学中的应用

第一节　概　述

　　康复医学泛指疾病后的恢复治疗，康复治疗的对象主要是功能障碍的患者，包括各种疾病、损伤、退变等所引起的功能障碍，其治疗的目的是通过各种康复治疗的手段以期完全或最大限度恢复患病前的功能状态。康复医学参与了临床部分科室的功能恢复治疗环节中，如脑卒中患者引起的功能性障碍的恢复治疗、外伤骨折后所致运动功能障碍的恢复治疗、各种软组织损伤、肌肉损伤等的功能恢复治疗、不同原因所致疼痛的功能恢复治疗等。随着近些年肌骨超声技术的不断发展，可视化的超声检查技术在肌肉骨骼相关的病变中的应用越来越成熟。同时应用超声检查技术的可视化性、可重复性、高软组织分辨率性、方便快捷等优点，超声现已成为康复治疗中不可或缺的一种辅助检查技术。对于软组织，高频超声能清晰地显示软组织层次关系及内部结构，识别肌肉、肌腱、韧带、神经等（图 24-1-1～图 24-1-4）组织病变，还能从任意切面及角度观察病变与周围组织的关系，以获取病变的全方位信息。

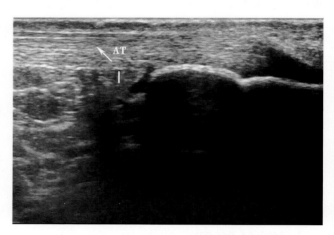

图 24-1-2　正常足跟部跟腱纵断面声像图
AT：跟腱

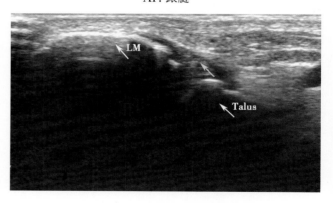

图 24-1-3　正常左足距腓前韧带
黄色箭头所示；LM：腓骨；Talus：距骨

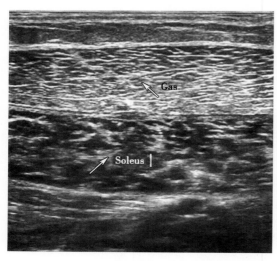

图 24-1-1　正常小腿部肌肉组织斜纵断面声像图
Gas：腓肠肌；Soleus：比目鱼肌

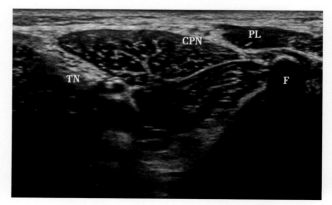

图 24-1-4　腘窝处胫神经及腓总神经横断面声像图
TN：胫神经；CPN：腓总神经；F：腓骨头；PL：腓骨长肌

第二节 肌骨超声在康复中的临床应用

一、肌骨超声在康复疾病诊断中的应用

（一）偏瘫肩部疼痛的诊断

偏瘫肩痛在脑卒中患者中的发生率较高，其对患者康复训练、功能恢复和生存质量都有很大影响。偏瘫肩痛常见软组织损伤类型包括肩袖损伤、肱二头肌长头肌腱病、肩峰下 - 三角肌下滑囊病变、肩关节半脱位和粘连性关节囊炎等，超声可根据其表现作出相应诊断。肌骨超声对偏瘫肩痛病因诊断起到了重要作用。

（二）肌肉损伤性病变的诊断

肌肉因各种原因所致损伤时，其组织内会发生一系列的病理变化，利用可视化超声可以清晰显示肌肉软组织层次关系及内部异常改变，包括病变范围、部位、形态、边缘、内部回声、肌纤维有无断裂，识别肌肉、关节、韧带、肌腱等，利用肢体主动或被动运动观察病变与周围组织的关系。正常肌肉组织，纵切面上，每条肌束呈条样低回声，肌束膜及肌外膜呈线状高回声，与肌束平行，排列自然有序，多呈羽状、半羽状、梭状或带状，横断面上，肌束低回声与肌束膜、肌外膜高回声相互连接呈网状分布。当其发生损伤性病变时，其上述正常声像图表现会发生相应改变。挫伤或轻度撕裂，局部肌纤维结构显示欠清晰，未见明确连续性中段，局部回声稍减低，或沿肌纤维走行区域可见极低回声渗出性改变，部分性损伤者声像图上可显示肌纤维连续性中断，

但尚未累及整块肌肉全层，可显示尚未断裂部分肌纤维连续，同时可伴有肌间血肿的形成，如有累及周围神经、血管等其他软组织，声像图可发现其相应改变，完全断裂者，肌肉组织连续性完全性中断，断端回缩，断端间伴有血肿（图 24-2-1）。

（三）关节炎性病变的诊断

关节炎性病变包括各种原因所致的关节炎性病变，如：类风湿性关节炎、痛风性关节炎、骨关节炎等。当关节发生炎性病变时，其各构成部分，包括关节囊、关节腔及关节面均会随着炎症的发生发展，出现相应的病理改变，利用肌骨超声的高软组织分辨率特点，可清晰显示外周关节各构成部分声像图的异常改变，如关节囊部分滑膜的增厚、关节腔积液及关节面软骨和 / 或骨皮质的异常改变（图 24-2-2），通过各种异常声像图的改变，结合临床症状体征及临床其他检查，可以对各种康复临床中相关关节源性疼痛的诊断提供更有利的依据。

（四）粘连性肩关节囊炎的诊断

粘连性肩关节囊炎又称"冻结肩"，是以肩关节进行性疼痛及各方向活动受限为特点。病理为盂肱关节囊增厚、挛缩及粘连。超声下可表现为关节囊的增厚（生理情况下关节囊厚度多小于 1mm），肩袖间隙回声减低、不均匀，血供增多，可同时合并肩关节其他部分病变，如肩峰下 - 三角肌下滑囊炎、肱二头肌长头肌腱腱鞘积液等（图 24-2-3）。利用可视化超声检查，可以对不明原因所致肩部疼痛进行鉴别诊断，发现致病原因，对临床明确诊断提供辅助帮助。

（五）神经源性病变的诊断

神经源性病变原因可有外伤性、炎症性或外源

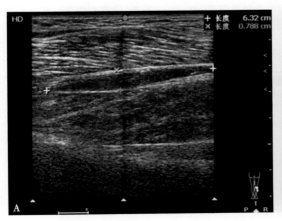
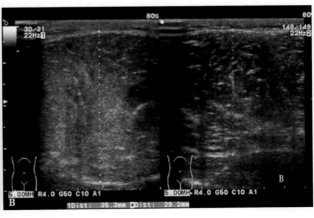

图 24-2-1　小腿外伤后声像图

A. 小腿摔伤后 2 小时，腓肠肌与比目鱼肌间血肿形成（+ 间为血肿范围）；B. 伤后 28 小时对比双侧小腿前室筋膜腔肌肉组织，患侧回声明显高于健侧且肿胀增厚、肌纹理显示欠清晰，测量线间为双侧前室筋膜腔肌肉厚度

性压迫性,造成神经局部走行部位回声异常,可表现为神经肿胀、增粗,回声减低,神经纤维结构显示模糊,与周围组织分界不清等,彩色多普勒血流探查,部分可探及血流信号增多,创伤性损伤可致神经连续性中断,断端部分可形成创伤性神经瘤的表现。结合临床病史及相关临床症状体征、声像图表

现,做出相对较准确的临床诊断,以指导相应的临床相关治疗。常见的神经病变有,臂丛神经的损伤性病变,神经卡压性病变,如:正中神经(腕管综合征)卡压、尺神经(腕尺管综合征)卡压(图24-2-4)、胫神经(跗管综合征)卡压、梨状肌综合征(坐骨神经卡压)等。

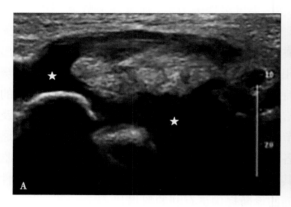
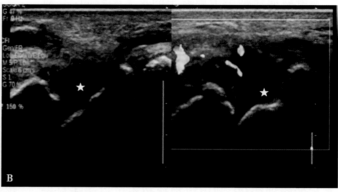

图24-2-2　类风湿性关节炎患者滑膜炎声像图

A.腕关节滑膜增厚、回声减低,腕关节周围肌腱回声减低伴周围腱鞘局限性增厚并回声减低　B.彩色多普勒超声探查,可在增厚的滑膜上探测到血流信号;☆表示增厚的滑膜及肌腱、腱鞘

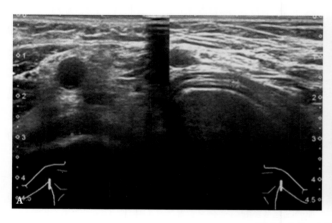
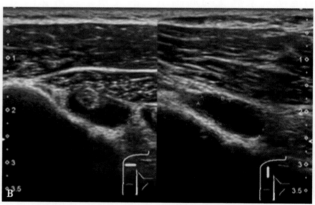

图24-2-3　盂肱关节囊增厚

A.右侧盂肱关节囊较对侧明显增厚(5.1mm vs 1.3mm),测量线间示盂肱关节囊;B.同一患者,伴有右侧肱二头肌长头腱鞘积液,测量线间示腱鞘积液

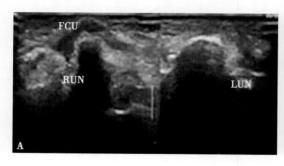
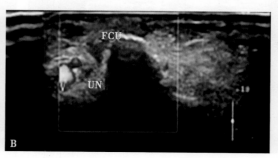

图24-2-4　腕尺管综合征

A.尺侧腕屈肌腱鞘及腕横韧带肿胀增厚,于Guyon管处向桡背侧挤压尺神经,右侧腕部尺神经增粗[面积3.37cm^2 vs 3.34cm^2(左)],加压可诱发患者小指麻木及疼痛;B.能量多普勒显示Guyon内尺动静脉

二、肌骨超声在康复相关病变治疗中的应用

介入超声是在实时超声引导下对病变组织进行穿刺活检、抽吸治疗、注药及各种消融等的技术。对于临床常见的关节腔积液，实时超声引导下穿刺抽吸，既安全又有效，减少了盲穿过程中所引起的各种并发症。同时，还可以在抽吸后进行注药治疗，达到病变部位直接治疗的目的。

对于临床上常见的各种关节、筋膜室、肌腱、韧带、神经组织等病变的治疗，实时超声引导下的治疗均可以提供很好的辅助功能，在解决临床症状的同时，也达到减少并发症的目的，对促进病变的早期康复具有很大的意义。

富血小板血浆（platelet-rich plasma，PRP）是通过离心全静脉血后所获得的富血小板浓聚物，研究显示血小板激活后可以释放各种生长因子，可以促进软组织的修复。目前利用 PRP 可以治疗临床上各种原因所致的慢性疼痛，如：足底跖筋膜炎、髁上炎、肌腱炎、滑膜炎等。其起效虽不及激素类迅速，但其可以维持较长期的治疗效果，同时可避免激素治疗所致的肌腱等的损伤及退变等。

1. 关节腔积液超声引导下治疗（图 24-2-5）

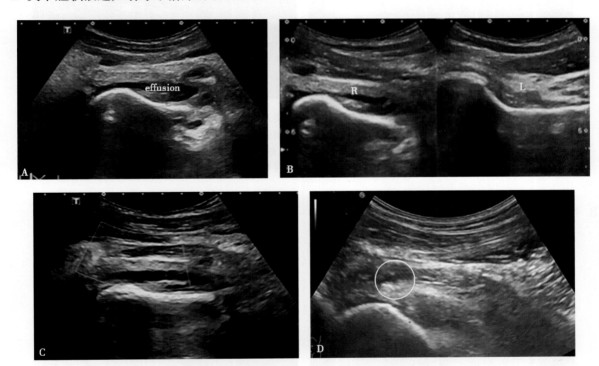

图 24-2-5 外伤后髋关节腔积液及超声引导下治疗

A. 显示髋关节前关节腔内无回声区及范围；B. 双侧髋关节对比检查；C. 彩色多普勒超声显示其内未见明显血流信号；D. 超声引导下髋关节腔少量积液抽吸并注药治疗

2. 慢性滑囊炎性病变超声引导下治疗（图 24-2-6）

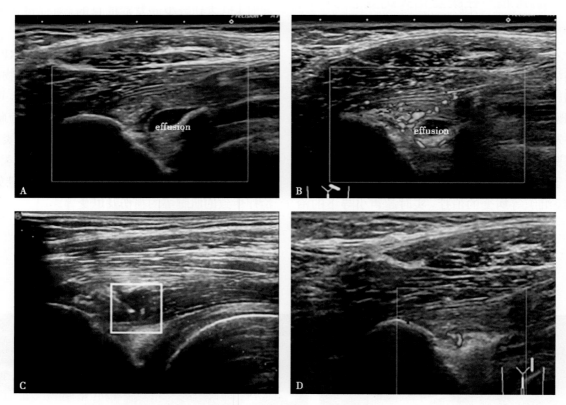

图 24-2-6　髋关节慢性滑囊炎及超声引导下治疗
A. 彩色多普勒超声可见滑囊积液，滑囊周围软组织回声增强并血流信号增多；B. 能量多普勒超声显示血流信号较彩色多普勒超声更丰富；C. 超声引导下滑膜积液抽吸并注药治疗，可显示针尖位于滑囊内；D. 超声引导下治疗后，可显示滑囊积液消失并周围组织血流信号明显减少

3. 痛风性滑膜炎超声引导下治疗（图 24-2-7）

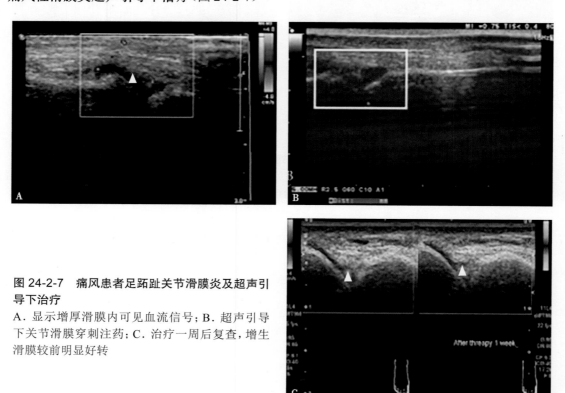

图 24-2-7　痛风患者足跖趾关节滑膜炎及超声引导下治疗
A. 显示增厚滑膜内可见血流信号；B. 超声引导下关节滑膜穿刺注药；C. 治疗一周后复查，增生滑膜较前明显好转

4. 冻结肩超声引导下治疗（图 24-2-8）

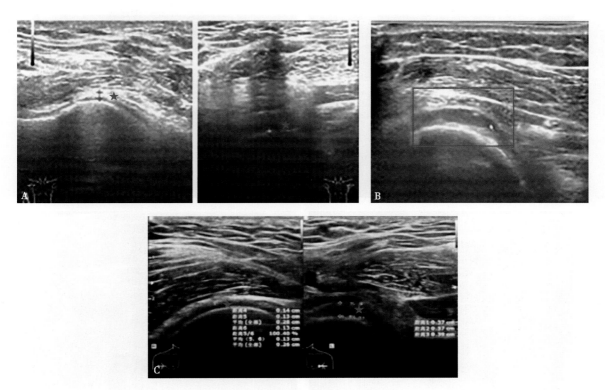

图 24-2-8 冻结肩及超声引导下治疗

A. 左侧盂肱关节囊增厚（双侧对比检查）；B. 超声引导下盂肱关节囊内注药治疗；C. 治疗后一周复查，左侧盂肱关节囊前次好转

5. 神经卡压松解术（图 24-2-9）

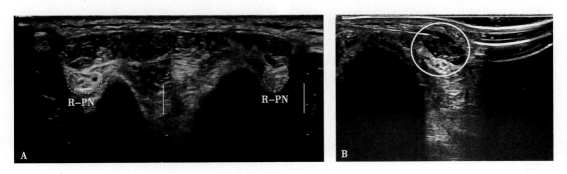

图 24-2-9 腓总神经卡压及神经卡压松解术

A. 右侧腓总神经受浅侧筋膜、腓骨长肌、腓骨头卡压，增粗（右侧 3.23cm²；左侧 3.16cm²），局部回声减低；加压可诱发患者腓浅神经支配区麻木；B. 超声引导下腓总神经卡压部分液压分离术

6. 肩关节炎 PRP 治疗（图 24-2-10）

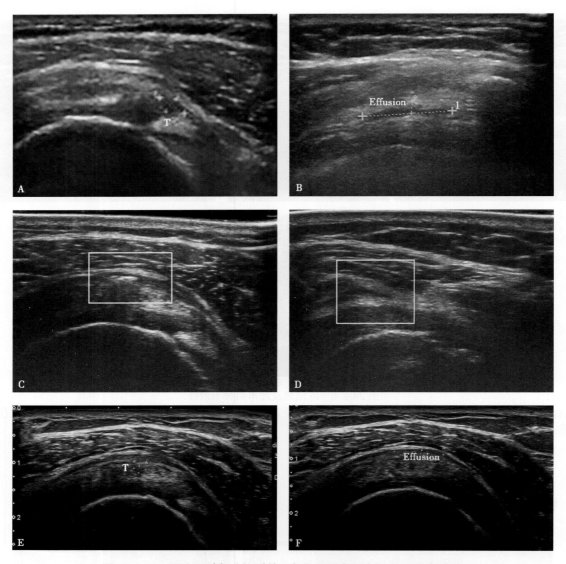

图 24-2-10　冈上肌腱部分撕裂并三角肌下滑囊积液及 PRP 注射治疗

A. 治疗前患者冈上肌腱部分撕裂；B. 三角肌下滑囊积液；C. 超声引导下冈上肌腱旁 PRP 注射；D. 超声引导下三角肌下滑囊内抗炎药物注射；E. PRP 治疗术后一周，冈上肌腱撕裂部分范围较前次缩小；F. 三角肌下滑囊积液明显减少

三、肌骨超声在康复相关病变治疗后疗效评估的应用

康复治疗患者功能恢复情况可通过各种临床相关评分进行评估，但此种评估仅限于患者的主观意识。利用可视化肌骨超声对病变部位进行直观声像图检查，可对比康复治疗前后声像图变化情况，可提供直观的影像学康复治疗效果的评估。如在各种疼痛相关康复中的应用，针对下腰痛患者，对其进行腹部肌肉训练，对比分析不同训练方式对患者的影响，同时利用高频超声对其肌肉组织进行检查，对比分析其声像图的差异性。部分学者针对颈痛患者，对比分析瑜伽和普拉提两种运动方式对病变的缓解程度及声像图改变等。对于运动员患者，利用高频超声对运动相关肌肉组织损伤的诊断、治疗及预后评估等，对明确诊断运动损伤类型、动态评估病变变化、指导临床治疗、评估休息及恢复运动时间等方面，可以提供更可靠的影像学资料。

四、肌骨超声在康复中的临床应用进展

肌骨超声有助于早期发现康复相关病变存在与否及发现致病原因，对病变的早期明确诊断提供很好的临床辅助价值，以便早期治疗，以期达到理想的临床恢复效果。对长期卧床患者肌肉弹性动态的

检测可以为制订精准、个体化的康复策略、预测住院时间及设定康复目标提供参考；对于慢性骨筋膜室综合征患者进行实时无创的监测，利用筋膜室内声像图的异常改变，间接评估筋膜室压力状态，以期随着调整治疗策略；跟踪随访肌筋膜疼痛触发点或腰背痛患者康复治疗效果以及检测痉挛干预疗法的反应；对于神经性疼痛患者，发现致病原因，利用超声引导下进行相关治疗，达到临床缓解目标；对于经产妇盆底功能不全患者动态随访康复训练后的效果，以期评估盆底功能状态，制订相应治疗策略。随着超声技术的不断更新发展，在应用基础超声成像优势的前提下，利用各种超声新技术，结合康复医学相关病变的临床特点，为康复医学临床诊断、治疗及预后评估等提供更加可靠的影像学依据。超声作为重要的影像检查工具，必将为物理医学与康复医学的发展提供更广阔的空间。

（郭瑞君）

参 考 文 献

1. 周永昌，郭万学. 超声医学. 第6版，北京：人民军医出版社，2011.

2. 孙国祥，周黎明，张卫平，等. 常规联合超声引导下肩关节腔内药物注射治疗肩周炎疗效观察. 人民军医，2016，59（3）：268-269.

3. Abate M，Schiavone C，Salini V. Usefulness of rehabilitation in patients with rotator cuff calcific tendinopathy after ultrasound-guided percutaneous treatment. Med Princ Pract，2015，24（1）：23-29.

4. Shamsi M，Sarrafzadeh J，Jamshidi A，et al. The effect of core stability and general exercise on abdominal muscle thickness in non-specific chronic low back pain using ultrasound imaging. Physiother Theory Pract，2016，32（4）：277-283.

5. Uluğ N，Yılmaz ÖT，Kara M，et al. Effects of Pilates and yoga in patients with chronic neck pain: A sonographic study. Journal of rehabilitation medicine: official journal of the UEMS European Board of Physical and Rehabilitation Medicine，2018，53（1）：83-85.

6. Chu SK，Rho ME. Hamstring Injuries in the Athlete: Diagnosis，Treatment，and Return to Play. Curr Sports Med Rep，2016，15（3）：184-193.

7. Centurion AJ，Youmans H，Zeini IM. Use of Musculoskeletal Ultrasound and Regenerative Therapies in Soccer. Am J Orthop（Belle Mead NJ），2018，47（10）.

8. Zhang T，Duan Y，Chen J，et al. Efficacy of ultrasound-guided percutaneous lavage for rotator cuff calcific tendinopathy: A systematic review and meta-analysis. Medicine（Baltimore），2019，98（21）：e15552.

9. de Miguel Valtierra L，Salom Moreno J，Fernández-de-Las-Peñas C，et al. Ultrasound-Guided Application of Percutaneous Electrolysis as an Adjunct to Exercise and Manual Therapy for Subacromial Pain Syndrome: A Randomized Clinical Trial. J Pain，2018，19（13）：1231-1213.

10. Whittaker JL，Ellis R，Hodges PW，et al. Imaging with ultrasound in physical therapy: What is the PT's scope of practice? A competency-based educational model and training recommendations. Br J Sports Med，2019，53（23）：1447-1453.

11. Kaux JF，Emonds-Alt T. The use of platelet-rich plasma to treat chronic tendinopathies: A technical analysis. Platelets，2018，29（3）：213-227.

12. Kim SJ，Kim EK，Kim SJ，et al. Effects of bone marrow aspirate concentrate and platelet-rich plasma on patients with partial tear of the rotator cuff tendon. J Orthop Surg Res，2018，13（1）：1.

13. Kim SJ，Yeo SM，Noh SJ，et al. Effect of platelet-rich plasma on the degenerative rotator cuff tendinopathy according to the compositions. J Orthop Surg Res，2019，14（1）：438.

第二十五章 肌骨超声在疼痛医学中的应用

疼痛医学是一门新兴的临床学科，在日常诊疗工作中，运用多种注射治疗缓解患者症状，如骨与软组织疼痛、神经病理性疼痛、血管缺血性疼痛、癌痛等，影像引导技术是提高注射准确性、降低误损伤的有效手段。肌骨超声尤以其对软组织的高分辨率和实时、无辐射等优点，被越来越多地应用于疼痛治疗领域。本章对临床常用超声引导疼痛注射技术进行介绍。

第一节 眶上神经阻滞

一、解剖

眶上神经起自于三叉神经眼神经支最大的分支——额神经，在眼部于上眼提肌和眶顶壁之间前行，经眶上切迹或眶上孔浅出至皮下软组织，分布于上眼睑、前额部至头顶部区域。眶上切迹位于眼眶上缘中、内 1/3 交界处或中点附近，其形态及位置存在较大的个体差异，约 60% 为切迹，20% 是单骨孔，其余为 2～3 个骨孔或切迹，切迹宽度多在 5～6mm。眶上神经与同名血管伴行出眶上切迹。

二、超声扫查与引导注射

患者平卧位，使用高频线阵探头进行检查。探头横置于眼眶上缘，可见连续的强回声骨皮质影像——眉弓（图 25-1-1），向上向下连续横断面扫查，直至眉弓的连续回声出现中断缺口，即为眶上切迹或眶上孔（图 25-1-2），多普勒超声可在此处探及眶上神经的伴行动脉——眶上动脉。

探头取眶上切迹处横切面，采用平面内或平面外穿刺技术，显示针尖位于眶上切迹处，回抽无血后注射药物。

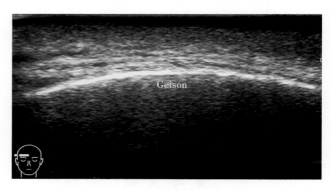

图 25-1-1 右侧眉弓横切面
Geison：眉弓

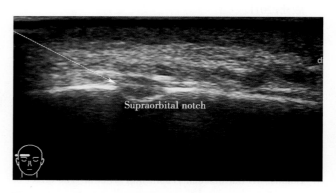

图 25-1-2 右侧眶上切迹横切面（虚线表示进针路线，下同）
Supraorbital notch：眶上切迹

三、适应证

眶上神经痛；眶上神经卡压；额部带状疱疹痛、癌痛等。

四、并发症

局部出血感染；针刺误伤眼球。

第二节 面神经阻滞

一、解剖

面神经是混合性脑神经，含有 4 种纤维成分：特殊内脏运动纤维，控制面肌运动；一般内脏运动纤维，控制泪腺、舌下腺、下颌下腺等的分泌；特殊内脏感觉纤维，分布于舌前 2/3 的味蕾；一般躯体感觉纤维，传导耳部皮肤感觉和表情肌的本体感觉。面神经由两根组成，进入内耳门后合成一根，穿过内耳道后进入面神经管，由茎乳孔出颅后穿过腮腺，最终分为 5 大颅外分支，从上到下分别为颞支、颧支、颊支、下颌缘支和颈支。

二、超声扫查与引导注射

患者侧卧位，患侧向上，头略后仰。术者首先通过触诊确定乳突位置，将超声探头一端放于乳突上，探头另一端朝向前下，同时显示强回声的乳突和茎突结构（图 25-2-1），茎突尖部即为面神经出颅处。多普勒超声可在此处识别面神经周围的血管。

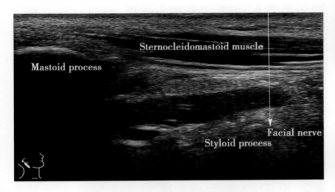

图 25-2-1 右侧面神经声像图
Mastoid process：乳突；Sternocleidomastoid muscle：胸锁乳突肌；Styloid process：茎突；Facial nerve：面神经

探头取茎突尖部横切面，采用平面外引导穿刺技术，显示针尖位于茎突尖部，回抽无血后注射药物。

三、适应证

面神经麻痹；面神经痉挛。

四、并发症

局部软组织淤血；感染。

第三节 颞颌关节注射

一、解剖

颞颌关节由下颌窝和下颌头构成，包括关节盘、关节囊和韧带等附属结构。关节盘将关节腔分为上、下两半，关节囊松弛，侧方有内、外侧韧带加强。左右两侧合成联动关节，主司张口、闭口和咀嚼运动。

二、超声扫查与引导注射

患者侧卧位，患侧向上，采用高频线阵探头进行检查。将超声探头纵向放置于耳前颞颌关节处，声像图中可见两条弧形强回声骨皮质线，中间为低回声关节间隙。患者张口运动时，可见下颌头向下运动，关节间隙增大（图 25-3-1、图 25-3-2）。

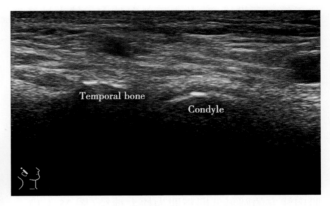

图 25-3-1 右侧颞颌关节闭口位声像图
Temporal bone：颞骨；Condyle：髁突

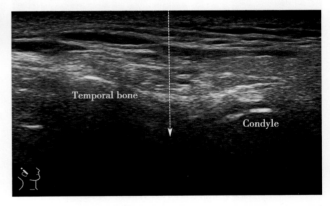

图 25-3-2 右侧颞颌关节张口位声像图
Temporal bone：颞骨；Condyle：髁突

探头取颞颌关节纵切面，采用平面外引导穿刺技术，显示针尖位于颞颌关节腔内，回抽无血后注射药物。

三、适应证

颞颌关节炎；颞颌关节紊乱；关节创伤后疼痛等。

四、并发症

穿刺部位出血、感染。

第四节 枕大神经阻滞

一、解剖

枕大神经是第 2 颈神经后支的分支,从颈 2、3 椎间孔发出后,绕上关节突外侧向后,在头下斜肌与头半棘肌之间走行,在斜方肌的起点颈项线下方浅出后与枕动脉的分支伴行向上,分布至枕部皮肤。头下斜肌起点位于第二颈椎棘突(尖端分叉),终点位于第一颈椎横突,从内下斜向外上。枕大神经受压时,产生一侧枕部的持续性疼痛、麻木等,可向头顶部放射。

二、超声扫查与引导注射

患者取低头坐位,前额置于桌子上,桌上放软垫。采用高频线阵探头扫查。以粗大的头下斜肌长轴为定位标志,探头内侧横向置于第二颈椎棘突上,探头外侧部分斜向上方,显示头下斜肌的长轴,该肌肉浅方的圆形低回声即为枕大神经(图 25-4-1)。

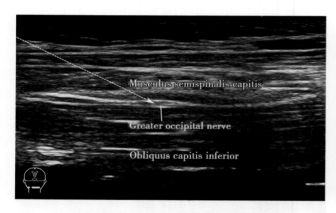

图 25-4-1 右侧枕大神经声像图

Musculus semispinalis capitis:头半棘肌;Greater occipital nerve:枕大神经;Obliquus capitis inferior:头下斜肌

定位枕大神经后,采用平面内引导技术,穿刺针进到神经附近,回抽无血后注射药物。

三、适应证

枕大神经痛等。

四、并发症

穿刺部位出血、感染。

第五节 肩锁关节注射

一、解剖

肩锁关节由肩胛骨肩峰关节面与锁骨肩峰端关节面组成,多数人存在关节盘。关节囊较松弛,依赖肩锁韧带提高前后方向的稳定性,喙锁韧带提高上下方向的稳定性。和急性创伤一样,反复伸展上臂的活动如投掷动作可导致关节的慢性损伤,会引起关节疼痛和功能障碍,表现为上臂抬高或抱对侧肩时出现明显疼痛,引体向上牵引试验阳性。

二、超声扫查与引导注射

患者坐位,采用高频线阵探头扫查。检查者很容易通过触诊确定肩锁关节位置,将超声探头横向放于关节上,前后调整探头位置,获得清晰的关节影像。肩峰和锁骨均呈强回声,两者间的低回声为关节腔,肩锁韧带在关节最浅侧,呈中央隆起的薄层稍高回声(图 25-5-1)。超声可观察到骨赘、关节囊炎等异常声像图表现。

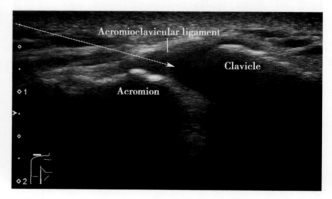

图 25-5-1 右侧肩锁关节声像图

Acromioclavicular ligament:肩锁韧带;Acromion:肩峰;Clavicle:锁骨

采用平面外或平面内引导技术,将穿刺针尖推至关节腔进行注射。

三、适应证

肩锁关节炎、关节损伤且无韧带完全性撕裂者。

四、并发症

穿刺部位出血、感染。

第六节　肩胛上神经阻滞

一、解剖

肩胛上神经起自于臂丛上干，神经纤维来源于 C_5 及 C_6 神经根。肩胛上神经有同名动静脉伴行，发出后向上外后方走行，在斜方肌深面穿过肩胛上切迹，切迹上方横跨有肩胛上韧带，此处神经容易受卡压，症状包括肩周钝痛，可向颈后及上臂部放射，肩关节外展、外旋无力等。患者将患侧手放于对侧肩部，肘部位于低位，患侧肘部尽量向健侧牵拉，如可诱发或加重肩部疼痛症状，可提示肩胛上神经卡压。

二、超声扫查与引导注射

患者取坐位，采用高频线阵探头。通过触诊确定肩胛冈位置，在肩胛冈外侧 1/3 处超声取横切面，随后将探头平行向上移动，过程中可见肩胛骨骨皮质出现一切迹——肩胛上切迹，肩胛上神经即走行于此，其外侧可见肩胛上动脉伴行，可运用彩色多普勒超声进行确认（图 25-6-1）。体型较瘦者可见肩胛上韧带呈稍高回声横跨过肩胛上切迹两端。声像图中由浅至深为斜方肌和冈上肌。

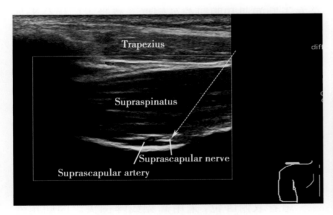

图 25-6-1　左侧肩胛上神经声像图
Trapezius：斜方肌；Supraspinatus：冈上肌；Suprascapular nerve：肩胛上神经；Suprascapular artery：肩胛上动脉

采用平面内引导技术，观察针尖到达肩胛上切迹，回抽无血后进行药物注射。

三、适应证

肩胛上神经卡压综合征。

四、并发症

穿刺部位出血、感染；神经损伤等。

第七节　四边孔腋神经阻滞

一、解剖

腋神经（C_5～C_6）是臂丛后束的一个终支，近端位于腋动脉后方、桡神经外侧，下行至肩胛下肌下缘时，即与旋肱后动脉伴行穿过四边孔，绕行于肱骨外科颈后方，进入三角肌下间隙，发支分布于三角肌、小圆肌和臂外侧皮肤。四边孔为位于肩关节后方内侧的肌间隙，又称四边间隙。其上界为肩胛下肌和小圆肌；内侧界为肱三头肌长头；外侧界为肱骨颈；下界为大圆肌。浅层覆盖有三角肌、筋膜和皮肤。四边孔综合征为肩关节外展外旋时，组成四边孔的肌肉均受牵拉，对腋神经及其分支产生挤压导致出现神经症状，主要表现为肩背部和上臂后外侧麻木不适，上肢外展无力，病程长者可出现肩部肌肉萎缩。

二、超声扫查与引导注射

患者侧卧位，患侧向上，手触摸对侧肩部。探头首先于肩后方横切，显示小圆肌腱长轴，然后水平向下移动探头，在肱骨颈后方探及大致呈水平走行的旋肱后动脉，在动脉的近心端内侧寻找纤细的腋神经影像，血管神经束浅层为三角肌（图 25-7-1）。

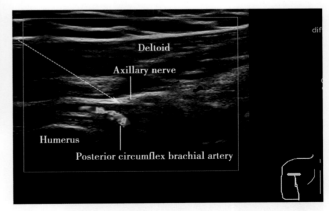

图 25-7-1　左侧四边孔腋神经声像图
Deltoid：三角肌；Axillary nerve：腋神经；Humerus：肱骨；Posterior circumflex brachial artery：旋肱后动脉

采用平面内引导技术，观察针尖到达神经周围进行药物注射。

三、适应证

四边孔综合征。

四、并发症

穿刺部位出血、感染。

第八节 臂丛阻滞（锁骨上入路）

一、解剖

臂丛神经支配整个上肢和肩部的运动与感觉，来源于脊神经 $C_5 \sim C_8$ 和 T_1 的前支，也存在 C_4 或 T_2 参与臂丛组成的变异。臂丛 5 个神经根出椎间孔后，向外走行于前、中斜角肌间隙，汇合成三干：上干（C_5、C_6）、中干（C_7）、下干（C_8、T_1），随后与锁骨下动脉相伴向外下走行。每干在锁骨上方分为前、后两股，走行至锁骨下区时，上、中干的前股合成外侧束，下干前股自成内侧束，三干后股汇合成后束，三束分别从内、外、后三面包围腋动脉，并共同包于腋鞘内。臂丛在锁骨上方分布集中且位置浅表，临床上常在此处进行阻滞麻醉。

二、超声扫查与引导注射

患者平卧位，上肢放于身体两侧。探头跨锁骨做连续纵切面扫查，可在锁骨上方看到圆形锁骨下动脉影像，在动脉浅侧上方，可见粗大椭圆形筛网样臂丛神经，此区为臂丛 6 股水平（图 25-8-1）。

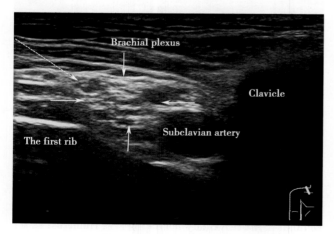

图 25-8-1 右侧锁骨上区臂丛神经声像图
Brachial plexus：臂丛；Subclavian artery：锁骨下动脉；Clavicle：锁骨；The first rib：第一肋骨

采用平面内穿刺技术，穿刺针首先进到神经上方进行药物注射，待神经上方药液积聚后，从神经前方进针到下方继续给药，使药液均匀分布于神经四周，达到充分阻滞效果。

三、适应证

上肢神经病理性疼痛；臂丛神经炎等。

四、并发症

穿刺部位出血、感染；气胸。

第九节 肋间神经阻滞

一、解剖

属脊神经，由 12 对胸神经粗大的前支形成，前 11 对被称为肋间神经，第 12 对被称为肋下神经。

第 1～6 肋间神经位于肋间内肌和肋间最内肌之间，与肋间血管伴行于肋骨下缘或肋沟。上 6 对肋间神经的肌支分布于肋间肌、上后锯肌和胸横肌。感觉支分为外侧皮支和前皮支，前者分布于侧胸壁和肩胛区皮肤，后者分布于前胸壁皮肤。

第 7～11 肋间神经和肋下神经沿相应肋间隙逐渐向前下走行于腹内斜肌和腹横肌之间，最终在腹直肌外缘进入腹直肌鞘。下 5 对肋间神经发出肌支分布于肋间肌和腹肌前外侧群。感觉支同样分为外侧皮支和前皮支。

肋间神经在胸、腹部皮肤的分布有明显节段性，T_2 分布区相当于胸骨角平面，T_4 相当于乳头平面，T_6 相当于剑突平面，T_8 相当于肋弓平面。相邻节段的肋间神经支配区也存在交叉，因而治疗一个节段需要同时阻滞 3 个相邻节段。

二、超声扫查与引导注射

患者取俯卧位，采用高频线阵探头。因肋角外侧肋间神经位置较表浅，注射安全性高，为常用穿刺部位。探头纵向放于肋角外侧腋后线或肋中线，同时显示上下两根肋骨横断面，声像图中显示肋间肌和线样强回声胸膜，肋间血管和神经受肋骨遮挡而不能显示（图 25-9-1）。

采用平面内引导穿刺技术，将注射器针尖进至上位肋骨下缘，深度达肋间内肌深面。注射药液时，可见胸膜受药液推移下陷，此为注射成功的标志。

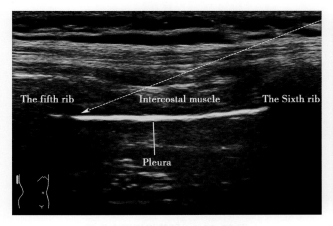

图 25-9-1　右侧腋后线肋间纵切面
The fifth rib：第五肋；The Sixth rib：第六肋；Intercostal muscle：肋间肌；Pleura：胸膜

三、适应证

各种原因引起的肋间神经痛、慢性术后疼痛综合征等。

四、并发症

气胸；穿刺部位出血、感染等。

第十节　腹横肌平面阻滞

一、解剖

侧腹壁肌层由浅至深分别由腹外斜肌、腹内斜肌、腹横肌及它们的筋膜鞘组成。正中腹壁由腹直肌及其筋膜鞘组成。腹内斜肌和腹横肌之间的平面称之为腹横肌平面，平面内走行下胸段和第一腰神经，这些神经支配腹壁前外侧的皮肤、肌肉和部分腹膜。

二、超声扫查与引导注射

患者取健侧卧位或仰卧位，采用高频线阵探头。在侧腹壁稍偏前相当于腋前线处取横切面，声像图显示腹外斜肌、腹内斜肌、腹横肌三层肌肉结构（图 25-10-1），确认腹横肌所在平面后做连续横断面扫查，包含了从肋缘下至髂前上棘间的大片范围。

采用平面内引导穿刺技术，将注射器针尖进至腹内斜肌与腹横肌之间的间隙后注药。

三、适应证

带状疱疹神经痛；下胸段脊神经前支损伤；腹部手术术后镇痛等。

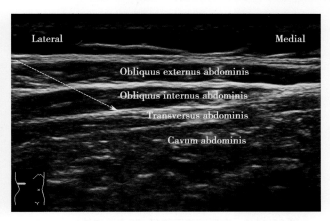

图 25-10-1　右侧腹横肌平面声像图
Lateral：外侧；Medial：内侧；Obliquus externus abdominis：腹外斜肌；Obliquus internus abdominis：腹内斜肌；Transversus abdominis：腹横肌；Cavum abdominis：腹腔

四、并发症

穿刺部位出血、感染、进针过深损伤腹部器官等。

第十一节　髂腹下、髂腹股沟神经阻滞

一、解剖

髂腹下神经、髂腹股沟神经分别来自腰 1 神经的上、下两支，支配腹股沟和大腿前部靠近腹股沟区域的皮肤。两支神经从腰大肌上部外缘穿出后，在腰方肌前方下行，在髂嵴水平于腹内斜肌和腹横肌之间的间隙内继续向内下走行，股动脉的分支旋髂深动脉位于两支神经之间。

二、超声扫查与引导注射

患者仰卧位，采用高频线阵探头扫查。探头取腹股沟区股动脉至髂外动脉连续横切面，发现一支向外上走行的分支即为旋髂深动脉，向头侧追踪该血管，在腹内斜肌和腹横肌之间的部分，血管两侧各见一支纤细稍高回声，即为髂腹下神经和髂腹股沟神经，在此区可进行注射治疗（图 25-11-1）。

采用平面内穿刺技术，引导注射器针尖到达腹内斜肌和腹横肌间隙，避开旋髂深动脉进行药物注射。

三、适应证

带状疱疹神经痛；髂腹下、髂腹股沟神经卡压综合征；腹股沟区手术术后镇痛等。

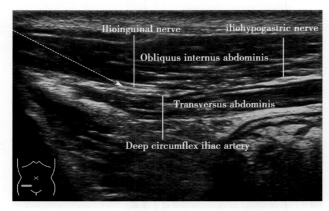

图 25-11-1 右侧髂腹下神经、髂腹股沟神经声像图

Ilioinguinal nerve：髂腹股沟神经；iliohypogastric nerve：髂腹下神经；Obliquus internus abdominis：腹内斜肌；Transversus abdominis：腹横肌；Deep circumflex iliac artery：旋髂深动脉

四、并发症

穿刺部位出血、感染。

第十二节 骶管注射

一、解剖

骶骨由 5 块骶椎融合而成，呈尖端向下的三角形，中央有一纵贯全长的管道，称为骶管，是椎管的延伸，蛛网膜下腔延伸至 S_1 水平，以下为延续至尾骨的硬膜外腔，骶管注射药物分布于硬膜外。骶管在 S_4 以下向下开口形成骶管裂孔，裂孔两侧有向下突出的骶角，是骶管麻醉的常用解剖标志。骶管裂孔浅方覆盖有骶尾韧带和脊上韧带。

二、超声扫查与引导注射

患者俯卧位，采用高频线阵探头。通过触诊确定骶角部位，探头在骶角处取横切面，浅层左右对称的强回声为骶角，深方强回声为骶管后界，三者之间即为骶管（图 25-12-1）。以骶管为中心将探头顺时针旋转 90°，获得骶管纵切面，头侧浅层强回声为骶正中嵴，深层强回声为骶管后界（图 25-12-2）。

在骶管纵切面声像图中，采用平面内穿刺引导技术，穿刺针从尾侧向头部进针，突破脊上韧带和骶尾韧带后进行注射。

三、适应证

坐骨神经痛；会阴痛；盆腔痛等。

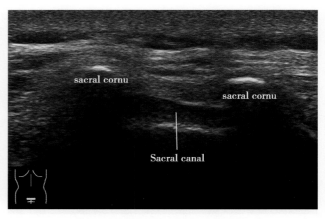

图 25-12-1 骶管横切面声像图

sacral cornu：骶骨角；Sacral canal：骶管

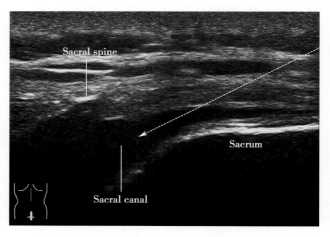

图 25-12-2 骶管纵切面声像图

Sacral spine：骶骨棘；Sacrum：骶骨；Sacral canal：骶管

四、并发症

穿刺部位出血、感染，蛛网膜下腔位置过低药液误入蛛网膜下腔。

（郑元义）

参 考 文 献

1. Michela Re，Javier Blanco，Ignacio A Gómez de Segura. Ultrasound-Guided Nerve Block Anesthesia. Vet Clin North Am Food Anim Pract，2016，32（1）：133-147.

2. Colby Skinner，Sanjeev Kumar. Ultrasound-Guided Occipital Nerve Block for Treatment of Atypical Occipital Neuralgia. Cureus，2021，13（10）：e18584.

3. Seidel R，Zukowski K，Wree A，et al. Ultrasound-guided intermediate cervical plexus and additional peripheral facial nerve block for carotid endarterectomy：A prospective pilot study. Anaesthesist，2018，67（12）：907-913.

4. Sahil Parvez Gagnani，Yatin Rameshbhai Kholakiya，Ankit

Arora, et al. Ultrasound-guided autologous blood injection in patients with chronic recurrent temporomandibular joint dislocation. Natl J Maxillofac Surg, 2020, 11 (1): 34-39.

5. Laurent Blasco, Pierre Laumonerie, Meagan Tibbo, et al. Ultrasound-Guided Proximal and Distal Suprascapular Nerve Blocks: A Comparative Cadaveric Study. Pain Med, 2020, 21 (6): 1240-1247.

6. Eung Don Kim, Jung Won Baek, Ji Seob Kim, et al. Ultrasound-Guided Block of the Axillary Nerve: A Prospective, Randomized, Single-Blind Study Comparing Interfascial and Perivascular Injections. Pain Physician, 2019, 22 (4): 369-376.

中英文名词对照索引

登录中华临床影像库步骤

┃ 公众号登录 >>

扫描二维码
关注"临床影像库"公众号

点击"影像库"菜单
进入中华临床影像库首页

临床影像库
中华临床影像库内容涵盖国内近百家大
型三甲医院临床影像诊断中所能见... ∨
7位朋友关注

关注公众号

影像库

┃ 网站登录 >>

输入网址 medbooks.ipmph.com/yx
进入中华临床影像库首页

进入中华临床影像库首页

注册或登录

PC端点击首页"兑换"按钮
移动端在首页菜单中选择"兑换"按钮

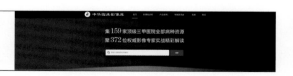

输入兑换码,点击"激活"按钮
开通中华临床影像库的使用权限

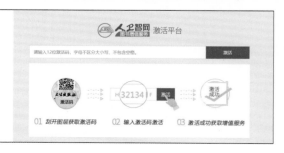

48